KB040415

스스로
치유하는

뇌

The Brain's Way
of Healing

스스로 치유하는

뇌

The Brain's Way
of Healing

노먼 도이지 지음 · 장호연 옮김

신경가소성
임상연구를 통해 밝혀낸
놀라운 발견과
회복 이야기

히포크
라테스

"눈부시고 독창적이다. 신경학은 그동안 매혹적이긴 하지만 본질적으로 치료가 불가능한 증상과 장애를 보이는 환자들을 상대하는 우울한 학문으로 여겨졌다. 도이지는 지난 30년간의 연구를 바탕으로 이런 견해에 도전하여 환자들과 의사들의 모습을 생동감 넘치게 그려내고 있다. 저자의 깊은 식견이 담긴 귀한 보물이다. 페이지마다 명확하고 밝은 낙관적 정신이 빛난다."

V.S. 라마찬드란 (신경과학자, 샌디에이고 캘리포니아 대학 뇌인지연구소 소장,
『명령하는 뇌, 착각하는 뇌』 저자)

"역작이다. 인간의 뇌와 그 신비로운 힘에 대해 이토록 흥미진진하게 쓰인 책이 또 있을까. 책에서 도이지는 대체의학 치료가 우리 뇌 속 '에너지'의 역동적인 패턴을 재설정하고 동기화할 수 있다고 말하며, 절망적인 상황에 놓인 사람들 상태를 정상에 가깝게 돌려놓을 수 있다고 주장한다. 이 책의 주인공들은 전통적인 의학이 가망 없다고 거의 포기하다시피 했지만 병을 극복한 사람들이다. …… 책의 어느 곳을 펼쳐도 금세 매혹당할 것이다."

《허핑턴 포스트》

"여러 번 반복해서 읽고 싶은 책이다. 이해하기 어려워서가 아니라 우리가 가진 치유의 잠재력을 일깨워주는 참신하고 놀라운 방법들을 많이 소개하고 있기 때문이다. 노먼 도이지는 뇌 과학의 최근 연구 성과를 명쾌하게 설명하면서 남다른 방법으로 질환에서 회복한 사례들을 소개한다. 모든 희망이 사라진 듯 보였지만 불굴의 용기를 발휘하여 몸과 뇌가 감각과 동작을 처리하는 방법을 바꿈으로써 치유된 놀라운 이야기들이 펼쳐진다."

베셀 반 데어 콜크 (보스턴 대학 정신의학과 교수, 『몸은 기억한다』의 저자)

"대담하고 놀라운, 기존의 패러다임에 도전하는 책이다. 『스스로 치유하는 뇌』는 멋진 구성, 과학적으로 탄탄한 기초, 아름다운 서사로 독자를 사로잡는다. 책을 읽고 나면 뇌도 다른 기관과 마찬가지로 치유될 수 있음을 깨닫게 된다."

스티븐 W. 포지스 (인디애나 대학 블루밍턴 캠퍼스 석학과학자, 『다미주신경 이론』 저자)

"기적의 책이다. 물리적, 정신적 질환에서 믿기지 않게 회복한 이야기들은 뇌가 얼마든지 치유될 수 있다는 증거가 된다. 올리버 색스를 떠올리게 하는 솜씨다."

《가디언》

"질병으로 고생하는 사람들에게 희망을 주고, 의료계 전체에 창의적인 영감을 주는 멋진 책."   잭 콘필드 (『마음의 숲을 거닐다』 저자)

"지식과 통찰력으로 가득하고 희망을 주는 새로운 분야에 미슐랭 가이드 같은 책."
《보스턴 글로브》

"신경가소성과 항상 변화하는 뇌를 다룬 흥미진진한 이야기 모음집. 도이지는 책에 나오는 환자들과 의사들의 세세한 점까지 파악하여 독자들과 모두 공유한다. 손쓸 방법이 없어 보였던 환자들을 치유할 수 있는 분명한 아이디어들이 각각의 사례마다 소개된다."   《북페이지》

"흥미진진한 과학. 중독적이고 페이지가 술술 넘어가는 책이다."
《선데이 타임스》

"생생하고 확신이 넘치며 낙관적이다. 마음-뇌-몸의 연결에 대한 우리의 이해를 넓혀주는 필수적인 책이다. 도이지는 뇌가 질병으로 망가지거나 불완전하게 형성될 때 뇌의 다른 부위가 그 역할을 떠맡도록 훈련시킴으로써 신경 회로를 재배선하는 것이 얼마든지 가능하다는 것을 설득력 있게 주장한다. …… 도이지는 독자들의 관점에서 질문을 풀어낼 줄 아는 예리한 능력이 있다. …… 과학적 사실을 지나치게 단순화시키지 않으면서 일반인들이 알아듣기 쉽게 뇌 과학의 쟁점을 명료하게 설명한다."   《토론토 스타》

"신경과학에서 떠오르는 화두를 설명할 수 있는 최선의 사람을 찾는다면, 정신과 의사이자 작가 노먼 도이지가 바로 적임자이다. 그는 뇌를 대하는 방식에 혁명을 일으키는, 새로운 과학 분야의 선두 주자다."
《비즈니스인사이더닷컴 — '우리가 세상을 바라보는 방식을 바꾸고 있는
50명의 첨단 과학자들'》

CONTENTS

내 사랑 캐런을 위하여

발견에 관하여

손을 들어 눈을 가리면 높디높은 산을 숨길 수 있는 것처럼
판에 박힌 일상에 매몰되면
세상을 채우는 찬란한 눈부심과 신비로운 경이를 보지 못할 수 있다.

—하시디즘 격언, 18세기

회복에 관하여

수명은 짧고, 의술은 길며, 기회는 순식간에 지나가고,
경험은 의심스럽고, 판단은 어렵다.
의사는 자신이 해야 할 일을 하는 것은 물론이요,
환자, 간병인, 외적 여건도 맡은 바 일을 하도록 만들어야 한다.

—히포크라테스, 의학의 아버지, 기원전 460~375

일러두기

1   신경가소적 변화를 겪은 사람들의 이름은 거의 다 본명이다.
2   이름을 바꾼 몇몇 대목에서는 바꾸었다고 표시했고, 어린아이와 가족들 이름도 바꾸었다.
3   참고문헌에서 보강 설명을 하고 자세한 출처를 밝혔다.

들어가며

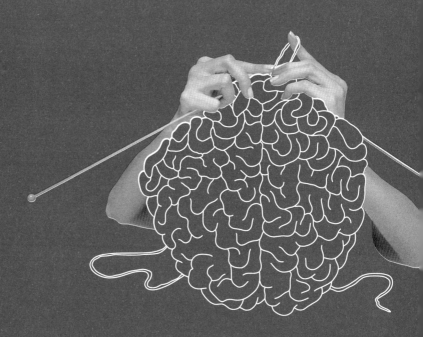

이 책은 인간의 뇌가 스스로 치유하는 힘이 있으며, 이것을 제대로 이해하면 치료나 회복이 불가능하다고 여겨졌던 많은 뇌 문제들이 확연히 나아질 수 있고, 많은 경우 치료되기도 한다는 것을 다룬다. 나는 이런 치유 과정이 뇌의 속성에서 어떻게 생겨나는지 보여줄 참이다. 한때 뇌는 워낙 정교하게 전문화되어 다른 기관들과 달리 손상된 부위를 스스로 고치거나 잃어버린 기능을 되찾지 못한다고 여겨졌다. 이 책은 뇌가 그렇지 않다고 이야기한다. 뇌는 정교해서 스스로 치유하고 전반적으로 기능을 향상시키는 방법을 알아낸다.

　이 책은 나의 첫 번째 책『기적을 부르는 뇌The Brain That Changes Itself』가 끝나는 지점에서 시작한다. 그 책에서 나는 현대 과학이 시작된 이래로 뇌의 이해, 뇌와 마음의 관계의 이해에 가장 중요한 진전을 소개했다. 그것은 뇌가 신경가소적이라는 것이다. 신경가소성neuroplasticity은 뇌가 활동과 정신적 경험에 반응하여 제 구조와 기능을 알아서 바꿀 수 있는 속성이다. 그 책에서는 이런 발견을 이용하여 뇌에서 놀라운 변화들을 최초로 끌어낸 여러 과학자, 의사, 환자들을 다루었다. 400년간 뇌를 바라본 주류적 시각에 따르면 '뇌는 바뀔 수 없었기 때문'에 당시만 하더라도 이런 변화는 거의 상상할 수 없었다. 과학자들은 뇌가 멋지게 돌아가는 기계와 같아서 각각의 부품이 뇌의 한곳에 놓여 하나의 정신적 기능을 담당한다고 보았다. 그래서 뇌졸중이나 부상, 질병으로 인해 그곳이 망가지면 영영 고칠 수 없다. 기계는 스스로를 고치거나 새로운 부품을 생성시키지 못하기 때문이다. 과학자들은 또한 뇌의 회로도 바뀌지 않거나 하드웨어로 '내장되어' 있다고 믿었다. 그 말은 정신 지체나 학습 장애를 안고 태어난 사람은 평생 그렇게 살 운명이라는 뜻이다. 기계의 발달로 과학자들은 뇌를 컴퓨터로, 뇌의 구조는 '하드웨어'로 바라보기 시작했고, 낡은 하드웨어가 겪는 변화는 시간이 지나면 퇴화되는 것이 전부라고 믿었다. 기계는 갈수록 성능이 떨어진다. 사용하면 닳기 마련이다. 그러므로 나이든 사람들이 정신적 활동과 운동으로 뇌의 쇠퇴를 막으려는 노력은 시간낭비로 보였다.

신경가소성자(나는 뇌의 가소성을 입증해 보인 과학자를 이렇게 부른다)는 변하지 않는 뇌의 관념에 대해 반박했다. **살아 있는** 뇌의 미세한 활동들을 관찰할 수 있는 도구를 갖게 된 신경가소성자들은 뇌가 활동하면서 변한다는 것을 보여주었다. 2000년 노벨 생리의학상은 학습이 일어날 때 신경세포 사이의 관계가 증가하는 것을 입증한 과학자들에게 돌아갔다. 수상자 중 한 명인 에릭 캔델Eric Kandel은 학습이 신경 구조를 바꾸는 유전자의 '스위치를 켤' 수 있음을 보여주었다. 이후 수많은 후속 연구를 통해 정신적 활동이 뇌의 산물일 뿐만 아니라 뇌의 형태를 만드는 요인이기도 하다는 것이 밝혀졌다. 신경가소성은 마음을 현대 의학과 인간의 삶에서 온당한 위치로 되돌려놓았다.

『기적을 부르는 뇌』는 지적 혁명을 시작하는 단계였다. 이 책에서는 다음 세대 신경가소성자들이 거둔 놀라운 진전을 소개하려 한다. 그들은 가소성의 존재를 입증해야 하는 부담에서 해방되어 가소성의 탁월한 능력을 이해하고 사용하는 데 모든 역량을 쏟고 있다. 나는 다섯 개 대륙을 돌며 그들을 만나 이야기를 듣고 배웠다. 그들 중에는 최첨단 신경과학 실험실에서 일하는 과학자들도 있고, 환자들에게 그 과학을 적용하는 임상의들도 있으며, 가소성이 실험실에서 입증되기 전부터 신경가소성을 함께 발견하여 효과적인 치료법을 완성한 임상의들과 환자들도 있다.

이 책에 나오는 많은 환자들은 '결코 좋아질 수 없을 것'이라는 말을 들었다. 수십 년 동안 **치유**라는 말은 피부, 뼈, 소화관 같은 다른 몸속 기관들과 달리 뇌와 관련해서는 거의 사용되지 않았다. 피부, 간, 혈액은 '대체 부위'로 기능할 수 있는 줄기세포를 이용하여 잃어버린 세포를 보충할 수 있었지만, 뇌에서는 아무리 뒤져도 그런 세포를 찾아내지 못했다. 망가진 신경세포를 복원했다는 증거는 어디에도 없었다.

과학자들은 이것을 진화적 관점에서 설명하고자 했다. 뇌는 고도로 전문화된 수백만 개의 회로들로 이루어진 기관으로 진화하는 과정에서 회로에 대체 부위를 공급하는 능력을 잃었다고 말이다. 설령 신경 줄기세포(아기 뉴런)가 발견된다고 해도 그것이 무슨 도움이 되겠는가? 정교하지만 현기증 나게 복잡한 뇌의 회로에 어떻게 통합되겠는가? 이렇듯 뇌를 치료하는 것이 불가능하다 여겨졌기 때문에 대부분의 치료는 처방약을 사용하여 뇌의 화학적 균형을 일시적으로 바꿔 '망가진 체계를 쓰러지지 않게 받쳐주고 증상을 완화시키는 것'이었다. 그러나 약물치료를 중단하면 증상이 되돌아왔다.

결국 뇌는 자신에게 도움이 되지 않을 정도로 정교하지는 않다는 것이 밝혀졌다. 이 책은 이런 정교함 자체, 그러니까 뇌세포가 순간순간 다른 세포와 계속해서 전기적으로 소통하고 새로운 연결을 만들고 다시 만드는 것이 독특한 치유의 원천임을 보여줄 것이다. 뇌는 전문화되는 과정에서 다른 기관들에 있는 중요한 수선 능력을 잃어버렸다. 그러나 얻은 것도 있는데 이는 대개 뇌의 가소성으로 나타난다.

이 책에서 소개되는 이야기는 저마다 이런 신경가소적 치유 방법의 다른 단면을 보여줄 것이다. 이렇게 다른 종류의 치유에 대해 알면 알수록 그것들을 더 잘 구별하게 되고 접근법마다 치유 과정의 다른 단계에 초점을 맞추고 있음을 알게 될 것이다. 3장에서는 신경가소적 치유의 단계들을 모형으로 제시하여 이것들이 어떻게 서로 들어맞는지 독자들이 알아보도록 했다.

의약품과 수술의 발견으로 어마어마하게 많은 질환을 완화시키는 길이 열렸듯이 신경가소성의 발견도 마찬가지이다. 독자들은 이 책에서 만성통증, 뇌졸중, 외상성 뇌 손상, 뇌 손상, 파킨슨병, 다발성 경화증, 자폐증, 주의력 결핍 장애, (난독증을 포함한) 학습 장애, 감각처리 장애, 발달 지체, 뇌 부위 소실, 다운증후군, 특정 종류의 맹증에 시달리거나 이런 질환을 겪는 환자를 보살피는 사람에게 도움이 될 수 있는 사례들을 상세히 보게 될 것이다. 몇몇 질환은 다수의 환자들이 완전히 치료되기도 했다. 중증 질환이 때로는 경미해지는 사례도 있다. 자폐증이나 뇌 손상을 입은 아이는 정상적인 교육을 결코 마칠 수 없다 여겨지지만 그들이 학교를 졸업하고 심지어 대학에도 진학하고 독립하고 깊은 우정을 쌓는 것을 지켜본 부모들의 사례를 소개할 것이다. 심각한 질병의 근원은 그대로이지만 가장 고통스러운 증상은 급격하게 줄어든 경우도 있다. 몇몇 사례에서는 알츠하이머병(뇌의 가소성이 줄어드는) 같은 질병의 위험이 확연히 줄기도 하고(2장과 4장에서 논의), 가소성을 높이는 방법들이 소개된다.

이 책에 나오는 방법들의 대부분은 에너지를 사용한다. 빛, 소리, 진동, 전기, 동작 등의 형태를 취하는데, 이런 에너지는 자연적이고 비침습적인 통로로 우리의 감각과 몸을 통해 뇌로 들어가 뇌 자체의 치유력을 일깨운다. 우리의 감각은 주위에 있는 여러 형태의 에너지를 뇌가 사용하는 전기 신호로 바꾼다. 나는 이런 다양한 형태의 에너지를 사용하여 뇌의 전기 신호 패턴을 바꾸고 뇌의 구조를 바꾸는 것이 어떻게 가능한지 보여줄 생각이다.

여행을 다니면서 나는 여러 치유의 사례들을 목격했다. 소리를 통해 자폐증을 성공적으로 치료한 예, 머리 뒤쪽에 진동을 흘려 주의력 결핍 장애를 고친 예, 부드러운 전기 자극기로 혀를 자극하여 다발성 경화증 증상을 되돌리고 뇌졸중을 고친 예, 목 뒤쪽에 빛을 쏘여 뇌 손상을 치료하고, 코에 쏘여 수면을 돕고, 정맥에 투여하여 목숨을 구한 예, 뇌의 상당 부분이 소실된 채로 태어나 인지 문제를 겪고 거의 마비에 이른 여자아이를 느리고 부드러운 손동작으로 몸을 문질러서 치료한 예를 보았다. 나는 이런 모든 기법들이 잠자고 있는 뇌의 회로를 자극하고 다시 일깨웠음을 보여줄 것이다. 가장 효과적인 방법은 생각 자체를 사용하여 뇌의 회로를 자극하는 것이다. 그래서 내가 목격한 사례의 대부분은 정신적 자각과 활동을 에너지 사용과 병행한 것이었다.

에너지와 마음을 치유에 함께 사용하는 것은 서양에서는 새로운 것이지만 동양 전통 의학에서는 오래전부터 사용해왔었다. 과학자들은 이제야 동양의 전통적 관습이 서양식 모형의 관점에서도 작용할 수 있다는 것을 알아차리기 시작했다. 내가 만난 거의 모든 신경가소성자들이 서양의 신경과학에서 얻은 통찰력과 동양의 건강법(여기에는 중국 전통 의학, 불교 명상과 심상화, 태극권·유도·요가 같은 무술, 에너지 의학이 포함된다)의 통찰력을 결합하여 신경가소성 활용법에 대한 이해를 심화시키고 있었다. 서양 의학은 수천 년 동안 수십억 명이 행해온 동양 의학을 무시했다. 마음이 뇌를 바꿀 수 있다는 주장이 너무 터무니없어 보였다는 것이 주된 이유였다. 이 책은 신경가소성이 인류의 위대한, 그러나 지금까지 소원했던 두 의학 전통 사이를 어떻게 다리 놓는지 보여줄 것이다.

책에서 소개되는 치유 방법들이 뇌에 에너지와 정보를 전달하는 주요 통로로 몸과 감각을 사용한다는 것이 이상하게 보일 수도 있다. 그러나 이것은 뇌가 세상과 연결을 맺기 위해 사용하는 통로이며, 그렇기 때문에 가장 자연스럽고 덜 침습적인 방법이다.

임상의들이 뇌를 치료하기 위해 몸의 사용을 등한시한 하나의 이유는 뇌를 몸보다 더 복잡한 것으로 보고 우리의 존재의 정수로 여기는 견해 때문이다. 이런 견해에 따르면 우리는 우리의 '뇌'이다. 즉, 뇌는 몸을 통제하는 주인이고 몸은 주인의 명령에 따르는 하인이다.

150년 전 신경과의사들과 신경과학자들이 뇌가 몸을 통제할 수 있다는 것을 실험으로 입증하면서 이런 견해가 널리 받아들여졌다. 과학자들은 뇌졸중 환자가 발을 움직이지 못할 때 발을 통제하는 뇌 부위가 문제라는 것을 알아냈다. 19세기와 20세기 내내 신경과학자들은 몸이 뇌의 어디에서 표상되는지 밝혀냈다. 그러나 뇌 매핑mapping 작업은 뇌가

'모든 활동이 일어나는 곳'이라는 믿음을 심어줄 위험이 있다. 일부 신경과학자들은 마치 뇌가 몸과 떨어진 독자적 존재인 양, 혹은 몸이 그저 뇌에 곁다리로 붙는 부속물이나 뇌를 떠받치는 하부구조에 불과하다는 듯 이야기하기 시작했다.

그러나 제왕적 뇌로 여기는 견해는 정확하지 않다. 뇌는 몸이 진화하고 수백만 년 後에 몸을 도우려 진화했다. 몸이 뇌를 갖자 몸도 바뀌었다. 그래서 몸과 뇌는 서로에게 영향을 주고 서로에게 적응할 수 있다. 뇌가 몸에 신호를 보내 영향을 줄 뿐만 아니라 몸도 뇌에 신호를 보내 영향을 미치며, 양방향의 소통이 항시적으로 이루어진다. 몸에는 신경세포가 아주 많다. 장腸내에만 1억 개가 넘는다. 뇌를 몸과 분리하여 머리에만 국한시키는 것은 해부학 교과서에서나 일어나는 일이다. 뇌가 작용하는 방식을 보자면 뇌는 항상 몸과 연결되고 감각을 통해 바깥세상과 연결된다. 신경가소성자들은 몸과 뇌의 이런 통로들을 사용하여 치유를 촉진하는 법을 알아냈다. 뇌졸중으로 뇌를 다쳐서 발을 쓰지 못하는 환자의 경우 발을 움직여주면 망가진 뇌의 휴면 상태의 회로가 가끔 깨어날 수 있다. 몸과 마음은 뇌 치료에서 동반자가 되며, 이런 접근법은 비침습적이므로 부작용이 대단히 적다.

강력하면서도 비침습적인 방법으로 뇌 문제를 치료한다는 발상을 믿기 어려운 데에는 역사적 이유가 있다. 현대 의학은 현대 과학과 함께 시작했고, 현대 과학은 자연 정복의 기술로 발전했다. 프랜시스 베이컨Francis Bacon의 표현에 따르면 "인류의 재산 지키기" 기술로 여겨졌다. 이런 정복의 관점은 숱하게 많은 군사적 은유로 이어졌고, 맥길McGill 대학의 전 의대 학장 에이브러햄 푹스Abraham Fuks가 보여주듯이 일상적인 의료 행위에 사용된다. 의학은 질병과 벌이는 "전투"고, 의약품은 "마법의 탄환"이다. 의학은 "의사의 명령"을 받아 "치료적 군비armamentarium"로 "암과 전쟁"을 벌이고 "AIDS와 맞서 싸우는 것"으로 비유된다. 치료적 군비는 고도기술로 무장한 침습적 치료를 비침습적 치료보다 과학적으로 우대한다. 물론 전투적 태도가 통할 때가 있다. 특히 응급진료에서 그러한데, 뇌혈관이 터지면 침습적 수술이 필요하고 강인한 정신력으로 수술에 임할 신경외과의사가 필요하다. 그러나 은유는 문제도 만든다. 자연을 '정복'하는 것이 가능하다는 발상 자체가 순박하고 허황된 희망이다.

이런 은유에서 환자의 몸은 동맹군이 아니라 전장에 가깝다. 환자는 의사와 질병이라는 두 적수가 자신의 운명을 걸고 벌이는 대결을 그저 수동적으로 무기력하게 지켜볼 뿐이다. 이런 태도는 의사들이 환자에게 말하는 방식에도 영향을 미친다. 그들은 환자의 말을 중간에서 끊는다. 고도기술로 무장한 의사들은 환자 이야기보다 검사 결과에 관심이 더 많다.

이와 달리 신경가소적 접근법은 환자의 마음, 뇌, 몸 전체가 치료에 적극적으로 관여하기를 요구한다. 이것은 동양 의학의 유산은 물론 서양 의학 자체의 유산도 상기시킨다. 과학적 의학의 아버지 히포크라테스는 몸이 일차적 치유자라고 보았고, 의사와 환자는 자연과 **더불어** 협력해서 몸이 자체적인 치유력을 가동하도록 돕는 것이라고 믿었다.

이런 접근법에서 의료전문가는 그저 환자의 부족한 면에만 집중하지 않는다. 그것도 중요하겠지만, 휴면 상태에 있는 건강한 뇌 부위와 회복에 도움이 될 수 있는 현재 능력들도 찾는다. 이런 접근법은 과거의 신경학적 허무주의를 마찬가지로 극단적인 신경학적 이상주의로 바꾸자고, 그러니까 그릇된 비관을 그릇된 희망으로 바꾸자고 순진하게 주장하지 않는다. 뇌를 치료하는 새로운 방법을 발견했다고 해서 모든 환자가 이런 식으로 항상 도움을 받을 수 있다고 보장할 수는 없다. 환자가 지식을 갖춘 의료전문가의 도움을 받아 새로운 접근법을 시도해보기 전에는 무슨 일이 일어날지 모르는 경우가 많다.

'치유'는 고대 영어 haelan에서 비롯된 말인데 그저 '치료하다'라는 뜻이 아니라 '전체를 만든다'라는 뜻도 있다. 이것은 편 가르기와 정복이 수반되는 군사적 은유의 '치료' 개념과는 완전히 다르다.

이어지는 본문은 뇌를 변화시킨 사람들, 잃어버린 뇌 부위를 되찾은 사람들, 자기 안에 있으리라고는 결코 생각지 못했던 능력을 발견한 사람들의 이야기다. 그러나 진정한 경이는 치료 기법이 아니라, 수백만 년의 세월 동안 뇌가 진화시킨 정교한 신경가소적 능력과 독특한 방법으로 회복을 지휘하는 뇌의 독특한 과정이다.

참고문헌 및 주

1   A. Fuks, "The Military Metaphors of Modern Medicine," in Z. Li and T. L. Long, eds., *The Meaning Management Challenge* (Oxford, UK: Inter-Disciplinary Press, 2010), pp.57-68.

2   1600년대 중반에 "영국의 히포크라테스" 토머스 시드넘은 질병에 대해 이렇게 썼다. "나는 하제下劑와 해열제를 통해, 그리고 식단 조절을 통해 안에 있는 적과 싸운다." "목숨을 앗아가는 질병의 무리는 무찔러야 하고, 이 전투는 게으름뱅이들을 위한 전투가 아니다." "나는 질병을 꾸준히 살피고, 그 특성을 이해하고, 곧장 나아가 강한 자신감으로 섬멸시킨다." Thomas Sydenham, The Works of Thomas Sydenham, trans. R. G. Latham (London: Sydenham Society, 1848-50), 1:267, 1:33, 2:43.

1

아픈 의사여,
자신부터
치료하라

마이클 모스코비츠가
만성통증을
되돌릴 수 있다는 것을
발견하다

마이클 모스코비츠Michael Moskowitz는 정신과의사였다가 통증전문가로 전향한 사람이다. 그는 종종 자신을 실험 대상으로 사용한다.

건장하고 활달하고 키가 183센티미터인 모스코비츠는 예순 남짓한 실제 나이보다 10년은 어려 보인다. 존 레넌 스타일의 타원형 안경을 썼고, 반백半白의 살짝 긴 곱슬머리에 콧수염과 비트족의 좁은 턱수염을 길렀다. 그는 자주 웃는다. 하와이에서 열린 미국 통증의학학회에서 진지하고 냉철한 토론의 사회를 맡은 모스코비츠를 보았다. 정장 차림이었지만 개성이 강해 보였고 소년 같았다. 한 시간 뒤 해변에서 그는 요란한 색의 반바지를 입고 자유롭게 농담하며 나에게서 소년다운 면을 끌어내기도 했다. 우리의 대화는 어느덧 의사들이 사람들을 이상화된 형태로 똑같이 일반화하는 진단에 익숙해져서 사람들이 실제로 얼마나 다른지를 쉽게 망각한다는 쪽으로 흘렀다.

"예를 들어 나처럼 말이죠." 그가 말했다.

"어떤데요?" 내가 물었다.

"나의 해부적 구조가 독특해요." 그러면서 그는 하와이언셔츠를 들어

올려 자기 가슴에 달린 젖꼭지가 둘이 아니라 셋임을 자랑스럽게 보여 주었다.

"참으로 희한한 자연의 장난이군요." 내가 농담했다. "무슨 좋은 점이라도 있어요?"

우리는 의대생 시절로 돌아가 사춘기 특유의 익살스러운 논쟁을 벌였다. 남자의 젖꼭지는 쓸모가 없으므로 둘인 사람과 셋인 사람 중에 누가 더 쓸모없는지 따지고 들었다. 그렇게 우리는 친해졌다. 노래하고 기타 치는 것을 좋아하는 그의 성향과 대단히 매력적인 태도와 활기찬 목소리로 미루어 보건대 그가 자란 1960년대의 자유분방하고 느긋하고 사랑과 음악으로 가득한 시대 분위기를 물려받은 것 같았다.

하지만 모스코비츠는 대부분의 시간을 다른 사람들의 만성통증에 빠져서 보낸다. 그들이 겪는 고통은 대부분의 사람들이 모른다. 통증에 지쳐서 사람들에게 고통을 표현할 기력조차 남아 있지 않기 때문이다. 만성통증은 환자의 얼굴에 나타나지 않을 수도 있지만, 환자에게서 생기를 빼앗아 핼쑥하고 오싹한 몰골을 보이기도 한다. 모스코비츠는 그들의 짐을 기꺼이 나눈다. 정신과의사였다가 통증전문가가 된 또 한 명의 나의 오래된 남부 친구 로버트 '바비' 하인스Robert 'Bobby' Hines는 캘리포니아 소살리토에 통증클리닉 베이 에어리어 메디컬 어소시에이트Bay Area Medical Associates를 설립하여 '난치성 통증'을 겪는 환자들을 다룬다. 환자들은 알려진 모든 약물치료와 신경차단술(정기적인 마취주사), 침술 등 치료란 치료는 다 시도해봤다. 주류 치료와 대체의학 치료에 다 실패하여 "할 수 있는 것은 모두 다 했습니다"라는 말을 들은 사람들이 이곳에 온다.

"우리는 막다른 골목에 와 있습니다." 모스코비츠의 말이다. "죽을 만큼 고통이 심한 사람들이죠."

모스코비츠는 정신과의사로 오래 일하고 나서 통증의학에 들어섰다. 그는 직업과 학문에 필요한 모든 자격을 갖춘 사람이다. 미국 통증의학협회의 평가위원회(통증의학 의사들 시험을 주관한다)에 있었고, 미국 통증의학학회 교육위원회의 전 회장이며, 정신신체의학 정신과 전임의를 거쳤다. 그러나 모스코비츠가 신경가소성을 통증 치료에 사용하는 세계최고의 권위자가 된 것은 자신을 치료하다가 몇 가지 발견을 하고 나서였다.

통증에서 얻은 교훈
관문 스위치

1999년 6월 26일, 마흔아홉의 모스코비츠는 친구 한 명과 산 라파엘 창고에 몰래 들어갔다. 독립기념일 시가행진에 사용할 탱크들과 다른 장갑차들이 그곳에 보관되어 있다는 소문을 들었기 때문이다. 그는 호기심에 탱크 포탑에 기어올랐다. 뛰어내릴 때 탱크 측면에서 가스통을 붙잡아두는 쇠 갈래에 그의 코르덴 재킷이 걸렸다. 떨어지면서 한쪽 다리가 위로 들렸고 펑하는 소리가 세 차례 났다. 몸에서 가장 긴 뼈인 대퇴골이 갈라지는 소리였다. 그가 다리를 내려다보니 왼쪽으로 뒤틀려 다른 다리와 90도 각도를 이루고 있었다. "탱크와 지프차에 올라갈 나이는 예전에 지났죠. 나중에 개인상해 변호사인 친구에게 말했더니 그가 이러더군요. '일곱 살 아이라면 괜찮은 소송이 될 텐데.'"

통증의사로서 그는 학생들에게 가르쳤지만 본인은 한 번도 겪어보지

스스로 치유하는 뇌

못한 현상을 관찰하는 기회로 삼았다. 이것은 그의 신경가소성 연구의 핵심으로 자리 잡게 된다. 떨어진 직후에 그가 느낀 통증은 10점 만점이었다. 통증의사들은 통증을 0점에서 10점까지로 나눠서 측정한다(10점은 끓는 기름에 빠지는 것이다). 그는 자신이 진짜 10점짜리 통증을 참을 수 있으리라고는 생각지도 못했다. 그는 참아냈다.

"맨 처음 든 생각은 '월요일에 어떻게 출근하지'였어요." 그가 내게 말했다. "바닥에 움직이지 않고 누워 구급차를 기다리면서 두 번째로 깨달은 것은 움직임을 멈추면 통증이 전혀 느껴지지 않는다는 것이었어요. 나는 속으로 생각했습니다. '우와, 정말로 그러네!' 뇌가 통증을 그냥 차단하는 겁니다. 학생들에게 오랫동안 이것을 가르쳐왔지만, 뇌가 스스로를 위해 통증을 줄일 수 있다는 것을 몸소 체험했어요. 통증전문가로서 나는 으레 환자들에게 약을 주거나 주사를 놓거나 전기 자극기를 사용하여 통증을 줄이려고 했는데, 내가 움직임을 멈추니 1분 안에 통증이 완전히 사라졌습니다."

"구급차가 도착하자 그들이 정맥주사로 모르핀 6밀리그램을 내게 투여했습니다. 내가 말했습니다. '8밀리그램을 더 줘요.' 그들이 안 된다고 했고 나는 통증의사라고 말했습니다. 그래서 추가로 모르핀을 더 투여하기 위해 그들이 나를 움직이자 통증은 다시 10점이 되었습니다."

뇌가 이렇게 통증을 차단할 수 있는 것은 급성통증의 기능이 우리에게 고통을 안겨주는 것이 아니라 위험을 알리는 것이기 때문이다. '통증'이라는 말은 '징벌'을 뜻하는 고대 그리스어 poine에서 비롯되었고 라틴어 poena는 '처벌'을 뜻한다. 그러나 생물학적으로 통증은 처벌을 위한 처벌이 아니다. 통증 체계는 다친 몸의 확고한 옹호자로 보상과 처벌을 알리는 체계이다. 우리가 이미 다친 몸을 더 위험에 빠뜨릴 **수도 있**

는 일을 하려고 하면 우리를 처벌하고, 멈추면 안도감으로 우리를 보상한다.

모스코비츠가 움직이지 않는 한 그의 뇌는 그가 위험하지 않다고 여겼다. 그리고 그는 '통증'이 결코 다리 자체에 있지 않다는 것을 알았다. "다리가 행한 일은 신호를 뇌에 보내는 것이 전부였어요. 뇌의 고차원 부위를 잠들게 하는 전신 마취를 통해 우리는 뇌가 이런 신호를 처리하지 않으면 통증이 없다는 것을 알 수 있습니다." 전신 마취는 통증을 없애기 위해 우리를 무의식에 빠뜨리는 것이다. 그러나 모스코비츠의 경우에는 고통스럽게 바닥에 누워 있었는데 어느 순간 완전히 **의식적인** 뇌가 그의 모든 통증을 없앴다. 그가 환자들을 위해 통증 스위치를 끄는 법을 배울 수 있다면 얼마나 좋을까!

그러나 모스코비츠를 위험에 빠뜨린 것은 움직임만이 아니었다. 구급차를 기다리는 동안 모스코비츠는 거의 죽을 뻔했다. 몸 전체의 혈류량의 절반이 다리로 몰려가서 평소 크기의 두 배로 부풀었다. "내 다리가 거의 허리만큼 커졌더군요." 몇 시간 동안 다리에 피가 고였는데도 그가 필수 장기에 혈액이 부족해서 죽지 않은 것이 기적이었다. 그가 병원에 도착하자 의사는 그들이 가진 가장 큰 플레이트를 모스코비츠의 다리에 삽입했고, "나사가 하나만 더 필요했어도 다리를 절단해야 했다"라고 말했다.

수술을 받는 동안 그는 두 차례 더 죽을 뻔했다. 먼저 혈전이 생겨 폐나 뇌가 막힐 뻔했다. 그리고 소변을 빼내려고 삽입한 카테터catheter가 그의 전립선을 뚫어 열이 치솟고 패혈성 쇼크에 빠졌다. 감염의 합병증으로 죽을 수도 있는 상황이었다. 그의 혈압이 80/40까지 떨어졌다.

하지만 그는 살아났다. 그리고 또 하나의 통증 교훈을 얻었다. 급성통증이 일어날 때 충분한 모르핀을 현명하게 사용한 덕분에 그의 신경이 만성적으로 자극되는 것을 막았고 만성통증 증후군이 발병하지 않았다. (이것이 급성통증이 줄어들지 않자 그가 더 많은 모르핀을 달라고 했던 이유다.) 심각한 사고였지만 세월이 흐르면서 그는 다리에 아주 사소한 통증만 느꼈고, 하와이 해변에서 그랬듯이 그는 이제 통증 없이 2킬로미터를 걸을 수 있다.

뇌가 그토록 갑작스럽게 통증을 차단할 수 있다는 사실은 통증이 몸에서 비롯된다는 우리의 '상식적인' 경험에 위배된다. 프랑스 철학자 르네 데카르트René Descartes가 400년 전에 정립한 과학의 전통적 견해는 우리가 부상을 입으면 통각 신경이 일방향의 신호를 뇌에 보내고, 통증의 정도는 부상의 심각성에 비례한다고 말한다. 쉽게 말해 통증은 몸이 망가진 정도에 대해 정확한 보고서를 작성해서 올리고, 뇌는 보고서를 받기만 한다는 것이다.

그러나 그런 견해는 1965년에 신경과학자 로널드 멜잭Ronald Melzack(환상사지phantom limb와 통증을 연구한 캐나다인)과 패트릭 월Patrick Wall(통증과 가소성을 연구한 영국인)이 통증 역사에서 가장 중요한 논문 「통각 기제: 새 이론Pain Mechanisms: A New Theory」[1]을 발표하면서 뒤집혔다. 월과 멜잭은 통증 지각 체계가 뇌와 척수에 널리 분포되어 있고, 뇌는 수동적 수령인이 아니라 우리가 느끼는 고통의 정도를 제어한다고 주장했다. 그들이 내놓은 '통증의 관문 제어 이론gate control theory of pain'은 통증 메시지가 망가진 조직에서 신경계를 통해 뇌로 전달되려면 척수에서 시작하는 여러 '관문'을 통과해야 한다는 것이다. 이런 메시지는 뇌가 통과시켜줄 만큼 중요한지 판단하고 나서 '허락'을 내린 후에야 뇌로 올라간다. (레이건 대통령은 1981년에 가슴에 총상을 입었을 때 처음에는 그냥 멍하니 서 있어서 그도 경호원도 그가 총에 맞았다는 것을 몰랐다. 그는 나중에 이렇게 농담했다. "영화가 아니고서는 총에 맞아본 적이 있었어야 말이지. 영화에선 항상 다친 것처럼 행동하지. 총에 맞아보니 그렇지 않다는 것을 알겠어.")

신호가 뇌로 올라가도 좋다는 '허락이 내려지면' 관문이 열리고 특정 뉴런이 가동하여 신호를 전하게 되어 우리가 느끼는 통증이 증가한다. 그러나 뇌는 엔도르핀endorphin(통증을 줄이려고 우리 몸이 만들어내는 천연 마취제)을 분비하여 관문을 막고 통증을 차단할 수도 있다.

사고를 당하기 전에 모스코비츠는 수련의들에게 최신 버전의 관문 이론을 가르쳤다. 그러나 관문을 제어하는 스위치가 존재한다는 것을 아는 것과 고통스럽게 누워 있을 때 스위치를 어떻게 *끄는지* 아는 것은 다른 문제다.

통증에서 얻은 또 하나의 교훈
만성통증은 가소성이 미쳐 날뛰는 것

모스코비츠의 낙상 사고는 그가 통증을 몸소 겪으면서 통증에 대해 중요한 통찰력을 얻은 첫 번째 사례는 아니었다. 그는 몇 년 전에 수상스키 사고로 목을 다친 적이 있었고, 그 사고는 그가 통증에서 신경가소성의 역할을 이해하는 데 도움이 되었다. 1994년에 딸과 함께 수상스키를 타러 간 모스코비츠는 시속 60킬로미터의 속도로 물살을 가르며 달리다가 뒤집혀서 거꾸로 물에 처박혔다. 사고로 인한 통증은 집요하게 이어졌다. 8점이었고, 한동안은 일하기가 불가능할 정도였다. 곧 통증이 그의 삶을 지배했다. 모르핀과 강력한 진통제, 물리치료, 스트레칭, 마사지, 자

스스로 치유하는 뇌

기최면, 열, 얼음, 휴식, 소염제 등 알려진 온갖 방법을 다 써봤지만 듣지 않았다. 통증은 13년이나 그의 곁을 머물며 괴롭혔고 시간이 갈수록 더 심해졌다.

목의 통증으로 좌절한 그가 뇌가 신경가소적이라는 발견을 통증과 연관시키기 시작했을 때 그의 나이는 57세였다. 만성통증의 원인이 뇌의 신경가소적 사건이라는 생각은 독일의 생리학자 만프레드 짐메르만Manfred Zimmermann이 1978년에 제기했지만,[2] 신경가소성이 이후 25년 동안 대체로 외면당하면서 짐메르만의 생각은 거의 알려지지 않았고, 신경가소성을 활용하여 통증을 치료하려는 시도도 이루어지지 않았다.

급성통증은 뇌에 "여기가 다친 곳이니까 주의해" 하는 신호를 보내 우리가 부상이나 질병에 대처하도록 알리는 것이다. 그러나 가끔은 부상이 신체 조직은 물론 뇌와 척수에 있는 통증 체계의 신경세포에도 영향을 미칠 때가 있다. 그 결과 **신경병성 통증**neuropathic pain이 발생한다(뇌와 척수는 중추신경계를 구성하므로 **중추성 통증**이라고 부르기도 한다).

신경병성 통증은 통증을 담당하는 뇌 지도를 이루는 신경세포들의 행동 때문에 일어나는 것이다. 신체의 바깥 부위들은 뇌의 특정한 처리 부위에서 표상되는데 이것을 뇌 지도라고 부른다. 신체 표면의 어떤 부위를 손으로 건드리면 그곳을 처리하는 뇌 지도의 특정 부위가 발화하기 시작한다. 신체 표면을 표상하는 이런 지도는 지형학적으로 구성된다. 이 말은 신체에서 붙어 있는 부위는 대체로 지도에서도 붙어 있다는 뜻이다. 통증 지도의 신경세포가 망가지면 계속해서 잘못된 경보를 울려 우리가 뇌에 문제가 있는데도 신체의 문제로 믿게 만든다. 몸이 치료되고 한참이 지나서도 통증 체계는 여전히 발화한다. 급성통증이 사후의 삶을 사는 것이다. 이렇게 해서 **만성통증**이 된다.

만성통증이 어떻게 발병하는지 이해하려면 신경세포의 구조에 대해 아는 것이 좋다. 각각의 신경세포는 수상돌기, 세포체, 축삭, 이렇게 세 부분으로 구성된다. 수상돌기는 나뭇가지처럼 생겼고 다른 신경세포로부터 정보를 받아들인다. 세포체는 세포의 생명을 유지시키고 DNA를 담고 있다. 축삭은 다양한 길이(뇌에 있는 것은 1마이크로미터이지만 다리에 있는 것은 90센티미터가 넘기도 한다)의 살아 있는 전깃줄이다. 이웃하는 신경세포의 수상돌기로 전기 신호를 아주 빠른 속도(시속 3킬로미터에서 300킬로미터까지)로 내보낸다. 신경세포는 두 가지 종류의 신호를 받을 수 있다. 흥분성 신호와 억제성 신호이다. 충분한 흥분성 신호를 받으면 자체적인 신호를 발화한다. 충분한 억제성 신호를 받으면 발화의 가능성이 줄어든다.

축삭은 이웃하는 수상돌기에 맞닿아 있는 것이 아니라 시냅스synapse라고 하는 미세한 공간을 두고 떨어져 있다. 전기 신호가 축삭 말단에 이르면 신경전달물질neurotransmitter이라고 하는 화학적 배달원을 시냅스에 내보낸다. 화학적 배달원은 공간을 헤엄쳐서 이웃하는 신경세포의 수상돌기에 도달하여 흥분시키거나 억제한다. 신경세포가 스스로를 재배선rewire한다는 말은 시냅스에 변화가 일어나 신경세포 사이의 연결의 수가 증가하거나 감소한다는 뜻이다.

신경가소성의 핵심 법칙 중 하나는 함께 발화하는 신경세포들은 함께 배선된다는 것이다. 그러므로 정신적 경험을 반복하면 그 경험을 처리하는 뇌의 신경세포에 구조적 변화가 일어나 이들 신경세포 사이의 시냅스 연결이 강화된다.* 새로운 것을 학습하면 신경세포들이 다르게 묶

---

* 이것이 어떻게 발견되었고 어떤 식으로 작용하는지는 『기적을 부르는 뇌』에서 상세하게 논의했다.

여 함께 배선된다. 일례로 아이가 알파벳을 배울 때 A라는 문자의 생김새는 '에이'라는 소리와 연결된다. 아이가 문자를 보고 소리를 낼 때마다 동시에 '함께 발화'하는 신경세포들은 '함께 배선'된다. 둘 사이의 시냅스 연결이 강화되는 것이다. 이렇게 신경세포들을 연결시키는 활동이 반복되면 될수록 이런 신경세포들은 더 빠르고 더 강하고 더 날카로운 신호를 함께 발화하고, 회로는 더 효과적이고 능숙하게 활동의 수행을 돕는다.

그 반대도 참이다. 한동안 어떤 활동을 하지 않으면 신경세포들의 연결이 약화되고 시간이 더 흐르면 많은 연결이 소실된다. 신경가소성의 일반적인 원칙, 사용하지 않으면 잃는다는 현상을 보여주는 예이다. 수천 건의 실험들이 이런 사실을 증명했다. 어떤 활동에 가동되던 신경세포들이 이제 더 정기적으로 수행되는 정신적 과제를 위해 전용全用되는 경우가 많다. 사용하지 않으면 잃는다는 현상을 잘 활용하면 도움이 되지 않는 뇌의 연결을 끊을 수도 있다. 따로 떨어져서 발화하는 신경세포들은 따로 떨어져서 배선되기 때문이다. 예를 들어 속상한 일이 생길 때마다 뭔가를 먹는 나쁜 버릇을 들이면 음식의 쾌락과 정서적 고통의 경감이 연결된다. 이런 버릇을 없애려면 둘을 떼어놓는 법을 배워야 한다. 화를 다스리는 더 나은 방법을 찾을 때까지는 화가 날 때 부엌으로 달려가는 일을 적극적으로 금지해야 할 수도 있다.

가소성은 기분을 좋게 하는 감각일 때는 축복이 된다. 기분 좋은 감각을 더 잘 인식하고 즐기도록 뇌를 발달시키기 때문이다. 그러나 입력을 받는 감각계가 통증 체계라면 저주가 될 수 있다. 디스크에 걸려 척추뼈의 신경뿌리가 계속적으로 압박되는 사람에게 이런 일이 있을 수 있다. 이 부위의 통증 지도가 과민해지면 그가 잘못 움직여서 디스크가 신경을 때릴 때뿐만 아니라 강하게 압박하지 않을 때도 통증을 느끼기 시작한다. 통증 신호가 뇌에서 메아리를 울려 원래 자극이 중단된 뒤에도 통증이 지속된다. (비슷하지만 훨씬 고약한 예는 팔이나 다리를 잃어버린 사람이 여전히 팔이나 다리가 붙어 있어서 아픈 것처럼 느끼는 환상사지이다. 보다 복잡한 현상은 『기적을 부르는 뇌』에서 논의했다.)

월과 멜잭은 만성적 부상이 통증 체계의 세포들을 더 쉽게 발화시킬 뿐만 아니라 통증 지도의 '수용 영역'(뇌에 표상하는 신체 표면의 영역)을 넓혀서 더 넓은 표면에 걸쳐 통증을 느끼게 만든다는 것을 보여주었다. 모스코비츠에게 일어난 일이 바로 이것이었다. 그의 목 통증은 목의 양쪽으로 확산되었다.

월과 멜잭은 또한 지도가 넓어지면서 통증 신호가 인접한 곳으로 흘러가기도 한다는 것을 보여주었다. 그러면 연관통referred pain이 일어날 수 있는데 연관통이란 다친 부위에서 떨어진 다른 곳에서 느끼는 통증을 말한다. 결국에는 아주 사소한 신경 자극에도 몸의 넓은 부위에 걸쳐 극심하고 끊임없는 통증에 시달리게 된다.

모스코비츠가 목의 통증을 더 자주 느낄수록 그의 뇌의 신경세포는 그것을 더 쉽게 인식하고 더 강렬하게 인식했다. 이렇게 잘 보고된 신경 가소적 과정을 증폭성 통증wind-up pain이라고 부른다. 통증 체계의 수용체가 더 많이 발화하면 할수록 더 예민해지기 때문이다.

모스코비츠는 만성통증 증후군이 발병하고 있고 자신이 악순환에 빠졌음을 알아차렸다. 그가 통증을 느낄 때마다 그의 가소적 뇌는 더 예민하게 굴고 더 고약하고 더 고통스러운 통증을 다음에 준비했다. 통증 신호의 강도, 지속시간, 통증이 몸에서 '차지하는' 공간이 모두 증가했다.

가소성이 미쳐 날뛰는 사례였다.

1999년 모스코비츠는 만성통증이 어떻게 뇌의 통증 지도를 확장하는지 보여주는 그림을 컴퓨터로 그리기 시작했다. 당시 통증의학 전문가들은 통증이 어떻게 뇌에서 처리되는가보다 어떻게 척수와 말초신경계에서 처리되는가에 훨씬 더 집중했다. 2006년까지도 통증에 관한 주요 교과서인『월과 멜잭이 쓴 통증 교과서Wall & Melzack's Textbook of Pain』에 보면 가소성과 척수에 관한 장章은 있지만 가소성과 뇌에 관한 장은 없다. 몇 년 뒤에 모스코비츠는「통증에 미치는 주된 영향들Central Influences on Pain」[3]이라는 논문에서 뇌의 가소성을 강조하기 시작했다.

모스코비츠는 만성통증을 '학습된 통증'으로 규정했다. 만성통증은 그 자체로 질병이다. 환자가 급성통증의 원인을 치료하지 못해서 중추신경계가 망가져 몸의 경보 체계가 '켜진' 상태로 계속 머물러 있는 것이다. "만성으로 접어들면 통증은 치료하기가 훨씬 더 어렵다."[4]

모스코비츠의 사고방식은 멜잭의 또 다른 통증 이론인 신경그물망 이론neuromatrix theory과 어우러지기 시작했다. 급성통증은 우리가 느끼는 감각, 감각 수용체에서 뇌로 올라오는 '입력'이다. 그러나 만성통증은 더 복잡한 하향식 과정이다. 신경그물망 이론의 핵심은 만성통증이 감각적 느낌보다 지각에 가깝다는 것이다. 뇌는 신체 조직에 일어난 위험의 정도를 평가하기 위해 많은 요인들을 고려한다. 부상을 평가하면서 뇌는 통증 지각의 주관적 경험을 바탕으로 통증을 줄이기 위한 행동을 취해야 할지 말지에 대한 여부도 평가하고, 부상이 나아질지 악화될지를 예상한다. 이는 수십 편의 연구를 통해 입증되었다. 이런 평가들의 총합이 앞으로의 상황을 예상하고, 이런 예상치가 우리가 느끼는 통증의 정도에서 주요 역할을 한다.[5] 뇌가 만성통증의 지각에 큰 영향을 미칠 수 있으므로 멜잭은 그것을 "중추신경계의 출력"[6]에 가까운 것으로 보았다.

이렇듯 통증 회로는 몸에서 뇌로 신호가 올라가는 한 방향 회로가 아니다. 몸에서 뇌로 다시 몸으로 신호를 끊임없이 재활용한다. 통증 신호가 뇌로 들어간다고 해서 전체적인 통증 반응이 멈추는 것은 아니다. 추가적인 부상을 막고 회복을 촉진하기 위해 진화한 수많은 자동적 반응들이 시작한다. 우리는 몸을 움츠려 다친 팔이나 다리를 보호해서 움직이지 않도록 한다. 신음하고 소리를 질러 도움을 청한다. 부상의 정도를 평가하고, 할 수 있다면 다시 평가한다. 연구들이 보여주듯이 우리는 가장 최근의 평가를 바탕으로 고통의 롤러코스터를 탄다. 통증이 가슴뼈 뒤쪽에서 시작하여 왼쪽 팔로 내려가는데 이것이 심근경색의 증후라고 생각한다면, 의사가 근육 좌상이라고 안심시킬 때보다 통증을 더 극심하게 경험한다.

모스코비츠는 (군사적 비유를 사용하여) 이렇게 썼다. "뇌는 과도한 활동을 낮추려는 노력의 활동이 일어날 것에 맞서 역공을 날린다."[7] 그는 뇌의 대뇌피질(추론이 일어나는 부위)에서 일어나는 가장 높은 수준의 통증 조절 경로에서 척수에 있는 '하위' 입력 부위에 이르기까지 모든 경로를 상세하게 살펴보았다.

경쟁적인 신경가소성

자신의 통증을 직접 처리하고자 모스코비츠는 2007년에 신경과학 관련 글을 1만 5,000페이지 읽었다. 그는 신경가소적 변화의 법칙을 더 잘 이해하고 실제 치료에 활용하기를 원했다. 그는 뇌 부위들이 동시에 발화하도록 하면 그것을 연결하는 회로가 강화될뿐만 아니라 '따로 떨어져서 발화하는 신경세포들은 따로 떨어져서 배선'되므로 연결을 약화시킬 수도 있다는 것을 배웠다.

그렇다면 뇌에 입력되는 타이밍을 잘 조정하면 통증 지도에 만들어진 연결 고리를 약하게 할 수 있지 않을까?

그는 사용하지 않으면 잃는 뇌에서 피질의 영토를 두고 계속적으로 경쟁이 벌어진다는 것을 배웠다. 뇌가 수행하는 활동들은 다른 부위의 자원을 '훔침'으로써 점점 더 많은 공간을 차지하는 것이다. 그는 자신이 배운 것을 요약하는 뇌 그림 세 장을 그렸다. 첫 번째 그림은 급성통증 상태의 뇌로 16개 부위가 활동했다. 두 번째 그림은 만성통증 상태의 뇌를 보여주는데, 똑같은 부위가 발화하지만 더 넓은 표면으로 확장되었다. 마지막은 통증을 전혀 느끼지 않는 뇌 그림이었다.

그는 만성통증에서 발화하는 부위들을 분석하다가 이중 많은 부위가 통증을 처리하지 않을 때는 생각, 감각, 이미지, 기억, 동작, 감정, 믿음을 처리한다는 것을 알게 되었다. 이런 관찰은 우리가 통증을 느끼면 집중하거나 잘 생각하지 못하는 이유를 설명해준다. 감각에 문제가 있으면 특정한 소리나 빛을 참지 못하는 경우가 많고, 보다 우아한 동작을 취하지 못하고, 감정을 제대로 통제하지 못해 화를 벌컥 내는 근거가 된다. 이런 활동들을 규제하는 부위가 통증 신호 처리에 징발되기 때문이다.

신경가소성자 마이클 머제니치Michael Merzenich는 원숭이 뇌를 최초로 매핑하여 가소성의 경쟁적 속성을 보여주었다. **뇌를 매핑한다**는 말은 뇌에서 서로 다른 정신적 기능들을 담당하는 부위의 위치를 찾는다는 뜻이다. 예를 들어 오른쪽 손가락에서 들어오는 감각은 좌반구의 촉각 영역에서 처리되고, 각각의 손가락은 감각이 처리되는 지도에서 별도의 위치를 부여받는다. 이런 감각을 처리하는 신경세포의 신호는 각각의 신경세포 속이나 바로 옆에 미소전극microelectrode을 삽입하여 감지할 수 있다. 세포의 전기 신호가 증폭기를 거쳐 오실로스코프oscilloscope로 보내지면 발화하는 신경세포를 화면으로 보고 들을 수 있다. 예컨대 엄지 손가락을 담당하는 뇌의 감각 지도에 미소전극을 삽입하고 진짜 엄지를 건드리면 '엄지' 신경세포가 발화하는 것을 화면으로 볼 수 있다.

머제니치는 원숭이의 손 전체 지도를 매핑했다. 원숭이의 첫째 손가락을 건드려 뇌의 어느 부위가 발화하는지 확인했다. 위치를 확인하고 경계를 정하면 다음 손가락으로 넘어갔다. 이렇게 하여 다섯 손가락에 해당하는 부위들이 나란히 붙어 있음을 확인했다.

그런 다음 그는 원숭이의 셋째 손가락을 잘랐다. 몇 달 후에 원숭이의 남아 있는 손가락 지도를 다시 매핑하여 둘째 손가락과 넷째 손가락에 해당하는 뇌 지도가 처음에 셋째 손가락으로 확인한 공간으로 자라 있는 것을 발견했다. 셋째 손가락에서는 더 이상 입력이 들어오지 않았고, 둘째 손가락과 넷째 손가락은 셋째가 없어지면서 더 많은 일을 하며 지도의 공간을 차지한 것이다. 뇌 지도가 역동적이라는 명확한 증거였다. 피질의 영토를 차지하기 위한 경쟁이 벌어지고, 뇌의 자원은 사용하지 않으면 잃는다는 원칙에 따라 배분된다.

모스코비츠가 착안한 생각은 단순했다. 그는 경쟁적인 가소성을 자신에게 유리하도록 활용하는 방안을 찾고자 했다. 통증이 시작될 때 뇌 부위들을 통증 처리가 '차지하도록' 내버려두지 않고 아무리 통증이 극심해도 강제적으로 활동을 수행함으로써 그 부위들의 원래 주요 활동으로 '되돌리면' 어떻게 될까?

그가 통증을 느낄 때 물러나고 눕고 쉬고 생각을 중단하고 스스로를 돌보는 자연스러운 경향을 무시하려고 노력한다면 어떻게 될까? 모스

스스로 치유하는 뇌

1차·2차 체감각 피질 (신체 부위를 처리하는 감각 지도)	통증; 촉각, 온도 감각, 압력 감각, 위치 감각, 진동 감각, 운동 감각
전전두 영역	통증; 실행 기능, 창조력, 계획, 감정이입, 행동, 감정적 균형, 직관
전측 대상회	통증; 감정적 자기통제, 공감 통제, 갈등 감지, 문제 해결
후두정엽	통증; 감각·시각·청각 지각, 거울 뉴런(다른 사람이 움직이는 것을 볼 때 발화되는 뉴런), 자극의 내부 위치, 외부 공간 위치
보조 운동 영역	통증; 계획된 동작, 거울 뉴런
편도체	통증; 감정, 감정 기억, 감정 반응, 쾌락, 시각, 후각, 감정의 극단
섬엽	통증; 편도체(바로 위에 있는 뇌 부위) 진정시키기, 온도, 가려움, 감정이입, 감정적 자기통제, 쾌락적 촉각, 감정과 신체 감각 연결하기, 거울 뉴런, 구역질
후측 대상회	통증; 시공간視空間 인지, 자전적 기억 회수
해마	통증 기억 저장 돕기
안와전두 피질	통증; 즐거운지 불쾌한지 평가하기, 감정이입, 이해, 감정 동조

표 1 통증을 처리하는 주요 뇌 부위들

코비츠는 뇌에 반대 자극을 주는 것이 필요하다고 판단했다. 강제적으로 뇌의 이런 부위가 통증이 아닌 다른 것을 처리하도록 만들어 만성통증 회로를 약화시켜야 했다.

통증의학 전문가로 일한 덕분에 그는 자신이 목표로 삼는 주요 뇌 부위들을 알았다. 각각의 부위는 통증을 처리하고 다른 정신적 기능들도 처리하는데, 모스코비츠는 각각이 통증 말고 무엇을 처리하는지 목록을 작성했다. 통증이 왔을 때 바로 그 활동을 하기 위해서였다. 예를 들어 체감각somatosensory 영역(soma는 '몸'이라는 뜻이다)이라고 하는 뇌 부위는 통증, 진동, 촉각 같은 신체의 많은 감각적 입력을 처리한다. 그가 통증을 느낄 때 진동과 촉각적 감각이 밀려오도록 하면 어떻게 될까? 이런 감각들이 체감각 영역이 통증을 처리하려는 것을 막아주지 않을까?

모스코비츠는 자신이 목표로 삼아야 하는 뇌 부위들의 목록을 작성했다(표1).

모스코비츠는 어떤 뇌 부위가 급성통증을 처리할 때는 그 부위에 있는 신경세포의 5퍼센트만이 통증 처리에 관여한다는 것을 알았다. 그런데 만성통증의 경우 발화하는 신경세포가 증가해서 15~25퍼센트가 통증 처리에 관여한다. 그러므로 신경세포의 10~20퍼센트가 만성통증 처리에 징발되는 셈이다. 바로 이것이 그가 되찾아야 할 몫이다.

2007년 4월, 그는 이 이론을 실행에 옮겼다. 먼저 통증을 제압하기 위해 시각적 활동을 활용하기로 했다. 뇌의 막대한 부위가 시각 처리에 사용되므로 이 경쟁에서 시각 부위를 그의 편으로 끌어들여도 큰 지장은 없을 터였다. 그는 시각 정보와 통증을 처리하는 뇌 부위 둘을 알아냈다. 후측 대상회(사물이 공간 어디에 있는지 시각적으로 상상하도록 돕는다)와 후두정엽(마찬가지로 시각적 입력을 처리한다)이었다.

통증이 엄습할 때마다 그는 곧바로 시각적 상상을 가동했다. 무엇을 상상했을까? 자신이 그렸던 뇌 지도를 상상했다. 뇌가 진짜로 바뀔 수 있다고 되새겨 동기를 잃지 않도록 하기 위함이었다. 먼저 만성통증 상태의 뇌 그림을 떠올렸다. 만성통증일 때 지도가 얼마나 많이 신경가소적으로 확장되는지 보는 것이다. 이어 발화 부위가 줄어들어 통증이 전혀 없는 뇌의 모습을 상상했다. "나는 가차 없어야 했습니다. 통증 신호보다 더 매몰차야 했어요." 그의 말이다. 그는 통증을 느낄 때마다 자신의 통증 지도가 줄어드는 모습을 머릿속에 떠올렸다. 자신이 강제로 후측 대상회와 후두정엽을 가동하여 시각적 이미지를 처리하도록 하고 있다는 것을 알았다.

3주가 지나자 그는 통증이 아주 조금 감소했다고 생각하고는 끈질기게 계속해서 기법을 적용했고, 스스로에게 "신경망 연결을 끊고 지도를 줄여"하고 말했다. 한 달이 지나자 요령이 생겨서 더욱 열심히 기법을 적용했다. 심상화나 통증에 대적하는 다른 정신적 활동을 하지 않고 통증이 그냥 밀어닥치도록 한 적이 한 번도 없었다.

효과가 있었다. 6주째가 되자 양 어깨 뒤쪽 사이와 어깨뼈 근처의 통증이 완전히 사라졌고 다시 재발하지 않았다. 넉 달째에는 처음으로 목 통증이 완전히 사라지는 것을 경험했다. 그리고 1년이 못 되어 거의 항상 통증을 느끼지 않게 되었다. 평균 통증이 0점이었다. 짧게 재발할 때가 있었지만(목이 잘못된 자세에 놓이거나 운전을 오래 하거나 독감을 앓고 나서) 몇 분 안에 통증을 0점으로 가라앉힐 수 있었다. 13년을 괴롭혔던 만성통증이 사라지자 그의 삶이 완전히 달라졌다. 13년 동안 그의 평균 통증은 5점이었다. 처방약을 받고도 8점일 때도 있었고, 아무리 좋아도 3점이었다.

통증이 사라지면서 확장되었던 통증의 패턴도 원래대로 돌아갔다. 부상을 입고 나서 그는 종종 목의 왼쪽에 급성통증을 느꼈다. 부상을 입은 바로 그 부분이었다. 시간이 지나면서 목의 오른쪽과 등 중간까지 신경 가소적으로 확장되어 통증이 만성화되었다. 이제 모스코비츠는 심상화를 통해 오른쪽의 통증 경계가 가장 먼저 줄어들었다는 것을 알아차렸다. 점차 왼쪽의 통증도 물러나기 시작하더니 사라졌다.

이런 결과를 얻고 6주 뒤에 그는 자신이 발견한 것을 환자들에게 나누기 시작했다.

첫 번째 신경가소성 환자

잰 샌딘Jan Sandin은 캘리포니아 레드우드시티에 있는 세쿼이아 병원의 심장 병동에서 일하는 40대 간호사였다. 어느 날 체중이 136킬로그램 나가는 환자를 돌보고 있을 때, 환자가 다리에 우발적으로 상처를 입어 격한 흥분 상태가 되었다. 넘어질까 두려웠던 환자는 팔을 뻗어 샌딘의 목을 잡았다. 어찌나 꽉 붙들었는지 샌딘은 숨을 쉬지 못했다. "이러다 죽는 게 아닐까 싶더군요." 환자는 비명을 질렀고 너무 흥분해서 체중을 자기 다리에 싣지 못했다. 샌딘은 조수를 불러 환자를 떼어놓고 침대 쪽으로 데려가 올리기로 했다. "하나, 둘, 셋" 하는 구령에 들어올리기로 했는데, 조수가 환자의 비명에 놀라 팔에 힘을 싣지 못했다. 갑자기 샌딘에게 거의 136킬로그램에 육박하는 무게가 실렸다. "고무줄이 딱 부러지는 소리가 들렸어요." 그녀가 회상했다. "안에 있는 뭔가가 부러졌다는 느낌이 들더군요." 요추뼈(등 아래쪽) 다섯 개 디스크가 모두 망가졌고, 맨 아래 디스크가 밀려나와 신경뿌리를 압박했다. 양쪽 다리에 좌골신경통이 일어났고 걸을 수 없었다. 움직일 때마다 척추뼈가 으드득거리는 소리를 냈다.

샌딘은 극심한 통증을 느끼며 응급실에 실려갔다. 요추뼈의 디스크가 전부 망가졌다는 진단을 받았다. 후속 검사 결과 상태가 심각해서 수술을 받아야 했다. 이후 몇 년 동안 그녀는 물리치료, 마취제 처방을 포함하여 흔히 하는 통증 치료는 다 받았다. 하지만 어떤 것도 도움이 되지 않았고, 통증은 만성이 되었다. 의사는 등 아래쪽이 심하게 망가져서 움직이지 못한다고 말했다. 그녀는 여러 차례 직장에 돌아가려고 용감한 시도를 해봤지만 장애자로 판정받았다. 삶이 끝났다고 생각했다. "우울증에 죽고 싶다는 생각이 들었어요. 의사가 내게 준 약도 소용없었죠. 통증이 가시지 않았어요. 심지어 텔레비전을 볼 수도, 책을 읽을 수도 없었습니다. 통증과 약물 효과 때문에 정신이 흐릿했으니까요. 살 이유가 없었어요." 그녀는 10년 동안 의사를 보러 갈 때를 제외하면 집에만 틀어박혀 있었다.

모스코비츠를 만났을 때 그녀는 10년째 만성통증에 시달리고 있었다. 살짝만 움직여도 참기 어려울 정도로 통증이 심했다. 그녀는 하루 종일 자쿠지 욕조에서 보냈고 모르핀 같은 강력한 진통제(통증을 5점으로 낮춰주었다)에 의존했다. 일본산 마사지 의자에 앉아 하루 12시간을 보내기도 했지만 크게 나아지지는 않았다. 지팡이를 짚은 그녀는 모스코비츠의 사무실에 혼자서 들어가지도 못했다.

2009년 7월. 내 앞에 있는 샌딘은 예순두 살이다. 표정이 밝고 활기차고 편안해 보인다. 약은 다 끊었다. 모스코비츠는 강력한 진통제를 써가며 그녀를 5년 동안 관습적인 방법으로 돌보았다. 그러던 중 2007년 6월에 신경가소성 기법을 사용하여 스스로 치료하는 방법을 그녀에게 소개했다. 신경가소성 도전에 대한 관심을 그녀에게 미리 불러일으키고자(몇 주 동안 매 순간 통증에 정신적으로 대처할 수 있도록) 그는 그녀가 우선 가소성을 이해하고 치료 불가능으로 여겨졌던 사람들의 성공 사례에서 영감을 받는 것이 필요하다고 판단했다.

"어느 날 모스코비츠가 말했어요. '내가 새로운 것을 생각하고 있는데….' 그리고는 당신이 쓴 책을 주더군요." 샌딘이 내게 말했다. "그 책을 읽으면서 뇌의 가소성이 어떤 식으로 작용하는지 이해하게 되었습니다. 책 덕분에 나도 뭔가 할 수 있겠다는 생각을 하게 되었어요. 그동안 내가 고정된 논리에 빠져 있었음을 깨달았습니다. 뇌에서 형성되는 서로 다른 연결의 예들을 읽으면서 다른 방법이 있을 수도 있겠다는 생각을 했습니다."

모스코비츠는 그녀에게 뇌 그림 세 장을 보여주었고 통증보다 더 가차 없이 그림에 집중해야 한다고 말했다. 그는 그녀에게 먼저 그림을 보라고 했고, 이어 그림을 내려놓고 자신의 뇌를 통증 없는 상태로 바꾼다고 생각하면서 그림을 시각적으로 떠올리도록 했다. 그렇게 해서 그녀의 뇌가 통증 없는 그림처럼 보이면 정말 통증을 느끼지 않게 된다는 생각에 꼭 매달리도록 했다.

"나는 책에서 당신이 말한 것과 모스코비츠가 말한 것을 실행에 옮기기 시작했습니다. 그는 나에게 하루 일곱 번 뇌 그림을 보라고 했습니다 하지만 나는 마사지 의자에 있어 **하루 종일** 그림을 보았어요. 그것 말고는 딱히 할 일이 없었죠. 통증 중추가 발화하는 것을 시각적으로 떠올렸고, 내 통증이 등에서 어디로 들어오는지 생각했습니다. 그리고 어떻게 척수를 지나 뇌로 들어오는지 머릿속에 그렸습니다. 하지만 통증 중추는 발화되지 않은 상태에서 말이죠. 첫 두 주 동안 순간순간 통증이 없을 때가 있었습니다. 완전하지는 않았어요. **지속되지는 않겠구나**, 하는 생각이 들었으니까요. 그러고는 생각했습니다. **오, 다시 돌아오는구나, 지나치게 희망을 갖지 말자.**"

"3주차에 하루에 2분 정도 만성통증을 느끼지 않기 시작했습니다. 갑자기 통증이 딱 멈추었습니다. 그러고는 다시 돌아왔죠. 3주가 끝날 무렵에는 통증 없는 시간이 늘어난 것 같았어요. 하지만 워낙 짧은 시간이어서 솔직히 통증이 사라지리라고는 전혀 생각하지 않았습니다."

"4주차에 통증 없는 시간은 15분에서 30분까지 늘었습니다. **사라지려고 하나 봐**, 생각했습니다."

스스로 치유하는 뇌

그리고 정말로 사라졌다.

그녀는 이제 복용하던 약을 모두 끊기 시작했다. 통증이 돌아올까 겁이 났지만 돌아오지 않았다. **"위약 효과일까,** 생각했습니다. 그러나 통증은 돌아오지 않았어요. 그 후로도 말이죠."

내가 샌딘을 처음 보았을 때 그녀는 약을 끊고 통증에서 벗어난 지 1년 반이 지났고, 삶이 정상으로 돌아오고 있었다. "마치 10년 동안 잠들어 있었던 것 같아요. 이제 하루 24시간 깨어서 책도 읽고 그동안 내가 놓쳤던 모든 것을 따라잡고 싶어요. 항상 깨어 있고 싶습니다."

미러 MIRROR

모스코비츠는 통증을 물리치려고 애쓰는 동안 (통증으로 살짝 멍해지고 흐트러진) 마음을 어떻게 다스려야 할지 만성통증 환자들에게 알려주기 위해 신경가소성 원칙에 입각하여 앞글자 약어를 만들었다. 미러MIRROR는 동기부여Motivation, 목표의식Intention, 가차 없음Relentlessness, 신뢰Reliability, 기회Opportunity, 회복Restoration을 나타낸다.

동기부여는 MIRROR의 첫째 원칙이다. 대부분의 만성통증 환자들이 의사를 찾아가면 자신의 통증에 대해 수동적 태도를 보인다. 자신의 역할은 약을 먹거나 주사 처방을 받는 것이라고 알고 있다. 대부분이 통증에 워낙 지쳐 있어서 이런 수동적 역할을 쉽게 받아들인다. 의사에게 모든 것을 맡기고 삶을 보다 견딜 수 있게 해줄 마술적인 처방을 기대한다.

모스코비츠의 접근법은 환자에게 적극성을 요구한다. 환자는 통증이 어떻게 발달하는지 알아야 하고, 적극적으로 시각적 상상(혹은 비슷한 무엇)을 하고, 자신의 치료를 떠맡아야 한다. 동기부여는 모스코비츠 기법을 훈련받는 첫 몇 주 동안 특히 힘들다. 효과가 있는지 확신할 수 없고, 사소한 첫 성공 뒤에 통증이 돌아오기 때문이다. 환자들은 이런 퇴보에 맞닥뜨리고 나면 무기력해지고 희망을 잃고 중단하려고 한다. 관건은 통증의 습격을 동기부여의 기회로 삼고 치료를 멈추지 않는 것이다. 결국에는 효과가 있다.

목표의식은 미묘한 개념이다. 당면한 목표의식은 통증을 없애는 것이 아니라 뇌를 바꾸기 위해 마음을 집중하는 것이다. 즉각적인 보상을 통증 감소라고 생각하면 힘들다. 통증 감소는 서서히 일어나기 때문이다. 초기 단계에서는 변화시키겠다는 마음의 노력이 중요하다. 이런 마음의 노력은 새로운 회로를 만들고 통증 연결망을 약화시키는 것을 돕는다. 처음 얻는 보상을 "통증 발작이 일어났는데 그것을 없애려고 애썼지만 아직 통증이 남아 있어"가 아니라 "통증 발작이 있었는데 나는 그것을 마음의 노력을 쏟고 뇌에 새로운 연결을 발달시키는 기회로 삼았어. 장기적으로 도움이 될 거야" 하고 여기는 것이다. 모스코비츠는 환자들에게 배포하는 인쇄물에 이렇게 썼다. "당장의 통증 감소에만 집중하면 긍정적인 결과는 금방 사라지고 좌절한다. 당장의 통증 감소는 당연히 프로그램의 일부이지만, 진정한 보상은 과도하게 배선된 통증 연결망을 끊고 뇌의 통증 처리 부위에 균형 잡힌 기능을 회복하는 것이다."

가차 없음은 여기 나오는 개념들 중에서 가장 단순하다. 통증이 의식 속으로 들어오면 밀어내야 한다는 신호다. 통증이 멋대로 날뛰기 시작하면 환자는 지나가기를 희망하면서 그냥 참거나 다른 데로 관심을 돌리는 것으로 충분하다고 생각할 수 있고, 약을 먹어 통증의 싹을 자르는 것이 더 쉬울 수도 있다. 그러나 통증을 참으면서 일에 관심을 돌리는 것은 만성통증의 숨통을 끊기에 충분하지 않다. 신경가소성 연구에 따르면 회로를 바꾸고 새로운 연결을 만들려면 고도의 집중력이 필요하다. 그러므로 무심하게 관심을 딴 데로 돌리는 것은 통증이 활개를 치도록 내버려두므로 좋은 방법이 아니다. 통증이 그럭저럭 참을 만해도 그냥 내버려두면 다음에 더 강력해질 수 있다. 가차 없음은 통증이 엄습할 때마다 온 힘을 다해 밀어내고, 뇌를 만성통증이 일어나기 전의 상태로 되돌리려는 목표를 의식해야 한다는 뜻이다. 예외는 없다. 통증과의 협상은 없다.

신뢰는 뇌가 적이 아님을 되새기는 것, 분명한 방향으로 밀어붙이면 뇌가 정상적인 기능을 되찾고 유지할 수 있다고 믿는 것이다. 심리적 이유로 우리는 통증에 사로잡히면 처벌받는다고 느낀다. 그러나 무의식적인 죄책감과 연관되는 특정한 신경증적 갈등을 제외하면, 뇌와 신경계는 통증을 겪는 사람을 '벌주려고' 하지 않는다. 생명 체계가 다 그렇듯이 뇌도 항상 안정적인 상태를 지향한다. 문제는 뇌가 가끔은 만성통증의 상태로 안정화된다는 것이다. 그러나 뇌에 통증 없는 원래 상태로 돌아가는 방법을 제시하면 뇌는 대체로 변화에 맞서지 않는다. 그도 그럴 것이 통증 체계는 보호를 위해 진화한 것이다. 경보 체계이지 적이 아니다. 모스코비츠는 이렇게 말한다. "무의식적 체계가 뇌/신체 문제를 해결하기에 충분하지 않으면 우리는 새로운 학습이라는 형태로 의식적인 제어를 해야 한다. 뇌/신체가 그런 의식적 입력 없이 알아서 기능할 수 있을 때까지 말이다. 뇌와 신체가 의식적 노력을 무의식적 활동으로 확실히 바꾸는 것은 사실이다. 덕분에 우리는 학습을 통해 숙달되고, 지속되는 통증의 질병을 지나가는 급성통증 증후군으로 바꾼다."

기회는 통증 발병을 고장 난 경보 체계를 고치는 기회로 삼는다는 뜻
이다. 통증 발병을 환영할 수야 없겠지만 마음을 다잡는 기회로 활용하
면 건설적이다. 책임을 떠안고 회복을 위해 고통을 활용하는 것이다. 그
런 태도 자체가 마음의 작동과 뇌의 화학적 성질을 바꿀 수 있다. 모스코
비츠의 말이다. "지속되는 통증이 무서운 것은 감정적 반응을 바꾸는 뇌
의 부위가 가동하기도 전에 편도체를 자극하기 때문이다. 그 결과 우리
는 통증을 일으킨 외상을 다시 경험하고, 이런 외상은 통증으로 인해 계
속 강화된다. 공포는 우리의 사기를 꺾는다. 통증을 처리하는 뇌 부위가
확장되면 우리는 문제를 해결하고, 감정을 조절하고, 갈등을 풀고, 남들
과 관계를 맺고, 다른 감각들을 통증과 구별하고, 계획을 수립하는 능력
을 잃게 되고, 과거의 경험을 활용하여 통증을 다스리는 법을 기억하지
도 못한다. 통증이 악화될 때마다 영원히 계속 이럴 것 같은 기분이 들므
로 어떻게든 피해야 한다. 편도체는 온건함의 장소가 아니다. 극단적인
감정, 싸우거나 도망치기, 외상후 스트레스 장애의 장소이다. 지속되는
통증은 사람들의 의욕을 꺾는다. 반면에 통증 발병을 뇌와 신체를 다르
게 활용하여 통증을 제어하는 연습의 기회로 삼는다면, 공포의 행위가
완화의 기회로 바뀐다. …… 본질적으로 우리는 통증이라는 질병을 느
끼면 그것을 멈추기 위해 스스로 뭔가를 하도록 재촉하는 신호로 삼아
야 한다."

회복의 진정한 의미는 치료의 목표가 약물치료나 마취제처럼 통증
을 덮거나 날을 무디게 하는 것이 아니라 정상적인 뇌 기능을 되찾는 것
이다.

모스코비츠가 이런 여섯 가지 도구를 환자들 손에 쥐어주고 뇌 기능
의 완전한 정상화라는 야심만만한 목표를 향해 나아가도록 하자 환자들

의 태도가 바뀌었다. 조금씩 차도가 생기자 그들은 그저 일시적인 '안도감'을 느꼈을 뿐만 아니라 계속 나아지리라는 희망을 내비쳤고, 이것을 발판 삼아 스스로 힘을 북돋우고 기법 적용에 매달렸다. 악순환이 선순환으로 바뀐 것이다.

심상화는 어떻게 뇌의 통증을 감소시키는가

지금까지 우리는 모스코비츠가 성취한 치료법이 경쟁적인 가소성에 의지한다고 설명했다. 예컨대 후두정엽은 평소에 통증도 처리하고 시각도 처리한다. 샌딘은 심상화를 꾸준히 함으로써 후두정엽이 통증을 처리하지 못하게 방해했다. 반복적인 심상화는 생각을 사용하여 신경세포를 자극하는 대단히 직접적인 방법이다. 뇌 스캔을 하면 활성화되는 뇌의 시각적 신경세포에 혈류가 흐르는 것을 볼 수 있다. 사실 그녀와 모스코비츠는 대단히 특정한 형식의 심상화를 했다. 그들은 통증 처리에 가동되는 뇌 부위가 줄어드는 모습을 상상했다.

나는 이렇게 시각적 상상을 활용하는 것에 매료되었다. 하지만 새로운 것은 아니다. 최면술사들은 자주 환자들에게 통증 부위가 줄어들거나 사라지고 있다고 상상하도록 하여 통증을 감소시킨다. 신경과학의 관점에서 보자면 최면술사는 환자에게 물리적 신체가 아니라 마음속에 자기 몸에 대해 갖고 있는 주관적 이미지(임상의들이 '신체상body image'이라고 부르는 것)로 실험하는 것이다. 신체상은 정신과의사이자 프로이트 제자였던 파울 쉴더Paul Schilder가 1930년대에 최초로 쓴 용어이다. 그는 신체상이 물리적 신체와 똑같지 않다고 강조했다.

신체상은 마음속에서 만들어져 뇌에서 표상되며, 이어 무의식적으로 몸에 투사된다. 신경과학자들은 신체상이 뇌와 마음에 존재하는 것이며 물리적 신체와 **독립적**인 것임을 강조하기 위해 '가상적 신체'라고 부르기도 한다. 이런 신체상은 시각, 촉각, 통각, 고유 감각(자신의 몸이 공간 어디에 있는지 파악하는 감각) 등 다수의 뇌 지도에 입력되는 정보를 바탕으로 만들어진다. 몸에 대한 정보를 담고 있는 모든 뇌 지도가 해당된다. 그러니까 다양한 감각에서 뇌로 들어오는 온갖 **입력들**의 총체가 신체상이다. 감각 정보는 물론 감정 정보도 포함되므로 신체상에는 자기 몸에 대한 정서적 판단도 들어 있다.

신체상은 실제의 신체와 조화를 이룰 수 있다. 실제를 상당히 정확하게 표상할 수 있다는 뜻이다. 이 경우에 우리는 신체상이 실제의 신체와 구별되는 정신적 표상이라는 사실을 잊기도 한다. 그러나 신체상이 신체와 일치하지 않으면 차이를 감지하기가 쉽다. 많은 사람들은 치과에서 국소 마취를 할 때 이런 불일치를 저도 모르게 경험한다. 갑자기 턱과 뺨이 실제보다 훨씬 크게 느껴진다. 불일치의 단적인 예로 거식증 환자가 있다. 거식증 환자는 거울을 보고 실제로는 뼈밖에 없는 자신이 뚱뚱하다고 주장한다. 물리적 신체는 앙상하지만 신체상은 뚱뚱한 사람의 것이기 때문이다.

모스코비츠가 만성통증 환자들에게 심상화를 가동하여 뇌 부위가 줄어들고 있다고 상상하도록 했을 때, 오스트레일리아의 과학자들도 실험실에서 환자들의 신체상을 '줄어들게' 하여 뇌의 배선을 다시 함으로써 비슷한 결과를 얻었다. 2008년 창조적인 통증 연구가로 꼽히는 신경과학자 G. 로리머 모슬리G. Lorimer Moseley는 동료 티모시 파슨스Timothy Parsons, 찰스 스펜스Charles Spence와 함께 만성 손 통증과 부기로 고생하는 사람들을 대상으로 독창적인 실험을 했다.[8] 환자들에게 서로 다른 상태로 자신의 손을 관찰하도록 했다. 먼저 대조군을 두고 환자들은 열 가지 손 동작을 하면서 자신의 손을 보았다. 이어 확대 없이 쌍안경을 통해 보면서(쌍안경 사용이 결과에 영향을 미칠 수 있으므로 역시 대조군을 두고) 손을 움직였다. 그리고 나서 배율이 두 배인 쌍안경으로 손 동작을 보았다. 마지막으로 쌍안경을 반대로 돌려 축소된 손 동작을 보게 했다. 흥미롭게도 연구자들은 손의 신체상이 확대되었을 때 통증이 증가하고 축소되었을 때 통증이 줄어든 것을 확인했다.

우리는 환자들이 스스로를 평가한 것의 신뢰성에 의문을 던질 수 있다. 그러나 환자들의 손은 실제로 부었다. 연구자들은 환자들의 손가락 둘레를 측정해서 환자들이 확대된 손을 보고 있을 때 부기가 증가한 것을 관찰했다.

이번에도 마찬가지로 통증 경험은 통증 수용체에서 들어오는 입력에 좌우되는 것이 아니라 신체상으로부터 영향을 받는다는 것이 연구로 드러났다. 쌍안경을 통해 왜곡된 시각 정보가 들어오자 뇌는 작아진 부위에서 통증이 온다고 판단하고는 망가짐이 줄어든 것으로 결론 내렸다. (모슬리는 통증이 줄어드는 이유가 뇌에는 시각과 촉각 모두를 동시에 처리하는 '시촉각 세포'가 있어서 건드려지는 부위의 크기가 확대되면 입력이 늘어나기 때문이라고 주장한다.)

심상화를 활용한 통증 관리에 돌파구가 된 또 하나의 실험은 영국 노팅엄 대학의 학자들이 미러지Mirage라고 하는 착시 기구의 시범을 보이려고 박람회를 찾았을 때 우연히 일어났다. 미러지는 노팅엄 대학 심리학과가 신체 지도가 어떻게 작용하는지 연구하기 위한 일환으로 신체상을 왜곡하려고 개발한 것이다.

박람회에서 연구자들은 아이들을 불러 카메라가 든 상자 속에 손을 넣어보도록 했다. 그러면 미러지는 이미지를 왜곡시켜 대형 화면에 투사하여 아이들이 그것을 볼 수 있었다. 유령의 집의 거울 효과를 컴퓨터로 재현한 셈이다.

아이들은 용기를 내서 손가락을 살며시 잡아당겼다. 그러자 화면에 손가락이 정상 길이의 서너 배로 늘어난 모습으로 나타났다. 손가락을 오므리면 급격하게 줄어들었다. 다시 말해 화면에 나타난 이미지는 시각적 신체상을 왜곡시켰다(물리적 신체는 그대로 두고).

한 할머니가 재밌어 보였는지 자기도 한번 해보겠다고 말했다. 그러나 손가락에 관절염이 있으니까 살살 해야 한다고 연구자들에게 말했다.

캐서린 프레스턴Catherine Preston [9]은 이렇게 말했다. "그녀가 손가락이 늘어나는 착시 실험을 한 후로 손가락이 더 이상 아프지 않다면서 기계를 집으로 가져갈 수 있는지 묻더군요. 우리는 멍해졌습니다. 그녀와 우리 중에 누가 더 놀랐는지 모르겠어요."

프레스턴은 골관절염을 앓는 지원자 스무 명을 대상으로 후속 연구를 했다. 그 가운데는 손과 발, 등 아래쪽에 계속적인 통증을 느끼는 사람도 있었다. 장치를 사용했더니 지원자의 85퍼센트가 통증 수준이 절반으로 줄었다. 손가락이 수축할 때 통증이 가장 크게 줄었다고 한 사람이 많았다. 손가락이 늘어날 때 통증이 좋아졌다고 한 사람도 있었고, 일부는 손가락의 이미지가 어떤 식으로든 바뀌기만 하면 통증이 줄었다고 했다. 많은 사람들이 장치를 사용할 때 손가락을 더 쉽게 움직일 수 있었다.

손가락 이미지가 늘어날 때 통증이 왜 줄어드는지는 확실치 않다. 어쩌면 늘어난 손가락이 다른 비율을 갖고 더 날씬하게 보이기 때문일 수도 있다. 확실한 것은 시각적 신체상을 실시간으로 바꾸면 통증을 낮출 수 있다는 것이다. 통증을 느끼는 신체 감각 형성이 역동적임을, 즉 시각적 입력에 따라 항상 다시 만들어진다는 것을 우리에게 일깨워준다. 시각적 신체상을 바꾸면 통증 회로가 변경된다. 이것은 잰 샌딘이 자신의 뇌 이미지를 보고 통증 신호가 줄어든다고 상상할 수 있었던 이유이다. 그녀는 만성통증 상태의 뇌 그림에 강하게 동일시했고, 그런 다음 통증에서 벗어난 뇌 그림으로 바뀌는 것을 상상했다고 말했다.

샌딘은 그저 뇌 그림만 보고 있었던 것이 아니다. 그것을 자신이 등에서 느낀 통증과 연결시켰고 결국에는 뇌 그림이 포함된 새로운 신체상 지도를 만들었다. 그녀가 그렇게 할 수 있었던 것은 신체상을 담은 '마스터' 뇌 지도가 많은 다른 지도들을 고도로 통합한 조합이기 때문이다. 여기에는 몸으로 들어오는 감각 입력에 바탕을 둔 생물학적 이미지뿐만 아니라 거울에 비친 모습, 좋아하는 자신의 사진 같은 인위적 이미지, 심지어 초음파 심전도나 엑스레이 같은 의학적 이미지도 포함된다. 우리를 표상한다고 일컬어지는 것은 무엇이든 마스터 신체상으로 포섭될 수 있다. (신체상이 어떻게 인위적 이미지를 받아들일 수 있는지는 『기적을 부르는 뇌』 7장에서 상세하게 논의했다.)

위약일까?

"위약 효과일까요?" 내가 모스코비츠에게 물었다. 이 질문은 샌딘이 예기치 않게 좋아지고 나서 지속되지 않을까 두려워 모스코비츠에게 했던 질문이기도 하다. 내가 위약이라고 믿어서가 아니라 회의론자들이 이런 의문을 갖는다는 것을 알아서였다.

'위약placebo'이라는 말은 라틴어로 '기쁘게 하다'는 말에서 나왔다. 위약 효과는 환자에게 가짜 약을 주거나 유효성분이 없는 주사를 놓거나 가짜 수술[*](의사가 환자의 몸을 열고 수술하지 않고 수술한 척만 하고 그냥 닫는 것)을 할 때 일어난다. 환자는 치료를 했다는 말을 듣고 놀랍게도 곧바로 증상이 완화되거나 '진짜' 치료를 했을 때처럼 훨씬 나아지는 경우가 있다. 위약은 통증, 우울증, 관절염, 과민성 대장 증후군, 궤양 등 다양한 질병 치료에 사용될 수 있다. 그러나 암, 바이러스 감염, 조현병schizophrenia 같은 병에는 듣지 않는다. 대부분의 의사들은 환자가 이해할 수 없이 좋아질 때마다 강력한 심리적 요인이 관여했다고 여긴다.

그래서 내가 모스코비츠에게 물었다. "위약 효과일까요?"

"그랬으면 좋겠네요." 그가 웃었다.

그가 웃은 것은 위약 효과라면 대부분의 회의론자들이 믿는 것보다 훨씬 덜한 문제일 터이기 때문이다. 최근의 뇌 스캔 연구에 의하면 통증이나 우울증 환자에게서 위약 효과가 일어날 때 뇌의 변화는 처방을 받

---

* 2002년에 미국에서 가장 흔하게 이루어지는 정형외과 수술에 대한 연구가 있었다. '관절경 변연절제술'은 무릎관절을 열고 헐거워진 연골과 염증 조직, 뼈 조각을 외과적으로 제거하는 수술이다. 매년 미국에서 5천 달러짜리 이 수술이 65만 건이나 행해진다. 그 전에 있었던 연구들을 보면 수술 환자의 절반가량이 통증 완화를 겪었다고 한다. 2002년 연구는 골관절염으로 고통 받는 환자 180명을 두 그룹으로 나누었다. 한 그룹은 흔히 하는 수술을 받았고, 다른 그룹은 가짜 수술을 받았다. 절개를 하고 관절경을 삽입했다 제거했지만 수술은 하지 않았다. 가짜 수술이 진짜 수술만큼 통증 완화에 효과적이었을 뿐 아니라 가짜 수술을 받은 환자들이 실제로 신체 기능이 더 좋아졌다. J.B. Moseley et al., "A Controlled Trial of Arthroscopic Surgery for Osteoarthritis of the Knee," *New England Journal of Medicine* 347, no.2(2002): 81-88을 보라. 수술의 효과가 원래 크지 않다는 의미일 뿐이라고 말하는 사람도 있겠지만, 중요한 점은 환자가 가짜 수술에서도 똑같은 통증 완화를 느꼈다는 사실이다. 모스코비츠가 터득한 통증을 끄는 스위치를 이 환자들이 저도 모르게 가동한 것으로 본다.

고 증상이 좋아질 때 일어나는 뇌의 변화와 **거의 동일하다**고 한다. 임상의들과 심신의학을 연구하는 과학자들은 우리가 위약 효과의 바탕이 되는 뇌 회로를 체계적으로 가동하는 법을 알아낸다면 그야말로 획기적인 진전이 이루어진다고 주장한다.

통증을 느끼는 환자에게 진짜 약 대신 설탕 약을 주거나 마취제가 아닌 소금물이 든 주사를 놓았을 때, 최소한 30퍼센트는 통증이 확연히 가라앉았다고 보고된다. 신경가소성이 발견되기 전에 연구자들은 위약 효과를 경험하는 환자들이 대부분 심리적으로 불안정하거나 변덕이 심하거나 미성숙하거나 가난하거나 여성이라고 여겼다(모두 사실이 아님이 밝혀졌다).[10] 하지만 뇌 스캔 연구로 위약 효과가 일어날 때 뇌 구조가 바뀐다는 것이 밝혀졌다. 따라서 위약 치료는 처방에 따른 치료보다 '덜 진짜'가 아니다. 마음이 뇌 구조를 바꾸는 신경가소성이 작동한다는 예이다.

컬럼비아 대학의 신경과학자 토어 웨이저Tor Wager[11]는 크리스천 사이언스 교도로 자랐고, 어릴 때 모든 병은 마음의 산물이므로 약이 아니라 기도로 고쳐야 한다고 배웠다. 그에게 심각한 피부 발진이 생겼는데 기도로 없어지지 않자 어머니가 의사에게 데려갔고, 약물치료로 깨끗이 나았다. 이를 계기로 웨이저는 마음이 치료를 한다는 생각, 위약 효과를 의심하게 되었고, 이것이 효과적이지 않음을 증명하고자 연구를 시작했다. 그는 지원자들에게 고통스러운 충격을 주고는 통증을 줄여준다며 위약 크림을 주었다. 하지만 놀랍게도 그가 준 위약 크림은 효과가 있었다. 그는 fMRI 스캔을 통해 그들의 뇌에서 무슨 일이 벌어지는지 살펴보았다. 지원자들이 통증을 느꼈을 때, 모스코비츠가 통증으로 활성화되었던 바로 그 뇌 부위가 자극되었다. 웨이저가 그들에게 위약을 주자 모스코비츠가 환자들에게 심상화를 통해 바꿀 수 있다고 했던 바로 그 부위의 활동이 줄어드는 것이 보였다.

PET 스캔을 사용하여 웨이저는 위약이 해당 뇌 부위로 하여금 내인성 오피오이드opioid(통증을 줄이려고 뇌가 분비하는 아편 비슷한 물질) 생성을 늘리도록 하여 통증을 차단하는 것도 보여주었다. 그는 위약 반응이 뇌의 통증 체계에서 오피오이드를 생성하는 부위의 배선을 강화했음을 보았다. 요컨대 마음은 뇌가 정상적으로 만들어내는 천연 치료제의 내부 공급을 조정할 수 있다. 게다가 모르핀 같은 약물과 달리 오피오이드는 중독성이 없다.

그저 위약만은 아닌 이유

"나는 이것이 위약이고 암시라는 생각을 전혀 배제하지 않습니다." 모스코비츠의 말이다. "하지만 나는 이것을 오래 해왔어요. 1981년부터 했으니까 30년이 되었는데 위약이나 암시가 이렇게 오래 가는 것은 본 적이 없어요. 최면이나 암시에 따른 통증 변화는 길어야 일주일 정도 지속되니까요."

위약 효과는 일반적으로 지속되지 않는다는 모스코비츠의 말은 수많은 위약 연구에 바탕을 둔 합의 사항이다. 반응이 아주 빠르게 일어나면 위약 효과일 가능성이 크지만,[12] 재발할 위험도 그만큼 높다.[13] 위약 효과가 몇 주 이상 지속될 수 있다는 연구가 없는 것은 아니지만 말이다.[14]

하지만 MIRROR 접근법과 경쟁적인 가소성을 이용하는 모스코비츠의 환자들에게서 나타나는 패턴은 이와 정반대다. 환자들은 몇 주간은

스스로 치유하는 뇌

전혀 반응이 없다가 서서히 통증이 줄어들었다. 뇌가 다시 배선되면 대체로 개입을 점점 줄여간다. 나는 학습 장애를 치료하거나 뇌졸중이나 외상성 뇌 손상을 겪고 나아지기 위해 신경가소성 기법을 이용하여 뇌를 다시 배선하려는 환자들에게서 똑같은 패턴을 보았다. 증상은 빠르게 사라지지 않았다. 모스코비츠의 환자들의 변화 패턴은 뇌가 악기 연주나 언어 학습 같은 새로운 솜씨를 학습할 때 목격되는 패턴과도 일치한다. 내가 본 의미 있는 신경가소적 변화에는 하나같이 상당한 시간이 걸렸다. 보통 6주에서 8주에 걸쳐 변화가 일어났고 매일 정신적 연습이 필요했다. 고된 일이다.

특정한 뇌 통증 부위를 시각적으로 떠올리면 통증이 줄어들 수 있다는 것을 받아들이지 못하는 회의론자는 모스코비츠가 하고 있는 것이 그저 환자를 편안하게 하고 전반적인 자극 수준을 낮춰 고통이 덜 괴롭히게 하는 것이라고 주장할지도 모른다. 그러나 위약 효과 연구를 통해 우리가 배운 사실 하나는 마음이 통증을 레이저처럼 정밀하게 겨냥할 수 있다는 것이다.

마음-뇌-신체의 치유 과정은 편안한 휴식처럼 그저 신경계 전체를 다시 맞추는 전반적이고 불특정한 과정이 **아니다**. 신비롭게도(우리가 아직 작동 기제를 이해하지 못하고 있으므로) 환자가 초점이라고 믿는 부위만 겨냥한다. 연구자 가이 몽고메리Guy Montgomery[15]는 피험자들의 양쪽 집게손가락에 무게를 가해 통증을 유발했다. 그런 다음 한쪽 집게손가락에만 위약 크림을 바르게 했다. 그는 위약 크림을 바른 집게손가락에만 통증이 줄어든 것을 알아냈다. 그들은 편안한 휴식을 취하거나 무아지경에 빠지지 않았다. 평소와 같은 의식적 자극의 상태에 있었고, 자신의 마음을 급성통증이 일어나는 정확한 지점에 맞춰 제거할 수 있었다.

특정한 통증을 제거하는 마음의 이런 능력에 모스코비츠는 다음과 같은 이해를 추가로 더했다. 즉, 이런 능력을 강화하고 뇌의 발화를 바꿔서 지속시키려면 부단한 정신적 연습이 필요하다는 것이다.

약물치료나 위약과 달리 신경가소적 기법은 연결망이 다시 배선되고 나면 환자에게 사용을 점차 줄이도록 한다. 그래도 효과가 지속된다. 모스코비츠의 환자 중에는 5년째 효과가 지속되는 환자들이 있다. 대체로 통증이 없어진 환자들 중에는 몸이 여전히 망가진 상태여서 가끔 급성 통증을 일으키는 환자들이 많다. 모스코비츠는 그들이 수백 시간에 걸쳐 신경가소적 기법을 배우고 연습하면 무의식이 경쟁적인 가소성을 사용하여 통증을 차단하는 일을 떠맡는다고 생각한다. 무의식이 떠맡지 않으면 통증의 발병은 경쟁적인 가소성을 의식적으로 사용하여 재배선을 더 많이 하라는 뜻으로 받아들인다.

제약회사나 대부분의 의사들은 통증에서 신경가소성의 역할을 고려하지 않는다. 그렇기에 모스코비츠는 통증 치료에 널리 사용되는 오피오이드 진통제가 오히려 문제를 악화시킨다고 본다. 가장 강력한 통증 처방인 오피오이드 진통제는 대체로 약효가 오래 지속되지 않는다. 며칠이나 몇 주 안에 환자는 약에 '내성'이 생긴다. 최초의 복용량으로는 효과가 없어서 더 많은 약을 쓰지 않으면 '돌발성 통증'을 겪는다. 그러나 복용량을 늘리면 중독과 과다복용의 위험도 늘어난다. 통증 차단을 더 좋게 하려고 제약회사는 '오래 지속되는' 모르핀 진통제 옥시콘틴을 개발했다. 만성통증 환자들은 이런 진통제를 평생 복용하는 경우가 많다.

우리가 보았듯이 뇌는 통증을 차단하기 위해 자체적으로 아편과 비슷한 물질을 만들며, 제조된 약물은 뇌의 오피오이드 수용체에 들러붙어

이를 보충한다. 뇌는 변하지 않는다고 믿었던 과학자들은 오피오이드 수용체에 오피오이드 처방약을 퍼부었을 때 해로울 수 있음을 예측하지 못했다. 하지만 모스코비츠의 말대로 "신이 내린 수용체가 포화 상태가 되면 뇌는 새로운 수용체를 만들어낸다". 뇌는 오래 지속되는 오피오이드 진통제가 쇄도하는 것에 대해 덜 민감해지는 쪽으로 적응한다. 이렇게 되면 환자는 통증에 더 민감해지고, 약에 더 의존하게 된다. 만성통증이 악화되는 것이다. 모스코비츠는 진통제를 써도 통증 문제는 해결되지 않는다고 말한다.

그는 이런 발견을 하고 나서 많은 환자들에게 장기적인 오피오이드 처방을 서서히 줄여나갔다. 성공하기 위한 핵심은 복용량을 아주 천천히 줄이는 것이다. 신경가소적 뇌에 약물 없는 상태에 적용할 시간을 주어서 환자들이 '돌발성 통증'을 겪지 않도록 하기 위함이다. 처음 복용량의 50에서 80퍼센트로 줄이면 오피오이드로 통증에 예민해지는 순환을 끊을 수 있다.

"나는 통증 관리를 더 이상 믿지 않습니다. 끈질기게 지속되는 통증을 치료하려는 노력만을 믿습니다." 모스코비츠의 말이다.

그는 다양한 만성통증 환자들을 도왔다. 신경 손상과 염증성 손상으로 인한 요통, 당뇨병성 신경질환, 일부 암 통증, 복통, 목 퇴화 통증, 절단 수술, 뇌와 척수 외상, 골반저 통증, 염증성 장 질환, 과민성 대장, 방광통, 관절염, 낭창, 삼차신경통, 다발성 경화증 통증, 감염후 통증, 신경손상, 신경질환 통증, 일부 중추성 통증, 환상사지 통증, 척수 퇴행성 디스크, 척추 수술 실패로 인한 통증, 신경뿌리 손상으로 인한 통증 등으로 고생하는 환자들이었다. 나는 부작용을 줄이려고 약물처방을 끊거나 급격하게 줄인 그의 환자들을 만났다. 환자들은 통증에서 해방되는 데 성공했는데, 필요한 정신적 훈련을 줄기차게 행할 수 있을 때만 그랬다.

이렇게 대단한 노력이 요구된다는 것이 그의 접근법의 한계다. 모두가 잰 샌딘처럼 기꺼이 통증 치료에 전념하지는 못한다. 모스코비츠처럼 유능한 의사가 옆에서 격려해도 별반 나아지지 않는 것 같은 이런 기법을 계속 따른다는 것은 쉽지 않은 일이다. 그는 환자들이 차도가 없으면 정신력을 가동하지 못하는 것을 보았다. 많은 사람들, 어쩌면 대부분의 사람들에게 긍정적인 강화책이 필요했다.

샌딘과 모스코비츠 같은 사람은 경쟁적인 가소성을 이용하는 법을 이해함으로써 회복했다. 쾌락이 되돌아왔다. 이제부터 많은 임상의들은 심상화를 가르치는 데 전념해야 할 것이다. 많은 환자들이 여기에 바응했기 때문이다. 그러나 모두가 반응한 것은 아니었다. 모스코비츠는 이에 실망했다. 어쩌면 어떤 사람들은 통증과 경쟁하기 위해 심상화 말고 다른 접근법이 필요한지도 모른다. 모스코비츠는 이렇게 생각했다. 환자들이 뇌의 통증 회로를 천천히 되돌리도록 돕는 것 외에 쾌락의 화학반응을 이용하면 통증을 좀 더 빨리 완화시킬 수 있지 않을까? 그리고 환자들을 진정으로 회복시킨다는 것이 통증을 없애는 것에 그치지 않고 보다 충만한 삶을 되돌려준다는 뜻이라면?

이런 질문을 하던 중 그는 2008년에 만성통증을 전공한 의사 말라 골든Marla Golden을 만나 도움을 받았다. 그녀는 응급의사로 접골요법과 도수치료도 배웠다. 그녀는 촉각, 소리, 진동을 각각 독특한 방식으로 뇌에 흘러들게 하여 경쟁적으로 통증에 맞서도록 하는 법을 모스코비츠에게 가르쳤다. (8장에서 우리는 소리, 진동, 촉각이 어떻게 여러 심각한 뇌 문제들을 치료할 수 있는지 살펴볼 것이다.) 그녀는 손을 사용하여 주목할 만한 결과를 얻었다. 몸을 통해 통증에 접근한 것이다.

"나는 항상 몸이 뇌를 담은 가방이라고 생각했어요." 골든을 만났을 때 모스코비츠는 환자가 몸으로 느끼는 감각이 뇌 활동의 산물이라는 생각에서 이렇게 말했다. 그러나 골든은 모스코비츠에게 몸도 마음처럼 뇌로 들어가는 통로임을 보여주었다. "그녀는 나의 양陽을 보완해주는 음陰입니다." 그는 그녀의 방식을 완전히 소화했다. 이제 두 사람은 함께 뇌와 몸을 활용하는 만성통증 치료법을 개척했다. 환자들은 마음과 몸에서 동시에 신경가소적 입력을 받아 뇌를 변화시킨다. 골든의 손은 무척 예민해서 가끔 손으로 '보는' 것 같다고 모스코비츠가 말한다. 문제가 있는 부위를 손으로 감지하여 만성통증을 완화시키는 빠른 방법을 찾아낸다는 말이다. 나는 두 사람이 힘을 합쳐 같은 환자에게 동시에 시범을 보이는 것을 보았다. 모스코비츠는 환자에게 말을 걸면서 마음을 이용하여 뇌의 회로를 신경가소적으로 바꾸도록 돕고, 골든은 환자의 몸에 촉각과 진동을 동시에 가한다. 나는 많은 환자들의 상태를 따라가 놀라운 진전을 보았다.

2009년에 치료된 잰 샌딘을 2011년에 다시 찾아가서 만났다. 그녀는 만성통증 증후군이 재발하지 않았고, 2009년에 만났을 때보다 더 젊어 보였다. 2014년 현재에도 통증을 느끼지 않는다. 그녀는 통증 때문에 하루 종일 의자에 앉아 꼼짝도 못하고 우울증과 자살 충동에 시달리던 무렵에 마음을 가차 없이 활용한 것이 가장 잘한 정신적 에너지 투자였다고 생각한다.

참고문헌 및 주

1 R. Melzack and P. Wall, "Pain Mechanisms: A New Theory," *Science* 150, no.3699 (1965): 971-79.

2 1987년 몬트리올에서 열린 제2회 통증 세계 학술대회에서였다. M. Zimmermann and T. Herdegen, "Plasticity of the Nervous System at the Systemic, Cellular and Molecular Levels: A Mechanism of Chronic Pain and Hyperalgesia," in G. Carli and M. Zimmermann, eds., *Towards the Neurobiology of Chronic Pain* (Amsterdam: Elsevier, 1996), pp.233-59, 233.

3 M. H. Moskowitz, "Central Influences on Pain," in C. W. Slipman et al., eds., *Interventional Spine: An Algorithmic Approach* (Philadelphia: Saunders Elsevier, 2008), pp.39-52.

4 같은 논문, p.40.

5 G. L. Moseley, "A Pain Neuromatrix Approach to Patients with Chronic Pain," Manual Therapy 8, no.3 (2003): 130-40; G. L. Moseley, "Reconceptualising Pain According to Modern Pain Science," *Physical Therapy Reviews* 12 (2007): 169-78, 172.

6 Moseley, "Reconceptualising Pain," p.172.

7 Moskowitz, "Central Influences," p.44.

8 G. L. Moseley et al., "Visual Distortion of a Limb Modulates the Pain and Swelling Evoked by Movement," *Current Biology* 18, no.22 (2008): R1047-48.

9 C. Preston and R. Newport, "Analgesic Effects of Multi-Sensory Illusions in Osteoarthritis," *Rheumatology* (Oxford) 50, no.12 (2011): 2314-15.

10 A. K. Shapiro and E. Shapiro, *The Powerful Placebo: From Ancient Priest to Modern Physician* (Baltimore: Johns Hopkins University Press, 1997), p.39.

11 T. D. Wager et al., "Placebo-Induced Changes in fMRI in the Anticipation and Experience of Pain," *Science* 303 (2004): 1162-67; T. D. Wager et al., "Placebo Effects in Human Opioid Activity During Pain," Proceedings of the National Academy of Sciences 104, no.26 (2007): 11056-61; T. D. Wager, "The Neural Bases of Placebo Effects in Pain," *Current Directions in Psychological Science* 14, no.4 (2005): 175-79. 토어 웨이저의 개인적인 사연은 I. Kirsch, The Emperor's New Drugs: Exploding the Antidepressant Myth (New York: Basic Books, 2010)에 나온다.

12 F. M. Quitkin et al., "Heterogeneity of Clinical Response During Placebo Treatment," *American Journal of Psychiatry* 148, no.2 (1991): 193-96.

13 F. M. Quitkin et al., "Different Types of Placebo Response in Patients Receiving Antidepressants," *American Journal of Psychiatry* 148, no.2 (1991): 197-203; F. M. Quitkin et al., "Placebo Run-In Period in Studies of Depressive Disorders," British Journal of Psychiatry 173 (1998): 242-48.

14 T. J. Kaptchuk et al., "Components of Placebo Effect: Randomized Controlled Trial in Patients with Irritable Bowel Syndrome," *British Medical Journal* 336, no.7651 (2008): 999-1003.

15 G. Montgomery and I. Kirsch, "Mechanisms of Placebo Pain Reduction: An Empirical Investigation," *Psychological Science* 7, no.3 (1996): 174-76.

2

파킨슨
증후군을
떨쳐내고
걷다

운동은 어떻게
퇴행성 장애를
물리치는 것을 돕고
치매를
늦출 수 있는가

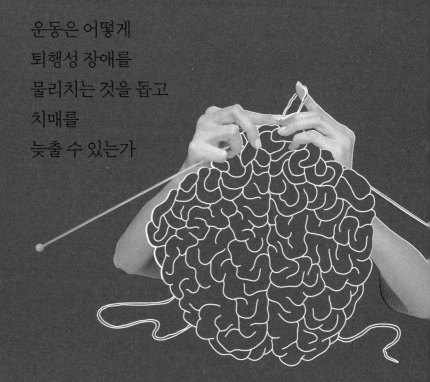

내 옆에서 걷고 있는 존 페퍼John Pepper는 운동 장애인 파킨슨병 진단을 받은 지 20년이 훌쩍 지났다. 첫 증상은 거의 50년 전에 시작되었다. 그러나 예리하고 잘 훈련된 관찰자가 아니라면 존 페퍼가 파킨슨병 환자인지 결코 알아차리지 못한다. 페퍼는 파킨슨병 환자치고는 지나치게 동작이 빠르다. 전형적 증상인 발을 끌면서 걷는다거나 동작을 멈추거나 행할 때 뚜렷한 떨림이 없다. 특별히 경직되어 보이지 않고, 새로운 동작을 상당히 빨리 시작하는 편이고, 균형 감각도 좋다. 심지어 걸을 때는 팔을 활발하게 흔든다. 파킨슨병의 대표 증상인 느린 동작을 그에게서는 찾아볼 수 없다. 예순여덟 살부터 9년째 항파킨슨제를 복용하지 않았는데, 그는 완벽하게 정상적으로 걷는 것으로 보인다.

그가 정상적인 속도로 걸으면 나는 그의 걸음을 따라잡을 수 없다. 그는 현재 일흔일곱 살이고, 불치에 만성에 진행성인 신경퇴행성 질환인 이 병을 30대부터 갖고 있었다. 그런데도 존 페퍼는 퇴행하기는커녕 파킨슨병 환자들이 가장 두려워하는, 결국에는 움직일 수 없음으로 이어지는 주요 증상들을 거꾸로 돌리고 있다. 자신이 고안한 운동 프로그램과 특별한 집중력으로 이루어낸 성과다.

우리가 와 있는 해변은 볼더스('크고 둥글둥글한 바위'라는 뜻_옮긴이)라고 불린다. 크고 둥근 바위들이 구슬처럼 고리 모양으로 해변을 둘러싸고 있어서 그렇다. 이곳은 인도양과 대서양이 만나는 아프리카 최남단으로, 우리는 아프리카 펭귄 서식지를 보러 왔다. 잘 다져진 길을 살짝 벗어나 수탕나귀펭귄(짝짓기 할 때 요란하게 울어대는 소리가 비슷해서 그렇게 알려졌다)을 찾아 나섰다. 인도양 물 위로 몸을 날리는 첫 펭귄이 보인다. 물에서는 우아하기 그지없지만, 해변에서는 볼품없이 뒤뚱뒤뚱 걷는다.

3미터 높이의 거대한 바위들로 둘러싸인 모래사장에 가면 펭귄과 새끼들의 무리를 볼 수 있다는 말을 들었다. 그러나 바위 사이의 틈들이 워낙 좁고 낮아서 갈 길이 퍽 난감했다. 페퍼가 나에게 바위 틈새 하나를 먼저 지나가라고 재촉한다. 나는 몸을 뒤틀고 잔뜩 웅크려서 높이가 겨우 60센티미터밖에 되지 않는 갑갑한 통로를 기어갔다. 낮은 천장 아래로 몸을 밀어 넣고 젖은 모래 위를 기어서 겨우 통과했다. 뒤를 돌아보니 그가 따라온다.

처음에는 별로 좋지 않은 방안이라고 생각했다. 페퍼는 키가 183센티미터에 체중이 96킬로그램 나가는 근육질이다. 팔다리도 두툼하고 가슴도 커서 나보다 체격이 훨씬 크다. 나도 가까스로 그곳을 빠져나왔으니, 나는 파킨슨병을 앓고 있는 그의 몸이 경직되어 뒤트는 동작을 하지 못하고 구멍에 낄 것이라 예상했다. 파킨슨병의 또 다른 증상은 '얼어붙는' 것이다. 새로운 동작을 시작하기가 어려워서 파킨슨병 환자는 길을 걷다가 아주 작은 장애물이라도 만나면, 예컨대 도로에 그어놓은 줄만 봐도 갑자기 그 자리에 얼어붙는다. 페퍼가 구멍에서 얼어붙는다면 그를 빼내는 것이 불가능할지도 모른다.

그러나 지난 며칠 동안 그가 움직이는 것을 봐온 나로서는 크게 걱정하지 않았다. 그는 잘 빠져나왔다.

마침내 펭귄들의 소리가 들렸다. 녀석들을 보려면 거대한 바위 위로 기어 올라가야 한다. 페퍼는 나보다 먼저 성큼성큼 바위 꼭대기로 올라가 단단히 딛고 섰다. 파킨슨병의 또 다른 증상은 움직임이 없거나 느려지는 것, 다른 말로 무동증akinesia과 서동증bradykinesia이라고 하는데, 그는 양쪽 다 보이지 않았다.

도리어 내가 힘들었다. 팔과 다리를 벌려서 바위를 붙잡으려고 했는데 잘 되지 않았다. 바위가 축축했다. 그냥 물기로 번들거리는 것이 아니라 표면이 끈적거려서 계속 미끄러졌다.

"이 신발 바닥이 잘 들러붙을 줄 알았는데 계속 미끄러지네요." 마침내 바위 위에 올라간 나는 애꿎은 운동화 탓을 했다.

그가 웃었다. "구아노랍니다."

"구아노?"

"펭귄의 똥이죠. 바닷새의 똥이에요. 수백 년 동안 여기 바위와 절벽에 들러붙어 두껍게 쌓였어요. 예전에는 배들을 해안가 옆에 정박시켜 놓고 바위에서 구아노를 캐갔답니다. 비료로 쓰면 아주 좋거든요." 그의 얼굴은 앵글로색슨인이다. 희끗한 머리를 아주 짧게 쳤고, 목소리는 꼭 남아프리카 억양이 섞인 앨릭 기니스Alec Guinness(영국의 영화배우. 우리에게는 〈스타워즈〉 오리지널 3부작에서 오비완 케노비 역으로 잘 알려져 있다_옮긴이) 같다.

나는 바지에 손을 문질러 닦았다. 우리는 뒤뚱거리는 작은 펭귄 무리 안에 있었다. 녀석들은 사랑스러웠고 우리의 존재를 개의치 않아 했다.

스스로 치유하는 뇌

우리는 그날 아침에 케이프타운에 있었다. 페퍼는 파킨슨병 지원 모임에 가서 한 여성에게 발을 끄는 걸음걸이를 극복하고 보다 자유롭고 효율적으로 동작하도록 가르쳤다. 볼더스 해변의 펭귄의 걸음걸이는 그날 아침 우리가 만났던 환자들이 발을 끌면서 걸었던 걸음걸이와 비슷하다. 펭귄의 발은 수영할 때 항력을 줄이고자 몸 뒤쪽에 붙어 있다. 그래서 걸을 때 파킨슨병 환자처럼 구부정해 보인다. 펭귄의 몸은 뻣뻣해서 방향을 틀 때 역시 파킨슨병 환자처럼 유연하지 못하게 한꺼번에 홱 돈다. 펭귄의 다리 역시도 워낙 짧아 뻣뻣한데다가 걸음과 걸음 사이에 발이 공중에 뜬 시간이 짧아서 질질 끌며 걷는다.

파킨슨병 환자들이 발을 끄는 것은 다리가 굳고 정상적인 자세 반사가 소실되어 팔다리와 관절의 위치를 바꿀 때 근육긴장을 바꾸지 못해서이다. 그들은 동작이 느리고 보폭이 좁다. 불확실하고 경직된 걸음걸이는 발가락이나 심지어 발 전체를 처지게 하고, 발을 제대로 들어올리지 못한다. 발바닥이 땅에서 좀처럼 떨어지지 않는다. 그래서 걸음에 탄력이 없다. 팔을 앞뒤로 흔들지도 못한다. 파킨슨병 환자의 구부정한 자세와 발을 끄는 걸음걸이는 의사들이 멀리서도 아주 쉽게 알아본다. 오래전 페퍼를 진료한 의사가 이를 알아보고는 그에게 묘한 질문을 던졌다.

"방에서 나갔다가 다시 들어와 보겠어요?"

페퍼는 나갔다가 들어왔고, 의사가 그를 좀 더 상세하게 진찰했다. 진료가 끝날 때 쯤 의사는 페퍼에게 파킨슨병의 증상인 발을 끄는 걸음걸이를 한다고 말했다.

아프리카에서 온 편지

2008년 9월에 나는 존 페퍼로부터 이메일을 받았다.

나는 남아프리카에 살고 있고 1968년부터 파킨슨병을 앓았습니다. 운동을 많이 하며, 보통은 무의식적인 뇌가 제어하는 운동을 의식적인 뇌를 사용하여 제어하는 법을 터득했습니다. 내 경험을 책으로 썼는데, 의료계 종사자들은 내 사례를 살펴보지도 않고 내가 파킨슨병 환자처럼 보이지 않는다는 이유로 거절하더군요. 약은 더 이상 복용하지 않지만 대부분의 증상들이 여전히 남아 있습니다. 매주 24킬로미터를 걷습니다(8킬로미터씩 세 차례). 뇌에서 생성되는 신경교세포 유래 신경영양인자가 망가진 세포를 회복시킨 모양입니다. 하지만 파킨슨병의 원인이 치료되지는 않았고, 나는 운동을 멈추면 퇴행합니다. …… 이제 막 진단 받은 많은 환자들에게 규칙적인 운동을 열심히 하도록 격려하면 도울 수 있다고 확신합니다. 이에 대한 당신의 생각을 알고 싶습니다.

터무니없이 들릴 수도 있겠지만, 나는 페퍼가 걷기를 통해 파킨슨병의 양상들에 맞서 싸워 뇌에서 신경가소적 변화를 끌어냈다고 생각한다. 그가 언급한 신경교세포 유래 신경영양인자(이하 GDNF)는 뇌를 성장시키는 인자다. 성장을 촉진하는 비료 같은 것이다. GDNF는 신경교세포가 생성한다. 뇌를 구성하는 세포의 15퍼센트는 신경세포이고 나머지 85퍼센트는 신경교세포이다. 오랫동안 과학자들은 신경교세포에 대해 거의 논의하지 않았다. 훨씬 활발한 신경세포를 둘러싸고 받쳐주는

스스로 치유하는 뇌

뇌의 '포장재' 정도로만 여겼다. 이제 우리는 신경교세포가 서로 소통하고 신경세포와 반응하여 전기 신호를 바꾼다는 것을 안다. 또 신경교세포는 신경세포를 '보호'하고 뇌의 배선과 재배선을 돕는다.[1] 프랭크 콜린스Frank Collins와 동료들은 1993년에 GDNF를 발견했고,[2] 이것이 도파민을 생성하는 신경세포의 발달과 생존을 촉진하여 뇌에서 가소적 변화를 이끈다는 것을 알아냈다. 파킨슨병은 도파민 생성 신경세포가 죽어가는 병이므로 콜린스는 파킨슨병 치료에 도움을 줄 수 있겠다 생각했다. GDNF는 부상당한 신경계의 회복도 돕는다.

페퍼는 실험 동물에게 운동을 시켜 GDNF가 증가했음을 알아낸 마이클 지그몬드Michael Zigmond 등의 최근 연구에 대해 이야기했다.[3] 나는 그에게 답장했다.

나는 파킨슨병 전문가는 아닙니다만, 다발성 경화증 같은 신경질환에서 우리가 가능하다고 생각하지 않았던 놀라운 진전을 보고 있는 사람들을 알고 있습니다. 그래서 당신의 이야기에 무척 흥미가 갑니다. 그리고 다른 출처를 통해 운동이 파킨슨병에 도움이 된다는 것도 알고 있습니다. 또 질환과 신경 줄기세포의 전문가들과 이야기를 나눴습니다. 당신이 하는 강도 높은 걷기가 회복에 꼭 필요한 용량처럼 들린다더군요.

편지를 주고받으면서 그가 말하고자 하는 바를 확실히 알게 되었다. 그는 병이 완전히 나았다고 말하는 것이 아니라, 걷기를 계속하는 한 파킨슨병의 주요 **동작** 증상들을 거꾸로 돌릴 수 있다고 말했다. 그런 변화 덕분에 그는 더 이상 파킨슨병의 주요 장애들로 고통을 겪지 않았고 충만한 삶을 살았다. "내가 이런 정보를 알고 있는데도 파킨슨병 환자들을 위해 뭔가를 하지 않고 그냥 죽으면 수치스러운 일입니다." 편지에서 그가 말했다.

그의 주장은 놀라웠다. 약물치료 없이 파킨슨병의 주요 증상들이 역전된 사람은 극히 소수이기 때문이다. 병을 경미하게 앓는다는 사람도 있지만, 약을 복용하지 않으면 대부분 진단받고 8년에서 10년 안에 걷지 못하게 된다.[4] 일반적으로 파킨슨병의 동작 문제는 한쪽 팔이나 한쪽 다리에서 시작한다. 시간이 지나면서 몸 양쪽으로 확산된다. 환자들은 5년 정도 지나면 약의 효과가 시들해지기 시작한다고 말한다.[5]

우려되는 것은 신체적 장애만이 아니다. 파킨슨병은 인지력 저하를 야기할 수도 있다. 운동성을 제한하는 신경질환은 병 자체가 아니라 병의 효과가 뇌를 부차적으로 약화시킬 수 있다. 신경가소적 뇌는 세상을 돌아다니면서 미지의 영역을 탐사하는 보행步行의 존재에서 진화했다. 이 말은 뇌가 학습하도록 진화했다는 말이다. 사람이 움직이지 못하면 덜 보고 덜 듣고 새로운 정보를 덜 처리하며, 뇌는 자극의 부재로 위축되기 시작한다(생각을 많이 하는 사람일지라도 신경가소적 체계는 새로운 세포와 신경성장인자를 만들어내기 위해 신체를 움직여야 한다). 위축의 원인이 파킨슨병이든 자극의 부재든, 파킨슨병 환자가 인지력 저하를 겪는 비율은 일반인보다 높다. 심해지면 치매로 발전할 수도 있다. 파킨슨병 환자는 일반인보다 치매 발병률이 여섯 배 높다.[6]

마지막으로 조기 사망의 위험도 커진다. 마거릿 혼Margaret Hoehn과 멜빈 야Melvin Yahr[7]는 자신들의 연구를 마무리하면서 "파킨슨병은 기대수명을 심각하게 단축시킨다"라고 했다. 제대로 삼키지 못해 생기는 흡인성 폐렴은 낙상, 질식과 더불어 가장 흔한 사망원인이다.

오늘날 처방되는 약물은 운동 능력을 극적으로 향상시킬 수 있다. 초기 단계에 특히 효과적이다. 하지만 병의 진행을 중단시키지는 못한다. 병은 점점 신체의 더 많은 부위에 영향을 미치기 시작하고, 서서히 약물의 효과를 무력화시킨다. 파킨슨병은 '흑질'이라고 하는 뇌 부위가 정상적인 동작에 필요한 뇌 화학물질인 도파민을 제대로 생성하지 못해서 생기는 병이라는 것이 주류의 입장이다.[8] 짙은 검은색이어서 흑질이란 이름이 붙었다. 뇌 부검을 해보면 신경세포가 사라진 것이 맨눈으로 보인다.

1957년 스웨덴의 노벨상 수상자 아르비드 카를손Arvid Carlsson은 도파민이 신경세포들 간에 신호를 보내는 데 사용되는 뇌 화학물질의 하나임을 알아냈다. 또 도파민의 대략 80퍼센트가 흑질을 포함하고 있는 기저핵이라는 부위에 집중된다는 것을 밝혀냈다.[9] 도파민은 많은 일들을 하는데 (카를손의 발견 이후 긴 세월 동안 알아낸 바에 따르면) 신경가소적 변화를 강화하는 일도 한다. 올레 호르니키에비치Oleh Hornykiewicz는 도파민 수치가 낮으면 파킨슨병 증상이 생기고, 레보도파(몸속에서 쉽게 도파민으로 전환되는 화학물질) 같은 도파민 촉진제를 투여하면 증상이 완화된다는 것을 알아냈다. 레보도파는 몸에서 정상적으로 만들어내는 물질로, 뇌에서 신경세포가 레보도파를 도파민으로 바꿔 부족한 부분을 채울 수 있다. 사람을 대상으로 한 연구를 보면 도파민 수치가 70퍼센트까지 떨어져도 표면적 영향이 없지만, 80퍼센트로 떨어지면 파킨슨병 증상이 나타난다고 한다.

파킨슨병 치료에 여전히 가장 널리 사용되는 레보도파는 얼마 동안은 극적인 증상 완화를 보여준다. 경직성과 느려진 동작에는 아주 효과적이고, 떨림과 균형 문제에는 덜 효과적이다.

이런 발견으로 의사들과 과학자들은 파킨슨병의 **원인**이 도파민 손실이라고 단정했다. 그러나 도파민 손실은 파킨슨병의 핵심적인 양상을 보여준다고 말하는 것이 더 정확하다. 그런데 애초에 무엇 때문에 흑질의 도파민 수치가 떨어질까? 그리고 다른 뇌 부위들의 기능도 멈추는 것은 어떻게 설명할까? 흑질로부터 적절한 신호를 받지 못해서일까, 아니면 이런 모든 증상이 일어나게 만드는 보다 근원적인 과정이 존재할까? 우리는 모른다.

그래서 파킨슨병은 특발성idiopathic 질환이라고 불린다. 궁극적인 원인을 확실히 알지 못한다는 뜻이다. 우리는 **증상**이 어떤지 알고, 망가진 주요 뇌 부위들의 **병리**에 대해서도 안다. 그러나 병이 일어나는 근본 과정인 **발병기전**에 대해서는 제한적인 지식만 있다.* 나중에 이야기하겠지만 농약 같은 독소도 하나의 원인으로 짐작되는데 확정적이진 않다. 현재의 약물치료는 증상을 어느 정도 완화시킬 뿐, 근본적인 병리를 바로잡거나 발병기전에 영향을 미치지 못한다.

또 다른 문제가 있다. 주류 도파민 처방은 부작용이 있는데, 특히 레보도파는 부작용이 많다. 모든 환자가 다 겪는 것은 아니지만 레보도파의 부작용은 처방약을 통틀어도 심한 축에 속한다. 처방받은 환자의 30~50퍼센트는 2년에서 5년 뒤에 이상운동증dyskinesia이라고 하는 새로운 운동 장애가 일어나 몸을 흉하게 뒤틀어버린다. 의사는 약의 용량을 조절하여 이상운동증을 피하면서 파킨슨병 증상의 재발을 막아내는

---

* 최근에 하이코 브라크(Heiko Braak)가 발병기전에 대한 흥미로운 단서를 발견하여 이 분야가 뜨겁게 달아올랐다. 병이 위장관에서 시작하여, 척수에 가장 가까운 뇌 부위에 영향을 미치고, 이어 위로 올라가서 마침내 흑질에 영향을 준다는 이야기이다. 이것은 파킨슨병 환자들이 뇌간의 기능과 관련된 여러 증상들을 자주 보이는 이유를 설명할 수 있다. 7장에서 자세히 살펴보겠다.

용량을 찾으려고 애쓴다. 동물 실험은 이렇게 약으로 야기된 이상운동증이 뇌의 시냅스에 달갑지 않는 신경가소적 변화가 일어난 결과임을 보여준다.[10]

정신적 문제가 레보도파 복용 환자에게서 일어날 수도 있다. 대표적으로 도파민이 많아지면 환각이 일어난다. (아르비드 카를손은 과도한 도파민이 피해망상적 조현병을 닮은 증상을 일으킬 수 있음을 보여주었다. 덕분에 우리는 조현병을 더 잘 이해했고 치료약 개발에 도움을 받았다.)

환자들은 이런 대부분의 증상을 피할 수도 있다. 특히 노년에 파킨슨병을 얻어 최악의 상황이 오기 전에 다른 병으로 죽는다면 말이다. 레보도파는 환자의 삶의 질을 확연히 좋게 하지만 4년에서 6년이 지나면 약효가 빠르게 떨어지므로 환자는 더 많은 양을 복용해야 하고 이상운동증의 위험도 늘어난다. 레보도파는 단지 증상 치료제이므로 질병은 이면에서 계속 악화된다. 질병의 자연사를 연구한 베르너 포에베Werner Poewe는 이렇게 썼다. "파킨슨병은 만성 신경퇴행성 질환 중에서 유일하게 효과적인 증상 치료를 할 수 있는 병이지만, 병의 자연적 진행을 확연히 늦춰준다고 확인된 치료방법은 아직 없다."[11]

대부분의 신경과의사들도 아는 사실이다. 신약을 출시할 때마다 지난 약보다 효과가 더 좋고 부작용은 적다고 주장하는 제약회사도 마찬가지이다. 이런 결함 때문에 과학자들은 파킨슨병을 약물 없이 치료하는 방법을 찾는 것이다.

뇌를 깊숙이 자극하는 방법도 있다. 약에 반응하지 않는 환자들에게 사용하는데, 운동을 관장하는 뇌 부위에 전극을 심어 증상을 호전시킨다. 처음에는 자극이 비정상적으로 발화하는 회로에 부하를 걸어 마비시키는 것이라고 생각했지만,[12] 추가적 연구를 통해 전기적 자극이 신경가소적 기제를 통해 시냅스를 바꾸고 축삭의 가지를 바꾼다는 것을 알게 되었다. 그러나 뇌수술은 위험성이 따른다.

이상적인 임상적 선택이 없는 이런 상황에서, 최악의 증상들을 거꾸로 돌리고 처방약을 끊어도 될 정도로 건강을 키웠다는 존 페퍼의 주장이 만약 사실이라면 수많은 사람들에게 획기적인 소식이 될 터였다.

운동과 신경퇴행성 질환

페퍼는 자기가 토론토로 오겠다고 했지만, 나는 남아프리카로 가서 그와 의사를 만나고 그가 신체검사를 받는 것을 보고 그가 어떻게 진단받았는지 이해하고 싶었다. 아프기 전 그를 알았던 사람에게서 그가 쇠약해져간 모습과 나아지는 과정을 듣고 싶었다. 그리고 그가 자신에게 도움을 주었다고 하는 사람들도 만나고 싶었다.

그 무렵 호주 멜버른에서 신경가소성 연구에 돌파구가 되는 발견이 나왔다. 플로리 신경과학 정신건강 연구소에서 신경가소성 부서를 맡은 신경과학자 앤서니 해넌Anthony Hannan은 동료들과 일련의 실험을 통해 환경과 운동이 유전병으로 알려졌던 끔찍한 신경퇴행성 질환의 경로를 바꾼다는 새로운 관점을 제시했다.

헌팅턴병은 파킨슨병보다 훨씬 더 고약한 신경퇴행성 운동 장애다. 유전병이어서 한쪽 부모가 앓고 있으면 자식에게 발병될 가능성이 50퍼센트이며 대체로 서른에서 마흔다섯 살 사이에 발병한다. 현재 치료법이 없다. 이 병에 걸리면 정상적으로 움직이는 능력을 점차 잃는다. 제멋대로 휙 돌아가는 동작이 일어나고 우울증에 빠지고 치매에 걸려 일찍 죽는다. 선조체線條體, striatum라고 하는 뇌 부위가 위축되는 것인데, 파킨슨병도 선조체에 기능장애가 나타난다.

해넌의 연구진은 인간 헌팅턴병 유전자를 이식한 어린 생쥐들을 대상으로 실험했다. 헌팅턴 유전자를 이식받은 생쥐들은 시간이 흐르자 발병했다. 그들은 한 집단의 쥐를 쳇바퀴가 있는 환경에서 키웠다. 쥐들은 달리는 것처럼 보이지만, 바퀴에는 저항력이 없어서 쥐는 '빠르게 걷기' 운동을 한다. 두 번째 집단은 쳇바퀴가 없는 평범한 실험실 환경에서 키웠다. 운동을 별로 하지 않고 평범한 환경에서 자란 쥐들은 예상했던 대로 헌팅턴병이 발병했다. 빠르게 걷고 자극을 많이 받은 쥐들도 발병했지만 발병 시점이 확연히 늦춰졌다.[13] 동물의 생물주기를 인간에게 적용하는 것은 항상 논란이지만, 생쥐의 평균 수명이 2년임을 감안한다면 운동을 한 생쥐는 인간의 시간으로 대략 10년 정도 병의 발병이 늦춰졌다. 끔찍한 유전적 신경퇴행성 질환이 걷기를 통해 호전되었음을 보여준 첫 사례였다.

내가 남아프리카로 떠나기 전에 페퍼가 자비로 출판한 작은 책『파킨슨병 진단을 받은 뒤에도 삶이 있다There Is Life After Being Diagnosed with Parkinson's Disease』[14]가 우편으로 도착했다. 개인적인 회고록이면서 파킨슨병 환자들의 자립을 돕는 실용서이기도 했다. 그는 자신이 정규 교육을 많이 받지 못했고 과학적 배경 지식이 없음을 강조하며 글을 시작했다. 나에게 처음 보낸 이메일에서 '의료계 종사자들'이 거절했다고 썼는데, 비슷하기는 하지만 아주 정확한 말은 아니었다. 페퍼에게 파킨슨병 진단을 내린 담당의사 콜린 카하노비츠Colin Kahanovitz가 서문에 페퍼의 진전과 혁신, 진실함, 대단한 결단력을 증언했기 때문이다.

책의 목적 가운데 하나는 파킨슨병 환자들의 사기를 북돋우는 것이었다. 많은 환자들이 우울증을 앓았다. 파킨슨병이 뇌의 감정 중추를 바꾸는 효과 때문이다. 책은 그가 내게 보낸 짧은 이메일과는 사뭇 다른 부분들이 가끔 보였다. 예컨대 이런 종류의 책에서 자주 보이는 "나는 여전히 기적을 믿으며 불가능은 없다고 생각한다" 같은 구절이 있었다. 파킨슨병 말기 환자를 매일 대하는 의사들이 이런 구절을 보면 거절할 법하다 싶다. 페퍼는 책에서 환자들에게 병을 고칠 수 없다고 말한 신경과의사들을 언급하기도 했다.

응원의 구절을 제외하면 책은 페퍼가 파킨슨병을 치료했다고 주장하는 것이 아님을 분명히 밝혔다. 그는 대단히 특별한 종류의 운동을 매일 행함으로써 가장 끔찍한 증상들을 돌려보냈을 뿐이나. 책의 제복은 파킨슨병 진단을 꼭 사형 선고로 받아들이지 않아도 되며, 대부분이 생각하는 것보다 이 병을 관리하는 더 나은 방법이 있다는 의미를 담았다. 3장은 「나의 증상들」이며 부록에서 자신이 지금도 앓는 파킨슨병 증상들을 쭉 나열한다. 페퍼는 그저 새로운 신경가소적 방법으로 증상을 관리하고 진행을 멈추고 몇몇 경우 되돌릴 수 있음을 말하고 있을 뿐이다.

페퍼는 이제 약을 끊었지만 고집스럽게 약물치료에 반대하는 것은 결코 아니다. 책은 50회 이상 약을 언급하며 다른 사람들에게 약을 끊도록 권하는 것이 아님을 분명히 했다. 그는 처음에는 약의 도움을 많이 받았다고 말한다. 초기에 약을 세 차례 끊은 적이 있었는데(두 번은 좋아진 것 같아서 별 생각 없이, 한 번은 혈압이 위험할 만큼 높아져서) 증상이 악화되자 다시 약에 의존했다.

그는 모든 환자는 할 수 있다면 운동을 꼭 해야 한다고 말하면서 약에 대해서는 볼드체로 강조하며 더욱 명확히 말한다. "의사와 상담하기 전에는 약을 끊는 것을 생각하지도 말아야 한다."(69쪽) "나는 환자에게 약을 끊으라고 권하지 않는다."(73쪽) 그는 비록 자신은 오랜 세월 빠르게 걷기를 하고 나서 약을 점차 줄일 수 있었지만, 그렇더라도 그런 과정이 모든 사람에게 통하는 것은 아닐 수도 있다고 강조한다.

전체적인 메시지는 냉철했다. 저자의 가식 없는 진심과 여림, 호감이 느껴졌다. 더 중요한 것은 그가 이룩한 몇몇 혁신들이 최근의 신경가소성 발견과 으스스하리만치 일치한다는 점이었다. 책을 읽고 나자 존 페퍼가 그런 돌파를 이룩할 수 있었던 사람일 수밖에 없음을 확실히 알게 되었다.

불우했던 어린 시절

존 페퍼는 1934년 10월 27일 런던에서 태어나 불우한 어린 시절을 보냈다. 이때의 삶은 훗날 그가 끊임없는 위협 속에서도 슬기를 발휘하여 문제를 해결하는 교훈이 되었다. 1932년에 그의 아버지는 대공황의 여파로 경제적 곤궁에 처했고, 굶주림을 면하려고 돈을 빌렸다. 그는 남은 평생 자신에게 도움을 준 사람들에게 양심적으로 빚을 갚았다. 그 정직함의 결과로 페퍼 가족은 전쟁 내내 혹독한 가난을 면치 못했다. 옷을 사지 못했고, 음식을 얻기도 어려웠다. 존은 어린 시절 장난감을 가져본 적이 없었다.

제2차 세계대전이 일어나자 페퍼 가족은 이집 저집 떠도는 처지가 되었다. 나치가 런던 대공습 때 폭탄을 투하한 때 존의 나이가 여섯 살이었다. 그의 집 근처에는 방공호가 없어서 그와 형제들은 계단 밑에 웅크려

앉아 숨었고, 부모들은 가련하게도 부엌 식탁 밑으로 대피했다. 당시에 나치는 영국의 하늘을 유린했다. 낮에 공습을 퍼부었고, 영국군이 방어를 하자 밤에 폭격을 가했다. 페퍼 가족은 다른 집으로 몸을 피했다. 공습은 여덟 달 동안 이어졌다. 런던은 57일 동안 야간 폭격을 받았고, 백만 채의 가옥이 파괴되었다.

"어느 날 독일 폭격기 한 대가 우리 전투기에 쫓겨 아주 낮게 집 위로 내려왔고, 폭격기가 지나가면서 서둘러 소이탄(인화성 물질이 들어 있어서 화염을 일으키는 폭탄_옮긴이)을 떨어뜨렸습니다. 폭탄 하나가 우리 집 왼쪽에 떨어졌고, 오른쪽에 또 하나가 떨어졌어요." 그의 말이다.

아버지가 비행기 공장에서 일하는 동안 그의 어머니와 삼형제는 고무로 된 방독면을 항상 갖고 다녔고 방공호가 보이면 뛰어들어 갔다. 전쟁의 대부분 동안 그들을 달갑게 여기지 않는 다른 가족 집에서 살았다. 삼형제는 폭탄 소리를 들으며 한 침대에서 잤다. 둘이 한쪽으로 눕고 한 명은 반대 방향으로 누웠다. 존은 고등학교에 들어갈 때까지 학교 아홉 곳을 전전했다. 한 번은 공습 때 피난처로 사용했던 야외 배수로에서 수업을 한 적도 있었다. 그가 다녔던 학교 두 곳이 폭격으로 사라지자 가족은 런던 외곽의 작은 마을로 대피해서 물과 전기 없이 살았다.

존이 열 살 때 장학금을 받고 윈체스터의 한 공립학교에 들어가 나이 많은 친구들과 지내게 되었다. 그는 자기보다 나은 교육을 받은 계급을 처음으로 접했다. "나는 나와 급우들 사이의 엄청난 정서적 거리와 발달의 거리를 느꼈습니다. 결코 극복하지 못했어요." 그의 말이다. "결과적으로 나는 외톨이가 되었습니다." 돈 있고 집안 좋은 나이 많은 급우들은 우월감을 갖고 그를 따돌리고 괴롭혔다. 장학금을 받고 들어간 존은 교복을 살 형편이 되지 않았고, 나이 많고 덩치도 큰 사춘기 소년들은

스스로 치유하는 뇌

열 살짜리 존의 남루한 바지를 벗겨 놀리고, 장학금을 조롱하고 학교 운동장에서 그의 뒤를 따라다녔다. 운동 경기를 하면 어린 존은 거의 꼴찌였다.

궁핍한 환경의 사람은 자신의 경력을 스스로 택할 수는 없다. "열일곱 살인 1951년 아버지가 와서는 나보고 월요일부터 바클리스 은행에 출근하라고 하셨어요." 그는 하급사환으로 바닥에서 시작했다. 펜촉을 갈고 잉크통을 채우는 일을 하며 스스로를 노동자로 정립했다.

어느 아침, 그는 유난히 일찍 출근했는데 항상 근무시간에 맞춰 출근하던 상사가 그날따라 일찍 나와 있었다. 단 둘이 있게 된 존은 회색 세로줄무늬 정장의 상사에게 자연스러운 말투로 말했다. "좋은 아침입니다, 챌런 씨Good morning, Mr. Challen."

"나를 챌런 씨라고 부르지 말게. 경칭을 써서 '님Sir'이라고 해야지. 이제 나가 보게." 냉혹한 대답이었다.

존이 은행에서 열 달을 일하면서 은행가가 사환에게 말한 첫 마디였다. 계급 체계에 염증을 느낀 그는 바클리스 은행에 편지를 썼다. "해외 어디라도 좋으니 해외 지점에서 일하고 싶습니다." 뜻하지 않게 일주일 뒤에 답장을 받았다. 남아프리카에 자리가 났다. "먹을 것이 있고 일자리가 있다면 어디든 괜찮아." 그가 생각했다.

3주 뒤에 열일곱 살의 존은 남아프리카로 떠나는 우편선에 올랐다. 1952년이었다. 그는 곧 회계원으로 승진했고, 이어 버로스 기계 회사에서 더 좋은 자리를 얻어 판매원과 서비스 직원으로 일했다. 그는 아무도 가려고 하지 않는 광산마을에 지원하여 지점을 열었다. 일하는 곳마다 성공에 성공을 거듭했다. 남아프리카의 숫자 체계가 십진법 체계로 바뀌자 계산기를 팔았다. 그럼에도 그는 가난했던 시절처럼 살았다. 간식을 사거나 영화를 보러 가지도 않았고, 걸을 수 있으면 버스도 타지 않았다. 1963년이 되자 인쇄기를 살 정도로 돈이 모였고, 그는 인쇄 회사를 차렸다. 1987년 회사는 상장되었고, 남아프리카에서 가장 큰 활판 인쇄 회사이자 남반구에서 가장 큰 회사 가운데 하나가 되었다. 그의 삶은 충만했다. 자수성가한 사업가로 셜리 히치콕과 결혼하여 두 아이를 두었고, 정기적으로 연극 무대에 서고 노래를 불렀다.

그러나 이 모두에는 혹독한 대가가 따랐다. 그는 대단한 결단력과 자신의 표현으로 '강박적인 일중독'을 통해 성공을 거머쥐었다. 그는 큰 회사로 성장시키는 일을 남에게 맡길 줄 몰랐다. 의욕에 넘쳐 밤 11시에 침대에 들었고, 새벽 3시면 일어나 회사에 꼭 필요하다고 여긴 복잡한 컴퓨터 프로그램을 만들고 업데이트했다. 18년 동안 하루 네 시간 이상 잔 적이 없었는데, 스트레스 때문에 잠이 오지 않는 것이라 생각했다. 부인보다 먼저 일어나 커피를 갖다주며 깨우고는 50킬로미터 떨어진 공장으로 출근해 매주 80시간을 일했다. 정신없이 살면서 자신에게 생긴 많은 증상들을 무시했다. "너무 바빠서 아플 시간이 없었어요. 나는 자신이 언제 지쳤는지 몰랐던 사람입니다." 그가 내게 말했다.

질병과 진단

30대 중반에 페퍼는 많은 병증을 보이고 있었다. 하지만 그는 불면증을 포함한 자신의 문제가 그저 일중독 때문이지, 파킨슨병에 의한 것이라고는 상상도 못했다. 파킨슨병이 완연한 모습을 보이기 오래전 운동 장애와 별 관계가 없어 보이는 경미한 증상들이 나타나는 '전前 운동 시기'

스스로 치유하는 뇌

가 있다. 병의 가장 초기 증상이 나타나는 시기라고 해서 '전구증상'이라고도 불리는데, 알아차리기 어렵다.

파킨슨병이 완전하게 표출될 즈음이면 환자는 네 가지 특징적 증상 중 몇 가지 증상을 보인다.[15] 모두 동작과 관련되고 파킨슨병을 대표하는 증상들이다. 그것은 바로 경직성, 느린 동작, 떨림, 불안정한 자세와 균형 문제이다.[16] 이것들이 모두 합쳐져서 발을 끄는 걸음걸이가 생겨난다. 파킨슨병 증상을 보이는 사람들은 두 부류로 나뉜다.[17] 엄밀한 파킨슨병(가장 일반적이다)과 비전형적 파킨슨병 장애다.

그러나 특징적 증상은 가장 잘 알려진 증상일 뿐이다. 어떤 사람은 두 가지 증상만 보이는데도 파킨슨병 진단을 받는다. 현재 관습적인 신경학에서 파킨슨병은 뇌 스캔이나 혈액검사로 판단하지 않고 환자가 보이는 증상의 정도를 보고 임상 진단을 내린다. 파킨슨병을 판단하는 아주 비싸고 잘 행해지지 않는 뇌 검사가 있는데, 이 장의 뒤에서 논의하겠다.

파킨슨병의 증상은 무척 다양하고 많다. 동작에 미치는 증상도 있고 아닌 증상도 있으며, 같은 병을 앓는 두 사람이 똑같은 경험을 하지 않는다. 증상이 어떻게 전개되느냐에 따라 페퍼처럼 완연한 병세가 나타나기 전에 전구증상으로 몇십 년을 보내는 사람도 있다.

십 년 전까지도 의사들은 전구증상에 별 관심을 두지 않았다. 페퍼가 겪은 초기 증상은 1960년대 초중반으로 거슬러 올라가는데 운동성과 비운동성이 섞여서 나타났다. 파킨슨병은 일반적으로 50대와 60대 사람에게 발병하지만, 5퍼센트는 마흔이 되기 전에 일어나기도 한다. 페퍼나 마이클 제이 폭스Michael J. Fox의 경우는 서른 살 무렵에 첫 증상을 보였다.

페퍼는 공을 던질 때 자신이 적절한 순간에 공을 놓지 못한다는 것을 알아차렸다. 경직성이 나타난다는 조짐이었고, 아마도 그의 뇌가 한 동작(추진하기)에서 다음 동작(공 놓기)으로 매끈하게 전환하는 데 어려움을 겪고 있다는 첫 신호였다. 변비도 있었다. 워낙 흔해서 무시하기 쉬운 초기 증상이다. 30대 중반이던 1968년에는 손 글씨 쓰기에 독특한 문제가 생겼다. 뭐라고 썼는지 알아보기 어려웠고 이상하게도 글씨가 작아졌다. (파킨슨병의 느린 동작 때문에 그의 손이 종이 위에서 이동하는 거리가 짧아진 것이다.) 결국에는 서명조차 하지 못하게 되었다. 1970년대 중반에는 한동안 가만히 서 있은 다음에 발을 움직이기가 어려워졌고(얼어붙기), 울퉁불퉁한 표면을 걷는 데 어려움을 겪는(협응 문제) 일이 종종 생겼다. 이어 우울증이 오고 헛기침을 못 하는 증상이 나타났다. 하지만 이런 증상들은 연관성이 없어 보였고, 젊은 나이여서 초기 파킨슨병 증상이라고는 생각하지 못했다. 그에게 파킨슨병은 노인의 병이었다. 늙어 보이고 몸이 빳빳해지고 활기가 떨어지는 병이니까 말이다.

그의 딸 다이앤 레이는 1970년대 후반에 아버지가 "대대적인 성격 변화"를 겪었다고 말했다. "1977년에 우리 가족은 해외에 있었는데, 내가 아이스크림을 먹고 싶다고 하자 아버지가 화를 벌컥 내면서 안 된다고 했습니다. 그때 내가 열여섯 살이었어요. 아버지는 아이처럼 팔짝팔짝 뛰고 거리의 로봇(신호등)을 향해 소리 질렀습니다. 뭔가 이상하다고 처음으로 눈치챘습니다. …… 아버지의 얼굴이 변한 것도 알아차렸습니다. 활력 넘치는 분이었고 무대 공연도 하고 항상 춤과 노래를 즐겼었죠. 어느 날 식탁에 앉았는데 아버지 얼굴이 축 늘어져 무표정한 것을 보았습니다. 완전히 다른 사람 같았어요. 당시에 자화상이 집에 있습니다. 확연한 차이를 볼 수 있어요." 페퍼는 정상적으로 웃는 능력을 잃었고, 얼굴이 갈수록 얼어붙어 가면을 쓴 것처럼 보였다.

1980년대 중반이 되자 그는 감정을 다스리고 손가락 동작을 제어하고 한 번에 여러 정신적 과제를 수행하는 데에 상당한 애를 먹었다. 동작이 어설펐고 식사 때 유리잔을 놓치는 일이 잦았다. 50대에 접어든 1980년대 말이 되자 컴퓨터 자판을 누를 수 없을 만큼 떨림이 심해졌다. 페퍼의 업무가 컴퓨터 프로그램 작성과 관련되었기에 이는 심각한 문제였다. 이어 증상들이 잇달아 터져 그를 괴롭혔다. 아주 사소한 압박에도 그는 땀을 몹시 흘렸고, 글자를 읽을 때 눈물이 났고, 일하거나 운전하다 말고 잠이 들었다(낮에 자고 밤에 활동하는 파킨슨병 환자들이 있다). 단어를 찾고 이름을 기억하는 것과 일에 집중하기 어려워졌다. 말할 때 단어가 꼬이고, 몇몇 음식에 목이 막히고, 불수의적 팔 운동이 일어나고, 밤에 하지불안이 나타났다. 아침에 옷을 입을 때 균형이 자주 무너졌다. 그는 자신의 몸이 몹시 뻣뻣해졌음을 느꼈다.

그런데도 그는 여전히 운동 장애를 의심하지 않았다. 대단히 독립적인 사람이었고, 통증을 잘 참았고, 남들에게 짐이 되고 싶지 않았고, 완전히 일을 놓을 정도로 증상이 심하지 않으면 의사에게 갈 생각이 없었다. 그는 어려움들을 혼자서만 안 채, 의사를 찾지 않았다.

그러던 1991년, 그는 피로 때문에 가족 주치의인 콜린 카하노비츠를 찾았다. 너무도 지쳤던 것이다. 1992년 5월 그는 우울증을 토로했다. 그리고 그해 10월에 카하노비츠는 페퍼의 손 떨림을 보았다. 그는 파킨슨병 초기를 의심했고, 그에게 존경받는 신경과의사(A라고 부르겠다)를 소개해주었다.

A는 페퍼를 진찰할 때마다 상세히 기록을 남겼고, 11건의 의학적 소견을 카하노비츠에게 보냈다. 카하노비츠는 이 기록들과 자신이 페퍼를 부탁했던 모든 의사의 진찰 기록을 보관했다.

기록을 보면 A는 1992년 11월 18일에 페퍼를 진찰하면서 왼쪽 손목과 목에서 파킨슨병의 전형적 신체 증상인 '톱니바퀴 경직'을 보았다. 파킨슨병 환자의 팔다리를 움직이면 톱니바퀴처럼 툭툭 걸리는 느낌이 든다. 페퍼는 가면 같은 얼굴을 보였고, 걸음걸이도 비정상적이었다. 많은 파킨슨병 환자들이 넘어지지 않으려고 종종걸음으로 성급하게 걸었다. 걸을 때 왼팔을 흔들지 않았는데 이것도 조짐이다. 또 '양성 미간 반사'를 보였다. 파킨슨병이 없는 사람의 눈 사이를 두드리면 처음에는 반사적으로 깜빡거리지만, 계속해서 두드리면 깜빡임을 멈춘다. 파킨슨병이나 다른 신경퇴행성 장애가 있는 사람들은 계속 깜빡거린다.

A는 이런 발견들을 페퍼가 쉬거나 컵을 쥘 때의 손 떨림, 성격 변화(그는 성미가 급했고 격한 감정을 보였나), 성욕 상실, 집중력 저하, 우울증과 연관시켜 이렇게 판단했다. "나는 그가 경미한 초기 파킨슨병을 앓고 있다는 당신의 진단에 전적으로 동의하며, 약을 복용하면 큰 효과를 보리라 생각합니다." A는 파킨슨병의 주 처방제인 레보도파가 포함된 시네메트와 시메트렐로 시작하도록 했다.* 두 주 뒤에 다시 진찰하고 이렇게 썼다. "차도가 있는 것 같군요." 한 달 뒤인 1993년 1월에는 "대단한 호전"이라고 썼다. 신경과의사들은 환자가 레보도파에 반응을 보이면 파킨슨병이 유력하다는 뜻으로 받아들인다. 그날 A는 또 다른 치료제인 엘

---

* 흥미롭게도 페퍼는 책을 썼을 때, 자신이 기억 문제를 겪던 시기와 부분적으로 겹치는 이 시기에 시네메트를 복용했음을 기억하지 못했다. 그러나 시네메트를 처방받고 긍정적인 반응을 보였다는 것이 의사의 소견서에 꼼꼼하게 기록되어 있다. 페퍼는 시네메트를 1992년 11월 18일부터 1994년 3월 18일까지 처방받았고, 1993년 1월 9일부터 복용하기 시작한 다른 처방제 엘데프릴에 더 잘 반응해서 시네메트 복용을 중단했다. 그의 기억에 착오가 있는 것은 첫 의사가 그의 여러 증상에 대해 일곱 가지 다른 약(시네메트, 시메트렐, 트리프타놀, 인데랄, 엘데프릴, 렉소탄, 이모반)을 시도한 것도 원인으로 보인다. 그는 시네메트 복용을 1994년에 그가 걷기 프로그램을 본격적으로 시작하기 전에 끊었다.

　　　　　　　　　　　　　　　　　스스로 치유하는 뇌

데프릴을 추가하도록 했다. 페퍼가 이듬해에 착란과 기억 문제를 호소하자 A는 그에게 파킨슨병 말고 다른 뇌 질환이 있는지 알아보려고 MRI 검사를 했지만 발견하지 못했다.

페퍼는 1994년 1월에 스위스에서 스키를 타다가 운동 능력에 뚜렷한 저하를 보여 A에게 보고했다. 시네메트는 1994년 3월에 끊었다. 1995년 1월에는 페퍼가 이제 다리를 절뚝거리고 울퉁불퉁한 표면에서 넘어지고 다리를 끌기 시작했다고 적었다. 파킨슨병의 특징적인 걸음걸이가 나타난 것이다.

이 무렵 A가 남아프리카를 떠나 이민을 갔다. 세 번째 신경과의사 B가 치료를 넘겨받았고, 1997년 4월에 페퍼를 진찰해서 A가 확인한 파킨슨병 증상을 자기도 확인했다고 썼다. 그도 마찬가지로 톱니바퀴 경직, 떨림, 팔 흔듦 감소, 가면 같은 얼굴, 미간 두드림에 비정상적인 반응을 확인했다. 그는 페퍼의 말이 단조롭다고 했고, "그는 6개월 전보다 서동증(느린 움직임)과 경직성이 살짝 더 악화된 것 같다"라고 적었다. 또한 페퍼가 자세를 바꿀 때 "파킨슨병에 이례적이지 않은 경미한 자율신경병증의 일환으로" 혈압이 떨어지는 것을 확인했다. (자율신경병증은 신체 기능을 조절하는 자율신경계의 장애를 말한다.) 이렇게 B는 A와 똑같은 신체 증상을 기록했다. 그는 페퍼에게 항파킨슨제를 계속해서 처방했고 진단을 바꾸지 않았다. 페퍼의 권유로 나는 B와 연락을 취해서 그의 전 환자에 대한 다른 진료 기록이 있는지 알아보았지만, 그는 페퍼의 기록을 찾을 수 없고 그의 사례에 대해 말할 준비가 되어 있지 않다고 했다.

이렇게 존 페퍼의 초기 경과를 본 의사 세 명 모두 파킨슨병으로 진단했다. "당시 가족 모두 큰 충격에 빠졌어요." 딸 레이의 말이다. "결국 의사는 퇴행성 질환이며, 처방제를 꼭 먹어야 하고, '희망은 없다'라고 말하는 셈이었으니까요. 아버지는 늘 그렇듯이 부정적인 대답을 받아들이지 않았습니다."

들판을 걷다

존 페퍼는 의사들이 실수한 것이라고 확신했다. 그후로 2년 동안 그의 마음은 부인에서 슬픔으로 바뀌었다. 활동적인 성격도 활동 자체를 어렵게 하는 상황에는 대처할 준비가 되어 있지 않았다. 그는 자신이 불편함을 그토록 오래 옆으로 밀어놓고 외면해왔다는 데 경악했다. 극도의 스트레스를 주는 일을 그만두고 보다 수수하게 살며 자신의 건강을 돌보기로 했다. 그러나 평소와 같은 실행력이 이제 가동되지 않는 듯 보였다. 그는 2년 동안 주로 의자에 앉아 생각하고 읽고 음악을 듣고 무엇보다 "스스로에게 미안해하며" 보냈다.

슬퍼하고 울적해하던 그는 "항상 스스로 승리자라고 생각했는데 내가 자신을 희생자가 되도록 내버려두었"음을 깨달았다. 독립적이던 그는 자신이 아내 셜리에게 짐이 된 것이 가장 두려웠다. 몸이 뻣뻣하게 굳고 떨어 셔츠 단추를 잠그고 풀고 신발과 양말을 신는 것도 아내에게 의지했다. 그는 자신의 퇴행성 질환에 대해 순진하게 여겨질 수도 있는 접근법을 취해 태도를 근본적으로 바꾸기로 맹세했다. "나는 파킨슨병의 불가피한 진행을 늦출 수 있는 것은 무엇이든 다 해보자고 마음먹었다. 파킨슨병은 운동 장애이므로 내가 많이 움직일수록 병이 내 인생을 좌지우지하는 것을 늦출 수 있으리라 생각했다."

젊었을 때 페퍼는 운동신경이 좋지 않아서 운동하는 것을 좋아하지

스스로 치유하는 뇌

않았다. 서른여섯 살 때 (나중에 두 차례 디스크 수술을 받게 되는) 허리 통증이 생겨서 규칙적인 운동을 시작했고, 신체 단련을 위해 조깅도 했다. 파킨슨병 진단을 받았을 무렵에는 일주일에 여섯 차례, 90분씩 체육관에서 보냈다. 시속 6킬로미터로 트레드밀에서 걷기 20분, 시속 15킬로미터로 사이클 20분, 1초에 2회 속도로 스텝머신 20분씩 유산소 운동을 한 시간 했다. 그리고 나서는 웨이트 기구로 여섯 가지 근육 운동을 30분 했다.

그러나 진단을 받을 즈음, 운동은 그를 좌절시켰다. 지난 6개월 때보다 성과가 20퍼센트 떨어졌다. 기구에 오를 때마다 운동량을 줄여야 했다. 들어올리는 무게도 줄었는데 이유를 알지 못했다. 처음으로 운동을 마칠 때까지 한참 남았는데 피곤을 느꼈다. 이와 같은 급속한 피로감 때문에 페퍼는 카하노비츠를 찾아갔고, 그래서 파킨슨병이 진행 중임을 알게 됐다.

더 많이 움직임으로써 운동 장애를 극복하겠다는 맹세에도 불구하고 운동은 그것이 허황된 희망임을 보여주고 있었다.

이스턴케이프주의 한 소도시 교회에서 있었던 파킨슨병 지원 모임을 마친 페퍼와 나는 해가 지는 거대한 연못 가장자리의 넓은 들판을 함께 걷기로 했다. 그는 내게 낮은 관목에서 다양한 종의 아프리카 뱀(풀뱀, 링갈코브라, 블랙맘바, 그린맘바, 비단뱀)을 조심하는 방법을 알려주었다. 연못에 가까워졌을 때 조류 관찰자 페퍼가 물가에 내려앉은 이집트기러기가 검둥오리와 왜가리 무리에 합세하는 모습을 손으로 가리켰다. 대장장이 물떼새, 관머리 물떼새, 하다다따오기, 황로도 알려줬다.

우리는 작은 담장을 넘어야 했다. 대부분의 파킨슨병 환자들에게는 불가능해 보이는 장애물이었지만, 페퍼는 주저하지 않고 한쪽 다리와 다른 쪽 다리를 차례로 들어서 넘었다. 들판을 지날 때 '평생 달리기/걷기Run/Walk for Life'라고 쓰고 모임 시간을 알리는 한 팻말을 보았다.

참으로 공교롭게도 남아프리카 전역에 지부를 갖고 있는 '평생 달리기/걷기' 조직은 난관에 봉착한 그의 운동에 돌파구가 되어준 프로그램이었다.

셜리는 페퍼가 진단받기 한 해 전 체중을 줄이고 건강을 개선하려고 그곳에 가입했다. 하지만 페퍼가 보기에는 주로 앉아서 지내 체력이 좋지 않은 사람들에게 도움을 주기 위한 느슨한 프로그램이었다. 그래 봤자 걷기였으니 말이다. 1994년에 그가 불안정하게 떠는 것을 보고 셜리는 함께 다니자고 했고, 그는 이렇게 되받아쳤다. "나는 이미 매일 20분씩 걷고 있어."

적당함은 페퍼가 좋아하는 것이 아니었다. 하지만 적당함은 연령·인종·배경을 막론하고 모두를 위한 평생 달리기/걷기 프로그램의 핵심이다. 부상을 막고 아주 천천히 시작한 다음 꾸준한 인내심으로 상당한 걷기(경우에 따라서는 마라톤까지)로 발전하여 근육에 회복할 시간을 확보한다.

부상 방지를 위해 10분간 스트레칭을 하고 나서 초보자들은 학교 운동장 주위를 일주일에 세 번 10분씩 걸었다. 2주가 지날 때마다 걷는 시간을 5분씩 늘렸다. 힘을 키우기 위해 그 시간 동안 걷는 거리도 늘려야 했다. 4킬로미터를 걷고 나면 시간을 늘리는 것이 허락되었다. 4킬로미터를 걸을 수 있으면 도로를 걷는 것으로 바꿀 수 있다. 2주가 지날 때마다 준비가 된 참가자는 거리를 1킬로미터씩 늘렸다. 이렇게 해서 걷는 거리가 8킬로미터가 되면 시간 단축을 다음 목표로 한다. 걷고 나면 정리하는 의미로 천천히 한 바퀴 돌았다. 목표는 한 세션에 8킬로미터를 걷는 것이었다. 한 달에 한 번 모든 사람이 4킬로미터를 걸으며 시간을 쟀다. 이 프로그램은 남아프리카 사람들의 체중감량과 혈압, 콜레스테롤, 인슐린 의존성, 처방약의 필요성을 줄이도록 도왔다. 강사들은 사람들이 제대로 걷는지 지켜보고 부상과 탈진으로 이어지는 과도한 의욕을 제지시켰다.

페퍼는 처음 프로그램을 시작했을 때 고작 10분만 걸을 수 있다는 사실에 좌절했다! 그래서 강사가 20분을 걷도록 허락했다. 그 이상은 안 되었고, 단계를 건너뛸 수도 없었다. 최소한 두 주는 주어진 거리를 걸어야 1킬로미터를 늘릴 수 있었다. 강사는 그가 고개를 숙이고 구부정하게 걷는 것을 보았는데, 이것이 파킨슨병의 증상임을 몰라 그에게 "똑바로 서서 앞을 보고 걸어요!" 하고 소리쳤다. 그에게 어깨를 펴고 자세를 똑바로 하게 하는 기나긴 과정의 첫 시작이었다. 페퍼는 운동장 표면이 울퉁불퉁해서 걷기가 쉽지 않다는 것을 깨달았다. 그러나 서두르지 않고 세션 사이에 쉴 수 있도록 이틀에 한 번씩만 운동함으로써 걷는 시간이 몰라보게 향상되기 시작했다.

이것은 그에게 전환점이었다. 신체 능력이 떨어지고 나서 그가 어떤 동작에서든 처음 보인 약간의 향상이었다. 몇 달 만에 그는 8킬로미터를 킬로미터당 8.5분의 속도로 걸었고, 이어 6.75분의 속도로 끌어올렸다. 하루 걸러 한 시간씩 운동하되 항상 땀을 뻘뻘 흘릴 정도로 했다. 그는 일주일에 세 차례 맥박을 분당 100회 이상 높여 한 시간 동안 유지하는 것을 목표로 삼았다. 운동의 가장 큰 장애물은 번번이 걷는 속도를 지나치게 빨리 높이다가 불필요한 부상을 입는 것이었다.

여전히 그의 걸음걸이는 살짝 이상하게 보였다. 그는 무척 빨리 걸었다. 실제로 아침 일찍 페퍼와 함께 그가 평소 걷는 요하네스버그의 3차선 도로를 처음 걸었을 때, 그가 내게서 너무도 빨리 멀어져서 나는 그가 달리고 있다고 생각했는데 아니었다. 당시에 그가 빨리 걸으면 같이 걷는 사람들은 그가 달린다고 나무랄 때가 많았다. 파킨슨병이 있어서 다리를 제대로 움직이지 못한다는 것을 모르고 한 말이었다.

변화는 점진적으로 일어났다. 페퍼는 나중에야 자신의 파킨슨병의 이런저런 증상들이 좋아지거나 사라졌다는 것을 깨달았다. 페퍼가 빠르게 걷기를 시작하기 전에 찍은 가족사진을 보면 친척들이 다 웃고 있는데 페퍼는 파킨슨병 특유의 부자연스러운 가면을 쓰고 있다(물론 그는 사진을 찍을 때 자신이 웃고 있다고 생각했다). 하지만 이제 그가 공장을 찾으면 사람들이 외양이 좋아졌다는 말들을 했다. 그는 지난 십 년 동안 남들에게 "병자"로 보였고 "나는 결코 나아질 수 없어…… 파킨슨병은 모두가 알듯이 난치병이야" 하는 마음가짐으로 살았다. 이제 그는 "활기찬" 기분을 느꼈고, 하루 걸러 운동하며 몸에게 쉴 시간을 준 덕분에 자신이 비결을 찾았음을 깨달았다. 그는 휴식을 많이 취하고 스트레스를 피하는 일에 최대한 집중하기 시작했다. 활발하게 행동하는 그의 기질을 고려했을 때 많은 노력이 필요한 일이었다.

페퍼가 삶에서 스트레스를 몰아내고 치유에 매진하고 있을 무렵 남아프리카는 아파르트헤이트가 종식되는 격변의 시기였다. 정치적 폭력은 억제되었지만 늘어난 범죄는 줄어들 줄 몰랐다.

페퍼의 딸 레이가 교차로에 차를 멈추자 강도가 총구를 들이댔다. 강도에게 차를 빼앗겼다. 강도에 의해 살해당한 사람들도 있었다. 페퍼와 셜리의 차도 도둑맞았다. 1998년에 셜리는 노상강도에 공포를 느껴 더는 길을 걷지 못하겠다고 했다. 그러자 페퍼가 그녀와 함께 걷기로 했다.

이것은 그가 훨씬 더 천천히 걸어야 한다는 뜻이다. 이 일을 계기로 페퍼는 걷는 방식에 대해 생각하기 시작했다. 그는 자동적으로 이루어지는 복잡한 걷기 활동을 요소들로 나누고, 각각의 근육의 수축과 움직임, 무게 이동, 팔·다리·발의 위치 등을 꼼꼼하게 분석했다.

천천히 걸으면서 자신의 문제를 깨달았다. 대부분의 파킨슨병 환자들이 전형적으로 겪는 문제였다. 정상적인 걸음은 넘어짐을 통제하는 것이다. 우리가 넘어지지 않는 이유는 발이 정상적으로 체중을 처음에 한쪽, 그리고 반대쪽으로 지탱하기 때문이다. 그러나 페퍼는 자신이 걸을 때 왼쪽 발바닥이 체중을 지탱하지 못해 오른쪽 다리를 충분히 올리지 못하고, 그래서 오른발을 끄는 경향이 있다는 것을 관찰했다. 왼발에 탄력이 없었고, 위로 올려 앞으로 내딛지 못했다. 오른쪽 발꿈치가 내려올 때 왼쪽 발꿈치가 여전히 땅에 닿아 있었다. 오른발이 땅에서 떨어지면서 항상 왼쪽 다리를 지나는 것이 아니어서 발을 끄는 걸음걸이가 되었다. 설령 오른발이 땅에서 떨어져도 뻣뻣해진 오른쪽 무릎을 충분히 빠르게 펴지 못했다. 왼발이 체중을 충분히 지탱하지 못하므로 오른발이 강하게 착지했다. 이 동작은 그가 왜 자신의 걸음걸이가 남들처럼 넘어짐을 통제하지 못하는지 면밀하게 관찰한 것 가운데 가장 명백한 것에 불과했다.

그가 왼발이 체중을 지탱하도록 하는 데 석 달이 걸렸다. 왼발로 체중을 싣는 데 집중하면 더 이상 넘어지지도 않았고, 발꿈치가 땅에 닿기 전에 오른쪽 무릎을 펼 시간이 있었다.[18] 고도의 집중력, 거의 명상 수준의 집중력이 필요했다. 마치 아이가 걸음을 처음으로 배우거나 태극권을 배우는 학생이 느린 걸음 동작을 할 때처럼 집중했다. 느리게 함으로써 보다 완벽한 동작을 배울 수 있다.

그는 면밀한 관찰을 통해 자신의 걸음걸이의 다른 문제들도 모두 밝혔다. 보폭이 지나치게 좁았고, 팔을 흔들지 않았고, 상체가 앞으로 기울었고, 머리가 왼쪽으로 내려갔다. 그는 정신적 노력과 스트레칭으로 보폭을 늘렸다. 1킬로그램 아령을 들고 강제로 팔을 흔들었다. 몸이 기울었음을 알아차릴 때마다 의식적으로 곧게 서고 어깨를 뒤로 젖히고 가슴을 앞으로 내밀었다. 이런 모든 변화를 몸에 익히기까지 1년 이상의 연습이 필요했다.

마침내 그의 걸음은 정상화되었다. 모든 동작 하나하나에 집중해서 걷는 한은 괜찮았다. 지금도 그는 스스로에게 "한 번에 한 걸음씩 걸어" 하고 말하는 데에서 그치지 않는다. 훨씬 더 꼼꼼하게 자신을 관찰한다. 자신이 왼쪽 다리를 어떻게 드는지, 무릎을 어떻게 구부리는지, 발가락에서 어떻게 동작을 시작하는지, 다리를 어떻게 앞으로 흔드는지 관찰하고, 발이 체중을 제대로 지탱하는지, 오른발을 똑바로 펴서 땅에서 떨어지는지, 반대 팔을 흔들면서 오른쪽 발꿈치를 땅에 잘 놓는지, 몸을 숙이려는 습성에 저항하는지 살핀다.

이토록 능숙한 수준의 걷기는 파킨슨병에 다른 병까지 있는 사람에게는 불가능하고 가장 건강한 파킨슨병 환자에게만 쓸모 있다고 생각할지도 모르겠다. 그러나 페퍼는 파킨슨병 진단을 받았을 때 혈압이 위험하리만치 높았고, 콜레스테롤도 높았고, 메니에르병으로 인해 청력 손상, 균형 문제, 어지럼증, 귀 울림이 있었고, 어깨와 무릎 골관절염에 부정맥도 있었다. 그래도 잘 걸었다.

의식적 제어

페퍼와 걸으면서 그가 이 모든 동작들을 머릿속에 담아둔다는 것에 놀랐다. 그는 자신이 그렇게 한다고 주장했다. 우리는 걸으면서 이야기를 나눴는데, 그때 그가 두 가지를 동시에 하는 것을 보았다. 페퍼는 우리가 무의식적으로 수행하는 운동 동작을 의식적인 마음을 사용하여 조절하면서 대화에 필요한 '정신적 공간'도 확보했다. 그러나 대화가 깊어지자, 예컨대 그가 흥미를 느끼거나 당혹스러워하는 뭔가를 내가 묻거나 그가 잘 모르는 새를 보면, 발 끄는 소리가 들렸다. 페퍼가 여전히 파킨슨병 환자라는 사실이 와 닿았다. 그는 운동 증상을 극복하는 하나의 방법을 찾은 것뿐이다.

페퍼는 의식적으로 걷기를 제어한 것이 다른 운동 증상들을 처리하기 위해 필요했던 "마지막 퍼즐 조각"이었다고 했다.

걷기를 익히고 나자 그는 떨림을 의식적으로 제어하기 시작했다. 파킨슨병 환자들은 일반적으로 '휴식 때 불수의적 떨림'을 겪는다. 의식적으로 몸을 움직이지 않는데도 떨린다는 말이다. 의식적으로 뭔가를 잡으려고 할 때 '활동 떨림'이 일어날 수도 있다. 예전에 페퍼는 유리잔을 잡으면 손이 떨렸다. 그러나 유리잔을 잡는 행동을 이리저리 시험해보고 나서 아주 꽉 붙들면 떨림이 사라진다는 것을 깨달았다. 그는 뇌가 활동들을 함께 묶어 복잡한 '자동화된' 연속으로 만든다는 것을 이해했다. 덕분에 우리는 다수의 동작을 하나로 묶기 위해 정신적 에너지를 많이 쓰지 않아도 된다. 파킨슨병 환자들은 이렇게 무의식적으로 동작들을 자동적으로 묶는 능력을 소실했다. 페퍼가 새로 터득한 기법은 "원래 무의식이 제어했던 활동을 뇌의 다른 부위를 가동하여 제어"하는 것이었다. 이 말은 그가 원래 학습했던 것과 살짝 다른 방식으로 과제를 의식적으로 수행한다는 뜻이다. 이 방법은 문제의 근원으로 보이는, 기존의 무의식적 프로그램을 처리했던 뇌 부위를 가동하지 않으므로 도움이 되는 듯했다. 그는 지나치게 스트레스를 받지 않는 한 자신의 떨림을 통제할 수 있었다.

아주 사소한 활동들조차도 한때 그를 좌절시켰지만 이제는 덜 뻣뻣해졌고 섬세한 운동 동작을 다시 제어할 수 있게 되어 셜리의 도움 없이도 셔츠 단추를 잠그고 풀었다. 파킨슨병 진단을 받고 나서 그림을 그릴 때면 선이 항상 삐뚤었다. 페퍼가 의식적 제어 기법을 터득한 후로 페퍼의 그림 선생은 그가 붓을 잡을 때 손을 떨지 않고 선을 부드럽고 똑바로 그리는 것을 보며 놀랐다. 글을 쓸 때 글씨가 작아지는 문제를 해결하기 위해서는 알아보기 힘든 흘림체에서 인쇄체로 바꾸고 대문자로 썼다.

페퍼는 파킨슨병 지원 모임에서 일하면서 끔찍한 떨림으로 고생하는 한 여성을 도왔다. 그녀에게 유리잔을 입술에 가져갈 때 평소 하듯이 옆쪽이 아니라 의식적으로 뒤쪽에서 잔을 가져가도록 요구했다. 억지로 이렇게 함으로써 그녀는 의식을 사용하여 자동화된 파킨슨병 동작의 무의식적 처리를 무시했고, 그녀의 떨림은 사라졌다. 페퍼는 식사할 때 포크를 45도 각도로 입에 가져갔고 스푼은 유리잔처럼 꽉 잡지 않고 아주 느슨하게 잡았다. 음식을 입에 가져가는 경로가 독특하고, 가끔 대화가 활발해지면 뭔가를 넘어뜨리곤 한다는 것을 제외하면, 페퍼와 같이 식사하면서 그가 파킨슨병이 있다는 것을 알아채지 못할 것이다.

케이프에서 점심식사를 하던 중에 셜리가 소리를 질렀다. "존, 조심 좀 해요."

"괜찮아, 여보." 그가 말했다. "셜리는 항상 물건들을 내가 닿지 못하는 곳으로 치우죠." 그가 내게 말했다. "내가 무의식적으로 손을 뻗으면 와인 잔을 넘어뜨리거든요. 집중해야 하는데 자꾸 그러네요. 그렇지만 않으면 와인을 항상 옆에 두고 싶은데 말입니다." 그의 원래 파킨슨병 증상이다.

그가 바로 이 점을 설명할 때 "아야" 하는 소리가 들렸다. "뺨을 깨물 었네요." 그는 늘 있는 일이라면서 특히 씹고 삼키는 일에 집중하지 않 으면 그런다고 했다.

의식적 기법의 과학

걸을 때면 페퍼는 항상 내게 똑같은 질문을 했다. 의식적 걷기를 통해 뇌의 다른 부위를 가동하여 걷는 법을 알아냈다는 것이 과연 가능한 일 일까?

나는 그가 사용하지 않게 된 기존의 뇌 회로를 '탈은폐unmasking'함으로써 그렇게 했다고 생각한다. 그는 다른 사람이 더 빠르고 더 자유롭게 걷도록, 팔을 흔들도록, 발을 질질 끌고 구부정하게 걷는 것에서 벗어나도록 가르쳤다. 몇 분 만에 그렇게 할 때가 많았고, 나도 몇 차례 목격했다. 그렇게 빨리 일어나는 변화는 뇌에서 한 가지 방법으로만 일어나는 것으로 알고 있다. 은폐되거나 억제되었던 기존의 회로가 풀리는 것이다. 그리고 시간을 두고 반복되면서 이런 회로는 신경가소적으로 강화될 수 있다.

의식적 걷기의 효과를 흑질(도파민 손실이 가장 심각하게 일어나는 뇌 부위)과 흑질이 집중 분포된 기저핵의 해부적 구조와 기능을 바탕으로 논리적으로 설명할 수 있다. 기저핵은 뇌 깊숙한 곳에 위치한 신경세포 다발로 사람이 동작과 생각의 복잡한 연속을 만드는 법을 학습할 때 활성화된다.[19] 기저핵은 일상의 복잡한 활동들을 위해 자동화된 프로그램을 만들고 이런 활동들을 선택하고 시작하도록 돕는다. 우리가 당연하게 여기는 일들, 가령 침대에서 일어나고 씻고 옷 입고 글 쓰고 요리하는 등의 일이 그런 것이다. 하지만 우리는 이것이 습관적이고 자동적으로 될 때까지 한 단계씩 차근차근 배운다. 기저핵의 도파민 체계가 작동하지 않으면 이런 복잡한 운동의 연속을 실행하거나 새로 학습하기가 어려워진다. 생각의 연속을 새로 배우는 것도 어려워진다.[20] 그래서 파킨슨병 환자에게 움직이고 복잡한 인지적 솜씨를 습득하도록 가르치려면 대단한 인내심이 필요하다.

생각과 동작의 연속을 '자동화'하면 이로운 점들이 있다. 활동이 자동적으로 이루어지면 의식적으로 집중할 필요가 없어서 의식적인 마음을 다른 용도로 쓸 수 있다. 진화의 관점에서 사냥꾼은 먹잇감에 집중하면서 숲을 걸을 수 있다. 움직이고 먹잇감을 보고 다시 움직이는 이런 '가닥으로 이어진 인지' 덕분에 두 가지 이상의 일을 동시에 할 수 있다. 일상으로 눈을 돌리면 건강한 사람은 라디오를 들으며 옷을 입고, 음식을 먹으며 수준 높은 대화를 나눌 수 있다. 그러나 페퍼처럼 기저핵이 망가지면 둘을 동시에 잘할 수 없다. 그래서 뺨을 깨무는 것이다. 운전에만 집중하면 무리 없이 잘하지만, 외국에서 온 성가신 방문객이 옆에서 꼬치꼬치 캐물으면 방향을 잘못 트는 일이 벌어지기도 한다.

복잡한 자동화된 활동은 두 단계를 거쳐 만들어진다. 걷기처럼 '자연스러운' 활동도 예외가 아니다. 우선 모든 디테일 하나하나를 집중해서 배운다. (아이가 피아노 연주를 배우는 것을 생각해보라.) 이런 의식적 학습은

스스로 치유하는 뇌

자동화 전 단계로 집중하는 정신력이 필요하다. 전전두 영역의 회로(이마 뒤쪽)와 피질하 영역의 회로(뇌 깊은 곳)가 관여한다. 아이가 모든 디테일을 학습하고 난 뒤에야 기저핵이 나서서 디테일들을 하나의 자동화된 연속으로 만든다. (소뇌도 여기에 관여한다.)

페퍼는 기저핵이 제 기능을 하지 않으므로 전전두와 피질하 영역의 **회로를 활성화하여** 각각의 동작에 **의식적으로** 주목하는 법을 배워야 했다. 아이가 걸음을 처음 배우듯이 말이다. 그는 기저핵을 건너뛰는 것처럼 보인다.

파킨슨병 환자들의 가장 큰 어려움은 새로운 동작을 시작하는 것이다. 예컨대 환자 앞에 작은 장애물 하나를 놓아두면 걸음을 멈추고 그 위를 밟고 올라갈 준비를 한다. 그런데 걸음을 멈추고 나면 동작을 다시 시작하지 못해서 움직임을 이어나가지 못한다. 자동화된 동작의 연속을 시작하는 일을 담당하는 곳인 흑질(도파민이 특히 많이 손실된 기저핵 부위)이 제대로 작동하지 않기 때문이다.[21]

이렇게 얼어붙은 환자도 옆에서 누가 도와주면 아주 쉽게 새로운 동작의 연속을 시작할 수 있다. 신경과의사 올리버 색스Oliver Sacks는 파킨슨병으로 하루 종일 꼼짝도 못하고 앉아 있는 영국의 유명한 축구선수 이야기를 전한다.[22] 거동을 못하지만 그에게 공을 던져주면 그는 반응을 보여 일어나고 달리고 공을 몬다. 음악의 리듬이 움직임을 멈춘 파킨슨병 환자에게 동작을 일으키기도 한다. 색스는 파킨슨병 환자가 말을 못하거나 움직이지 못하는 것처럼 보이는 것은 그에게 말을 걸거나 움직임을 일으키는 사람이 없기 때문일 수 있다고 지적한다. 그들은 혼자서는 시작할 수 없으므로 다른 누가 대화를 시작해야 말할 수 있다.

"모든 파킨슨병 장애의 핵심적 문제는 **수동성**이다.[23] …… 이에 대한 핵심적 치료법은 (적절한 종류의) **활동성**이다. 이런 수동성의 본질은 스스로 자극하여 시작하기 어렵다는 것이지 자극에 반응하지 못한다는 것이 아니다. 극단적으로 혼자서 아무것도 할 수 없는 환자도 다른 사람이 도와주면 아주 쉽게 할 수 있다는 뜻이다. …… 그보다 덜 심각한 경우는 파킨슨병 환자가 제한적으로 스스로를 도울 수 있다. 정상적이고 활동적인 힘을 사용하여 병리적이거나 '활동이 정지된' 힘을 조절하는 것이다. …… 관건은 적절한 종류의 자극을 계속해서 제공하는 것이다."

올리버 색스는 옆에서 누가 도와주면 심각한 파킨슨병 환자도 동작을 시작할 수 있다며 그때 도움이 되는 단기적 개입을 소개하고 있다. 하지만 페퍼가 보여준 회복과는 분명 다르다. 페퍼는 자신의 뇌를 도와주는 누군가를 필요로 하지 않는다. 그는 건강한 뇌 부위를 사용하여 망가진 기저핵과 흑질을 대체하고 동작의 연속을 시작하는 방법을 찾았다. 그저 동작을 시작하는 것만이 아니라 동작의 흐름을 매끄럽게 유지하는 방법을 찾았다. 꾸준한 걷기를 통해 성장인자를 계속적으로 자극하여 뇌 회로를 향상시키는 방법을 찾았다. 결국 페퍼는 색스가 말한 문제를 해결했다. 의식적 걷기 기법으로 "적절한 종류의 자극을 계속해서" 스스로에게 제공하는 방법을 알아낸 것이다.

다른 사람 돕기

페퍼가 걷는 모습을 지켜보면서 나는 다른 사람들도 그처럼 **지속적인** 정신적 제어를 할 수 있을지 궁금했다. 의식적 걷기는 분명 놀라운 신경가소적 활동이었다. 뇌에 남아 있는 신경세포를 지키려면 어떤 식의 집중력을 발휘해야 하는지 보여주었다. 나는 그의 모습에서 암벽 등반가가 모든 동작 하나하나에 주목하는 모습이나 태극권을 배우는 학생이 모든 관절의 움직임, 호흡, 근육 수축에 정신을 집중하는 모습을 떠올렸다. 하지만 가끔은 페퍼가 단테가 묘사한 지옥에 갇힌 사람이라는 생각도 들었다. 오랫동안 동작을 되찾기를 갈망했던 그는 마침내 소원을 이루긴 했지만, 경련하는 모든 근육 섬유질에 집중할 때만 가능했다. 걸을 수 있게 되었지만 그 대가로 자발적인 사고의 흐름을 잃은 것이 아닐까?

그에게 궁금한 것을 물었다. "당신은 이 모든 관찰과 동작을 머릿속에 담아두면서 여전히 걷고 말하고 또 그것을 즐기는 듯 보입니다. 어떻게 가능해요? 부담이 되지 않아요? 아니면 이렇게 걷는 것이 좋아요?" 물으며 속으로는 이렇게 생각했다. 강한 집념이 없는 사람들도 과연 페퍼처럼 할 수 있을까?

"나는 동작에 집중해야 하는 것이 억울하지 않습니다." 그가 말했다. "커다란 도전이죠. 그리고 내가 집중하지 않을 때 벌어지는 일을 보면 나름 재밌습니다. 큰 도움이 되고 그렇게 부담되지는 않아요." 물론 약간의 적응은 필요했고 처음에는 무척 피곤했다고 덧붙였다.

그는 자신이 모든 동작 하나하나에 집중해야 한다고 주장했지만, 나는 그의 뇌가 가끔은 새로 익힌 걷는 방법을 자동화하여 그의 의식적 마음이 다른 활동을 하도록 놔둔다는 생각이 들기 시작했다. 가끔 대화가 활발해질 때면 발을 끌었지만, 가끔은 깊은 생각을 하는 중에도 발이 괜찮은 것처럼 보였다. 흑질이 GDNF 같은 신경성장인자를 분비하여 스스로 치료하기 시작한 것일까?

의식적 동작 기법이 성공하면서 페퍼의 의사와 부인, 자녀들 모두 그가 좋아졌음을 알아차렸다. 페퍼는 자신이 어떻게 진전했는지 공부하기 시작했다. 운동이 어떻게 뇌의 성장인자를 촉진시킬 수 있는지 설명하는 신경가소성과 다른 연구들을 찾아서 읽었다. 그는 도파민 신경세포가 화학적으로 망가진 동물이 운동을 하면 파킨슨병 증상을 보일 확률이 떨어진다고 보고한 피츠버그 대학 마이클 지그몬드 박사의 연구에 매료되었다.[24]

페퍼는 신경가소성에 대한 이런 정보를 다른 파킨슨병 환자들에게 소개했고, 지역의 파킨슨병 지원 모임에 나가 활동하면서 그곳의 대표가되었다. 그는 운동이 파킨슨병 환자에게 선택사항이 아니라 꼭 해야 하는 일이라고 강조했다. 그러나 다른 환자들이 자신의 조언을 따르지 않아서 놀랐다. 걷는 능력은 모든 사람이 가진 자연스러운 자원인데, 대부분의 사람들은 걷기보다는 차를 타고 다니는 것을 선호했다. 운동은 강제적 일이 더 이상 아니므로 아주 강한 동기를 가진 환자들만이 충분한 운동을 한다. 페퍼는 다른 환자들이 자기만큼 강한 동기를 갖지 않는 것을 이해하지 못할 때가 많았다.

그는 처방약에 치중하여 치료하면 환자가 병을 수동적으로 대하게 되는 심리적 부작용이 생긴다고 믿기 시작했다. 일반적인 의학적 모델에 따르면 환자는 약을 복용하면서 더 나은 약이 나올 때까지 기다린다. 의사를 만나서는 병의 진행을 확인하고 처방약의 부작용을 검사한다. 치료는 환자의 악화(그가 제어할 수 없다)와 제약 연구(마찬가지로 그가 제어할 수 없다) 사이에 벌어지는 달리기 경주가 된다. 환자의 안녕에 대한 책임이 다른 사람에게 넘어간다. 페퍼는 약에만 의존하면 환자의 악화를 가속화한다고 걱정했다.

페퍼는 남아프리카 전역의 여러 지원 모임에 나갔고, 자신의 조언을 따르기만 하면 환자의 걷기가 좋아진다는 것을 알았다. 그 가운데 한 명이 윌나 제프리Wilna Jeffrey였다.

파킨슨병을 앓은 지 14년 된 윌나의 걸음걸이는 정상적으로 보였고 힘이 있었다. 일흔 세 살에 머리가 금발이고 옷을 멋지게 차려입었다. 동작이 빠르고 비슷한 연배보다 우아하다. 하지만 조심스러운 면도 있다. 그 때문인지 그녀가 페퍼의 의식적 걷기를 사용한다는 것을 가늠할 수 있었다. 요하네스버그의 서닝힐 병원 카페에서 그녀를 만났는데, 아주 경미한 떨림과 거의 알아차리기 어려운 손목의 경련, 약간의 하지불안이 있었다.

1995년에 남편을 잃은 윌나는 두 자녀를 두었다. 아들은 자동차 사고로 죽고 딸은 호주 뉴캐슬에 산다. "1997년에 갑자기 서명을 할 수 없더군요." 그녀가 내게 말했다. 그녀는 요하네스버그 종합병원의 파킨슨병 병동 과장을 포함하여 여러 의사에게 진찰을 받았다. 1998년에 파킨슨병 진단이 내려졌다. 그녀는 남들처럼 의지할 만한 가까운 가족이 없었다.

"진단을 받았을 때 나는 듣고 싶지 않았어요. 바로 돌려놓겠다고 말했습니다. 진단을 부인한 거죠. 그런데 곧 떨림이 시작되었어요. 의사가 시네메트를, 이어 아질렉트, 스탈레보, 펙솔라를 처방했습니다." 손은 약간 좋아졌지만 다리가 "떨렸고" 발을 끄는 걸음걸이가 되었다.

그녀는 지인을 통해 존 페퍼가 공공 단체에서 파킨슨병 환자들을 돕는다는 말을 듣고 그에게 연락했다. 그를 처음 만났을 때 그녀는 구부정했고 기운이 없었고, 사기가 바닥에 떨어져서 자신에게 아무런 미래도 없다고 생각했다.

"그와 세 차례 세션을 하면서 파킨슨병에 대한 태도가 완전히 긍정적으로 돌아섰어요." 페퍼는 그녀에게 파킨슨병 환자임에도 불구하고 정상적으로 살 수 있다는 목표를 갖도록 용기를 주었다. 그녀의 집을 찾아 그녀의 걸음걸이와 오른쪽 발을 끄는 것을 분석하고 다른 증상들을 살펴보았다. 그녀를 '평생 달리기/걷기'에 등록시키고 스트레칭과 물리치료를 받게 했다. 그녀는 이제 페퍼처럼 매 걸음 의식적 마음을 사용하여 일주일에 18킬로미터씩 빠르게 걷는다. 페퍼는 그녀가 잠을 쏟지 않고 잡도록 의식적 동작 기법을 가르쳤고, 운동을 통해 목소리(파킨슨병에 걸리면 목소리가 약해질 수 있다)를 고치는 법을 가르쳤다. 그녀는 일주일에 세 차례 수영도 한다. "레인 끝까지 가지는 않습니다. 윗몸 일으키기, 다리 스트레칭, 다리 높이 들기를 합니다. 아침에 일어나기 전에 스트레칭을 많이 하고, 코어근육 운동도 많이 해요." 그녀의 친구들 모두 그녀가 좋아졌음을 알아보았다. "많이 달라졌어요." 그녀의 말이다. 동시에 윌나는 여전히 약을 복용해서 운동이 파킨슨병 처방약을 복용하는 사람에게 효과가 있음을 보여준다.

윌나는 농장에서 자라며 말을 타고 놀았고 항상 활달했다. 그녀가 늦은 나이에 진지한 운동을 시작할 수 있었던 이유이다. 비록 걸음걸이는 정상이지만 여전히 파킨슨병을 앓고 있다.

"다른 파킨슨병 환자들에 비해 내가 악화되지 않았다는 것을 압니다. 일상에서 하고 싶은 것은 뭐든 할 수 있습니다. 운전도 하고 골프도 치고, 원한다면 테니스도 치죠."

"만약에 운동을 하지 않는다면 무슨 일이 벌어집니까?" 내가 물었다.

"내가 잘 알죠. 몸이 아주 뻣뻣해지고 경련이 일고 기분이 안 좋아요."

"당신이 운동한다는 것을 의사도 알아요?"

"네. 내 신경과주치의 데이비드 앤더슨David Anderson은 운동하지 않으면 화를 냅니다. 그는 운동과 생명체의 역동성, 걷기를 강조해요."

"파킨슨병은 현재 당신의 삶에 어떤 제약을 주나요?"

"나는 여러 개 일을 동시에 못합니다. 칵테일파티에 가면 가만히 서서 음료를 마신 다음, 먹을 것을 집어요. 안 그러면 음료를 쏟죠. 서둘러 가방을 열려고 하면 제대로 못하고 더듬습니다. 옷 입을 때 가끔 작은 단추 때문에 애를 먹어요. 절대 서둘러서는 안 됩니다. 서두를수록 실수를 하게 되니까요. 약을 먹지 않으면 몸이 떨리기 시작해요. 이메일을 보낼 때 힘들어서 자판을 잘못 누를 때가 있어요. 그러면 좌절해서 그냥 포기하죠."

월나는 그 나이에 진단받은 사람들만큼 빠르게 악화되지는 않았지만 '대단히 조금, 천천히' 진행 중이라고 말한다. "그때는 다리에 증상이 없었는데 이제 느껴져요."

그녀는 페퍼로부터 영감을 얻는다. "그는 아프리카를 감당할 정도로 에너지가 넘쳐요He's got energy for Africa. 남아프리카에서 쓰는 표현인데, 엄청나게 많은 에너지가 있다는 뜻입니다. 그와 함께 걸으면 그의 걸음을 못 따라갑니다." 하지만 그런 민첩함이 그를 곤란하게 한다고 그녀가 덧붙인다. 일부 신경과의사들이 존 페퍼에 대해 수군거렸다. "신경과 쪽 사람들은 그가 파킨슨병이 아니라고 말해요."

논란

다른 사람들을 도우려는 페퍼를 파킨슨병 공동체는 아주 좋게 생각했다. 1998년 그는 남아프리카 파킨슨병 단체 회장이 되었다. 자원봉사직이었고 5년 연속 당선되었다. 그가 회장으로 있는 중에 단체는 환자들에게 지원을 해주고, 새로운 지원 모임을 만드는 것을 돕고, 새로운 연구과 처방약에 대한 정보를 소개했다. 페퍼는 제약회사와 의학회사 모임에 파킨슨병 환자 대표로 나갔다. 파킨슨병 환자들에게 병이 사형 선고가 아니라 관리할 수 있는 질환이라고 설득하는 것이 자신의 목표임을 분명히 했다.

2003년 8월, 파킨슨병 단체의 연례총회에서 부회장은 너무 오래 같은 사람이 회장을 맡으면 조직에 좋지 않다고 주장했다. 5년 동안 회장을 맡아온 페퍼는 타당하고 공정한 생각이라고 여겨서 출마하지 않기로 했다. 그래서 부회장이 회장에 올랐고, 페퍼는 부회장을 맡았다.

그동안 자신이 쓴 책『파킨슨병 진단을 받은 뒤에도 삶이 있다』출판을 준비했다. 남들에게 책에 대해 알리고자 교정 원고를 읽혔다. 신경과 의사 O에게도 보여주었다. 페퍼는 원고에 대한 의견을 듣고 자신의 걷기 기법에 대해 알리려고 그녀를 만났다. 그는 환자-의사 관계를 원한 것이 아니었고, 그녀도 그에게 진료 기록을 보여달라고 요청하거나 진찰하지 않았다. "나는 그녀에게 책을 읽은 소감을 물었습니다. 그녀는 대단히 모호한 태도를 보이더군요." 페퍼의 말이다. "그녀는 나를 만지거나 병에 대해 어떤 질문도 하지 않았습니다. 아예 책상에서 내 쪽으로 오지도 않았습니다."

페퍼는 당시 파킨슨병 단체의 의료자문으로 있던 신경과의사 P에게도 원고를 보여주며 고칠 점을 물었다. (아래에서 언급할 또 한 명의 의사 Q와 함께 나는 이 세 명을 페퍼를 치료하지 않았다는 뜻에서 '외부 신경과의사'라고 부를 것이다.) P는 원고를 읽고 2004년 7월 2일 페퍼와 단체에게 이메일을 보냈다.

P는 페퍼의 책에 "아주 큰 감명"을 받았다면서 특히 의식적 걷기 기법에 전두엽을 사용하는 발상을 높이 평가했다. 하지만 "문제는 모두의 기준으로 볼 때 당신이 우리가 아는 전형적인 파킨슨병 환자가 아니라는 점입니다. …… 대다수 환자들에게 당신의 접근법은 처방약을 보충하는 용도로 사용되어야 할 겁니다. …… 파킨슨병 환자는 처방약을 복용해야 합니다. 그들에게 약을 주지 않으면 심각한 피해를 입을 겁니다"라고 덧붙였다. P는 페퍼가 처방약의 일차적 중요성을 인정하지 않으면 생명을 살리는 에이즈 처방약보다 '마늘과 아프리카 감자'를 장려했던 남아프리카 에이즈 부정자들처럼 될 거라며 우려했다. 그러면서 페퍼가 파킨슨증Parkinsonism과 비슷해 보인다고 했다. 파킨슨병과 달리 파킨슨증은 뇌염으로 인해 발병할 수 있고 고칠 수도 있다.

이메일은 점잖았고 공손했고 어떻게 보면 찬사였다. 페퍼에게 문제는 모두의 기준으로 볼 때 그가 전형적인 파킨슨병이 아니라는 진술이었다. 이는 그를 가장 오래도록 봐왔고, 실제로 진찰하고 광범위한 진료 기록을 남겼으며 페퍼에 관한 다른 신경과의사들의 검사, 조짐, 징후 기록들까지 보관한 페퍼의 주치의 카하노비츠와 상반되는 것이었다. 카하노비츠는 그에게 파킨슨병 진단을 내렸고, 그의 사례가 비전형적이라는 진술은 전혀 하지 않았다.

게다가 카하노비츠는 페퍼가 파킨슨병의 초기 전구증상을 겪는 것을 보았다. 그가 운동 프로그램을 시작하기 전에 증상들이 완연하게 나타나는 것을 보았고, 마침내 자신의 기법을 고생스럽게 밀어붙여 많은 증상들을 서서히 제어해가는 것을 보았다. 카하노비츠가 페퍼의 책 서문에 "끈기와 독창적인 생각으로 표준적인 치료를 우회할 수 있었다"라고 말한 것을 P는 무시했다. 물론 모두가 페퍼의 진단이 비전형적이라는 데 동의하지는 않았다. 카하노비츠가 보기에 비전형적인 것은 진단이 아니라 페퍼가 자신의 진단에 대해 취한 행동이었다.

P는 페퍼를 진찰하거나 진료 기록을 검토하지 않았다. 전형적인 파킨슨병은 진행성인데 페퍼는 악화되지 않아서 P는 그렇게 추정한 듯했다. 그리고 P는 파킨슨병은 약물치료 말고는 확연하게 나아질 수 없다고 여기는 것 같았다.

2004년 8월 17일, 파킨슨병 단체는 페퍼에게 편지를 보내 페퍼의 책에 대한 의사 P의 논평을 언급하며 즉각 사임(그는 부회장이었다)을 권했다. 편지에는 이런 말도 있었다. "의료자문과 더불어 내부의 의견에 따라, 당신의 책이 파킨슨병 환자들에게 그릇된 희망을 주기 때문에 더 이상 지지하지 않습니다." 8월 25일에는 이런 편지도 보냈다. "당신의 회복이 운동과 긍정적인 사고 덕분이며 처방약은 배제했다고 하는데, 이것은 협회와 관련된 신경과의사들의 견해와 상충합니다."

2004년 9월 14일, 페퍼의 지지자 한 명이 상황을 명확히 하려고 모임을 소집했다. 거기서 당시 단체의 제2 의료자문이었던 의사 O는 회장이 왜 페퍼에게 사임을 요구했는지 물었다. 회의록에 보면 회장은 얼마 전 더반Durban에서 열린 파킨슨병 정보의 날 행사 때 의사 Q가 "페퍼 씨에게 병의 진행을 보이지 않고 항파킨슨제를 복용하지 않는 것으로 볼 때…… 특발성 파킨슨병*이 아니다"라고 말한 것을 언급했다. 이번에도 추정 근거는 **오로지** 처방약만이 병의 진행을 막을 수 있으므로 페퍼가

스스로 치유하는 뇌

약을 복용하지 않는다면 진단이 틀렸다는 것이다. 페퍼는 자기가 알기로 Q를 만나거나 이야기를 나눈 적이 없었다. "의사 Q는 한 번도 내 가까이 오거나 나를 진찰하지 않았어요. 그의 의견은 모임에서 나를 본 것에 바탕을 두고 있습니다. 그의 진술은 모두가 보는 앞에서 만들어졌습니다." 또다시 외부 신경과의사가 페퍼의 진단에 공개적으로 맞섰다. 근거는 그가 방 저편에서 보기에 잘 움직이는 것 같다는 것이었다.

회의록에 따르면 페퍼의 책에 대한 질문에 의사 O는 "책이 해롭다"라고 대답했다. 그러자 페퍼가 의사 O에게 해롭다고 생각하는 책의 부분을 수정하는 데 도와달라고 부탁했고, 그녀는 거절했다. 마지막으로 O는 페퍼가 계속해서 단체에서 공식 직함을 가질 생각이라면 그의 진술이 공식 정책으로 받아들여지지 않도록 "모임에서 그를 감시해야 한다"라고 말했다. 며칠 뒤에 페퍼는 물러나기로 했다. 후속 모임에서 새 지도부는 페퍼가 이미 물러났는데도 그가 환자들을 오도했다며 모든 회원들이 보는 앞에서 공개적으로 질책했다.

페퍼가 말하기를 의사 O는 "책이 독자들에게 내가 처방약 없이 나았다고 주장했다는 인상을 준다더군요! 그래서 내가 '내 책 어디에 그런 말이 나와요?' 하고 물었고, 그녀는 이렇게 대답했습니다. '당신이 그렇게 말하지는 않았지만, 독자들이 당신의 책을 읽고 나서 받는 인상이 그렇다는 거예요.'"

당황한 페퍼는 세 명의 외부 신경과의사와 지도부가 파킨슨병 치료에서 자신도 책에서 인정했고 반복해서 말한 처방약의 역할을 왜 그렇게 열렬히 옹호하는지 궁금했다. 운동을 더 많이 하라고 격려하는 것이 무

---

* 특발성 파킨슨병은 전형적인 파킨슨병의 다른 이름이다. 퇴행성이고 발병기전에 대해 우리가 아직 알지 못한다는 것을 강조하기 위해 종종 그렇게 부른다.

슨 해를 준다는 말일까? 어째서 호기심 많은 과학자들과 임상의들은 어떤 종류의 파킨슨병을 앓고 있든지 간에 자신의 증상을 통제하는 법을 터득한 사람의 사례에 주목하지 않을까? 처방약은 시간이 지나면 효과가 시들해지고 환각이나 새로운 운동 장애를 일으킬 수 있는데 말이다.

파킨슨병과 파킨슨 증후군

"그는 무척 점잖은 사람입니다." 주치의 콜린 카하노비츠는 페퍼가 겪었던 고통스러운 세월을 돌아보며 말했다. "강단이 있는 사람이에요. 그런데 그들이 그를 힘들게 했습니다. 그는 쫓겨났어요. 몹시 충격을 받았죠. 페퍼는 말이 많은 사람이 아닙니다. 해야 할 말만 해요. 아무튼 그가 어떤 사람이든, 자신을 도우려고 무척 노력했고 다른 사람을 위해 책을 썼습니다. 하지만 신경과의사들은 '당신의 말은 쓰레기야' 하고 말했죠."

제기된 의문들 중에서 진지하게 생각해볼 만한 것은 페퍼가 전형적인 파킨슨병이 아니라 변종을 앓았다는 주장이었다. Q가 이것을 강하게 주장하지 않고 가능성으로 내세웠다면 훨씬 좋았을 것이다. 하지만 그는 "모두의 기준으로 볼 때" 페퍼가 비전형적 파킨슨병을 앓았다고 잘못 기술했다. 그러나 의료자문의 편지에는 다른 사람들이 활용한 방식과는 다르게, 페퍼가 파킨슨병의 변종으로 보이는 증상들을 나타냈고, 그것을 제어했다는 사실을 이해하려고 애썼다. 그는 또한 페퍼의 접근법에 장점이 있다고 인정했다.

앞서 말했듯이 파킨슨병은 우리가 병의 원인을 알지 못하고 퇴행성에 진행성에 난치병의 형태로 나타날 때 특발성 질환이라고 불린다.

의료자문 P는 페퍼가 보인 증상이 특발성 파킨슨병과 대조된다는 뜻에서 **파킨슨증**이라는 용어를 사용했다. **파킨슨증**과 **파킨슨 증후군**(두 용어는 혼용될 때가 많다)은 항상 진행성은 아니다. 떨림, 경직성, 움직임 결여, 자세 불안정과 같은 무리지어 나타나는 운동 증상들을 설명하기 위해 **파킨슨병의 양상**이라는 말이 사용되기도 한다. 아무튼 존 페퍼가 이런 증상들을 여러 의사들에게 보였다는 데는 의문의 여지가 없다.

파킨슨병은 파킨슨병 양상의 가장 흔한 원인이다. 그러나 다른 원인들도 있기 때문에 **파킨슨 증후군, 파킨슨증, 비전형적 파킨슨병** 같은 용어들은 운동 증상들의 **원인을 알 때** 사용한다. 원인을 아는 경우에는 원인을 제거하기도 하고, 혹은 그냥 지나가기도 한다. (의사 P는 뇌염에 걸려 '파킨슨증'을 앓았다가 호전된 한 환자의 사례를 편지에서 언급했다.) 흥미롭게도 대개의 경우 비전형적 파킨슨병은 파킨슨병보다 예후가 나쁘고 일찍 죽는다.

그러나 존 페퍼의 병이 '파킨슨증'이었다는 가능성이 제기되면서 그가 한때 앓았던 증상이 특발성 파킨슨병처럼 보이지만 사실은 아니라는 가능성이 제기됐다. 이 말은 즉, 원인이 제거되어 증상이 사라진 것일 뿐, 파킨슨병이 치료되었다고 생각하는 것은 착오라는 뜻이다. (물론 페퍼는 자신이 치료되었다고 주장을 한 적이 결코 없고, 지금도 파킨슨병 유형의 여러 비운동 증상들을 갖고 있다. 그의 주장은 그저 운동 증상들을 제어한다는 것이다.)

비전형적 파킨슨병의 잘 알려진 원인은 두 가지가 있다. 하나는 뇌의 감염성 질환인 뇌염이다. 제1차 세계대전 직후에 뇌염에 걸린 희생자들은 당시 수면병으로 알려졌었지만 사실은 죽은 듯이 꼼짝 못하는 파킨슴병 상태에 빠져 수십 년 동안 그 상태로 있었다. 올리버 색스가 『깨어남Awakenings』이라는 책에서 묘사한 환자들이다. 그 환자들에게 레보도파를 처방하자 '깨어났고' 약효가 줄어들자 예전 상태로 돌아갔다. 확실히 이것은 존 페퍼에게 해당되지 않는다. 그는 수면병이나 뇌염을 앓지 않았다.

비전형적 파킨슨병의 또 다른 원인은 부작용으로 파킨슨병 증상을 일으킨다고 알려진 처방약을 복용하는 환자에게서 찾을 수 있다.[25] 이 처방약은 뇌의 도파민 수치를 떨어뜨리는 데에 가장 흔하게 처방되는 항정신성 의약품이다. 보통의 경우 약을 끊으면 파킨슨병 증상은 사라져서 원래대로 돌아간다. 증상이 사라지지 않는 드문 경우에는 환자가 원래부터 특발성 파킨슨병을 앓고 있었던 것으로 짐작된다. 따라서 페퍼가 파킨슨병 증상을 부작용으로 야기하는 약을 복용했는지 알아보는 것이 중요하다.

페퍼가 복용한 약 중에서 파킨슨병 증상을 일으킬 수도 있는 약은 시벨리움이 유일하다. 그는 균형과 청력을 손상시키고 귀 울림을 일으키는 메니에르병 때문에 이 약을 복용했다. 시벨리움은 항정신성 의약품이 아니므로 파킨슨병을 유발하는 약물 가운데 하위 부류에 속한다. 칼슘통로 차단제로 파킨슨병 증상으로는 아주 드물게 이어지며, 대부분은 약을 끊으면 사라진다.[26] 게다가 파킨슨병이 부작용으로 일어나는 경우는 대체로 예순다섯 살 이상이다. 페퍼의 경우 1960년대 초중반, 30대에 증상이 시작되었다. 게다가 운동 장애 증상이 시작되고 거의 10년이 지난 1972년에야 시벨리움을 복용했다. 이런 정황으로 볼 때 시벨리움은 비록 그가 여러 해 복용했다 해도 증상의 원인으로 보기 어렵다.

약이 유발하는 파킨슨병은 몸 양쪽에서 일어나는 경우가 많은데, 페

스스로 치유하는 뇌

퍼는 당시 한쪽에만 증상을 보였다. 약으로 인한 파킨슨병은 급작스럽게 발병하는 경우가 많지만, 페퍼가 시벨리움을 복용하는 동안 그도 의사도 극적인 변화를 보지 못했다. 약으로 인한 파킨슨병 증상은 고정 상태를 유지하는 경향이 있는 반면에, 페퍼의 증상은 특발성 파킨슨병과 같은 진행성을 보였다. 시벨리움을 복용하기 전에도, 복용 중에도, 복용한 후에도 진행성이었다.

마지막으로 대부분의 사람들은 약을 끊으면 회복된다. 대체로 두 달 안에 회복되지만 간혹 2년이 걸리는 사람도 있다. 페퍼는 시벨리움을 끊었을 때에도 증상이 좋아지지 않았다. 약을 끊은 지 35년째에도 여전히 많은 운동 장애 증상들이 있다. 이 모든 것으로 볼 때 그의 파킨슨병 증상이 시벨리움에 의한 것일 가능성은 **극히** 낮다. 희귀한 뇌졸중, 권투 부상, 심각한 뇌 손상, 몇몇 희귀질환과 같이 파킨슨병 증상을 일으키는 다른 원인들도 있지만 지금까지 확인된 바로는 페퍼는 어디에도 해당되지 않는다.

페퍼가 일반적인 파킨슨 증후군 외에 파킨슨병의 여러 증상들(예컨대 자신의 팔다리가 어디에 있는지 아는 데 어려움을 겪고, 간헐적으로 기억력 상실이 있고, 혈압을 조절하는 데 애를 먹고, 차가운지 뜨거운지 알아차리지 못하고, 땀을 비 오듯 흘리고, 배뇨에 어려움을 느낌)도 겪는다는 사실은 그가 광범위하고 심각한 병에 걸린 것이 확실함을 말해준다. 마지막으로 그가 자신의 몇몇 증상을 되돌릴 수 있었다는 사실이 그가 병이 없음을 증명한다는 주장은 억지이다. 의료인은 약물치료나 뇌 자극으로 증상이 사라진 것을 보고 환자가 애초에 병이 없었다는 증거라고 말하지 않는다.

페퍼가 파킨슨병이 아니라는 주장은 결국 의사 P가 편지에서 말한 대로 파킨슨병은 "진행성"이고 "파킨슨병 환자는 처방약을 복용해야 한다는" 믿음, 그리고 페퍼가 **처방약 없이** 자신만의 걷기를 통해 **좋아졌다**는 사실에 입각한 것이다. 이런 주장은 의식적 걷기가 신경가소적 치료법일 수 있는 가능성을 부인한다.

페퍼가 파킨슨병임을 의심한 사람들은 이 병이 진행성이라는 것을 강조했다. 일반적으로 '불치'와 '진행성'이, '퇴행성'을 특징으로 하는 파킨슨병 진단의 **핵심**이라고 여기는 경향이 있다. 그러나 이런 태도는 문제가 있다. 병을 고칠 수 없는지, 치료가 가능한지, 진행성인지 고정적인지 퇴행성인지 여부는 결정적 판단으로 작용하지만, 이것은 **진단**보다는 **예후**의 기준으로 더 어울린다. 예후는 과거에 관찰한 것을 토대로 질병의 결과를 예측하는 것이다. 페퍼를 비난하는 사람들은 그가 예상했던 것보다 더 좋아졌다는 이유로 애초에 진단이 틀렸다고 주장한다. 그들은 진단과 예후를 혼동했고, 그가 대단히 열심히 치료했다는 사실을 무시했다.

페퍼가 그릇된 희망을 준다고 말한 사람들도 당연히 환자를 보호하려는 마음에서 그랬을 것이다. 의학에는 숭고하고 오랜 전통이 있다. 환자가 악화되거나 죽는다는 것을 의사가 알 때, 의사는 환자가 희망사항에 불과한 일에 매달리지 않도록 사실 그대로 알리는 몹시 불쾌하고 달갑지 않은 일을 떠맡는다. 그래야 환자는 남은 인생을 어떻게 지내는 것이 좋을지 판단을 하고 곧 하지 못하게 될 일을 지금 하거나 작별 인사를 하고 돈과 관련된 문제를 정리할 수 있다.

그러나 여기에도 요령이 있다. 의사는 자신의 힘으로 병을 고칠 수 없다고 환자에게 분명하게 말하는 것이 좋다. 특히 신경가소성이 회복에 기여할 수 있는(환자 본인이 정신적 활동과 신체 운동을 위해 노력해야 하는) 병이라면 말이다. 위약 효과에서 보듯 의사가 환자에게 예후를 전하면서 자신 있게 "이 약이 도움이 될 겁니다" 하고 말하면, 설령 가짜 약이 더라도 환자에게 긍정적 기대감을 불러일으켜서 증상이 호전되는 경우가 있다. 또 나쁜 쌍둥이 '노시보nocebo' 효과가 있다는 것도 안다. 치료에 대한 환자의 기대감을 떨어뜨리면 약의 성분과 상관없이 환자의 증상이 나빠지는 경우가 있다. 예후를 전하는 것은 단순히 정보를 알리는 것이 아니라 환자가 어떻게 행동하는 것이 치료 자체의 일부(그리 대단치 않은 일부이더라도)가 되어 효과적일지 말하는 것이다.

그릇된 희망과 그릇된 절망 모두 예기치 않은 피해를 안겨줄 수 있다. 둘 사이를 잘 헤쳐가기 위해 의사는 병이 대부분의 사람들에게 어떻게 진행되는지, 혹은 자신이 맡았던 같은 진단을 받은 환자에게 어떤 일이 일어났는지만 갖고 판단하거나, 방 저편에서 본 환자의 모습으로 진단을 내려서는 안 된다. 병을 앓고 있는 환자 개인에 대한 현재의 정보를 가급적 많이 모으는 것이 중요하다. 페퍼의 신경과의사를 만나야 하는 이유이다.

그의 신경과의사를 만나다

활기찬 의사 조디 C. 펄Jody C. Pearl이 페퍼를 진찰한다. 그녀는 나에게 페퍼의 팔과 다리를 잡고 움직여보라고 했다. 몇 가지 파킨슨병 증상을 시범으로 보여주려는 것이다. 내가 움직일 때 페퍼의 오른손이 톱니바퀴처럼 툭툭 걸리는 것이 느껴졌다. 그녀는 일반적인 신경과 검사를 통해 페퍼의 팔다리 네 개 모두 톱니바퀴 경직을 보인다는 것을 알려주었다. 나도 그것을 느꼈다.

펄은 서닝힐 병원에서 바쁘게 일하는 젊은 신경과의사이다. 카하노비츠가 환자들을 그녀에게 넘겨주면서 "몹시 유능한" 의사임을 알아보았다. 그녀는 환자들을 친절하게 대하고 잘 살피며, 단도직입적이고, 최신 연구들에 해박하다. 새로 나온 처방약뿐만 아니라 줄기세포와 다른 개입 치료에도 관심이 많다. 그녀는 남아프리카 신경과학 소식지 《뉴런 SA》의 편집장이다. 페퍼를 맡은 지는 6년째로 그가 쓴 책도 읽었다.

"그는 모든 것에 독특한 방식으로 접근합니다. 처방약을 끊은 것만 봐도 알 수 있죠." 그녀의 말에서 그녀가 그의 행동을 인정하는 것이 느껴졌다. "그는 선제적으로 나서서 자신의 병을 처리했어요. 가만히 앉아서 병이 자신을 처리하도록 하지 않았죠. 그리고 알고 계시겠지만 존은 자신의 접근법과 관련하여 지역 단체와 상당한 논란을 빚었어요. 어쨌든 그는 파킨슨병의 많은 도전들을 이겨낸 것이 분명하고, 병의 몇 가지 양상에서 아주 좋은 상태입니다."

나는 펄에게 한 가지를 확실히 해달라고 했다. "당신이 파킨슨병이라고 말할 때 그것은 증상이 아니라 파킨슨병을 말하는 건가요?"

"물론이지요. 파킨슨병입니다." 그녀가 말했다.

펄은 뇌가 신경가소적이고 사람마다 약간씩 다르게 배선되어 있으며 뇌의 질병은 사람마다 다른 양상으로 나타나므로 환자마다 다른 접근법을 사용할 필요가 있다고 말했다. "환자는 교과서가 아닙니다. 모든 환자가 다릅니다. 모든 환자가 조금씩 다르게 진행하므로 장애의 스펙트럼이 있어요. 따라서 우리는 모든 환자에게 X라는 병에 대해 반드시 X라는 약을 처방해야 한다고 말할 수 없습니다. 그와 내가 이런 관계를 갖게 된 이유는 그의 요구사항을 내가 기꺼이 받아들였기 때문입니다. 그를 위해 내가 다른 무엇을 할 수 있었기 때문이 아닙니다. 이제 우리는

스스로 치유하는 뇌

파킨슨병 환자들이 운동하고 걸으면 신경성장인자가 분비된다는 것을 압니다. 그는 우리보다 먼저 이 사실을 알았어요."

그녀는 페퍼가 의식적 기법을 사용하면 얼굴에 감정을 나타낼 수 있지만, 그에게 엄지와 검지 손가락을 함께 두드리도록 하면 파킨슨병의 전형인 가면 같은 얼굴이 나타난다고 했다. 페퍼도 알지 못하는 미묘하고 재빠른 반응이다. 그가 듣지 못하는 거리에서 그녀가 설명했다. "내가 그에게 두 가지 일을 동시에 시켜서 집중력을 흩트리거나 다른 일에 집중하도록 하면 파킨슨병 증상이 나타납니다." 그녀는 증상을 보려면 이런 "속임수"를 쓸 수밖에 없다고 했다. "왜냐하면 그는 의식적 동작 기법을 사용하도록 스스로를 훈련시켰으니까요."

그녀는 또 페퍼가 엄지손가락을 같은 손의 다른 손가락들과 연속적으로 맞댈 때 동작이 점차 느려지고 작아진다고 했다. 운동 경로가 제대로 작동하지 않는 것인데, 파킨슨병의 전형적 특징인 서동증의 양상이다. 그녀는 2005년에 페퍼를 맡기 시작한 이래로 그를 진찰하면서 이와 같은 미묘한 발견을 계속해서 한다.

그녀가 적은 초창기 진료 기록을 보면 페퍼의 첫 신경과의사 A가 20년 전에 기록한 것과 같은 증상들이 있다. 그녀가 페퍼를 처음 진찰했을 때 그는 오른편에 톱니바퀴 경직을 보였고, 떨림이 있었고, 의식적 걷기 기법을 사용하지 않으면 오른쪽 다리를 끌었고, 의식적으로 집중하지 않으면 팔의 흔들림이 감소했다. 감추기가 거의 불가능한 징후와 증상들이 있었다. 의사는 파킨슨병 환자가 보이는 초당 4회에서 6회의 떨림을 안다. 처음 진찰했을 때 그녀는 공신력을 널리 인정받는 검사인 '혼과 야 척도Hoehn and Yahr Scale'를 사용했다. 이것은 임상과 연구 목적으로 파킨슨병의 심각한 정도를 등급으로 나누는데, 페퍼는 최고 5단계에서 2.5단계로 나타났다.

"존은 '잡아당기기 검사'에서도 비정상적 반응을 보였어요. 자세가 불안정하다는 징후죠." 펄의 말이다. 처음에는 그렇지 않았는데 시간이 지나면서 비정상적 반응이 나타났다. 근원적인 파킨슨병이 진행 중이라는 뜻이다. 이 검사에서 환자는 발을 살짝 벌린 채 서고, 의사가 그 뒤에 선다. 의사는 환자를 부드럽게 잡아당기고 환자는 균형을 유지하려고 한다. 만약 환자가 두세 발짝 뒤로 물러나거나 물러나지 않고 넘어지면, 잡아당기기 검사에서 양성이다.

그녀는 페퍼의 많은 파킨슨병 증상들을 세심하게 기록했다. "그가 맨 처음 나를 보러 왔을 때 걷는 것이 어렵다고 했고(당시는 그가 의식적 기법을 사용하지 않았을 때다) 변비, 피로감, 한밤중에 빈번한 요의, 짜증, 갈등, 집중력 결여, 낮의 졸림, 삼키기 어려움, 기억력 상실, 우울증을 토로했습니다."

"파킨슨병은 임상 진단입니다." 이 말은 임상의가 병력과 진찰을 통해 내리는 진단이라는 뜻이다. 그녀는 MRI 뇌 스캔을 할 수도 있다고 했는데, 이것으로 파킨슨병을 확인하지는 못하고 뇌졸중, 치매, 기타 파킨슨병과 비슷한 문제들을 제외시킬 수 있다고 한다. DAT 스캔이라고 하는 요하네스버그에서는 아직 할 수 없는 새로 나온 비싼 검사는 뇌 스캔으로 도파민의 고갈을 찾는다. 하지만 이것은 "진단을 내리기 망설여지는 파킨슨병 증상의 환자에게" 극히 제한적으로 사용된다. "일상적으로 하는 검사가 아닙니다. 파킨슨병은 임상 진단이 우선이니까요. 딱 한 번 DAT 스캔을 해봤습니다. 서른다섯 살의 환자였는데, 그 나이에 파킨슨병이라는 말을 차마 못 하겠더군요."

"남아프리카에서 재활을 위해 표준적으로 추천하는 것이 있나요?"

내가 물었다.

"표준적으로 추천하는 것은 없습니다." 그녀는 자신의 환자들에게 운동 지도사를 찾아가서 자세를 조정하고 스트레칭과 근력 훈련, 심장 건강 운동을 하라고 권한다. 지난 8년 동안 페퍼도 일주일에 두 차례 한 시간짜리 운동 프로그램에 가입하여 스트레칭을 하고 동작의 긴장을 풀고, 1킬로그램 아령이나 운동 밴드로 가벼운 근력 훈련을 해왔다.

걷지 않으면 어떻게 될까

페퍼의 걷기가 보여주는 치료의 위력은 그가 빠르게 걷기를 할 수 없을 때 가장 분명하게 드러난다.

파킨슨병 환자들은 기침 반사가 손상되고 가슴 근육이 뻣뻣해져서 흉부 감염이 일어나기 쉽다. 페퍼도 끈질긴 흉부 감염을 여러 번 겪었다. 다섯 차례 항생제 치료를 받는 동안은 걷는 것을 중단해야 했다. 1999년에는 척추 수술을 받느라고 운동을 할 수 없었다. 이렇게 그가 운동하지 못할 때마다 파킨슨병 증상이 완연하게 나타났다. 대체로 맨 처음 재발한 증상은 어색한 동작이었다. 탁자 위의 물건을 넘어뜨렸고, 어딘가에 부딪혔고, 음식을 입으로 가져가다가 흘렸고, 다리를 끌고 절뚝거렸다. 말도 빠르게 악화되어 제대로 알아들을 수 없게 되었다. 피곤하면 목소리가 아주 약해졌고, 수면 패턴이 불규칙해졌다. 6주도 안 가서 그가 진단받기 직전에 있었던 거의 모든 증상들이 돌아왔다. 페퍼는 6주 운동하고 나서야 돌아온 증상들을 되돌릴 수 있었다.

2008년에 그는 왼발 인대를 다쳐서 회복에 넉 달이 걸렸다. 당연히 걷지 못했다. 그가 걷기를 통해 제어해왔던 파킨슨병 증상들이 이번에도 활개를 쳤다. 그는 조급한 마음에 욕심을 부려 걷기를 너무 열심히 하다가 또다시 다쳤다. "처음에는 느린 속도로 10분씩 걷는 것을 일주일에 세 차례 하고, 그런 다음 2주마다 5분씩 시간을 늘려야 했다는 것을 되새겼죠." 이렇게 6개월을 노력했지만 아직 7킬로미터를 걷는 데 한 시간이 넘게 걸렸다. 거의 최고 속도에 근접하는 지금은 한 시간 이내에 8킬로미터를 걷는다.

결국 그의 개선이 보여준 신경가소적 '기적'은 지속적인 보살핌과 적용을 필요로 했다. 심각한 운동 장애가 여전히 남아 있었기 때문이다. 그의 걷기가 한 일은 신경성장인자를 자극함으로써 여전히 강압적 상태에 놓여 있는 체계에 힘을 실어준 것이었다. 앞으로 보겠지만 지속적인 질병의 과정을 겪지 않은, 뇌졸중처럼 일회적인 뇌 조직 손상을 입은 환자는 효과를 유지하기 위해 신경가소적 개입을 계속 적용하지 않아도 된다. 페퍼가 보여준 것은 걷기가 뇌 건강 전반에 도움을 준다는 것과 운동이 뇌 건강 관련 프로그램에 반드시 포함되어야 한다는 것이다.

오랜 세월 동안 운동은 파킨슨병 환자에게 권장 사항이 아니었다.[27] 파킨슨병 진단을 받고 나면 환자는 신체 활동을 줄이는 경향이 있고, 12~15퍼센트만 물리치료를 권장받는다.[28] 예전의 연구들을 보면 운동의 효과를 입증하는 것도 있지만 뚜렷한 효과가 없다는 연구도 있었고, 몇몇 연구는 운동이 오히려 병리를 악화시킬 수도 있다고 주장했다.[29] 이미 오래 사용해서 닳은 도파민 체계는 지나친 요구를 받으면 혹사당하는 것일까?

현재 우리는 일반적으로 뇌는 과하게 사용해서 닳기보다 충분히 사용하지 않아서 낭비되는 경우가 더 많다고 알고 있다. 서서히 운동을 늘리면서 세션 사이에 쉬고, 질병이 지나치게 많이 진행되기 전에 운동을 시작하면 된다. (한 연구에 따르면 근위축성 측삭 경화증amyotrophic lateral sclerosis, ALS이라고 하는 병은 예외로 보인다. 인간 ALS 유전자를 이식한 암컷 생쥐를 자극이 활발한 환경에서 키웠더니 정상적인 환경에서 키운 것보다 빠르게 악화되었다.[30])

오늘날 의사들은 이같은 오랜 두려움과 운동이 도움이 된다는 최근의 증거 사이에 갇힌 듯하다. 대부분의 의사들은 병의 증상을 보고 약의 부작용을 살펴서 처방하고, 운동의 필요성은 의례적으로만 언급한다. 환자에게 어떻게 하라는 말 없이, 계속해서 움직이라고 권한다. 이런 조언은 결코 충분하지 않다. 파킨슨병이 진행됨에 따라 활동성이 점점 줄어들기 때문에 환자에게 어떻게 움직여야 하는지 가르쳐주는 것이 필요하다. 아이러니하게도 목소리 문제 때문에 환자에게 운동이 수반되는 언어치료를 시키는 신경과의사는 많다. 그러나 강도 높은 걷기를 시키는 의사는 좀처럼 없다.

걷기의 과학

페퍼의 걷기 치료는 과학적으로 어떻게 입증될까?

걷기는 워낙 자연스럽고 평이한 활동이어서 고도의 신경가소적 기법으로 여겨지지 않겠지만, 가장 강력한 신경가소적 개입 가운데 하나이다. 나이가 어떻게 되든 상관없이 빠르게 걸으면 해마에 새로운 세포가 만들어진다. 해마는 단기 기억을 장기 기억으로 바꾸는 데 핵심 역할을 하는 뇌 부위다. 100년 동안 신경해부학자들은 간, 피부, 혈액, 기타 장기들처럼 성인의 뇌가 죽은 세포를 대체하는 새로운 세포를 만들 수 있다는 증거를 찾으려고 애썼지만 그런 것은 없는 듯했다. 그러다가 1998년에 두 과학자, 미국의 프레드릭 '러스티' 게이지Frederick 'Rusty' Gage와 스웨덴의 페테르 에릭손Peter Eriksson이 해마에서 그와 같은 새로운 세포를 발견했다. (이 발견에 대해서는 『기적을 부르는 뇌』 10장에서 상세하게 설명했다.)

동물을 활발한 환경에 두면 신경가소적 변화가 일어난다는 것을 발견한 많은 연구들이 이어졌다. 활발한 환경을 사용한 첫 연구로, 캐나다 심리학자 도널드 헵Donald Hebb은 쥐를 실험실에 두지 않고 집으로 데려가 애완동물처럼 자유롭게 거실을 돌아다니도록 했다. 그는 이렇게 키운 쥐가 실험실 우리에서 키운 쥐보다 문제 해결 테스트를 더 잘했음을 보여주었다.[31] 심리학자 마크 로젠츠바이크Mark Rosenzweig는 자극이 활발한 환경에서 키운 동물이 전형적인 우리에 가둬놓은 동물보다 뇌에 더 많은 신경가소적 변화가 일어났고 더 많은 신경전달물질을 만들었음을 입증했다. 이런 동물들의 뇌는 더 무거웠고 부피도 컸다.

프레드릭 게이지의 실험실은 두 가지 다른 중요한 발견을 했다. 첫째, 생쥐에게 공이나 튜브 같은 장난감을 풀어놓은 환경에 45일 동안 노출시키자, **인지 자극**이 해마의 신경세포를 보존했다(세포가 죽지 않았다). 두 번째 발견은 게이지의 동료 헨리에트 반 프라그Henriette van Praag가 한 것이다. 생쥐를 자극이 활발한 환경에 둘 때 신경세포 확산(새로운 신경세포 '생성')에 가장 효과적으로 기여하는 것은 달리는 바퀴였다.[32] 앞에서 말했듯이 바퀴는 저항력이 없으므로 동물은 실제로 '달리기'보다 빠르게 걷기에 가까운 행동을 한다. 한 달 동안 바퀴에서 빠르게 걷기를 한 생쥐

스스로 치유하는 뇌

의 해마에 새로운 신경세포가 두 배로 늘었다. 게이지는 이런 성장이 일어난 이유를 이렇게 설명한다. 자연적인 환경에서 강도 높은 빠르게 걷기는 새롭고 다른 환경을 접할 때 일어나고, 이때 탐구와 새로운 학습이 필요하므로 '선제적 확산anticipatory proliferation'이라고 부르는 것이 촉발된다.

이런 발견에 신경과학계는 폭발적으로 반응했다. 빠르게 걷기와 자극이 활발한 환경은 뇌의 힘을 증가시키고 보존할 수 있을까? 인지적 활동과 신체 활동은 어떤 관계가 있을까? 빠르게 걷기가 촉발하는 다른 신경가소적 과정이 있을까? 파킨슨병, 알츠하이머병, 헌팅턴병, 다발성 경화증 같은 신경퇴행성 장애를 앓는 뇌가 이런 활동으로 도움을 받거나 치료될 수 있을까?

오스트레일리아의 젊은 신경과학자 앤서니 해넌은 옥스퍼드에 있을 때 치매와 심각한 운동 장애, 우울증을 일으키는 헌팅턴병에 대해 대담한 주장을 했다. 그때까지 헌팅턴병은 "유전자 결정론의 표본"으로 여겨졌다. 유전자가 막강하게 배타적으로 일으키는 병이어서 환경은 결과에 아무런 영향을 미치지 못한다는 것이 중론이었다. '스터터stutter(유전자 암호 일부에 나타나는 잘못된 반복)'가 뇌로 하여금 화학물질 글루타민을 지나치게 많이 생성하도록 하고, 이것이 결국 뇌를 독살시키는 병이다. 대부분의 과학자들은 이런 내부적이고 미세한 과정을 극복하는 것은 유전공학에 획기적 진전이 일어나지 않는 한 거의 불가능하다고 여겼다.

그러나 해넌은 헌팅턴병에서 보이는 무자비한 쇠락이 **부분적으로는** 신경가소적일 수도 있다고 생각했다. 게이지의 연구를 비롯하여 신경가소성의 진전들에 대해 알고 있었던 그는 '독살poisoning'이라고 하는 것이 어쩌면 신경가소적 기능장애를 일으켜서 신경세포 사이의 새로운 연결(시냅스) 형성에 영향을 미치는 것인지도 모른다고 생각했다.

"헌팅턴병과 알츠하이머병 같은 뇌 질환의 경우, 시냅스는 그 토대가 되는 분자에 일어난 변화 때문에 오작동을 일으키기 시작해서 신경세포 사이에 정보가 정확하게 전달되지 않는 것으로 보입니다." 해넌이 내게 설명했다. "이런 변화는 뇌 기능을 손상시킵니다. 몇몇 경우 시냅스가 완전히 소실되기도 하며, 이것도 학습과 기억 같은 뇌 기능을 망가뜨리죠. 나는 우리가 감각적·인지적·신체적 활동의 수준을 끌어올림으로써 더 많은 시냅스의 성장을 자극하고 '시냅스를 더 혹독하게 몰아붙일' 때 무슨 일이 벌어지는지 알고 싶었습니다."

해넌은 대학원생 안톤 반 델렌Anton van Dellen과 함께 획기적인 실험을 했다.[33] 인간 헌팅턴병 유전자를 이식한 생쥐가 탐험할 물건들이 풍부하게 놓인 환경에서 인지 자극을 받으면 발병 시점이 확연히 늦춰졌다. 환경 자극이 신경퇴행성 장애의 유전자 모델에 유익한 영향을 준다는 것을 처음으로 입증한 연구였다.

해넌 연구팀의 두 번째 실험은 생쥐가 달리는 바퀴에서 시간을 보낸 것이 헌팅턴병 발병을 늦추는 데 기여했음을 보여주었다.[34] 물론 인지 자극과 감각 자극 모두가 중요했다. 그리고 이것은 존 페퍼가 하는 두 가지 일이다. 그는 빠르게 걸을 뿐만 아니라 계속적인 인지 자극을 스스로에게 제공한다. 발을 옮기고 각각의 동작을 행하는 것을 유심히 느끼고 관찰하기 위해 그가 발휘하는 집중력은 감각 능력과 인지 능력을 가동한다. 또 진단을 받은 뒤로 십자말풀이나 숫자퍼즐, 브리지·체스·포커·도미노를 한다. CD에 노래를 녹음하고, 프랑스어를 배우고, 포짓 사이언스Posit Science 회사에서 개발한 온라인 두뇌훈련 프로그램을 하는 등 여러 방법으로 마음을 자극시킨다.

페퍼는 복권 숫자를 알아맞히는 컴퓨터 프로그램을 만들고 있다. 복권에 당첨되기 위해서만이 아니라 뇌에 도전을 주기 위해서다. 여행도 많이 다니는데 좋은 일이다. 새로운 나라와 문화의 생경함은 그에게 학습을 부채질하고, 도파민과 노르에피네프린(신경과학자 엘코논 골드버그Elkhonon Goldberg가 강조하듯이 "새로운 정보 처리에 특히 능숙한" 우반구에 더 많이 분포되어 있다고 알려진 뇌 화학물질[35]) 분비를 돕는다. 여행은 자발적 걷기를 자극하는 면도 있다. (그는 지금까지 75개국 이상을 다녔다. 터키, 아이슬란드, 레바논, 이집트, 유럽 전역, 알래스카를 포함한 미국 28개 주, 중국, 아르헨티나, 칠레와 케이프 혼, 말레이시아, 오스트레일리아, 아프리카 곳곳을 여행했다.)

해넌(멜버른 소재 플로리 신경과학 정신건강 연구소의 신경가소성 부서장)과 동료들은 헌팅턴병을 앓는 생쥐에게 신경가소적 개입을 사용하여 운동 장애, 인지 장애, 기분, 뇌 크기와 분자 기제에 영향을 미칠 수 있음을 보여주었다. 그의 연구진과 가까운 동료들, 그리고 다른 신경과학자들은 이제 환경 강화와 활발한 신체 활동이 파킨슨병, 알츠하이머병, 간질, 뇌졸중, 외상성 뇌 손상을 앓는 동물에게서 발병을 늦추거나 진행을 더디게 하거나,[36] 더 좋은 결과를 얻게 할 수 있다는 증거를 모으고 있다. 해넌의 연구는 헌팅턴병으로 우울 증상을 겪는 생쥐에게 운동이 플루옥세틴(프로작)만큼이나 효과적임을 보여주었고,[37] 레트 증후군[38]으로 알려진 자폐 스펙트럼 장애와 조현병을 앓는 생쥐에게 환경 강화가 유익한 영향을 준다는 것을 입증했다. 해넌의 동료 엠마 버로스Emma Burrows는 유전자 조작으로 조현병과 유사한 과정을 겪는 생쥐들을 연구하여 이런 쥐들이 새로운 탐험의 기회가 많은 환경에서 자라면 스트레스에 대한 인지 반응이 정상으로 돌아오는 효과가 항정신성 의약품만큼 크다는 것을 보여주었다.[39] 그러나 오로지 자발적으로 바퀴를 달리는 운동만이 신경퇴행을 늦춘다. "강제로 달리게 하면 스트레스가 생겨 효과가 없어요." 그녀의 말이다.

해넌의 신경가소성 실험실에서 행해진 거의 모든 신경퇴행성 질환 연구들은 신체 활동과 정신적 자극(환경 강화를 통한)의 결합이 좋은 결과를 거두는 핵심임을 보여준다. 이런 실험들은 유전적으로 이런 질환에 취약한 생쥐들이 적절한 운동과 인지 자극을 꾸준히 병행함으로써 장애가 일어나지 않도록 보호하거나 유전적 취약성으로 인해 일어나는 손상을 보완하는 데 도움이 되는 인지적 저장고(가외加外의 '예비' 뇌 연결)를 마련할 수 있다는 긍정적인 면을 이야기한다.[40]

파킨슨병 환자들이 운동을 통해 효과를 보았다는 임상적 보고와 소규모 연구들이 나오면서 과학자들은 1950년대부터 운동이 파킨슨병에 미치는 효과를 연구하기 시작했다.[41] 그들은 새로운 처방약을 테스트할 때처럼 동물을 활용하여 운동의 효과를 연구했다.

1982년에 두 화학물질 MPTP와 6-OHDA가 인간에게 파킨슨병과 유사한 질환을 일으킬 수 있다는 것이 밝혀졌다. MPTP는 흑질에 있는 도파민성 신경세포를 파괴하는 신경독소이며, 파킨슨병 환자와 똑같은 손상을 일으킨다. 과학자들이 생쥐에게 MPTP를 투여하자 영구적으로 파킨슨병 비슷한 증상을 보였다. 현재 연구자들은 새로 나온 약이나 치료가 효과적이고 안전한지 알아보기 위해 이런 생쥐들을 모델로 사용한다. 두 번째 화학물질 6-OHDA를 쥐의 뇌에 투여하면 마찬가지로 도파민 손실이 일어나고 파킨슨병 비슷한 증상이 나타난다. 나중에 6-OHDA는 파킨슨병을 앓는 인간에게서도 발견되었다.[42]

오스틴에 있는 텍사스 대학 신경과학 연구소의 제니퍼 틸러슨Jennifer

Tillerson과 동료들은 MPTP와 6-OHDA를 투여하여 파킨슨병을 일으킨 동물을 사용한 실험에서 화학물질이 기저핵의 도파민을 고갈시키는 바로 그날부터 매일 적절한 정도로 트레드밀 달리기를 하면 기저핵의 도파민 체계가 악화되지 않고 보호된다는 연구를 발표했다. 동물들은 화학물질을 투여받고 나서 9일 동안 적절한 트레드밀 운동을 했다. 하루 두 차례 운동하면 움직이는 능력을 잃지 않고 완전하게 회복할 수 있었다. 게다가 효과는 4주, 그러니까 운동을 중단하고 19일째 되는 날까지 지속되었다. 그 무렵에 뇌를 검사했는데 운동한 동물이 하지 않은 동물보다 흑질에서 도파민을 생성하는 체계를 더 잘 보존하고 있었다. 존 페퍼가 몸소 겪었던 사실, 병이 진행되는 초기부터 운동을 꾸준히 하면 동작이 보존된다는 것을 동물 실험을 통해 확인한 것이다. (동물의 뇌가 더 이상 파킨슨병처럼 보이지 않았다는 사실은 페퍼로 하여금 섣불리 자신이 죽고 나서 뇌 스캔을 해보면 파킨슨병을 앓았음을 회의론자들에게 입증할 수 있으리라는 주장을 못 하게 만든다. 그의 신경가소적 운동 덕분에 동물에서처럼 도파민 체계가 보존되었을 가능성이 있기 때문이다.)

또 하나의 주요한 발견은 파킨슨병 비슷한 증상을 앓는 동물이 운동을 하면 뇌에서 두 가지 종류의 성장인자인 GDNF(신경교세포 유래 신경영양인자)와 BDNF(뇌 유래 신경영양인자)가 분비되어 뇌세포 사이에 새로운 연결을 만들 수 있다는 것이다.[43]

파킨슨병과 운동 연구의 세계적 권위자로 꼽히는 피츠버그 신경퇴행성 질환 연구소의 마이클 지그몬드의 연구진은 이렇게 말한다. "출판된 것이든 아니든 우리의 연구 결과들은 한결같다. 환경을 강화하고 걷는 것을 늘리면 6-OHDA를 투여한 쥐와 MPTP를 투여한 생쥐, 원숭이에서 도파민 세포의 손실이 대거 줄어든다. 비슷한 결과를 보고하는 연구들이 이어지고 있다."[44]

지그몬드는 쥐, 생쥐, 원숭이를 트레드밀에 걷게 함으로써 운동이 파킨슨병을 앓는 동물에서 뇌를 보호하는 신경성장인자 생산을 야기할 수 있음을 보여주었다.[45] 그와 동료들은 MPTP나 6-OHDA를 투여하기 3개월 전부터 동물들에게 운동을 시켰고, 투여하고 나서 두 달 동안 운동을 계속하게 했다. 운동은 동작 문제를 감소시키고 신경성장인자 GDNF의 양을 늘렸다.[46] GDNF는 파킨슨병을 앓는 인간의 흑질에서 줄어드는 물질이기 때문에 이것은 희소식이다. 뇌 스캔과 화학 분석을 통해 도파민 생성 세포가 운동한 동물의 뇌에서 보존되었음이 밝혀졌다.

지그몬드 연구진은 또한 동물에게 단기간 약간의 스트레스를 가하면 실제로 도파민 가용을 늘릴 수 있다는 것도 알아냈다. 그는 약간의 스트레스가 보호 기제를 가동시켜서 더 큰 스트레스에 대비하도록 하는 것이라고 추정했다. 존 페퍼도 항상 스스로에게 약간의 스트레스를 주고 땀이 쏟아질 만큼 충분히 빠르게 걸어야 한다고 강조했다. 또 지그몬드 연구진은 계속적인 스트레스는 세포 손실로 이어진다는 것도 알아냈다. 페퍼는 병에 대처하기 위한 일환으로 삶에 극심한 스트레스를 주던 일을 그만두었다.

운동을 하면 신경세포 사이의 연결의 수가 늘어난다. BDNF는 여기서 중요한 역할을 할 가능성이 아주 높다. 특정한 신경세포들이 함께 발화하는 활동을 하면 뇌는 BDNF를 분비한다. 이 성장인자는 신경세포의 연결을 강화하고 함께 배선되도록 도와서 나중에 함께 발화하도록 한다. (BDNF를 배양접시에 놓인 신경세포들에 뿌리면 세포 연결 가지들이 자란다. 신경세포를 둘러싼 얇은 지방 피막의 성장도 촉진되어 전기 신호 전달 속도가 빨

스스로 치유하는 뇌

라진다.) BDNF는 또한 신경세포의 퇴화를 막는다.[47] 달리지 못하는 쥐들은 BDNF를 덜 만들어낸다.[48] BDNF도 파킨슨병 환자들의 흑질에서 줄어든다.

　　신경과학자이자 가소성 연구자 칼 코트먼Carl Cotman, 헤더 올리프Heather Oliff, 그리고 동료들은 달리는 바퀴에서 자발적으로 운동하는 생쥐에서 BDNF가 증가한다는 것을 보여주었다.[49] 달리는 거리가 길수록 BDNF도 그만큼 더 증가한다. BDNF의 증가는 해마에서 일어나는데, 해마는 우리가 보았듯이 학습에 결정적인, 단기 기억을 장기 기억으로 바꾸는 일을 한다. (알츠하이머병*에 걸리면 단기 기억에 문제가 생기기 시작하는데, 파킨슨병 환자도 마찬가지로 기억 문제에 시달린다.) BDNF는 또한 선조체라고 하는 기저핵 부위에서 신경세포를 보호하고 세포 성장을 돕는다.[50] 몇몇 연구를 통해 운동으로 BDNF가 증가한다는 것이 밝혀졌다.[51]

　　운동이 BDNF를 증가시켜서 동물의 학습 능력을 높인다는 것을 보여주는 수많은 연구들이 있다.[52] 사람들도 운동으로 신체를 건강하게 유지한다면 인지 테스트에서 더 좋은 성과를 거둘 것이다. 코트먼과 동료 니콜 버치톨드Nicole Berchtold는 인간을 대상으로 한 연구를 통해 학습과 운동의 결합이 뇌 가소성 유지에 도움이 되고 가소성을 늘릴 수 있다고 주장한다. 학습은 더 많은 BDNF를 발현시키는 유전자를 활성화하고, BDNF는 학습을 촉진한다. 그러므로 더 많이 학습할수록 학습을 더 잘하게 되고 이에 동반되는 뇌의 변화도 많아진다.

　　학습과 운동은 좋은 조합이다. 중년에 뇌의 퇴화가 일어나기 시작할 때 운동은 더 중요하다. 운동은 퇴화 과정을 막는 몇 안 되는 방법 중 하

---

* 　노년에 BDNF 수치가 높으면 알츠하이머병이 예방된다는 최근의 연구가 있다.

나이다. 많은 사람들이 하루 종일 컴퓨터 화면 앞에서 보내는 요즘, 이런 이해는 어느 때보다 시급하다. 앉아서 지내는 생활은 심장병뿐만 아니라 암, 당뇨병, 신경퇴행성 질환에도 중요한 위험 요소라는 연구가 수없이 많다.[53] 만약 만병통치약이 존재한다면 그것은 걷기다.

학습된 비사용

파킨슨병 환자들은 팽팽한 올가미에 걸려 있다. 그들은 빠르게 걷기로 도움을 받을 수 있지만, 빠르게 걷기야말로 그들이 쉽게 하지 못하는 것이다. 그리고 걸을 수 없는 파킨슨병 환자는 '가만히 있지' 않는다. 병세가 악화된다. 이유는 여러 가지이다. 첫째, 파킨슨병은 진행성이다. 둘째, 뇌는 사용하지 않으면 잃는 기관이어서 걷기가 어려워지면 비활동성이 남은 걷기 회로를 시들게 만든다. 회로가 시들면 다시 사용하려고 노력해도 실패하기 쉽다. 그러면 패턴을 감지하는 뇌는 '학습된 비사용learned nonuse' 때문에 그가 걸을 수 없다고 '학습'한다.

학습된 비사용은 뇌졸중을 앓는 사람에게서 처음으로 관찰되었다. 100년 전부터 뇌졸중이 일어나면 뇌는 기능해리diaschisis('총체적 충격'이라는 뜻)[54]라는 쇼크 상태에 접어든다고 알려져 왔다. 뇌졸중으로 신경세포가 죽으면 몇몇 세포에서 다른 세포들을 해치는 화학물질이 흘러나와 염증이 대단히 활성화되고 죽은 조직 주위에서 혈류가 막힌다. 이런 사건들은 뇌졸중이 일어난 부위만이 아니라 뇌 전체에서 기능을 망가뜨린다. 게다가 뇌는 손상을 처리하느라 지나치게 많은 포도당을 소모하므로 손상 직후에 '에너지 위기'를 겪는다.[55] (건강할 때도 뇌는 막대한 에너지를 소비한다. 체중의 2퍼센트밖에 나가지 않는 뇌는 몸의 에너지의 20퍼센트를 소비한다.) 기능해리는 대체로 6주가량 지속되며, 이 기간 동안 손상된 뇌는 추가적인 피해에 대처할 수 있는 에너지가 부족해서 극히 취약한 상태에 놓인다.[*][56]

뇌가 가소적임을 깨닫기 전에는 의사들은 뇌졸중 환자를 검사하여 남아 있는 정신적 기능을 살폈다. 뇌가 스스로를 '재배선'하거나 새로운 연결을 만들지 못한다는 것이 중론이었으므로 의사들이 할 수 있는 일은 쇼크가 가라앉을 때까지 기다렸다가 어떤 인지 능력이 남아 있는지 살펴보는 것이 전부였다. 그들은 이것이 환자의 회복의 95퍼센트라고 여겼다. 운이 좋으면 환자는 6개월이나 1년 사이에 약간의 추가적 진전을 거둘 수도 있다. 환자의 재활은 그저 남아 있는 회로를 되살리려는 시도에 불과했다. 한동안 사용하지 않았던 펌프를 가동하는 것처럼 말이다. 그와 같은 펌프 가동은 오래 걸리지 않아서 재활 치료는 일주일에 몇 시간을 6주 정도 지속하는 것이 고작이었다. 운동을 통해 **새로운** 연결을 만든다거나 뇌의 건강한 부위가 잃어버린 기능을 학습하도록 완전히 다시 가르친다는 생각은 확실히 없었다. (불행히 오늘날에도 대부분의 환자들은 대단히 제한적인 재활 치료를 받는다.)

가장 중요한 신경가소성자 가운데 한 명인 에드워드 토브Edward Taub는 일련의 실험을 통해 뇌졸중을 입은 동물과 사람이 6주가 지나고 남아 있는 기능의 수준으로만 평생 지내지 않아도 된다는 것을 알아냈다. 그는 뇌졸중 환자에서 기능해리가 일어나는 동안 마비된 팔을 사용하려다가 하지 못하면 그것을 사용하지 않기로 '학습'하여 제대로 기능

---

[*] 그래서 뇌진탕이나 뇌 손상을 입은 사람은 완전히 치료되기 전에 2차적 손상을 입지 않도록 주의해야 한다.

하는 팔에 의지한다는 것을 보여주었다. 마비된 팔을 관장하는 뇌의 회로는 사용하지 않아서 버려지는 것이다. 토브는 한쪽 팔이 마비된 환자가 그 팔을 사용하는 법을 배울 수 있음을 보여주었다. 그는 환자의 멀쩡한 팔에 깁스를 하고, 마비되거나 부분적으로 마비된 팔을 훈련시켰다. 멀쩡한 팔을 깁스해서 제약을 가하면 환자는 거기에 의지할 수 없다. 그러면 환자는 마비된 팔을 점차적으로 움직이도록 훈련시켰다. 이런 기법은 뇌졸중이 일어나고 몇 년이 지난 뒤에도 효과가 있다.

토브는 '강제 유도 치료'라고 하는 자신의 치료법을 뇌졸중으로 팔을 사용하지 못하게 된 환자에게 맨 처음 적용하여 성공했고, 이어 마비된 다리에 적용했다. 뇌 스캔 연구는 환자들이 토브의 치료법으로 회복할 때 부상 부위 인근 신경세포들이 망가지거나 죽은 세포로부터 주도권을 넘겨받는 것을 보여준다. (그의 연구에 대해서는 『기적을 부르는 뇌』 5장에서 상세하게 논의했다.)

파킨슨병 비슷한 증상을 가진 동물을 이용한 틸러슨, G.W. 밀러, 지그몬드 등의 실험은 학습된 비사용이 파킨슨병에서 중요한 역할을 하며, 토브의 기법을 사용하면 놀랄 만한 향상을 거둘 수 있음을 보여준다.[57]

6-OHDA를 쥐에게 투여하면 도파민의 90퍼센트를 고갈시켜서 몸의 한쪽에 심각한 파킨슨병 증상을 일으킬 수 있다. 이런 동물의 멀쩡한 팔과 다리를 깁스하면 어쩔 수 없이 손상된 팔과 다리를 사용하게 된다. 7일 후 깁스를 풀 때가 되자 손상된 팔과 다리는 아무런 동작 문제도 보이지 않았다. 또 하나의 놀라운 결과였다. 결국 운동은 새로 손상된 체계가 계속해서 망가지는 것을 멈추게 했다. 도파민의 90퍼센트가 손실된 체계도 말이다. 이어 과학자들은 파킨슨병으로 손상된 팔과 다리를 7일 동안 깁스하여 동물이 사용하지 못하게 했다.[58] 그러자 좋아졌던 동작이

도로 사라졌다. (페퍼가 흉부 감염과 수술로 거동을 못하게 되어 운동을 멈추자 모든 증상들이 되돌아온 것을 기억하자.)

틸러슨과 밀러는 어쩔 수 없이 손상된 팔과 다리를 사용해야 했던 동물이 아무런 동작 문제도 보이지 않았고 도파민이 보존되었음을 보여주었다. 과학자들이 깁스를 3일 뒤로 늦추자 부분적인 동작 손상이 나타났고 도파민의 일부만 보존되었다. 깁스를 14일 뒤로 늦추자 도파민 수준은 전혀 보존되지 않았다.

이 연구는 진행이 많이 된, 생사를 가르는 심각한 질병도 동물이 활발하게 움직일 수 있는 한 제동을 거는 것이 가능하다는 뜻이다. 이것을 사람에게 대입하면 운동은 파킨슨병 초기 증상을 보이는 사람에게 최우선적으로 권장되어야 한다는 의미가 된다. 틸러슨, 밀러, 지그몬드는 도파민 손실이 겨우 20퍼센트 진행된 동물도 움직임을 제한받으면 곧 60퍼센트까지 떨어진다는 것을 보여주었다. 이런 결과를 보면 "줄어든 신체 활동은 파킨슨병의 증상일 뿐만 아니라 근원적인 퇴행을 앞당기는 역할"도 하는 것 같다.[59] 어쩌면 진단을 받은 환자가 할 수 있는 최악의 일은 신체 활동을 줄이는 것인지도 모른다.

내가 페퍼와 이런 실험들을 생각할 때면 미래에는 파킨슨병 환자들이 진단을 받고 그냥 집으로 돌아가는 것이 아니라 가까운 간병인들과 함께 '파킨슨병 치료 캠프'를 가는 상상을 해본다. 그곳의 전문가들은 운동과 활동이 질병 관리에 필수적이라고 설명하고, 신경가소성 과학의 원리를 상세히 소개하고, 그들의 걸음걸이를 분석하고, 의식적 걷기와 동작을 가르치고, 그들이 다치거나 피곤해서 지치지 않도록 '평생 달리기/걷기' 같은 프로그램을 실시한다. 목표는 진단이 내려짐과 동시에 그들이 할 수 있을 때 계속 움직이도록 하여 신경성장인자를 자극하는 것이다. 그들은 그룹의 일원이 되어 진단의 심리적 외상에도 대처하고, 서로서로 의지를 북돋우도록 돕는 법을 배운다. 파킨슨병 환자는 수동적으로 보일 때가 많지만 꼭 그런 것은 아니다. 대부분의 사람들이 활동을 시작하는 것을 어려워한다. 그래서 치료 캠프가 필요하다. 환자도 자신의 병의 관리에 함께 노력하게 하고, 치료는 처방약을 먹는 것이 전부라는 생각에서 벗어나도록 하는 것이다.

물론 걷기가 유일한 운동은 아니다. (페퍼는 스트레칭, 동작, 협응, 근력 훈련도 받는다는 것을 기억하자.) 운동치료사(재닛 햄버그Janet Hamburg의 〈동기를 부여하는 움직임Motivating Moves〉 DVD를 보라)나 필라테스 강사 같은 사람들도 파킨슨병 환자들에게 운동을 추천한다. 무산소 운동은 걷기처럼 신경성장인자를 자극하지는 않지만, 경직성에 맞서 싸우고 균형 문제를 이겨내고 얼굴 동작 손실을 줄이는 등 다른 장점들이 있다. 토브의 '강제 유도 치료'는 치료 캠프에서도 꼭 가르쳐야 한다.

페퍼의 의식적 걷기 기법 말고 속임수도 도움이 될 수 있다. 올리버 색스는 거동을 못하는 파킨슨병 환자가 물에 빠진 사람을 구하려 휠체어에서 벌떡 일어난 사례를 소개했다.[60] 파킨슨병 환자는 **자발적으로** 이렇게 할 수는 없지만, 비상 상황에서 대안적인 뇌 경로가 비자발적으로 발화되어 동작을 시작할 수 있다. 이런 예기치 않은 동작을 역설 운동kinesia paradoxa이라고 한다. 네덜란드 신경과의사 바스티안 블로엠Bastiaan Bloem은 파킨슨병이 많이 진행되어 거의 걷지 못하고 대부분을 '얼어붙은' 채로 있던 환자가 자전거를 하루에 1.6킬로미터 달려 운동 효과를 얻고 건강을 되찾는 것을 보고 놀랐다. 자전거를 타고 있으면 그는 탁월한 균형 감각과 유려한 몸동작으로 완벽하게 정상처럼 보인다.[61] 그런데 자전거에서 내려오면 금방 얼어붙고 만다. 일단 바퀴가 돌아가면 동작을 시작하는 문제가 극복되기 때문으로 보인다. 블로엠은 현재 파킨슨병 환자 600명을 대상으로 강도 높은 자전거 타기가 질병의 진행을 늦출 수 있는지 알아보는 임상 실험을 진행 중이다. 많은 파킨슨병 환자들이 균형 문제 때문에 걷는 데 어려움을 겪으므로 자전거 운동은 좋은 대안이다. 균형 운동[62]도 중요하다.

동기부여와 운동-동작 체계, 도파민, 신경가소성의 관계가 생각했던 것보다 훨씬 미묘하다는 사실이 드러나면서 새로운 돌파구가 마련되었다. 일반적으로는 도파민이 동작에 꼭 필요한데 파킨슨병 환자는 흑질과 선조체에 도파민이 절대적으로 부족해서 움직일 수 없다고 알려졌었다. 그러나 도파민은 동작을 취할 가치가 있다고 '느끼는' 데도 필요한 것으로 밝혀졌다. 사람들이 애초에 동작을 취하고 싶다는 욕구를 느끼기 위해서도 도파민이 필요하다는 말이다. 습관적이고 자동적인 동작들이 특히 그러하다.

도파민에는 대단히 잘 알려진 또 하나의 기능이 있다. 사람들이 목표 달성에 다가갈 때 뇌의 보상 체계에서 좋은 결과를 기대하도록 분비하는 물질이 도파민이어서 '보상 신경전달물질'이라고도 불린다. 결과의 가치가 클수록 사람들은 결과를 얻으려고 더 빨리 움직이고 도파민이 더 많이 분비된다.[63] 도파민은 에너지를 북돋우고 보상 쾌락을 안겨준다. 또 도파민이 분비되면 보상 활동에 가담하는 신경세포들의 연결을 강화하여 우리가 그 활동을 수행하는 것을 돕는다.

이렇듯 도파민에는 파킨슨병과 관련하여 세 가지 특징이 있다. 첫째, 움직이고자 하는 동기를 부여한다. 둘째, 동작을 빠르고 용이하게 만든다. 마지막으로 동작에 관여하는 회로를 신경가소적으로 강화하여 다음에 그 동작이 더 쉬워지도록 한다. 그러나 애초에 동기부여가 없으면 동작이 일어나지 않는다.

최근의 연구를 보면 '움직이고자 하는 동기'가 파킨슨병에서 제대로 돌아가지 않으며, 파킨슨병 환자는 동기를 부여받으면 움직이는 경우가 많다고 한다. 컬럼비아 대학 운동수행 연구소의 피에트로 마초니Pietro Mazzoni 연구진의 연구는 파킨슨병 환자(존 페퍼가 입증했듯이)도 정상적인 동작을 할 수 있음을 보여준다. 그들은 다양한 동작 과제를 수행하는 파킨슨병 환자와 일반인들을 비교하여 파킨슨병 환자도 일반인만큼 정확하고 빠르게 운동 동작을 할 수 있고, 다만 연습이 더 많이 필요하다고 이야기한다.[64]

마초니와 동료들은 자신들의 놀라운 발견을 이런 식으로 설명한다. 사람이 움직이려고 할 때마다 뇌가 먼저 그 동작에 얼마나 많은 **노력**이 소요될지 평가하고 그 동작에서 얻어질 **보상**과 비교한다. 정상적인 환경에서 우리가 이렇게 '저울질하는' 기능을 수행하기 위해서는 도파민 체계가 필요하다. 도파민 수치가 떨어진 사람이 움직이면 보상의 쾌락을 경험하지 못한다. 신경과학자 야엘 니브Yael Niv와 미칼 리블린-에트지온Michal Rivlin-Etzion이 강조하듯이 저하된 도파민 체계는 동작의 이익이 무시할 정도로 낮고 '기회비용'을 고려할 때 시도할 만한 가치가 없다고 그냥 '추정'한다.[65] 파킨슨병 환자가 동작을 행하는 속도는 동작의 에너지 비용에 대해 얼마나 많은 보상이 기대되는지와 부분적으로 관련되므로 낮은 도파민 수치는 아주 느린 동작, 다시 말해 서동증을 만든다. 마초니가 발견한 것이 바로 이것이었다. 더 많은 노력을 요구하는 어려운 동작 과제에서 파킨슨병 환자는 "동작 과제의 에너지 요구가 늘어나면 더 느리게 움직이려고 제어하는 경향이 강"했다. 이런 현상은 환자가 일상적인 동작을 수행할 때 일어났고, 환자가 물에 빠진 사람을 보고 구하려고 휠체어에서 일어난 것에서 비추어 보았을 때 비상 상황에서는 발생하지 않았다는 것은 의미심장하다.

파킨슨병 문제의 상당 부분이 동작 **동기부여** 화학과 관련이 있음을 간파한 신경과학자들이나 의사들이 거의 없었다는 점은 의외로 여겨질 수 있다. 도파민이 보상 화학의 필수적인 부분임은 과학자들이 수십 년 전부터 알고 있었으니 더 그렇다. 그러나 이런 '저울질' 기능이 대체로 의식 밖에서 일어난다는 것을 생각하면 이런 간과도 이해된다.

마초니와 동료들의 발견이 파킨슨병 이해에 갖는 중요성은 아무리 강조해도 지나치지 않다. 파킨슨병 환자들은 그저 정상적으로 정상적인 속도로 움직이지 못하는 것이 **아니다.** 운동계에서 동기부여를 담당하는 부분이 근본적으로 손상된 것이기도 하다. 니브와 피터 다얀Peter Dayan은 도파민이 습관적인 활동에 '에너지'와 '동력'을 불어넣는다고 주장한다. 마초니와 동료들은 이렇게 말한다. "운동계는 나름의 동기부여 회로가 있다.[66] …… 선조체 도파민은 또한 동작의 값을 높게 쳐서 활동에 에너지를 불어넣는다." 파킨슨병은 증상으로 보면 운동 장애처럼 보이지만 '인지적', '정신적' 뿌리를 갖고 있으므로 신체질환인 동시에 정신질환이기도 하다.

바로 이런 점 때문에 파킨슨병 환자에게 도파민 손실로 움직임이 막혔다고 가르치면 문제가 된다. 긍정적 태도가 필요한 순간에 수동적 체념만 강화할 수 있다. 그리고 뇌는 사용하지 않으면 잃는 기관이므로 파킨슨병 환자가 덜 움직일수록 움직임에 가동되는 신경세포 회로와 근육들이 더 빨리 약화되어 퇴화를 앞당긴다. 파킨슨병 환자에게 운동 장애라고 말하는 것으로 그치면 그렇게 되기를 바라는 것과 다를 바 없다. 이렇게 말하는 것이 낫다. "당신의 장애는 동작이 손상되면서 동작에 필요한 동기부여도 심각하게 손상된 상태입니다. 하지만 이 사실을 유념하고 의식적인 정신력을 가동하면 상당한 정도로 손상을 되돌릴 수 있습니다."

파킨슨병 치료 캠프는 환자들에게 이 같은 미묘한 점을 설명하고, 존 페퍼 같은 사람을 불러 파킨슨병 환자도 움직일 수 있다는 것을 보여주는 이상적인 장소가 된다. 파킨슨병 환자는 **동작을 시작하는** 문제가 있다. 그들에게 운동 장애가 **동기부여를 시작하는** 문제와 연관성이 있을 수 있다고 가르칠 수 있다.* 이런 동기부여 결여는 게으름이나 무관심, 혹은 의지력 약화 때문이 아니다. 동작을 담당하는 뇌의 도파민 관련 동기부여 회로가 특정한 동작이 필요한데도 여기에 동력을 불어넣지 못하는 경우가 많아서이고, 이는 피곤함이나 무기력으로 나타난다. 이 말은 움직이려는 의지가 **그저** 신체적-화학적 현상에 불과하다는 말이 아니라, 마음과 몸이 함께 진화했으므로 하나를 무시하고 다른 하나만 이해하려는 시도는 헛되다는 것을 강조한다.

존 페퍼는 도파민 손실에도 불구하고 스스로 동기를 부여하여 움직일 수 있었다. 이는 그의 강인한 정신력과 의지를 증명한다. 그러나 동기부여를 동작으로 바꾸기 위해서는 그가 '신경학적' 발견을 하는 것이 필요했다. 페퍼는 여전히 자동적이고 습관적인(따라서 기저핵의 일부인 외측 선조체의 도파민 회로에 의지하는) 정상적인 일상의 보행을 하지 못했다.

---

* 활발한 행동 신경과학자 패트릭 맥나마라(Patrick McNamara)가 파킨슨병이 대리인 감각에 어떻게 영향을 미치는지 절묘하게 논의한 것을 아울러 보라. *P. McNamara, The Cognitive Neuropsychiatry of Parkinson's Disease* (Cambridge, MA: MIT Press, 2011).

의식적 걷기 기법으로 기존 회로를 우회하여 전두엽과 내측 선조체 부위에 있는 다른 회로를 사용할 수 있게 되었을 때에야 그는 걸을 수 있었다.[67]

파킨슨병의 두 얼굴

페퍼는 왜 더 많은 사람들이 자신의 예를 따르지 않는지 궁금했다. 파킨슨병 지원 모임 환자의 25퍼센트만이 그를 따라 운동했다. 그리고 운동한 모두가 혜택을 받았다. 그러나 그가 느끼기에 몇몇 사람들은 질병이 수치스러워 밖에 나가 걷지 않았고, 몇몇은 그냥 내키지 않는 듯했다. 그리고 어쩌면 운동을 해도 차도가 없는 파킨슨병의 변종이 있는지도 모른다. 나도 페퍼의 결단력이 그가 앓고 있는 파킨슨병의 속성이 아닐까 궁금했다. 파킨슨병은 일반적으로 마음의 질병이 아니라 몸의 질병으로 여겨지므로 이 말이 이상하게 들리겠지만 말이다. 그러나 올리버 색스는 이 질병을 맨 먼저 상세하게 설명한 제임스 파킨슨James Parkinson도 병의 심리적 효과를 언급했다는 것을 강조한다. 파킨슨병은 수동적으로 보이는 상태를 일으킬 수도 있고 고집스럽고 빠르고 조급해 보이는 환자들도 있다. 몸의 속도가 빨라지는 것은 몇몇 파킨슨병 환자들이 보이는 좁고 성급한 보폭에서 나타난다. 색스는 이런 '가속보행'에 정신적 대응물이 있다고 설명한다. "가속보행은 보폭, 동작, 말, 심지어 생각의 가속(그와 더불어 축약)으로 이루어진다. 마치 환자가 시간에 쫓기는 듯 조급함, 맹렬함, 민첩함이 느껴진다. 몇몇 환자들에게는 절박함과 조급함의 **느낌**이 나타나지만, 자신의 의지에 반해서 서두르는 환자들도 있는 것 같다."[68]

존 페퍼는 가끔 보면 대단히 빠르게 일을 벌인다. 예전에 나는 그가 함께 일했던 몇몇 사람들을 만나고 싶다는 편지를 보냈다. 그에게 자신의 생각을 담은 답장 정도를 기대했는데, 불과 며칠 만에 그는 아프리카 세 도시에서 대규모 모임을 마련하고 내가 그곳에서 연설하도록 주선했다. 내가 (잠깐) 주저하자 그는 곧바로 틀림없는 후회를 담은 편지를 보냈다. "충분한 상의도 없이 일을 벌인 데 대해 사과드립니다. 하지만 이게 내 방식입니다." 바로 이런 절박함이 페퍼로 하여금 운동하게 만들었을 것이다. 신체적으로 그리고 아마도 정신적으로 더 느린 다른 환자들은 이런 절박함이 없어서 운동을 하지 못한 것이 아닐까 하는 생각이 들었다.

동작이 느린 사람들은 일종의 의지 마비에 이르는 서행을 겪은 것일까? 색스의 지적대로 그와 같은 신체적, 정신적 서행은 "서두르거나 돌진하는 것과 정확히 반대되는 것"이며, "동작, 말, 심지어 사고를 지연시키고 완전히 저지하기도 하는 활동의 **지체**나 **저항**"을 일으킨다. "그런 사람들은 작용과 반작용, 의지와 반대 의지, 명령과 철회라는 생리적 길항작용 속에서 싸우고 심지어 꼼짝도 못하게 된다."[69] 하지만 존 페퍼는 얼어붙고 경직되고 거동을 못하게 되는 것이 어떤 것인지 분명히 알았다. 색스가 강조하듯이 파킨슨병 환자들은 느려지는 경향과 빨라지는 경향 모두를 보인다.

과학계가 마침내 존 페퍼를 따라잡고 있다. 2011년에 여러 연구들을 정리한 논문이 가장 중요한 주류 의학 학술지의 하나인 《신경학》에 실렸다. 마요 클리닉의 신경과의사 J.E. 알스코그J.E. Ahlskog는 동물과 인간을 대상으로 운동과 파킨슨병의 관계를 입증한 증거들의 대부분을 살펴보았다. 논문의 제목은 「활발한 운동은 파킨슨병에 신경보호적 효과가 있을까?」였다. 활발한 운동이란 걷기, 수영을 포함하여 기본적으로 "심박동수와 산소 요구량을 늘리기에 충분한 정도의 신체 활동"으로 지속되고 반복되어야 한다. 수백 명의 환자들을 검토한 것을 바탕으로 논문은 이렇게 결론 내렸다. "전체적인 증거로 볼 때 활발한 운동은 파킨슨병 치료에서 중심 자리에 놓여야 한다." [70]

메릴랜드 대학의 리사 슐먼Lisa Shulman과 동료들은 최근에 파킨슨병 환자들의 저강도 트레드밀 걷기와 고강도 트레드밀 걷기를 비교하는 연구를 했다. 환자들이 걷는 속도를 선택하여 한 저강도 운동이 고강도 운동보다 실제로 더 효과적이었고,[71] 저강도 운동은 나중에 트레드밀에서 내려왔을 때 점차 빠른 속도의 걷기로 이어졌다. 페퍼가 '평생 달리기/걷기' 프로그램을 아주 느린 속도로 시작했음을 기억하자. 그는 오랜 연습을 통해 마침내 빠른 속도로 걷게 되었다. 아이오와 대학의 어건 어츠Ergun Uc가 이끄는 연구진이 2014년에 신경과 병동의 파킨슨병 환자들을 무작위로 조사하여 같은 결과를 얻었다.[72] 일주일에 세 번 45분씩 걷기를 6개월 동안 하고 나자 파킨슨병 동작 증상과 기분이 좋아졌고 피로감이 줄어들었다. 환자들은 항파킨슨제를 복용하고 있었지만, 연구자들은 처방약 때문에 향상된 것이 아니라고 강조한다.

이렇게 속속 드러나는 증거들은 존 페퍼에 대해 아직도 의심하고 싶은 사람들에게 그가 '전형적' 파킨슨병인지 '비전형적' 파킨슨병인지는 중요하지 않다는 것을 말해준다. 아무리 꼼꼼하게 진찰해도 그가 파킨슨병과 구별하기 극히 어려운 심각한 파킨슨병 비슷한 운동 장애를 **최소한** 갖고 있었다는 데는 의문이 없다. 실제로 그의 신경과의사들은 파킨슨병이라고 기록했다. 한 번은 레보도파에 반응했고, 여러 면에서 진행성이고, 파킨슨병 증상에 국한되지 않고, 거의 50년간 지속되면서 그가 걷지 않으면 **심각하게** 재발하는 것으로 볼 때 '사소한' 운동 장애는 아니다. 그의 위업은 그가 앓은 것이 어떤 변종이든 간에 거기서 뭔가를 배웠고 그것으로 다른 파킨슨병 환자들을 도왔다는 사실이다. 과학은 이제야 그의 주장이 다른 사람들에게도 적용된다는 것을, 운동이 대단히 강력한 약이라는 것을 보여주고 있다. 그처럼 오랜 세월 운동을 하면 다른 사람들도 그렇게 좋아질 수 있을지는 오로지 시간만이 말해줄 것이다.

치매 늦추기

자연스럽게 이런 질문이 떠오른다. 걷기가 파킨슨병 증상을 되돌릴 수 있고 같은 퇴행성 질환인 헌팅턴병의 발병도 늦출 수 있다면, 가장 흔한 퇴행성 뇌 질환인 알츠하이머병에서도 걷기가 어떤 역할을 할 수 있지 않을까?

이것이 중요한 이유는 알츠하이머병에 아직 효과적인 처방약이 없기 때문이다. 알츠하이머병과 파킨슨병은 비슷한 점들이 있다. 미국 국립보건원 산하 노화연구소 신경과학 실험실 소장 마크 P. 매트슨Mark P. Mattson은 파킨슨병에서 문제를 일으키는 세포 과정이 알츠하이머병에서도 많이 일어나며 다만 일어나는 뇌 부위가 다르다는 것을 보여주었다. 파킨슨병에서는 흑질이 가장 먼저 기능이 망가지기 시작한다. 알츠하이머병에서는 해마에서부터 퇴행적 변화가 시작된다. 단기 기억을 장기 기억으로 바꾸는 해마가 쪼그라들면서 환자는 단기 기억을 잃게 된다. 알츠하이머병에 걸리면 뇌는 말 그대로 가소성을 잃고 신경세포 사이에 연결을 만드는 능력을 잃는다.

2013년에 걷기와 알츠하이머병에 대한 질문에 답이 내려졌다. 치매의 위험을 무려 60퍼센트까지 낮춘 아주 간단한 프로그램이 있었는데 여기서 걷기가 결정적인 기여를 했다. 처방약이 이 같은 일을 했다면 사람들 입에 가장 많이 오르내리는 인기 있는 약이 되었을 것이다.

돌파구가 된 연구는 영국 카디프 대학 코크란 1차 의료 공중보건 연구소의 피터 엘우드Peter Elwood와 팀이 한 것으로 2013년 12월에 발표되었다.[73] 연구자들은 30년 동안 웨일스 케어필리에 사는 45세에서 59세 사이의 남자 2,235명을 추적하여 다섯 가지 활동이 건강에 미치는 영향과 치매, 심장병, 암, 이른 사망에 미치는 영향을 관찰했다. 카디프 연구는 30년 동안 이들을 주기적으로 꼼꼼하게 살폈고, 치매의 징후를 보이면 높은 수준의 임상 진찰을 받도록 했다. 앞서 있었던 11건의 연구가 보였던 연구 설계 문제를 극복했다(책 뒤편의 후주에서 설명했다).[74]

연구 결과 남자들이 아래의 활동 네다섯 가지를 했을 때 인지력 저하와 치매(알츠하이머병 포함)의 위험이 60퍼센트 떨어진 것으로 나타났다.

1. 운동(하루에 최소 3킬로미터 걷기 또는 16킬로미터 자전거 타는 활발한 운동). 운동은 일반적인 인지력 저하와 치매의 위험을 줄이는 데 가장 효과적으로 기여했다.
2. 건강한 식단(하루에 최소한 야채와 과일 서너 접시 먹기).[*]

---

[*] 식단과 뇌의 연구는 30년 전부터 시작되어 현재 많은 것들이 알려졌다. 식단, 음식 민감도, 포도당, 인슐린, 비만이 뇌 건강에 미치는 영향, 그리고 운동과 인슐린의 관계에 대한 최신 논의는 David Perlmutter, *Grain Brain* (New York: Little, Brown, 2013)을 보라(데이비드 펄머터, 이문영·김선하 역, 『그레인 브레인』, 지식너머, 2015).

3. 정상 체중(체질량지수 18~25 사이).

4. 낮은 알코올 섭취(알코올도 신경독소다).

5. 금연(마찬가지로 독소를 피하기 위함이다).

다섯 활동 모두 신경세포와 신경교세포의 전반적인 건강을 높인다. 이것은 수렵채집 생활을 한 옛 선조들의 생활방식에 가깝게 살도록 요구한다. 신체를 진화에 맞게 사용하라는 것이다. 즉, 하루 종일 앉아서 지내고 차로 이동하고 처리된 식품을 먹고 흡연하고 과음하는 것은 진화에 맞지 않으므로 삼가라 권한다.

이 연구가 좀 더 많은 주목을 받지 못하는 한 가지 이유가 있다. 과학계는 알츠하이머병을 약을 개발한다거나 유전자의 관점에서 생각하여 '치료'에 집중했다. 물론 모든 것이 유전자에 다 있다면, 대부분의 사람들은 자신이 할 수 있는 일이 '유전자 연구의 획기적 진전'이 일어나도록 기도하는 것밖에 없다고 생각한다. 그러나 알츠하이머병 연구자이자 신경과의사 티파니 초Tiffany Chow가 강조한 대로 "알츠하이머병을 가족력으로 물려받는 사람은 세상에서 극소수"이다.[75] 게다가 알츠하이머병과 다른 형태의 치매에 영향을 준다고 알려진 많은 환경적 요소들이 있다. 예컨대 뇌 부상을 당하거나 살충제 DDT 같은 독소에 노출되면 위험이 높아지고, 높은 교육 수준은 위험을 떨어뜨린다. 초는 환경적 요소가 "유전적 체질과 상호작용하여 최종적으로 치매가 발병하는 기반을 허락하거나 거부"한다고 말한다.[76] 알츠하이머병과 연관되는 유전적 위험 요소를 갖고 있는 사람이라도 반드시 병을 얻지는 않으며,* 위험과 연

---

* 가장 일반적으로 언급되는 알츠하이머병의 유전적 위험 요소는 19번 염색체의 아포지단백 E 유전자 변형이다.

관되는 유전적 재료를 여러 개 갖고 있어도 "알츠하이머병을 일으키기에 충분하지 않다."[77] 알츠하이머병을 앓는 가까운 친척이 있다면 유전적 위험이 높겠지만, 그렇다고 운동 같은 보호적 기법이 소용없다는 말은 아니다. 오히려 운동은 자기 보호에 특별한 의미를 갖는다.

치매가 없는 사람의 경우 신체 운동이 뇌 기능을 보존하는 데 도움을 준다는 것은 명백한 사실이다. 2011년에 운동의 인지적 효과를 확인시켜준 또 하나의 중요한 연구가 있었다.[78] 마요 클리닉의 신경과의사 J. 에릭 알스코그와 팀은 지금까지 행해진 치매 관련 운동과 인지 장애 연구 1,603건 모두를 검토했다. 알스코그의 연구는 메타 분석이라는 분야로 수준 높은 모든 연구를 검토하여 최고의 것을 선별했다. 이렇게 선별된 29건의 무작위 대조군 실험은 운동(대부분 유산소 운동)이 치매 없는 성인들의 인지 기능, 예컨대 기억력, 주의력, 처리 속도, 계획하고 실행하는 능력 향상에 도움이 되었다고 보고했다. 대부분의 연구에서 평균적인 운동량은 매주 유산소 운동 2.5시간이다. 커크 에릭슨Kirk Erickson의 최근 연구를 보면 1년 동안 유산소 운동을 한 (치매 없는) 사람이 앉아서 지내는 사람보다 해마 부위가 확연히 넓은 것으로 나타났다.[79] 이런 변화는 오래 지속되었다. 꾸준히 걸으면 운동 프로그램을 시작하고 9년이 지나서도 해마의 확장이 유지된다는 것이 또 다른 연구로 밝혀졌다.[80] 알스코그 역시 치매를 앓는 사람도 운동을 하면 그럭저럭 좋아진다는 것을 발견했다.

이런 활동들을 하면 치매를 무한히 늦출까? 아직은 알지 못한다. 현재 70세 이상의 15퍼센트가 치매이고 85세가 되면 그 비율이 급속히 늘어난다.[81] 그러나 장수에서 치매는 피할 수 없는 것은 아니다. 알츠하이머병 없이 아주 오래 사는 사람들이 있다. 수명이 늘어난 덕분에 이제야

90세가 넘는 사람들을 충분히 확보하여 연구하기 시작했다. 이런 90대 노인들은 북아메리카에서 가장 빠르게 늘고 있는 연령 집단이다. 현재 미국에 200만 명이 있고 21세기 중반이면 1,000만 명이 될 것이다. 치매는 나이가 들수록 늘어나지만, 캘리포니아 어바인 대학이 90대 노인 1,600명을 대상으로 실시한 '나인티 플러스Ninety Plus' 연구를 보면 대다수는 치매가 없다.[82] 이런 집단이 나이 들어가는 것을 연구하면 100년 가까이 활동하고 나서도 급속히 퇴화하지 않는 놀라운 뇌의 비밀들이 밝혀질 것이다.

희망봉에서

우리는 희망봉의 등대로 이어지는 바위 오르막을 오른다. 바람이 시속 65킬로미터로 몰아쳐서 페퍼의 말소리가 잘 들리지 않는다. 그를 볼 때에는 바람이 이렇게 강한지 미처 몰랐다. 바위를 오르는 내내 그가 꼿꼿한 자세를 유지했기 때문이다. 등대로 가는 마지막 계단을 오를 때 남동풍이 우리를 향해 불었다. 내려갈 때는 등 뒤로 불 것이다. 우리는 완전히 무방비 상태다. 나는 파킨슨병 환자가 균형을 잃고 넘어지기가 얼마나 쉬운지 생각했고, 페퍼가 필의 사무실에서 '잡아당기기 검사'를 받는 모습이 떠올랐다.

파킨슨병 환자가 걷기에 썩 좋은 날씨가 아니다. 존 페퍼에게도 그렇다. 그러나 그의 자세는 아주 안정적이다. 그는 의식적 기법을 사용하여 바람에 맞서 몸의 균형을 잡고 체중을 민첩하게 앞으로 옮긴다. 페퍼는 나이에 비해 건강해서 발을 드는 데 아무 어려움이 없고, 민첩한 속도를

스스로 치유하는 뇌

유지하며 걷는다. 계단과 같은 오르막을 오르기에 적합한 운동화가 아니라 샌들을 신고 있는데도 말이다.

정상에서 그는 눈을 들어 거대한 두 옥빛 대양이 만나는 곳을 바라본다. 따뜻한 인도양과 차가운 대서양이 만난다. 우리는 돌아서서 자연 보호구역으로 가는 돌계단을 내려가기 시작한다.

"내려갈 때 우리 둘 다 속도가 빨라진 거 알아챘어요?" 그가 말한다. 바람을 가리키는 것이다. 나는 고개를 끄덕였고, 그가 이제 자연의 '잡아 당기기 검사'를 통과한 것을 본다.

"스코틀랜드와 비슷하네요. 여기보다는 춥겠지만." 그가 말한다. 내려가면서 저 아래로 보호구역을 뒤덮고 있는 핀보스fynbos(남아프리카의 관목 숲)가 보인다. "스코틀랜드에는 핀보스 대신 노란 가시금작화와 가시덤불, 거친 잡초들이 있겠죠."

풍경에 매료된 그가 집중력을 잃어 의식적 기법을 사용하는 것을 멈추고 발을 끈다. 그가 질병을 앓고 있음을 떠올리게 하는 순간이다.

"방금 발가락이 끼었네요. 발을 충분히 높이 들어올리지 못했어요. 신발이 시원치 않아서 말입니다." 그는 자신의 샌들을 쳐다보고 스스로를 나무란다.

그러고는 다시 돌아서서 핀보스와 꽃들을 바라본다. 갑자기 이상하게도 그의 얼굴이 살아나면서 뭔가 그리워하는 표정을 짓는다. 주위의 야생과 아름다움에 흥미를 느끼는 듯하다. 가면은 없다.

2011년 7월 13일, 집에 돌아온 지 다섯 달이 지났을 때 나는 페퍼에게 안부 편지를 썼다. 그와 셜리가 그해 여름에 남아프리카 곳곳을 여행할 계획이라고 들었다.

그는 곧바로 이런 답장을 보냈다.

지금 나는 어제 아침에 일어난 셜리의 죽음을 애도하는 중입니다. …… 그녀는 심근경색이 일어나 의식을 되찾지 못하고 죽었어요. …… 가족들이 나를 보살피고 있습니다. …… 가족의 사랑과 셀 수 없이 많은 파킨슨병 환자들이 내게 격려와 행운을 빌어줍니다. 나는 축복 받은 사람입니다.

많은 존경을 담아

존

몇 달 뒤에 그와 연락해서 셜리가 죽기 바로 전에 페퍼가 입안에 물집이 잡혀서 또 다른 진단을 받았다는 사실을 알게 되었다. 연구소에서 일하는 외과의가 천포창이라고 하는 자가면역 질환으로 진단했고, 페퍼에게 생존 확률이 30퍼센트이고 3년을 넘기지 못할 것이라고 말했다. 의사는 그를 종양외과의에게 소개시켰고, 그가 처방한 약 때문에 혈압이 190/110으로 치솟았다. 페퍼는 당시 내게 이렇게 편지를 썼다. "가족과 나는 내가 천포창이라는 진단을 받은 것에 셜리가 완전히 무너졌다고 확신합니다. 불치병이니까요. …… 그녀는 전에도 내 건강 문제로 마음고생을 했습니다. 그녀는 나를 잃는 것을 도저히 견디지 못했어요. …… 셜리를 그렇게 보내고 나니 그냥 모든 것을 다 포기하고 싶습니다." 물론 거기에는 운동도 포함되었다. 그녀를 잃은 스트레스에 그의 상처가 악화되었다.

몇 달이 지났다. 2012년 3월, 새로운 의사가 그를 다시 진찰했는데, 정말로 천포창이면 그가 아직 살아서 이렇게 멀쩡하게 기능할 리 없다고 했다. 외과의도 이제 인정한다. 페퍼는 천포창처럼 보이기만 할 뿐 그보다 덜 치명적인 '유사천포창'이다. 그가 내게 말했다. "셜리는 진단이 잘

스스로 치유하는 뇌

못 내려졌다는 소식을 듣기 전에 죽었습니다. 이 사실에 우리 모두 가슴이 무너졌습니다."

많은 시간이 흘렀고, 지금도 나는 그에게 잘 지내는지 연락한다.

존 페퍼는 마음을 가다듬고 다시 요하네스버그 거리로 나가서 걷는다.

참고문헌 및 주

1 R. D. Fields, *The Other Brain* (New York: Simon & Schuster, 2009), p.24.

2 L-F. H. Lin et al., "GDNF: A Glial Line – Derived Neurotrophic Factor for Midbrain Dopaminergic Neurons," *Science* 260, no.5111 (1993): 1130–32; Fields, Other Brain, p.180.

3 M. J. Zigmond et al., "Triggering Endogenous Neuroprotective Processes Through Exercise in Models of Dopamine Deficiency," *Parkinsonism and Related Disorders* 15, supp.3 (2009): S42–45.

4 W. Poewe, "The Natural History of Parkinson's Disease," *Journal of Neurology* 253, supp.7 (2006): vii2–vii16. 약이 개발되어 거의 모든 환자가 복용하는 상황이므로 "약을 복용하지 않는" 파킨슨병 환자가 어떤 모습일지 알기가 어렵다. 포에베는 환자가 약을 복용하거나 약을 끊고 위약을 대신 복용하는 대조군 연구를 찾았다. 그는 그들이 악화되는 비율을 보고 처방약 없이는 파킨슨병 환자가 "10년이 못 되어" 심각한 장애에 시달린다고 판단했다. 이런 추정치는 19세기와 20세기 전반기에 의사들이 설명했던 것과 일치했다.

5 E. R. Kandel et al., eds., *Principles of Neural Science*, 4th ed. (New York: McGraw-Hill, 2000), p.862 [에릭 R. 캔델, 강봉균 역, 『신경과학의 원리』, 범문에듀케이션, 2014].

6 Poewe, "Natural History of Parkinson's."

7 M. M. Hoehn and M. D. Yahr, "Parkinsonism: Onset, Progression and Mortality," *Neurology* 17 (1967): 427–42.

8 흑질은 기저핵이라고 하는 구조물의 일부다. 기저핵에는 통상적으로 미상핵, 피각, 담창구, 흑질, 시상하핵이 포함된다. 기저핵은 자발적인 운동 제어와 습관적인 행동을 처리한다. 브레이크와 같은 기능을 하여 운동 동작을 억제할 수 있다. 이런 "브레이크"가 풀리면 운동계가 활발해진다. 기저핵이 활성화되면 또한 하나의 행동에서 다음 행동으로 넘어간다. 파킨슨병 환자들은 새로운 행동으로 전환하려고 할 때 자주 "얼어붙는다". 길을 걷다가 도로에서 선이나 작은 장애물을 보면 넘어가지 못하고 "그 자리에서 꼼짝도 못할" 수 있다. 넘어가려면 보폭을 바꾸어야 하는데 그러지 못하기 때문이다.

9 Kandel et al., *Principles of Neural Science*, p.862 [캔델, 『신경과학의 원리』].

10 B. Picconi et al., "Loss of Bidirectional Striatal Synaptic Plasticity in L-DOPA-Induced Dyskinesia," *Nature Neuroscience* 6, no.5 (2003): 501–6. 저자들은 파킨슨병에 걸린 쥐에게 엘-도파를 장기적으로 투여했다. 그 결과 이상운동증이 일어난 쥐들은 "변형된 형태의 시냅스 가소성," "피질선조체 시냅스에서 비정상적인 정보 저장," 화학적 일탈을 보였다. 건강한 뇌는 시냅스 연결을 강화할 수도, 약화시킬 수도 있어야

한다. 약화는 더 이상 없어도 되는 관계를 잊거나 지우는 데 필요할 수 있다. 아마도 그 래야 연결망이 새로운 뭔가를 하는 여유 공간이 생긴다. 이것을 시냅스 약화synaptic depotentiation라고 부른다. 저자들이 관찰해보니 "이상운동증의 경우에는 약화의 능력 이 없었다. 이렇게 피질선조체 시냅스에서 양방향적 가소성이 사라지면 보통은 삭제되 는 불필요한 운동 정보가 병적으로 보존되어 비정상적인 운동 패턴이 발달하거나 나타 날 수 있다"(p.504).

11 Poewe, "Natural History of Parkinson's."

12 J. Bugaysen et al., "The Impact of Stimulation Induced Short-Term Synaptic Plasticity on Firing Patterns in the Globus Pallidus of the Rat," *Frontiers in Systems Neuroscience* 5 (article 16) (2011): 1-8.

13 T. Y. C. Pang et al., "Differential Effects of Voluntary Physical Exercise on Behavioral and BDNF Expression Deficits in Huntington's Disease Transgenic Mice," *Neuroscience* 141, no.2 (2006): 569-84.

14 J. Pepper, *There Is Life After Being Diagnosed with Parkinson's Disease* (South Africa: John Pepper and Associates CC, 2003). 나중에 제목을 바꿔 재발간되었다. *Reverse Parkinson's Disease* (Pittsburgh: Rose Dog Books, 2011).

15 거의 모든 신경학 교재를 보면 파킨슨병에 네 가지 특징적 증상이 있다고 되어 있는데, 어떤 증상을 포함시킬지에 대해 자주 의견이 엇갈린다. 무엇을 포함시킬지 합의하는 것 보다는 네 가지 증상이 있어야 한다는 전통을 존중하는 것이 더 쉬워 보인다. 이것은 파 킨슨병의 핵심이 무엇인지 가려내는 것이 어렵다는 현실을 말해준다.

16 I. Litvan, "Parkinsonian Features: When Are They Parkinson Disease," *Journal of the American Medical Association* 280, no.19 (1998): 1654-55.

17 같은 논문.

18 그 시대의 물리치료 교재들을 보면 환자의 걸음걸이를 분석하는 것이 중요하다는 말이 종종 나온다. 그러나 오늘날 가장 앞서가는 교재로 평가 받는 『파킨슨병 질환에서 신경 재활』조차도 물리치료로 운동 능력의 퇴행을 되돌릴 수 있다고 기대하지 않는다. "치료 의 목적은 주로 환자가 남아 있는 운동 능력을 가급적 오래 유지하도록, 그리고 운동 기 능이 불가피하게 쇠퇴하는 과정에서 거기에 적응하도록 돕는 것이다." M. Trail et al., *Neurorehabilitation in Parkinson's Disease: An Evidence-Based Treatment Model* (Thorofare, NJ: Slack, 2008), p.24.

19 L. F. Koziol and D. E. Budding, *Subcortical Structures and Cognition: Implications for Neuropsychological Assessment* (New York: Springer, 2008), p.99.

20 O. Nagy et al., "Dopaminergic Contribution to Cognitive Sequence Learning," *Journal of Neural Transmission* 114, no.5 (2007): 607-12.

21 Koziol and Budding, *Subcortical Structures and Cognition*, p.43.

22 O. Sacks, *Awakenings* (New York: Vintage Books, 1999; 재판 1990; 초판 1973), p.10[올리버 색스, 이민아 역, 『깨어남』, 알마, 2012].

23 같은 책, p.345.

24 Zigmond et al., "Triggering Endogenous Neuroprotective Processes."

25 "한 연구에 따르면 발병 사례의 16퍼센트가 특발성 파킨슨병으로 추후 확인되었다. 이들은 아마도 어떻게든 미래의 어느 단계에서는 파킨슨병이 발병할 터였겠지만, 문제의 약물이 근원적인 도파민 부족을 '탈은폐'했다." *Drug-Induced Parkinsonism information sheet*, Parkinson's Disease Society of the United Kingdom, http://www.parkinsons.org.uk/sites/default/files/publications/download/english/fs38_druginducedparkinsonism.pdf.

26 K. Ray Chaudhuri and J. Nott, "Drug-Induced Parkinsonism," in K. D. Sethi, ed., *Drug-Induced Movement Disorders* (New York: Marcel Dekker, 2004), 61-75.

27 M. A. Hirsch and B. G. Farely, "Exercise and Neuroplasticity in Persons Living with Parkinson's Disease," *European Journal of Physical and Rehabilitation Medicine* 45, no.2 (2009): 215-29.

28 같은 논문, 219.

29 같은 논문, 215-29.

30 N. C. Stam et al., "Sex-specific Behavioural Effects of Environmental Enrichment in a Transgenic Mouse Model of Amyotrophic Lateral Sclerosis," *European Journal of Neuroscience* 28, no.4 (2008): 717-23.

31 D. O. Hebb, "The Effects of Early Experience on Problem Solving at Maturity," *American Psychologist* 2 (1947): 306-7.

32 H. van Praag et al., "Running Increases Cell Proliferation and Neurogenesis in the Adult Mouse Dentate Gyrus," *Nature Neuroscience* 2, no.3 (1999): 266-70.

33 A. van Dellen et al., "Delaying the Onset of Huntington's in Mice," *Nature* 404 (2000): 721-22.

34 T. Y. C. Pang et al., "Differential Effects of Voluntary Physical Exercise on Behavioral and BDNF Expression Deficits in Huntington's Disease Transgenic Mice," *Neuroscience* 141, no.2 (2006): 569-84.

35   E. Goldberg, *The New Executive Brain* (New York: Oxford University Press, 2009), pp.254-55.

36   J. Nithianantharajah and A. J. Hannan, "Enriched Environments, Experience-Dependent Plasticity and Disorders of the Nervous System," *Nature Review: Neuroscience* 7, no.9 (2006): 697-709; J. Nithianantharajah and A. J. Hannan, "The Neurobiology of Brain and Cognitive Reserve: Mental and Physical Activity as Modulators of Brain Disorders," *Progress in Neurobiology* 89, no.4 (2009): 369-82. 아래의 주요 연구 논문은 헌팅턴병의 치매를 환경 강화가 어떻게 늦추는지 설명한다. J. Nithianantharajah et al., "Gene-Environment Interactions Modulating Cognitive Function and Molecular Correlates of Synaptic Plasticity in Huntington's Disease Transgenic Mice," *Neurobiology of Disease* 29, no.3 (2008): 490-504.

37   T. Renoir et al., "Treatment of Depressive-Like Behaviour in Huntington's Disease Mice by Chronic Sertraline and Exercise," *British Journal of Pharmacology* 165, no.5 (2012): 1375-89; J. J. Ratey and E. Hagerman, *Spark: The Revolutionary New Science of Exercise and the Brain* (New York: Little Brown, 2008)[존 레이티·에릭 헤이거먼, 이상헌 역, 『운동화 신은 뇌』, 북섬, 2009].

38   M. Kondo et al., "Environmental Enrichment Ameliorates a Motor Coordination Deficit in a Mouse Model of Rett Syndrome-Mecp2 Gene Dosage Effects and BDNF Expression," *European Journal of Neuroscience* 27, no.12 (2008): 3341-50.

39   C. E. McOmish et al., "Phospholipase C-b1 Knockout Mice Exhibit Endophenotypes Modeling Schizophrenia Which Are Rescued by Environmental Enrichment and Clozapine Administration," *Molecular Psychiatry* 13, no.7 (2008): 661-72.

40   Nithianantharajah and Hannan, "Neurobiology of Brain and Cognitive Reserve."

41   D. S. Bilowit, "Establishing Physical Objectives in the Rehabilitation of Patients with Parkinson's Disease (Gymnasium Activities)," *Physical Therapy Review* 36, no.3 (1956): 176-78.

42   K. Jellinger et al., "Chemical Evidence for 6-Hydroxydopamine to Be an Endogenous Toxic Factor in the Pathogenesis of Parkinson's Disease," *Journal of Neural Transmission Supplement* 46 (1995): 297-314. 이 같은 파킨슨병의 동물 모델은 완벽한 복제 모델이 되지 못한다. 왜냐하면 이런 약물은 도파민을 한 차례 떨어뜨릴 뿐이지만 파킨슨병은 진행성이기 때문이다. 6-OHDA는 뇌가 신경세포 사이에 신호를 전달하려고 사용하는 화학물질과 비슷하다. 산화하면서 뇌세포의 죽음(도파민 생성 세

포의 죽음을 포함하여)을 야기한다. A. D. Smith and M. J. Zigmond, "Can the Brain Be Protected Through Exercise? Lessons from an Animal Model of Parkinsonism," *Experimental Neurology* 184, no.1 (2003): 31-39.

43 J. L. Tillerson et al., "Exercise Induces Behavioral Recovery and Attenuates Neurochemical Deficits in Rodent Models of Parkinson's Disease," *Neuroscience* 119, no.3 (2003): 899-911. 동물들은 1분에 15미터, 한 시간에 900미터의 속도로 달렸다. 매일 450미터를 달렸고, 중간에 세 시간의 간격을 두었다. 신경가소성과 파킨슨병을 멋지게 개괄한 논문에서 실라 먼-브라이스는 위의 연구를 이렇게 요약한다. "6-OHDA를 투여한 집단과 MPTP를 투여한 집단 모두에서 운동을 치료 과정에 포함시켰을 때 행동의 회복이 완전하게 일어났다. 이와 대조적으로 몸을 움직이지 않은 동물들은 도파민 부족으로 지속적인 행동 결손이 나타났다. 신체적으로 활발한 파킨슨병 동물들은 하루에 두 차례 운동 시간을 갖는 한 어떤 행동 결손도 보이지 않았다." S. Mun-Bryce, "Neuroplasticity: Implications for Parkinson's Disease," in Trail et al., *Neurorehabilitation in Parkinson's Disease*, p.46.

44 Zigmond et al., "Triggering Endogenous Neuroprotective Processes, S42-45, S43.

45 같은 논문.

46 N. B. Chauhan et al., "Depletion of Glial Cell Line-Derived Neurotrophic Factor in Substantia Nigra Neurons of Parkinson's Disease Brain," *Journal of Chemical Neuroanatomy* 21, no.4 (2001): 277-88.

47 H. S. Oliff et al., "Exercise-Induced Regulation of Brain-Derived Neurotrophic Factor (BDNF) Transcripts in the Rat Hippocampus," *Molecular Brain Research* 61, no.1-2 (1998): 147-53.

48 J. Widenfalk et al., "Deprived of Habitual Running, Rats Downregulate BDNF and TrkB Messages in the Brain," *Neuroscience Research* 34 (1999): 125-32.

49 Oliff et al., "Exercise-Induced Regulation."

50 C. W. Cotman and N. C. Berchtold, "Exercise: A Behavioral Intervention to Enhance Brain Health and Plasticity," *Trends in Neurosciences* 25, no.6 (2002): 295-301, 296 box 1.

51 L. Marais et al., "Exercise Increases BDNF Levels in the Striatum and Decreases Depressive-Like Behavior in Chronically Stressed Rats," *Metabolic Brain Disease* 24, no.4 (2009): 587-97.

52 S. Vaynman et al., "Hippocampal BDNF Mediates the Efficacy of Exercise on

Synaptic Plasticity and Cognition," *European Journal of Neuroscience* 20, no.10 (2004): 2580-90.

53 S. Vaynman and F. Gomez-Pinilla, "License to Run: Exercise Impacts Functional Plasticity in the Intact and Injured Central Nervous System by Using Neurotrophins," *Neurorehabilitation and Neural Repair* 19, no.4 (2005): 283-95, 290.

54 '곳곳이 갈라지다'는 뜻의 그리스어에서 나온 이 말은 임상의들이 '총체적 충격'을 가리 키기 위해 사용하고 있으며, 1914년 러시아-스위스 신경병리학자 콘스탄틴 폰 모나코프 Constantin von Monakow가 만들어낸 말이다. 그는 뇌 손상이 대부분의 사람들이 믿는 것과는 전혀 달리 국부적이지 않다고 주장했다.

55 C. C. Giza and D. A. Hovda, "The Neurometabolic Cascade of Concussion," *Journal of Athletic Training* 36, no.3 (2001): 228-35, 232.

56 같은 논문, 232.

57 J. L. Tillerson and G. W. Miller, "Forced Limb-Use and Recovery Following Brain Injury," *Neuroscientist* 8, no.6 (2002): 574-85.

58 L. Tillerson et al., "Forced Limb-Use Effects on the Behavioral and Neurochemical Effects of 6-Hydroxydopamine," *Journal of Neuroscience* 21, no.12 (2001): 4427-35.

59 J. L. Tillerson et al., "Forced Nonuse in Unilateral Parkinsonian Rats Exacerbates Injury," *Journal of Neuroscience* 22, no.15 (2002): 6790-99. 틸러슨, 지그몬드, 밀러는 이것을 입증하기 위해 쥐의 한쪽 대뇌반구에 저용량의 6-OHDA를 주입했다. 그 결과 쥐는 도파민의 20퍼센트를 잃었는데 증상을 나타낼 정도는 아니다. 그런 다음 쥐의 타격 받지 않은 팔다리, 즉 멀쩡한 팔다리를 깁스했다. 7일 뒤에 깁스를 풀자 이상한 일이 있 었다. 6-OHDA를 주입한 반구에서 20퍼센트 떨어졌던 도파민 수치가 60퍼센트까지 가 파르게 떨어졌다. 활동을 잠깐 박탈하자 병의 진행 속도가 급격하게 빨라진 것이다. 도파 민 생성은 대단히 역동적이다.

60 Sacks, *Awakenings*, p.10[올리버 색스, 이민아 역, 『깨어남』, 알마, 2012].

61 A. H. Snijders and B. R. Bloem, "Images in Clinical Medicine: Cycling for Freezing of Gait," *New England Journal of Medicine* 1, no.362 (2010): e46. 자전거 타기 영상은 doi:10.1056/NEJMicm0810287을 보라.

62 현재 쉰네 살인 오리건 주 코밸리스의 마취과 의사 데이비드 블랫David Blatt은 40대에 파킨슨병 진단을 받았지만 질병의 징후가 거의 없고 여전히 전문가 수준으로 스키를 즐

긴다. 그는 이렇게 질병의 경과가 좋은 것이 균형 체계를 자극하는 운동 프로그램 덕분이라고 여긴다. 운동 프로그램이 신경성장인자를 자극하도록 짜여 있다고 생각한다. 그는 한 발로 서서 몸을 구부리거나 '보수볼bosu ball'(균형 발달을 위해 체육관에서 사용하는 부드럽고 불안정하고 불룩한 공) 위에 서서 균형을 잡고 저글링을 하는 식으로 운동한다. D. Blatt, "Physician, Heal Thyself: A Corvallis Doctor with Parkinson's Disease Finds Help in Exercise—for Himself and His Patients," *Corvallis Gazette Times*, July 10, 2010.

63 R. Shadmerh and S. Mussa-Ivaldi, *Biological Learning and Control: How the Brain Builds Representation, Predicts Events, and Makes Decisions* (Cambridge, MA: MIT Press, 2012), pp.291-93.

64 P. Mazzoni et al., "Why Don't We Move Faster? Parkinson's Disease, Movement Vigor, and Implicit Motivation," *Journal of Neuroscience* 27, no.27 (2007): 7105-16, 7115.

65 Y. Niv and M. Rivlin-Etzion, "Parkinson's Disease: Fighting the Will?" *Journal of Neuroscience* 27, no.44 (2007): 11777-79.

66 Mazzoni et al., "Why Don't We Move Faster?," 7115.

67 Y. Niv et al., "A Normative Perspective on Motivation," *Trends in Cognitive Sciences* 10, no.8 (2006): 375-81, 377. 니브, 조엘, 다얀은 습관적 동작(예컨대 정상적 걷기)은 외측 선조체와 그곳으로 들어가는 도파민 의존 신경세포에서 처리된다고 강조한다. 비습관적, 목표 지향적 동작은 전두엽과 내측 선조체를 포함하여 다른 회로를 통해 처리된다. 나는 존 페퍼가 의식적 걷기 기법으로 각각의 동작과 목적에 세심하게 주목했을 때 비습관적, 목표 지향적 동작에 의지한 것이라고 믿는다.

68 Sacks, *Awakenings*, p.6[올리버 색스, 이민아 역, 『깨어남』, 알마, 2012].

69 같은 책, p.7-8. 색스는 움직임이 느린 서동증 환자는 생각할 때 사고의 흐름이 느려지고 엉키는 정신완서bradyphrenia를 보인다고 강조한다(p.8). 하지만 외부 관찰자에게 뻣뻣해 보이는 이런 느린 환자들도 그저 수동적인 것이 아니다. 색스의 표현대로 "싸우는 embattled" 것이라고 말하는 것이 더 나을 수 있다. 색스는 말한다. "수동적이거나 관성적으로 보이는 것은 그렇게 보이는 것뿐이다. 이런 식의 방해성 무동증은 결코 게으르거나 한가로운 상태가 아니라 (드퀸시의 표현을 빌리자면) '…… 관성의 산물이 아니라…… 무한한 활동과 무한한 정지가 막상막하로 맞선 결과물이다.'" 색스는 나아가 인간은 두 가지 종류의 의지, '방해성' 의지와 '폭발성' 의지가 있다는 윌리엄 제임스의 개념을 파킨슨병 환자의 정신적 경험에 적용하려 한다. "전자가 우세하면 정상적인 행동 수행이

스스로 치유하는 뇌

어렵거나 불가능해진다. 후자가 지배하면 비정상적 행동을 억제할 수 없다. 제임스는 신경증에 의한 의지의 왜곡을 말하려고 이런 용어를 사용하지만, 우리가 파킨슨병에 의한 의지의 왜곡이라고 이름 붙일 상황에도 마찬가지로 적용할 수 있다"(p.7n). 나는 존이 때때로 대부분의 파킨슨병 환자들보다 폭발성 의지가 더 강해서 의식적 걷기를 생각하고 실행한 것이라고 추정한다. 가족의 말에 따르면 존은 항상 무척이나 적극적인 사람이었다고 한다. 그토록 오랫동안 파킨슨병을 앓은 사람의 경우 그의 적극적인 성격이 그의 질병과 관련되는지 여부를 알아내기가 무척 어렵다.

70 J. E. Ahlskog, "Does Vigorous Exercise Have a Neuroprotective Effect in Parkinson's?" *Neurology* 77, no.3 (2011): 288-94.

71 L. M. Shulman et al., "Randomized Clinical Trial of 3 Types of Physical Exercise for Patients with Parkinson Disease," *Journal of the American Medical Association: Neurology* (예전 명칭은 Archives of Neurology), 70, no.2 (2013): 183-90.

72 Ergun Y. Uc et al., "Phase I/II Randomized Trial of Aerobic Exercise in Parkinson Disease in a Community Setting," *Neurology* 83 (2014): 온라인 출판.

73 P. Elwood et al., "Healthy Lifestyles Reduce the Incidence of Chronic Disease and Dementia: Evidence from the Caerphilly Cohort Study," *PLoS ONE* 8, no.12 (2013).

74 다른 연구들이 운동이 치매를 예방한다는 것을 알아냈지만, 카디프 연구는 앞서의 많은 치매 연구들의 한 가지 문제를 극복했다는 점에서 쾌거였다. 치매는 환자가 임상적 사례로 확인되기 오래전부터 뇌에서 시작할 수 있다. 운동을 전혀 하지 않고 술을 많이 마시고 체중을 돌보지 않는 사람이 치매에 걸린 것으로 밝혀지면, 이런 '나쁜 행동' 때문에 치매가 일어났다고 과학자들이 어떻게 확신할 수 있을까? 어쩌면 이미 낮은 수준의 치매가 진행되고 있어서 나쁜 행동을 했을 수도 있다. 과학에서 이것은 역의 인과관계 reverse causality 문제라고 부른다. 과학자들은 나쁜 행동이 질병을 일으키지만 반대도 가능하다고 생각한다. 대단히 초기의 치매, 의사들이 알아차리기에는 너무 이른 초기의 치매에 걸리면 운동하거나 제대로 먹는 것을 소홀히 하는 사람이 된다. 피험자들을 잠깐 들여다보거나 짧게 추적하는 연구에서 이런 실수를 저지르기 쉽다. 카디프 연구 이전에 행해진 11건의 연구 가운데 10건에서 중년의 운동과 치매 감소 사이에 상관관계가 있음이 밝혀졌지만, 이것들은 장기적 연구가 아니었다. 그러나 카디프 연구는 30년간 사람들을 추적했으므로 이것이 문제가 되지 않는다. 치매는 사람들이 이 연구에 참여하기 시작한 나이에는 아주 드물고, 연구는 시작 때 각각의 사람들을 정확하게 검사하여 인지 기능의 수준을 고려했다. 따라서 카디프 연구자들은 누군가가 운동하지 않았거나 다른 건강한 행동을 보이지 않았을 때, 이미 치매에 걸려서 그런 것이 아님을 알았다.

75 T. Chow, *The Memory Clinic* (Toronto: Penguin, 2013), p.69.

76 같은 책, p.70.

77 같은 책, p.72.

78 J. Ahlskog et al., "Physical Exercise as a Preventive or Disease-Modifying Treatment of Dementia and Brain Aging," *Mayo Clinic Proceedings* 86, no.9 (2011): 876-84.

79 K. I. Erickson et al., "Exercise Training Increases Size of Hippocampus and Improves Memory," *Proceedings of the National Academy of Sciences* 108, no.7 (2011): 3017-22.

80 K. I. Erickson et al., "Aerobic Fitness Is Associated with Hippocampal Volume in Elderly Humans," *Hippocampus* 19 (2009): 1030-39.

81 M. D. Hurd et al., "Monetary Costs of Dementia in the United States," *New England Journal of Medicine* 368, no.14 (2013): 1326-34.

82 M. M. Corrada et al., "Prevalence of Dementia After Age 90: Results from the 90+ Study," *Neurology* 71, no.5 (2008): 337-43.

3

신경가소적
치유의
단계

가소적 치유는
어떻게
그리고 왜
작용하는가

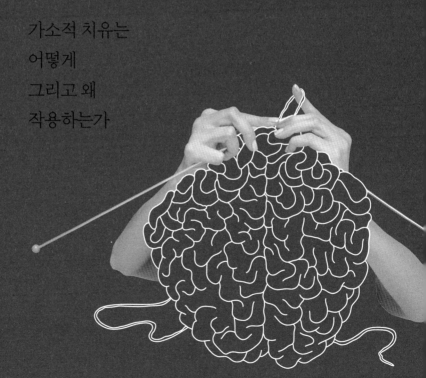

앞에서는 두 가지 아주 다른 종류의 치유에 초점을 맞췄다. 마이클 모스 코비츠는 마음을 사용하여 병리적 통증 회로를 약화시키는 방법으로 뇌를 재배선하는 것에 집중했다. 특히 **특정 신경세포 기능 조직**과 가소성이 경쟁적이라는 점을 활용하는 데에 주력했다.

존 페퍼의 자기치료는 걷기에 정상적으로 가동되지 않는 뇌 부위의 **특정 신경세포** 회로를 강화하고자 마음의 사용을 동원했다. 그러나 그의 운동은 신경성장인자 분비와 새로운 세포 발달을 촉진하고 뇌 회로의 소통을 향상시킴으로써 자신의 신경세포와 신경교세포의 **전반적인 세포 기능**을 좋게 하는 데도 기여했다.

이어지는 장章에서 나는 원활하게 돌아가지 않는 뇌를 깨우고 돕는 이런저런 형태의 에너지의 역할에 초점을 맞출 것이다. 이 장에서는 내가 이해한 신경가소적 치유의 단계들을 소개한다. 이 단계들은 엄격한 계획이 아니라 유연한 틀로 보아야 한다. 하지만 그 전에 먼저 뇌에 문제가 있을 때 빈번하게 일어나는 세 가지 일반적인 과정을 이해할 필요가 있다.

학습된 비사용의 만연

『기적을 부르는 뇌』를 쓰고 나서 내게 분명해진 것이 세 가지 있다.

첫째, 학습된 비사용은 뇌졸중에만 해당하는 개념이 아니다. 앞 장에서도 이야기했듯이 뇌졸중이 일어나면 환자는 손상 직후 6주가량 쇼크 상태에 빠져 뇌가 제대로 기능하지 않는 기능해리를 겪게 된다. 에드워드 토브는 뇌졸중 환자가 이 시기에 마비된 팔을 움직이려고 반복적으로 노력하다가 안 되면, 작동하지 않는다고 '학습'하여 타격을 받지 않은 팔만 사용하게 되는 것을 보여주었다. 사용하지 않으면 뇌는 기능을 잃기 때문에 이미 손상된 마비된 팔의 회로는 한층 더 시들어간다. 토브는 멀쩡한 팔을 깁스하여 사용할 수 없게 만들고 마비된 팔을 강도 높게 점증적으로 훈련시키면 심지어 수십 년이 지나서도 기능이 돌아오는 경우가 있음을 보여주었다.

2007년까지 토브는 방사선 치료가 원인이 된 뇌 손상도 학습된 비사용을 일으킨다는 것을 보여주었다. 그 이후로 그는 부분적 척수 손상, 뇌성마비, 실어증(뇌졸중으로 인한 말 손상), 다발성 경화증, 외상성 뇌 손상, 그리고 간질 치료를 위해 뇌수술을 받은 사람에게서도 학습된 비사용이 일어난다는 것을 발견했고, 이런 상태들이 자신의 치료에 반응을 보인다는 것을 알았다.* 나는 학습된 비사용이 파킨슨병 같은 다른 뇌 문제들에서도 일어나고 때로는 정신적 문제에서도 일어나는 것 같다고 생각하기 시작했다. 실제로 뇌 기능이 상실되거나 쇠퇴하는 상황이 되면 문제를 돌아가려는 길을 찾기 마련이고, 그 결과 의도치 않게 이 회로의 손실을 악화시키게 된다. 학습된 비사용이 보편적이지는 않더라도 폭넓게 존재한다는 의미는 우리가 어떤 사람을 활발하게 훈련시키려 하기 전까지는 그의 손상의 정도나 회복의 잠재력이 얼마나 되는지 제대로 판단할 수 없다는 뜻이다.

나는 학습된 비사용이 뇌에서 그토록 흔하게 나타나는 이유는 세포나 보다 복잡한 기관 내지 유기체가 정상적인 방식으로 환경에 적응하는 것이 실패하는 상황에 있다고 판단할 때 일반적으로 취하는 전략이 '휴면에 접어들기'여서가 아닐까 생각한다.*

요란한 뇌와 뇌 리듬장애

다른 많은 뇌 문제들에 적용될 수 있는 두 번째 개념은 리듬감 있게 발화하지 못하는 '요란한 뇌noisy brain'라는 개념이다. 내가 이 개념을** 처음 접한 것은 폴 바크-이-리타Paul Bach-y-Rita 연구소에서였다. 그는 (7장에 등장할) 셰릴 쉴츠Cheryl Schiltz와 작업하고 있었는데, 쉴츠는 처방약 때문에 균형 체계가 손상되어 자신이 공간 어디에 있는지 알아차리지 못했다. 그녀는 자신의 마음이 대단히 '요란하게' 느껴진다고 말했다. 과학자들은 요란하다는 그녀의 주관적 감각이 그녀의 신경세포 회로에서 벌

---

* 토브의 많은 출판된 연구들은 '강제 유도 치료'를 사용함으로써 환자들이 뇌졸중, 외상성 뇌 손상, 다발성 경화증으로 잃어버린 동작을 되찾도록 돕는 데 큰 성공을 거두었음을 보여준다. 파킨슨병(토브도 체계적이지는 않지만 치료에 성공한 바 있다)을 포함하여 뇌 손상이나 질병으로 인한 동작 관련 문제에는 항상 이 치료법을 고려해야 한다고 본다. 수정된 형식의 '강제 유도 치료' 연구들을 보면 뇌졸중으로 실어증이 온 사람이 말을 되찾도록 돕는 데 이것이 효과적임이 입증되었고, 한쪽의 시각 회로가 '꺼지는' 약시 같은 시각 문제도 도울 수 있는 것으로 나타났다. V.W. Mark et al., "Constraint-Induced Movement Therapy for the Lower Extremities in Multiple Sclerosis: Case Series with 4-Year Follow-up", Archives of Physical Medicine and Rehabilitation 94(2013): 753-60을 보라.

스스로 치유하는 뇌

어지고 있는 일을 반영하는 것이라고 믿었다. 그녀의 신경세포는 균형 체계에서 충분히 강하고 선명한 신호를 만들지 못해서 뇌에서 발화하는 다른 신경세포 신호들의 배경 잡음에 묻히고 말았다. '잡음noise'은 공학에서 비롯된 용어로 정상적인 신호가 배경 잡음과 비교하여 너무도 미약해서 체계가 그것을 인식하지 못하는 것을 가리킨다. 그래서 잡음으로 가득한 '요란한 뇌'인 것이다.

이렇게 설명할 수도 있다. 원인이 독소든 뇌졸중이든 감염, 방사선 치료, 타격, 퇴행성 질환이든 아무튼 뇌 손상을 입으면 몇몇 신경세포들은 죽어서 신호를 내는 것을 멈춘다. 다른 신경세포들은 망가지는데 (이 것이 중요하다) 그렇다고 꼭 '침묵'하는 것은 아니다. 살아 있는 뇌 조직은 흥분하는 성질이 있다. 뇌 회로는 '꺼진' 상태에서도 몇몇 전기 신호를 계속해서 낸다. '켜진' 상태와 다른 비율인데, 대개는 더 느린 비율

** 일시적으로 휴면 상태에 접어드는 것은 여러 종류의 유기체에서 발견되는 전략이다. 식물계에서 씨앗은 외부 환경이 지나치게 덥거나 추워서 내부의 세포 환경을 제어하기 어려워지면 휴면 상태로 접어든다. 휴면 상태의 씨앗은 물과 햇빛, 영양분 없이 수백 년을 버틸 수 있다. '항상성(homoeostasis)'이라는 용어와 개념을 만들어낸 위대한 생리학자 클로드 베르나르(Claude Bernard)는 동물이 완전히 활발하게 살아가는 상태와 휴면 상태를 왔다 갔다 하는 '잠재적 생명'의 여러 사례들을 언급했다. 동물은 더 이상 항상성을 유지하지 못할 때 휴면 상태가 된다. 즉 외부적 상황이 정상적인 생명에 맞지 않아서 더 이상 내부 환경을 통제하지 못한다. 신경계와 근육을 가진 벌레 비슷한 물곰은 가물면 완전히 말라붙어 상당 기간 비활성 상태로 있다가 물기에 노출되면 다시 살아난다. 27년 동안이나 이렇게 버티는 동물도 있다. '생명이 유예된' 이런 보호 상태가 되면 에너지 소비가 급격하게 떨어진다. 그러다가 나중에 외부로부터 뭔가가 입력되면 되살아난다. 나는 토브와 이야기하면서 이런 생물학적 휴면의 예들을 학습된 비사용의 본보기로 들었다. 그는 학습으로 우리가 목격하는 것을 충분히 설명할 수 있고, 다른 요소들이 여기에 기여하는지는 아직 확실치 않다고 생각한다. 그러나 나는 학습이면서 동시에 본능일 수도 있다고 본다. 유도되려면 학습이 관여되는, 즉 환경의 어떤 '계기'가 필요한 본능적 능력들이 다수 존재한다. C. Bernard, *Lectures on the Phenomena of Life Common to Animals and Plants*, trans. H.E. Hoff, R. Guillemin, and L. Guillemin(1878; reprinted Springfield, IL: Charles C. Thomas, 1974), pp.1:49-50, 56을 보라.

로 발화한다. 이렇게 보면 뇌는 심장과 같다. 쉴 때도 멈추지 않는다. 휴식하는 비율로 바뀌는 것이다. 심장의 전기적 체계가 망가지면 발화 비율을 제어하는 능력을 잃고 여러 방식으로 엇나가는 신호들을 내보내게 된다. 자연스러운 페이스 조절사는 지나치게 느리게 달리거나 위험하게 질주하거나 완전히 불규칙적인 박동을 만든다. 이것이 심장 리듬장애, 부정맥이다.

뇌에서 이런 불규칙한 신호들은 그것이 연결된 모든 신경망들에 영향을 미치고 기능도 '엉망으로' 만든다. 뇌가 망가진 신경세포를 침묵시키지 않는 한 그렇다. 우리가 알기로도 많은 뇌 문제들에서 신경세포들은 잘못되거나 비정상적인 비율로 발화한다. 예를 들어 간질, 알츠하이머병, 파킨슨병, 수면 문제, 뇌 손상 등이 일어나면 뇌의 많은 신호들이 서로 어긋나 요란한 뇌가 된다.* 노화하는 뇌, 학습 장애를 겪는 아이들 뇌, 신경세포가 선명하고 확실한 신호를 발화하지 못하는 감각 문제를 겪는 뇌에서도 비슷한 현상이 일어난다.

병든 신경세포가 자신들의 불규칙적인 신호를 받는 건강한 세포를 무효화시킬 때 휴면에 접어드는 것 같다. 토브의 연구진은 뇌 스캔을 활용한 최근의 중요한 연구에서 뇌졸중이 '경색' 부위의 신경세포들을 죽일 때, 아직 살아 있지만 죽은 세포에서 멀리 떨어진 세포들이 위축되거나 쇠약해지는 징후를 보일 수 있음을 밝혀냈다.[1] 이런 위축의 정도는 환자

---

* 로돌포 이나스(Rodolfo Llinás), 배리 스터먼(Barry Sterman)을 비롯한 많은 신경과학자들과 외상성 뇌 손상 전문가 폴 E. 랩(Paul E. Rapp)은 다양한 신경질환과 정신질환에서 뇌 리듬장애가 나타난 것을 보고했다. '병든' 신경세포가 부적절한 신호를 발화한다는 것을 확인시켜주는 것이 뉴로피드백이다(부록 3을 보라). 뇌 손상을 입은 환자에게 특별한 EEG(뇌전도 검사)를 하면 부적절한 '서파(slow wave)'를 발화하는 뇌 부위가 나타날 때가 많다. 뉴로피드백을 통해 서파를 보다 정상적인 비율로 발화하도록 환자를 훈련시키면 뇌 손상 증상들이 감소하기도 한다.

가 겪는 어려움과 상관관계가 있고, 위축이 많이 될수록 '강제 유도 치료'에서 더 잘해낸다. (토브는 이렇게 신경세포가 쇠약해지는 것은 아마도 이 부위가 병든 신경세포에서 제대로 된 신호를 받지 못하기 때문이거나, 환자가 뇌졸중에 걸릴 만큼 애초에 뇌 건강이 좋지 않기 때문이거나, 둘 다라고 생각한다.) 따라서 환자가 이 모든 회로가 가동되는 활동을 시도하면 실패하고, 이때 학습된 비사용이 일어나는 것으로 보인다. 더 나쁜 것은 그들이 한때 할 수 있었던 솜씨를 발휘하지 못하는 것만이 아니라, 요란한 뇌가 섬세한 구별을 하지 못해서 새로운 솜씨를 학습하는 데에도 어려움을 겪는다는 점이다.

요약하자면 그런 환자들은 특정한 과제들을 수행할 수 없지만, 해당 과제를 처리하는 신경세포의 일부는 살아 있다. 살아 있지만 허약해서 불규칙적이고 엇나가는 신호들을 내는 세포도 있고, 나쁜 신호를 받기 때문에 그냥 잠들어 있는 세포도 있다. 내가 이어지는 장들에서 소개하는 방법들은 병들고 잡음을 내는 신경세포의 건강을 호전시킬 수 있고, 에너지와 신경가소적 접근법을 사용하여 살아남은 신경세포들이 조화롭게 발화하도록 재훈련시키고 잠들어 있는 능력들을 다시 깨울 수 있다.

빠르게 대형을 이루는 신경 집합

신경가소적 치유를 가능하게 하는 세 번째 주요 요인은 다른 세포들과 구별되는 신경세포만의 특이한 성질에서 비롯된다. 신경세포는 보통 집단을 이루어 활동하고 뇌 전체에 폭넓게 퍼진 연결망을 통해 전기적으로 서로 소통한다. 수전 그린필드Susan Greenfield, 제럴드 에덜먼Gerald Edelman 같은 신경과학자들이 강조하듯이 이런 연결망은 스스로를 계속해서 새로운 '신경 집합neuronal assembly'으로 만든다. 이것은 의식적 활동에 특히 맞는 것 같다. 서로 완전히 똑같은 의식적 활동은 존재하지 않으므로 정신적 활동이 일어날 때마다 조금씩 다른 신경세포들의 결합이 서로 소통한다. 따라서 뇌는 매일매일 기본적인 운용 절차로 새로운 신경세포 연결망을 만들고 풀고 다시 만든다. 이런 관점에서 보자면 살아있는 유기적 뇌는 제한된 수의 특정 활동들만 수행하도록 회로가 내장된 기계와 정반대다. 기계는 일반적으로 어떤 활동을 매번 똑같은 방식으로 수행한다.

하지만 신경세포, 혹은 신경세포의 집합은 매번 다른 목표에 사용될 수 있다. 신경세포 연결망이 얼마나 유연한지 보여주는 증거이다. 1923년에 신경과학자 칼 래슐리Karl Lashley는 원숭이의 운동피질의 특정한 부위를 전극으로 자극했다. 그 결과로 나타난 움직임을 관찰하고 뇌를 다시 닫았다. 얼마 지나서 똑같은 실험을 반복했는데, 같은 부위를 자극해도 결과로 나타나는 움직임은 다를 때가 많았다. 당대 위대한 심리학 역사가인 하버드 대학의 에드윈 G. 보링Edwin G. Boring은 이런 말을 했다. "오늘 그린 지도는 내일이면 더 이상 쓸모가 없어진다."

래슐리의 작업은 하나의 신경세포 연결망이 망가지면 아마도 다른 것이 대체할 수 있으리라는 희망을 갖게 했다.

과학자들은 기억이나 솜씨가 뇌에서 서로 구분되는 작은 부위에서 처리되는 것이라고 생각하던 때가 있었다. 그러나 래슐리는 그렇지 않은 경우가 많다는 것을 보여주었다. 그는 동물(쥐)에게 보상을 받기 위해 복잡한 활동을 하도록 가르친 다음 그 솜씨를 처리한다고 생각되는 피질 부위의 조직을 망가뜨렸다. 놀랍게도 동물은 여전히 그 활동을 수행할 수 있었다. 시간이 더 오래 걸리고 정확도가 떨어졌을 뿐이다. 왜 이런 결과가 일어났는지는 해석의 여지가 있지만, 래슐리의 연구에서 과학자들은 많은 솜씨가 생각했던 것보다 훨씬 넓게 퍼진 신경 연결망을 가동한다는 것을 배웠다. 그의 연구는 연결망에는 중복되는 부분이 많다는 것도 보여주었다. 그렇기에 부분들이 제거되고도 동물은 과제를 수행할 수 있었다.[*]

　대중들에게는 어쩌면 충격적일 수도 있는 중요한 사실이 있다. 정신적 활동은 신경세포의 활동과 상관관계가 있고, 학습이 일어나면 새로운 연결이 신경세포 사이에서 만들어진다는 것이 정설로 받아들여진다. 그러나 신경과학자가 가끔 줄여서 "생각은 신경세포 안에 있다"라고

---

[*]　래슐리의 발견에서 좋은 점과 『기적을 부르는 뇌』의 11장에서 행한 뇌 부위 위치 연구를 통합할 수 있다. 뇌에서 특정한 정신적 활동에 해당하는 부위를 찾는(localize) 작업은 의미가 있지만, 일부 형식의 국재론(localizationism)은 '미숙하고' 지나치게 엄격하고 보다 성숙한 형식의 국재론은 뇌 가소성을 받아들인다. 뇌가 특정한 부위에서 특정한 정신적 활동을 처리하는 경향이 있다고 해서 항상 그래야만 하는 것은 아니다. 미숙한 국재론은 이 사실을 인정하지 않는다. 독자들도 이미 알아차렸겠지만 나는 어떤 뇌 부위가 특정한 정신적 기능 처리에 '관여'한다는 식으로 자주 말한다. '관여'라는 말은 이 부위가 이런 정신적 기능에 참여하는 경향이 있고 어쩌면 이 기능에 꼭 필요한 것일 수도 있지만, 회로는 일반적으로 거론되는 부위보다 훨씬 넓어서 다른 많은 부위들이 관여하고, 뇌는 많은 기능에서 미숙한 국재론이 주장하는 것보다 훨씬 총체적으로 작용한다는 뜻이다. "해마가 단기 기억 처리에 관여한다"라고 말하는 것이 "단기 기억은 해마에서 처리된다"라고 말하는 것보다 더 정확하다. 뇌의 많은 부위가 손상되거나 소실될 때 어떻게 다른 부위가 그 부위의 정신적 기능을 넘겨받을 수 있는지 보여주는 많은 예들이 『기적을 부르는 뇌』에 나온다. 토브의 연구진은 방사관이라고 하는 부위에 뇌졸중이 일어날 때를 제외하면, 뇌졸중 병변이 일어나는 장소와 크기와 환자의 '강제 유도 치료' 효과 사이에 상관관계가 아주 작음을 보여주었다. L.V. Gauthier et al., "Improvement After Constraint-Induced Movement Therapy Is Independent of Infarct Location in Chronic Stroke Patients," *Stroke* 40, no.7(2009): 2468-72; V.W. Mark et al., "MRI Infarction Load and CI Therapy Outcomes for Chronic Post-Stroke Hemiparesis," *Restorative Neurology and Neuroscience* 26(2008): 13-33을 보라.

말할 때 그는 과학이 지금까지 밝힌 것을 지나치게 부풀려 말하는 것이다. 생각이 일어날 때 신경세포가 발화하고 서로 연결을 만든다는 말에는 두 가지가 동시에 일어난다는 의미가 담겨 있다. 그러나 신경과학자들은 생각이 신경세포 '안'의 어디에서 암호화되는지 사실 모른다. 그리고 생각이 개별 신경세포 안에 있는지(가능성은 극히 희박하다), 신경세포들의 연결에 있는지, 뇌 전체에 넓게 퍼져 있는지도 모른다. 마음의 이런 신비는 풀리지 않은 채로 남아 있다.*

래슐리는 흥미로운 대안을 최초로 제시한 신경과학자이다. 그는 학습과 숙련이 특정한 신경세포 '안'이나 신경세포들의 연결 '안'이 아니라 모든 신경세포가 함께 발화하는 결과물인 **점증적인 전기적 파동 패턴** '안'에서 암호화된다고 주장한다. (이런 중요한 가정을 신경과의사이자 신경과학자 칼 프리브램Karl Pribram이 받아들여서 뇌가 경험을 어떻게 암호화하는지에 내한 멋진 이론을 만들었다.[2])

생각, 기억, 인식, 솜씨 등의 뇌 기능이 개별 신경세포가 아니라 다양한 신경세포 연합체가 만드는 패턴에서 암호화된다고 상상해보자. (비유하자면 패턴은 음악 작품과 비슷하고 신경세포는 곡을 연주하는 오케스트라 음악가들이다.) 세포의 죽음이나 질병으로 일부 개별 신경세포가 없어져도, 뇌의 신경세포가 충분히 남아서 이런 패턴을 만들 수 있다면 정신적 기능의 손실은 일어나지 않는다. (현악 연주자 한 명이 아파도 대체 연주자가 있다면 곡을 연주하는 데 아무런 지장이 없다.)

---

* 정신적 활동이 뇌의 '어디'에서 국재화된다고 하는 기존의 지식을 신경과학자들이 어떻게 과장하는지, 그리고 마음과 물질적 뇌를 혼동하는지에 대한 이야기는 신경과학자 레이먼드 탤리스(Raymond Tallis)가 쓴 대단히 도발적인 책 *Aping Mankind: Neuromania, Darwinitis and the Misrepresentation of Humanity* (Durham, UK: Acumen, 2011)에서 논의한다.

우리가 자신의 정수라고 여기는 것의 상당 부분은 개별 신경세포에 있지 않다. 신경세포들은 다 비슷비슷하다. 존재의 독특함의 상당 부분은 뇌가 만들어내는 에너지 패턴으로 전달되는 암호화된 경험과 관련된다. 그리고 이 암호화된 경험의 패턴은 뇌의 구조적 손상도 견뎌낼 때가 많다.[**]

치유의 단계

신경가소적 치유에서 다음과 같은 단계들을 확인할 수 있다. 여기 소개하는 순서대로 치유가 진행되는 경우가 많지만 항상 그래야 하는 것은 아니다. 어떤 환자는 이 가운데 몇 단계만 거치고도 치유될 수 있고, 어떤 환자는 모든 단계를 다 거쳐야 한다.

신경세포와 신경교세포의 전반적인 기능 교정. 이것은 '배선 문제'(신경세

[**] 이론생물학자 루드비히 폰 베르탈란피(Ludwig von Bertalanffy)는 구조와 기능의 확실한 분리는 꺼지거나 켜지는 상태만 있으며 무기물(無機物) 재료로 만들어지는 기계에 딱 들어맞는 것임을 우리에게 상기시킨다. 유기체의 경우에는 과정을 생각하는 것이 더 낫다. "구조와 기능의 대립은…… 유기체를 정적으로 파악하는 데서 비롯된다. 기계는 정해진 방식이 있어서 여기에 따라 가동할 수도 있지만 정지할 수도 있다. 비슷한 방식으로 가령 심장의 미리 규정된 구조는 심장의 기능, 즉 리듬감 있는 수축과 구별된다. 사실 미리 규정된 구조와 이런 구조에서 일어나는 과정의 이 같은 분리는 살아 있는 유기체에는 들어맞지 않는다. …… 유기체에서의 구조라 불리는 것은 길게 지속되는 느린 과정이고, 기능은 짧은 지속시간의 빠른 과정이다." Ludwig von Bertalanffy, *Problems of Life: An Evaluation of Modern Biological Thought* (London: Watts & Co., 1952), p.134. 신경가소성이 치유를 어떻게 촉진하는지 이해하려 할 때 우리는 정신적 활동, 가령 사고를 지속시간이 짧은 과정이지만 길게 지속되는 과정인 이른바 뇌 구조에 영향을 미칠 수 있는 것으로 간주할 수 있다. 사고로 죽은 조직을 살릴 수 없지만, 남은 건강한 조직을 자극하여 손상된 조직의 잃어버린 기능을 넘겨받도록 할 수 있다.

포들이 서로 연결되고 소통하는 대단히 특별한 능력)를 직접적으로 다루지 않는 유일한 단계다. 그 대신 신경세포들의 전반적인 건강과 공통적인 기능을 끌어올리는 데 초점을 맞춘다. 많은 뇌 문제에서 뇌는 신경세포와 신경교세포가 외부적 요인(감염, 중금속 독소, 살충제, 약, 음식 민감도)으로 교란되거나 자원(특정 미네랄)을 제대로 공급받지 못해서 '잘못 배선'된다. 이런 전반적인 문제는 아래의 단계를 시작하기 전에 고쳐주는 것이 좋다.

이런 전반적인 세포 교정 단계는 자폐증과 학습 장애를 치료하고 치매 위험을 낮추는 데 특히 중요하다. 일반적인 정신질환에도 적용할 수 있다. 우울증, 양극성 장애, 주의력 결핍 장애를 가진 환자들이 독소를 제거하고, 민감하게 반응하는 설탕과 곡물 같은 특정 음식을 피함으로써 크게 좋아지는 경우가 있다.

이런 개입의 많은 부분은 뇌를 구성하는 세포의 총 85퍼센트를 차지하는 신경교세포와 관련된다. 뇌에는 외부 침입자가 들어오지 못하도록 주위로 '혈뇌 장벽'이 둘러져 있고, 림프계(몸에서 면역계와 치유에 대단히 중요한 혈관 체계)가 없다. 림프계 대신 작은 '미세교세포'가 뇌를 침입하는 유기체로부터 보호한다.[3] 이는 뇌가 스스로를 보호하고 치유하는 독특한 방법 가운데 하나이다. 또 신경교세포는 뇌가 만드는 찌꺼기를 제거함으로써 신경세포를 돕는다.

아래의 네 단계는 모두 신경세포 사이의 연결을 바꾸고 '배선'을 바꾸는 뇌의 신경가소적 능력을 구체적으로 이용한다.

신경자극. 이 책에 나오는 거의 모든 개입에서는 에너지에 바탕을 둔 **신경자극**이 뇌에 가해진다. 빛, 소리, 전기, 진동, 움직임, 심지어 생각(특정한 연결망을 가동시킨다)도 신경자극을 제공한다. 신경자극은 다친 뇌의

스스로 치유하는 뇌

잠들어 있는 회로를 되살리는 데 도움을 주고, 치유 과정의 두 번째 단계인 요란한 뇌가 스스로를 다시 조절하고 항상성을 회복하는 능력을 향상시키도록 이끈다. 어떤 형태의 신경자극은 외부에서 시작하기도 하지만, 내부적으로 일어나는 신경자극도 있다. 일상의 생각도 체계적으로 사용되면 신경세포를 자극하는 위력적인 방법이 된다.

특정한 생각을 하면 뇌의 어떤 연결망이 '켜지고' 어떤 연결망은 스위치가 내려간다. 이런 과정은 모스코비츠가 심상화를 통해 만성통증을 치료한 바탕이었다(1장을 보라). 관련 회로가 생각에 의해 켜지면 발화하고, **이어** 혈액이 에너지 보충을 위해 그곳으로 흘러든다(뇌에서 혈류를 추적하는 뇌 스캔으로 이 과정을 볼 수 있다). 나는 토브의 '강제 유도 치료'가 비록 동작에 바탕을 둔 행동 치료이지만 상당한 의도적 노력과 운동 계획을 수반하기 때문에, 아마도 생각에 바탕을 둔 신경자극을 일으킬 거라고 생각한다.[4] (아울러 마지막 단계 **신경분화와 학습**도 수반한다.) 페퍼가 뇌에 새로운 회로를 만들고자 했던 의식적 걷기는 생각을 사용하는 내적 신경자극의 예이다. 신경자극은 뇌가 새로운 회로를 만들도록 준비시키고 기존의 회로에 있는 학습된 비사용을 극복하는 데 효과적이다. 뇌 운동들, 그리고 『기적을 부르는 뇌』에서 소개한 여러 형태의 정신적 훈련들은 내적 신경가소적 신경자극의 사례들이다.

신경조절. 신경조절은 뇌가 스스로를 치유하는 또 하나의 내적 방법이다. 신경 연결망에서 흥분과 억제 간의 균형을 빠르게 회복하고 요란한 뇌를 잠재운다. 다양한 뇌 문제를 겪는 사람들은 감각을 제대로 조절하지 못한다. 외부 자극에 지나치게 민감하게 반응하거나 반대로 둔감한 경우가 많다. 신경조절은 여기에 균형을 잡아준다. 7장에서 살펴보겠지만 신경자극은 대체로 신경조절을 유도하여 뇌의 자기조절을 향상시킬 수 있다.

신경조절이 작용하는 방법 중 하나는 뇌의 두 피질하부 체계에 작용하여 뇌의 전반적인 각성 수준을 재설정하는 것이다.

망상활성계reticular activating system, RAS는 한 사람의 의식 수준과 전반적인 각성 수준을 조절하는 데 관여한다. 망상활성계는 뇌간(척수와 뇌 아래쪽 사이의 뇌 부위)에 위치하고 피질의 가장 높은 곳까지 뻗어 있다. 나머지 뇌에 '전원을 넣고' 수면-각성 주기를 조절한다. 앞으로 빛, 전기, 소리, 진동 같은 자극들로 어떻게 뇌 문제를 겪는 환자들(일반적으로 뇌 문제 때문에 지치고 초조해하는)이 깊은 잠에 들고 활력을 찾아서 일어나고 더 좋은 수면 주기를 이어가도록 할 수 있는지 보여줄 것이다. 망상활성계를 재설정하는 것은 뇌가 치유에 필요한 에너지 공급량을 확보하도록 돕는 데 꼭 필요하다.

신경조절이 작용하는 또 하나의 체계는 자율신경계이다. 수백만 년의 진화는 '미리 설정된' 자율적, 불수의적 신경계 반응을 인간에게 마련해놓아 포식자의 갑작스러운 공격과 같은 위급 상황에 대처하도록 했다. 이렇게 준비된 자율적 반응은 자율신경계에 내장되어 있다. 자발적인 제어가 아니라 대체로 자동적으로 이루어진다고 해서 '자율'이라는 말이 붙었다.

자율신경계는 유명한 곁가지 두 개가 있다. 하나는 교감신경계 싸움-도주 반응이다. 유기체가 행동에 나서도록 혈액을 심장과 근육으로 내보내 포식자나 위험한 적과 맞서 싸우거나 아니면 도망치도록 하는 것이다. 싸움과 도주 둘 다 다량의 에너지 방출과 신진대사 증가(즉각적으로 사용할 에너지에 접근하도록 하려고)를 요구한다. 당면한 생존을 위해 설계된 이런 체계는 인간이 해당 목적에 필요한 행동에 집중하도록 하고 성장과 치유의 과정은 대부분 억제한다. 뇌 문제나 학습 장애를 겪는 많은 환자들은 항상 교감신경계 싸움-도주 상태에 있어서 절박함과 위험을 느끼고 전개되는 상황을 따라잡지 못해서 극심한 불안에 시달린다. 문제는 싸움-도주 상태에 있으면 제대로 치유하거나 배우지 못하고 이는 뇌의 변화를 더 어렵게 만든다는 점이다.

또 하나의 곁가지는 부교감신경계다. 교감신경계를 끄고 우리를 차분한 상태로 만들어서 생각하거나 묵상하도록 한다. 교감신경계를 가리켜 흔히 싸움-도주 체계라고 부른다면, 부교감신경계는 종종 휴식-소화-수리 체계라고 불린다. 부교감신경계가 켜지면 성장을 촉진하고 에너지를 보존하고 수면을 늘리는 등 많은 화학적 반응이 일어나는데,[5] 이 모두가 치유에 꼭 필요한 것들이다. 또한 세포 내의 발전소 미토콘드리아를 충전시킨다(4장에서 상세히 살펴보겠다). 마지막이자 특별히 중요한 것으로, 하버드 대학 마이클 하셀모Michael Hasselmo와 동료들의 최근 연구를 보면 교감신경계를 끌 때 뇌 회로의 신호-잡음 비율이 좋아지는 것으로 나타났다.[6] 따라서 부교감신경계를 켜는 것은 요란한 뇌를 잠재우는 방법으로 보인다. 이 책에 나오는 많은 기법들은 부교감신경계를 켜고 교감신경계를 꺼서 휴식을 돕고 성장을 준비시킨다. 8장에서 우리는 부교감신경계가 '사회관계 체계'도 켠다는 것을 배우게 될 것이다. 사회관계 체계 덕분에 우리는 다른 사람들과 연결되고, 다른 사람들로부터 위로와 격려를 받고, 신경계 조절에 도움을 받는다.

신경휴식. 일단 싸움-도주 체계가 꺼지면 뇌는 회복에 필요한 에너지를 축적하고 저장할 수 있다. 느긋해지고 잠이 들 수도 있다. 뇌 문제를 겪는 많은 사람들은 피곤에 지치고 잠을 제대로 못 잔다. 최근에 로체스터 대학의 마이켄 네더가드Maiken Nedergaard는 잠을 잘 때 신경교세포가 특별한 경로를 열어 쌓인 찌꺼기와 독소(치매에 걸릴 때 생성되는 단백질을 포함하여)를 뇌를 감싸고 있는 뇌척수액을 통해 밖으로 내보낸다는 것을 알아냈다. 이런 독특한 방출 체계[7]는 깨어 있을 때보다 잠잘 때 10배 더 활성화된다. 잠이 부족할 때 왜 뇌 기능이 퇴화하는지 설명하는 근거다. 지나친 수면 박탈은 유독한 뇌를 만든다. **신경휴식** 단계는 이것을 바로잡는 것이다. 그리고 경우에 따라 여러 주 이어지기도 한다.

신경분화와 학습. 이 마지막 단계에서 뇌는 기운을 되찾고, 요란한 뇌는 조절되어 한층 조용해진다. 이제 회로가 스스로를 조절할 수 있다. 환자는 다시 주의를 집중할 수 있고 학습할 준비가 되었다. 학습이란 뇌가 가장 잘하는 것, 바로 섬세한 구별을 하는 것이다. 학습 장애자를 위한 많은 뇌 운동과 듣기 치료 중심의 운동을 보면 소리를 듣고 점차 세심한 구별을 하도록 훈련시킨다.*

이 모든 단계가 결합하여 최적의 신경가소적 변화를 이끈다. 하지만 이어지는 장들은 저마다 다른 상태를 강조한다. 4장은 전반적인 뇌세포의 건강을 회복하는 데 초점을 맞추고, 8장의 일부와 부록2 매트릭스 리패터닝도 마찬가지다. 6장은 신경휴식을 집중적으로 다룬다. 7장은 뇌의 재설정을 위해 신경자극과 신경조절을 강조하고, 5장은 마지막 단계 신경분화를 강조한다. 그리고 소리를 다루는 8장은 모든 단계의 작동을 보여줄 것이다.

뇌 손상을 입은 대다수 사람들은 치료를 하면서 이 모든 단계를 다 거치겠지만, 이 책에 나오는 많은 문제들은 뇌 손상 때문이 아니다. 이 환

---

* 신경가소성의 발견이 전혀 새로운 것이 아니며 신경가소적 치유는 그저 학습에 불과하다고 주장하는 회의론자들이 가끔 있다. 하지만 이 마지막 단계에만 보통 말하는 학습이 들어가고, 뇌에서 일어나는 학습의 신경가소적 효과는 정신적 활동으로서의 학습과 같지 않다.

자들은 결코 발달하지 않았던 회로를 만들어야 한다. 어떤 사람들은 신경자극과 신경분화만으로도 이렇게 할 수 있다. 그리고 여러 다른 개입들에서 도움을 받는 사람들도 있다.

이런 신경가소적 접근법에서는 개인의 진전은 결코 기법이나 질병에만 좌우되지 않는다. 우리는 질병이 아니라 사람을 치료한다. 유전적 소인이나 신경가소성 자체 때문에 세상에 똑같은 뇌는 없고, 똑같은 뇌 문제나 뇌 손상도 없다. 전반적으로 건강한 뇌를 가진 사람이 손상을 입은 것과 약물, 신경독소에 노출되거나 뇌졸중 혹은 심각한 심장병 이력이 있는 사람이 같은 손상을 입은 것은 비교가 되지 않는다. 손상 부위도 중요하다. 호흡 중추에 총알을 맞으면 미처 '재배선'할 시간도 없이 곧바로 죽고, 주의 중추가 망가지면 뇌 운동을 하기가 어려울 수 있다. 하지만 신경과의사 이언 로버트슨Ian Robertson이 보여주듯이 주의도 신경가소적으로 훈련할 수 있다.

다음 장은 놀라운 기지를 발휘하여 신경분화와 학습의 단계를 자극하도록 자체 프로그램을 마련한 환자에게 앞의 세 단계가 일어나도록 한 방법을 소개한다.

1   L. V. Gauthier et al., "Atrophy of Spared Gray Matter Tissue Predicts Poorer Motor
    Recovery and Rehabilitation Response in Chronic Stroke," *Stroke* 43, no.2 (2012):
    453-57.

2   K. H. Pribram, *The Form Within: My Point of View* (Westport, CT: Prospecta Press,
    2013).

3   R. D. Fields, *The Other Brain* (New York: Simon & Schuster, 2009), p.42.

4   L. V. Gauthier et al., "Remodeling the Brain: Plastic Structural Brain Changes
    Produced by Different Motor Therapies After Stroke," *Stroke* 39, no.5 (2008): 1520-
    25.

5   R. M. Sapolsky, *Why Zebras Don't Get Ulcers*, 3rd ed. (New York: St. Martin's Griffin,
    2004), p.23 [로버트 새폴스키, 이재담·이지윤 역, 『스트레스』, 사이언스북스, 2008].

6   M. E. Hasselmo et al., "Noradrenergic Suppression of Synaptic Transmission May
    Influence Cortical Signal-to-Noise Ratio," *Journal of Neurophysiology* 77, no.6
    (1997): 3326-39.

7   L. Xie et al., "Sleep Drives Metabolite Clearance from the Adult Brain," *Science* 342,
    no.6156 (2013): 373-77.

4

빛으로 뇌를
재배선하다

빛을 사용하여
잠들어 있는
신경 회로를
깨우다

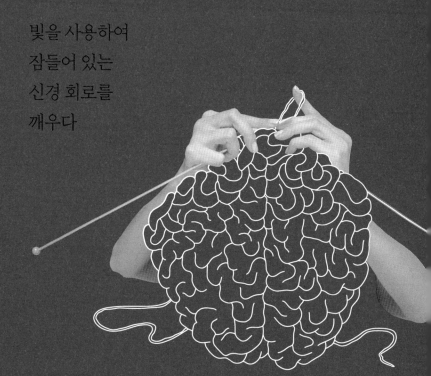

내가 환자들을 돌보면서 거듭 확인한 사실은
신선한 공기 다음으로 중요한 것이 빛이라는 것이다.
꽉 닫힌 문 뒤에서 환자들을 가장 힘들게 하는 것은 캄캄한 방이다.
그들이 필요로 하는 것은 그냥 빛이 아니라 햇볕을 직접 쬐는 것이다.
…… 사람들은 빛의 효과가 정신에만 작용한다고 생각하는데
결코 그렇지 않다.
태양은 화가일 뿐 아니라 조각가이기도 하다.

플로렌스 나이팅게일, 『나이팅게일의 간호론』

좁은 세상

이 이야기에 나오는 사람과의 두 차례 우연한 만남은 도시의 한 블록에서 일어났다. 첫 번째 만남은 내 사무실에서 동쪽으로 몇 걸음만 가면 되는 작은 의학 건물 강당에서였다. 두 번째 만남은 서쪽으로 몇 걸음 떨어져 있는 왕립음악원의 아름다운 코너 홀에서 있었다.

2011년 늦가을 온타리오 의학협회는 온타리오의 의사들에게 아름다운 공문을 보냈다. '의사의 라운지'라는 작은 조직이 있다. 한 달에 한 번 토론토에서 만나 저녁을 먹고 협회 본부에서 강의를 한다. '의사의 라운지'는 지역에서 가장 큰 주류 의학 단체 역할을 한다. 아주 젊은 의사부터 은퇴한 의사까지 연령층이 다양했고, 첨단 의학과 과학에 대해 이야기하기 좋아하는 공통점하에 모였다.

예전에는 병원마다 라운지가 있어서 수술복을 입은 외과의들이나 병동에서 힘든 하루를 보낸 내과의들이 편안한 분위기로 격의 없는 대화를 나누고, 함께 맡은 환자들에 대해 이야기하고, 과학과 의학의 최신 소

식을 전했다. 라운지는 19세기 감성이 느껴지는 장소였다. 그러나 현대의 관리자, 행정가, '효율을 강조하는 전문가들'이 '빈둥거리는 것lounge around'을 용납하지 않는 시대가 되면서 라운지는 병원에서 사라져버렸다. 그래서 우리는 반항심에서 라운지를 협회 본부에 되살려 우리를 처음 의학과 인체 신비 연구로 이끌었던 자유롭고 열린 마음으로 생각하는 장소로 삼았다.

담당자가 보낸 공문도 대다수 큰 조직들의 뻣뻣한 문체와는 사뭇 달랐다. 무표정하게 격식을 차린 문장이 전문가적 목표의 진정성을 더 잘 전달한다는 듯한, 공들여 생기 없는 문장이 아니었다. 제목은 「어둠에서 빛으로: 임상적 탐구」였고, 허구의 인물인 포츠커 랍비의 인용문 "그리고 신이 말했다, 역설이 있으라. 그러자 빛이 생겼다"로 시작했다. 내용은 이러했다.

빛의 속성이 무엇일까요? 파동? 입자? 임상적 도구? 맞습니다. 모두가 옳은 말이죠. 빛을 치료에 활용하는 것은 확실히 자리 잡은 것(신생아 황달, 건선)에서 이제 막 유행으로 떠오르는 것(계절성 정서 장애)까지 다양합니다만, 여러분은 상처 치료에서 뇌 손상에 이르는 질환의 환자들에게도 빛 치료가 효과적이라는 것은 몰랐을 겁니다……

2011년 12월 8일, 오후 7:30

공문은 계속 이어져서 뇌 손상, 그리고 다른 신경질환과 정신질환에 빛의 사용을 강조하는 강의임을 설명했다.

나는 잠깐 멈추고 생각했다. 빛으로 뇌 손상을 치료한다고? 빛이 어떻게 단단한 두개골로 둘러싸인 뇌 속으로 들어가지? 나는 광유전학이라고 하는 새로운 학문을 지켜보고 있었다. 광유전학은 실험실에서 유전자 설계를 통해 빛에 민감한 신경세포를 만드는, 거의 공상과학 같은 분야다. 1979년에 DNA 구조를 발견한 프랜시스 크릭Francis Crick은 신경과학의 주요 도전으로 특정 신경세포를 켜고 나머지 세포들은 그대로 두는 방법을 찾는 것을 꼽았다.[2] 크릭은 빛이 특정 부류의 신경세포를 켜고 끄는 데 사용될 수 있다고 내다보았다.

물에 사는 조류藻類 같은 일부 원생생물이 빛에 민감하다고 알려져 있다. 이런 생물은 빛을 받으면 내부의 스위치가 켜져서 세포를 활성화시킨다. 2005년 과학자들은 이런 빛에 민감한 스위치에 해당하는 유전자를 동물의 신경세포에 삽입하여 빛에 노출되면 활성화되도록 했다. 몇몇은 심각한 뇌 질환을 겪는 사람의 뇌 속에 이런 신경세포를 이식하고, 수술을 통해 광섬유를 손상된 뇌세포에 꿰면 빛으로 세포를 켜고 끄는 것이 가능하리라 희망했다. 이런 기법은 벌레, 생쥐, 쥐, 원숭이를 대상으로 성공했고, 사람이 다음 차례로 보였다. 그러나 이것은 대단히 침습적인 방식이다. 광유전학의 선구자이자 정신과의사, 스탠퍼드 대학 생명공학 교수인 칼 다이서로스Karl Deisseroth는 우리가 광섬유 같은 이질적인 물질을 인간의 뇌 속에 외과적으로 삽입하면 무엇보다 면역 반응을 일으킬 수 있다고 우려했다.[3] 다이서로스는 광유전학을 뇌 회로가 어떤 식으로 작용하는지 이해하기 위한 기초적인 과학의 도구로 여겼고, 환자에게 유용할 수 있는 것으로 보지 않았다. 아마도 언젠가는 광유전학의 열매가 사람의 목숨을 살릴 수도 있을 것이다. 하지만 강의를 앞두고 나는 보다 실용적인 무엇, 자연에 반하는 식이 아니라 자연과 조화를 이루는 식으로 치유하는 치료법을 기대했다.

빛은 우리가 모르게 몸속으로 들어온다

다행히도 빛(자연적인 빛도)은 뇌 속으로 깊이 들어가기 위해 광섬유와 외과수술이 필요하지 않다. 우리는 피부와 두개골을 빛을 차단하는 절대적인 장벽으로 생각하지만 실은 그렇지 않다. 햇빛에서 오는 에너지는 피부를 통과하여 혈액에 영향을 준다. 강의 공문은 빛을 사용하는 치료의 예로 '신생아 황달'을 언급했다. 피부와 눈이 노랗게 되는 황달은 신생아의 간이 미숙하여 신진대사 기능을 아직 제대로 못해서 일어난다. 신체는 새로운 적혈구를 만들어 공급량을 채운다. 낡은 적혈구는 파괴되고 새로운 적혈구가 그 자리를 채운다. 신생아 황달은 낡은 적혈구가 파괴될 때 나오는 (담즙에서 분비되는) 빌리루빈이라고 하는 화학물질이 몸속에 축적되는 것이 원인이다. 신생아의 절반가량이 황달을 겪는다. 보통은 며칠 지나면 사라지지만, 지속되면 심각한 질환이 될 수 있고, 치료받지 않으면 뇌에 빌리루빈이 쌓여 영구적인 뇌 손상을 일으키기도 한다.

의사들이 미숙아들의 생명을 살리는 일을 잘하게 되면서 신생아 황달이 점차 문제가 되었다. 제2차 세계대전 당시 군인들을 치료하던 영국 에섹스주의 한 병원에서 황달 증상이 있는 아기들을 맡았다. 병원에는 남쪽 햇볕이 잘 드는 마당이 있었다. 아기 돌보는 솜씨로 유명했던 시스터 J. 워드Sister J. Ward는 자주 가장 여린 아기들을 인큐베이터에서 꺼내 휠체어에 태워 마당으로 데려가 신선한 공기를 쐬도록 했다. 그녀의 이런 조치를 염려하는 직원도 있었다. 하지만 워드의 아기들은 호전되기 시작했다.[4] 어느 날 그녀는 한 아기의 옷을 벗겨 담당의에게 보였다. 아기의 햇볕에 노출된 배 부위가 더 이상 노랗지 않았다.

아무도 그녀의 발견을 진지하게 여기지 않았다. 우연히 황달에 걸린 아기의 혈액이 담긴 작은 병을 햇빛이 드는 창턱에 몇 시간 놓아둔 일이 벌어지기 전까지는 말이다. 샘플을 회수했을 때 혈액은 정상이었다. 의사들은 뭔가 실수가 있었다고 확신했다. 그러나 의사 R.H. 돕스R.H. Dobbs와 R.J. 크레머R.J. Cremer는 더 조사해서 샘플에 있던 과도한 빌리루빈이 파괴되거나 대사되어 이제 혈액의 빌리루빈 수치가 정상으로 돌아왔다는 것을 알아냈다. 아울러 이것은 시스터 워드가 돌보는 황달에 걸린 아기들이 왜 햇빛을 받고 좋아졌는지 설명했다.

조사 결과 파란색 가시광선 파장(아기의 피부와 혈관을 통과하여 혈액과 어쩌면 간에도 도달한다)이 이런 놀라운 효과를 일으켰다고 밝혀졌다. 빛을 이용한 황달 치료는 주류가 되었다. 시스터 워드의 우연한 발견은 신체가 상상하는 것만큼 불투명한 존재가 아님을 증명했다.

사실 시스터 워드와 돕스-크레머가 발견한 사실은 고대인들도 벌써부터 알고 있었지만 현대 의학에 와서 잊힌 것이다. 로마 제국의 최고 의사 가운데 한 명인 에페소스의 소라누스는 황달에 걸린 신생아에게 햇볕을 쏘이도록 권고했다.[5] 대부분의 이교도들은 광선치료를 대단히 중시했고, 고대 그리스 태양의 신 헬리오스에서 이름을 가져온 '헬리오테라피'는 고대 건물들이 순수한 햇빛을 최대한 많이 받도록 설계되었다는 사실에서 보듯 강력한 효과를 발휘했다. 로마에는 심지어 자신의 집에 햇빛이 들도록 보장하는 일조권도 있었다(그래서 일광욕실을 발달시켰다). 후에 이런 법의 시행이 중단되었고, 빛의 치료적 속성도 거의 잊히게 되었다.*

현대적 간호 체계를 세운 플로렌스 나이팅게일에 이르러서야 환자들이 가급적 많은 햇빛을 받도록 병원이 설계되었다. 그러나 19세기의 짧은 햇빛 친화적 기간은 인공 전구의 발명으로 끝났다. (사람들은 전구가 태양과 똑같은 완전한 빛의 스펙트럼을 포함하고 있다고 믿었지만, 불행히도 인공조명은 자연적인 빛처럼 스펙트럼이 완전하지도 동등하지도 않았다.) 병원 설계는 더 이상 자연적인 빛을 선호하지 않았다. 햇빛에 정말로 치유 효과가 있다는 나이팅게일의 통찰력을 과학이 설명하지 못했기 때문이다.

빛이 강력한 치유자라는 생각은 1,000년 동안 빤히 보이는 데도 모르고 넘어갔다. 고대 이집트인에게는 체계적인 과학이 없었지만, 자신들이 눈으로 본 것, 즉 태양이 모든 곳에서 성장과 생명에 꼭 필요하다는 것을 의심하지 않았다. 그들은 태양의 신 라[Ra]를 숭배했고 (말 그대로 태양을 숭배하는 민족이었다) 신이 자신들을 보호할 뿐 아니라 치유한다고 굳게 믿었다. 라의 존재는 모든 곳에 있었다. 파라오 람세스는 이름도 '라'에서 가져왔다. 이집트인들과 다른 많은 고대 이교도들은 태양을 생명의 근원으로 보았고, 모든 생명체는 궁극적으로 태양에서 에너지를 얻는다는 것을 자명하게 여겼다. (물론 태양은 식물이 이산화탄소와 물로 에너지원인 포도당을 합성하는 광합성 과정에 필수적이다.[6] 광합성을 하지 않는 동물도 식물을 먹거나 식물을 먹는 다른 동물을 먹음으로써 에너지를 얻으므로 지구의 모든 생

---

*   하지만 완전히 잊힌 것은 아니었다. 덴마크 의사 닐스 R. 핀센(Niels R. Finsen)은 현대에 선구적으로 광선치료를 도입한 공로로 1903년에 노벨상을 수상했다. 그의 성과에는 천연두 치료에 가시광선 스펙트럼의 빨간색을 활용하는 것도 포함되었다. 그는 자신이 이런 연관관계를 최초로 알아낸 사람이 아니라는 것을 알았다. "중세에는 천연두 환자를 빨간색 천으로 둘둘 싸고 침대에 빨간색 공을 놓아 치료했다. 가데스덴의 존은 영국 왕세자 주위에 온통 빨간색 물건들을 둬서 천연두를 치료했고…… 사사카와 의사는 일본에서는 환자에게 빨간색 담요를 덮게 하고 아이들에게는 빨간색 장난감을 준다고 한다. 이렇게 천연두 치료에 불확실하게 빨간색을 사용하는 것은 당연히 중세의 미신으로 치부되었다." N.R. Finsen, "The Red Light Treatment of Small-pox", *British Medical Journal* (December 7, 1895), pp.1412-14를 보라.

명체는 태양에 의존한다.)

고대인들은 고통스러운 조직의 치유에 성장이 필요하다는 것도 알고 있었다. 고대 이집트인, 그리스인, 인도인, 그리고 불교도들은 치유를 촉진하기 위해 체계적으로 태양에 노출시키는 방법을 사용했다. 파라오 시절의 옛날 파피루스를 보면 아프고 병든 신체 부위에 기름을 바르고 햇볕을 쬐어 의학적 효과를 거두었다고 나온다.[7] 따라서 빛에 관한 최근의 많은 발견들은 실은 재발견이다. 수술을 받은 환자를 햇볕이 드는 회복실(인공조명이 있는 방이 아니라)에 두었을 때 통증이 확연히 줄어들었다는 2005년의 연구도 그렇다.[8]

1984년에 미국 국립보건원의 노먼 로젠탈Norman Rosenthal은 일부 우울증이 햇빛 노출로 치유될 수 있다는 것을 알아냈고, 최근의 연구는 빛의 전체 스펙트럼이 일부 우울증 환자에게 처방약만큼 효과적이고 부작용은 훨씬 적다는 것을 보여주었다. 이런 사실은 고대 그리스인과 로마인들도 알고 있었다. 그리스 의사 카파도키아의 아레타에우스는 2세기에 이렇게 썼다. "무기력증에 시달리는 사람은 빛이 드는 곳에 눕히고 햇볕을 쬐도록 해야 한다. 어둠은 병의 원인이다."[9] 햇빛이 기분에 영향을 미친다면 뇌에도 영향을 미친다.

초등학교 과학 시간에 빛에 대해 배운다. 빛 에너지가 눈으로 들어가 망막과 그 안에 있는 간상세포와 원추세포에 부딪히고, 그곳에서 전기에너지 패턴으로 변환되고, 이것이 시신경의 신경세포를 통해 머리 뒤쪽에 있는 뇌의 시각피질로 이동하여 시각적 경험을 만든다.

2002년에 망막에서 뇌로 가는 완전히 다른 목적을 가진 또 하나의 경로가 발견되었다. 망막세포(간상세포, 원추세포)와 더불어 빛에 민감한 또

스스로 치유하는 뇌

다른 세포가 있어서 전기 신호를 시신경에 있는 별도의 경로를 통해 시교차상핵이라고 하는 뇌 부위로 보내는 것으로 밝혀졌다.[10] 시교차상핵은 우리의 생체시계를 조절한다.

생체시계는 단순히 시간을 알려주는 것 이상이다. 하루 동안 주요 기관계器官系들이 언제 작동하고 쉬는지 제어한다. 시계이면서 동시에 지휘자이다. 시교차상핵은 시상하부의 일부로 둘이 함께 호르몬을 조정하여 식욕, 갈증, 성욕, 수면에 대한 욕구의 오르내림을 규제한다. 또한 각성 수준과 신경계에도 영향을 미친다.

고대 중국인들은 각각의 기관계마다 하루 중에 가장 활발한 때와 둔감한 때가 있다는 것을 알았다. 예컨대 중국의 생체시계에 따르면 심장은 우리가 활동해야 하는 정오에 더 활발하고 잠을 잘 때는 활동력이 떨어진다. 소화계는 식사 후에 힘차게 돌아간다. 생체시계는 수면 중에 신장의 활성을 떨어뜨리므로 밤중에 요의가 억제된다. 나이가 들면 밤에 소변이 가끔 마려운데, 이것은 생체시계도 일반 시계처럼 오래되면 시간이 맞지 않기 때문이다. 신경세포가 불규칙하게 발화하며, 이는 노년의 요란한 뇌의 증상이다.

매일 아침 일어나 빛이 눈으로 들어가면 시교차상핵으로 들어가 각각의 기관계를 차례로 깨운다. 인간은 해가 지면 눈에서 밖에 더 이상 빛이 없다는 메시지를 보낸다. 그러면 시교차상핵은 졸음이 오게 하는 호르몬 멜라토닌을 분비하는 송과선에 메시지를 보낸다.[11] 송과선은 도마뱀, 조류, 어류의 경우 밖으로 더 노출되어 있다. 덕분에 빛이 얇은 두개골을 통해 직접적으로 송과선을 자극하여 '눈 비슷한' 역할을 하게 한다. (그래서 송과선을 '제3의 눈'이라고도 부른다.) 인류의 진화적 유산은 두개골이 밀봉된 금고가 아님을, 뇌는 계속적으로 빛을 살피고 빛과 상호작용하도록 진화했음을 이렇게 상기시킨다.

우리는 빛을 시각하고만 연관 짓는 경향이 있다. 시각은 우리가 아직 완전히 이해하지 못하는 기적 같은 과정이지만, 신체와 빛의 관계는 이보다 훨씬 근본적이다. 또한 빛은 살아 있는 생물 내에서 화학적 반응을 일으킨다. 눈이 없는 단세포생물들은 외막에 빛에 민감한 분자들이 있어서 에너지를 얻는다. 가령 염도가 높은 습지에 사는 할로박테리아는 주황색 빛에서 에너지를 얻는다.[12] 빛에 민감한 분자가 빛을 활동에 필요한 에너지로 바꾼다. 이런 세포가 주황색을 흡수하면 생물은 더 많은 빛 에너지를 얻고자 빛이 나오는 쪽으로 헤엄쳐 간다. 반면에 자외선과 초록색 빛은 물리친다. 빛의 여러 파장이 생물에 각기 다른 영향을 준다는 사실은 빛의 주파수에 에너지뿐만 아니라 다른 정보들도 담겨 있다는 뜻이다. 흥미로운 사실은 이런 생물의 표면에 있는 빛에 민감한 분자, 생존에 기초가 되는 이런 분자가 인간의 망막에 있는 로돕신이라고 하는 분자와 구조적으로 대단히 흡사하다는 것이다. 우리의 눈이 어디서 진화했는지 시사하는 대목이다.

우리 몸속의 개별 세포와 단백질 안에는 이와 비슷하게 색깔에 민감한 분자가 있다. 1979년 모스크바 대학의 과학자 카렐 마르티네크Karel Martinek와 일랴 베레친Ilya Berezin은 우리 몸속에 빛에 민감한 수많은 화학적 스위치들과 증폭기들이 가득하다는 것을 보여주었다.[13] 다른 색깔, 그러니까 빛의 다른 파장은 다른 효과를 갖는다. 어떤 색깔은 몸의 효소가 더 효율적으로 일하도록 자극하고, 세포 안의 과정을 켜고 끌 수 있고, 세포가 어떤 화학물질을 만들도록 할지 영향을 미친다. 비타민C를 발견하여 노벨상을 받은 알베르트 센트-죄르지Albert Szent-Györgyi는 전자가 몸속의 한 분자에서 다른 분자로 이동(전하 이동이라고 하는 과정)할

스스로 치유하는 뇌

때 분자의 색깔이 자주 바뀐다는 것을 발견했다.[14] 이것은 방출하는 빛의 유형이 달라진다는 뜻이다. (반딧불이의 경우 루시페라아제라고 하는 효소가 다량의 가시광선을 만든다.) 이렇듯 인간과 빛의 만남은 피부 가죽보다 더 깊으며, 우리의 몸은 컴컴한 동굴이 아니다. 세포 내에서 광자가 번쩍이고 에너지가 전달되면서 풍성한 색채의 변화를 쏟아낸다. 나는 궁금했다. (플로렌스 나이팅게일의 아름다운 비유를 사용하자면) 빛과 색으로 머리의 표면을 '채색'할 뿐만 아니라 뇌의 회로를 '조각'하는 방법을 대체 누가 찾아냈을까?

강의와 우연한 만남

2011년 12월의 어느 목요일 7시 15분, 환자 진찰을 마치고 사무실을 나와 몇 걸음 걸어 온타리오 의학협회 사무실로 갔다. 나에게는 명확한 목적이 있었다. 뇌에 망가진 조직이 있을 때 남아 있는 건강한 조직을 정신적 경험으로 자극하여 스스로 재조직하고 새로운 연결을 형성하고 심지어 새로운 신경세포가 망가진 조직의 잃어버린 인지 기능을 떠맡도록 하는 것이 가능하다는 것은 이미 알고 있었다. 문제는 망가진 조직을 떠맡을 수 있는 **일부** 건강한 조직이 있어야 한다는 점이다. 나는 광선치료가 어떻게든 여전히 '아픈' 뇌 조직을 치유하는 데 도움이 될 수 있는지 알아보고 싶었다. 광선치료는 신경세포의 전반적인 기능을 좋게 하는데 도움이 될까? 만약 그렇다면 빛은 뇌 문제 치료에 새로운 방법이 될 수 있다. 뇌세포가 정상화된 뒤에 신경세포를 스스로 재배선하도록 훈련시켜서 잃어버린 정신적 기능을 떠맡도록 할 수 있다.

나와 동료는 음식을 접시에 담고 자리에 앉아 동료 의사들과 잡담하기 시작했다. 방 저편에서 짙은 머리의 날씬한 여자를 보았다. 지중해 사람의 이목구비와 피부색을 가졌고, 안경을 썼고 지적으로 보였다. 동작이 조심스러웠고 허약해 보였다. 그녀는 나에게 다가와 천천히 말하기 시작했다. 그녀는 내가 어디서 본 사람 같다고 했는데 기억이 잘 나지 않는다고 말했다. 우리가 생각해내기 전에 그녀가 자기소개를 했다. "가브리엘 폴라드Gabrielle Pollard입니다." 나도 내 소개를 했다. 그녀는 내 이름을 알아보지 못했고 나도 마찬가지였다.

신중하고도 불안정한 걸음걸이, 그리고 살짝 느린 말로 보건대 그녀는 아마도 뇌 손상으로 고생하고 있는 듯했다. 그러니까 대단히 개인적인 이유 때문에 강의에 온 것이었다. 곧 강의가 시작되었다.

첫 번째 연사는 일반외과의이자 혈관외과의 프레드 칸이었다. 날씬하고 건강한 칸은 흰머리를 이마 옆으로 쓸어 넘겼다. 70대 중반처럼 보였지만 여든두 살이고 아직도 매주 60시간 넘게 일한다. 태양의 기운이 느껴지는 용모였다. 대부분의 청중들이 그보다 젊고 창백한 안색에 피부암을 두려워하는 일광공포증이 있어서 더더욱 그렇게 보였다. 그들은 태양의 위험한 면을 알았지만, 햇빛 없이는 진화하지 못했다는 것은 까맣게 잊었다. 칸은 매일 건강한 햇볕을 4시간 쬐었고 주말에는 더 길게 쬐었다. 한 주에 네 번 수영을 했고 신선한 공기를 마시며 길게 산책했다. 캐주얼 차림이었지만 왠지 정장보다는 수술복이 더 편안하고 넥타이를 참지 못할 것처럼 보였다. 온타리오 시골 지역의 건조하고 사무적이고 느릿한 말투로 자신의 사연과 아이러니와 진지한 농담을 이야기했다.

나중에 들은 것인데 칸은 1929년 독일의 유대인 집안에서 태어났다.

스스로 치유하는 뇌

그는 1938년 11월 9~10일, 나치가 독일의 거의 모든 유대교 회당을 불태우고 3만 명의 유대인을 체포하여 강제수용소로 보낸 '수정의 밤'을 겪었다. 제2차 세계대전이 일어나기 3주 전에 그의 가족은 독일 관료를 매수하여 자동차와 열차로 밤에 도망쳤다. 거의 모든 재산을 남겨두고 네덜란드로 갔고, 결국에는 온타리오 주 욱스브리지로 가서 농부가 되었다. 프레드는 농장에서 자랐고, 작은 빨간색 건물 한 채가 전부인 학교에 다녔다. 겨울이면 매일 눈 속을 10킬로미터 걸어 통학했다. 어려서부터 여름이면 셔츠를 벗고 햇빛을 받으며 몇 시간씩 일했다. 10살 때 불법으로 포드슨 트랙터를 몰기 시작했고, 농부의 덕목을 익혀서 자연의 명령, 위엄, 가혹함, 힘을 마음속에 새겼다.

그는 장학금을 받고 토론토 대학 의대에 입학했다. 내과의가 처방해 준 약이 마음에 들지 않아서 그는 졸업하고 온타리오 북부의 거대한 광산병원의 일반외과의가 되었고 결국에는 외과과장이 되었다. 그는 놀라운 에너지로 의사 네 명 몫의 일을 했고 두 개의 수술실을 하루 종일 가동시켰다. 매사추세츠 종합병원에 가서 혈관수술을 배웠고, 이어 최초로 심장이식 수술을 실시한 세계 최고 외과의 덴튼 쿨리Denton Cooley가 있는 텍사스 베일러 병원에 가서 배웠다. 캘리포니아에서 그는 혈관수술과 일반수술, 복부 대동맥류 수술, 관상동맥 우회술, 경동맥 협착증 수술을 실시했다. 그는 미군의 고문 외과의로 일했다. 250개의 병상을 갖춘 병원을 세워 의료원장, 그리고 수술과장이 되었다. 그동안 그가 행한 주요 수술은 2만 건이 넘는다.

"나는 20년도 더 전에 레이저 치료를 받았습니다." 그는 강의를 시작하면서 이렇게 말했다. "누구보다 스키를 좋아하는데 어깨를 다쳐서 만성적인 문제가 되었죠." 그는 알프스를 포함하여 큰 산들을 돌아다니며 스키를 타다가 회전근개를 심하게 다쳤다. 2년 동안 스키는커녕 어떤 신체 활동도 하지 못했다. 스테로이드 주사도 도움이 되지 않았다. "내 담당 외과의가 그러더군요. '수술해야 해요.' 나는 생각했습니다. '내가 외과의야. 그들이 내 어깨에 무엇을 할지, 어디를 어떻게 자를지는 내가 **알아**. 결과가 형편없으리라는 것도. 사양하겠어.'" 상태는 점점 악화되었다. 그러던 어느 날 그가 아는 척추지압사가 말했다. "러시아 레이저가 있는데 한번 받아볼래요?"

지압사에게는 오래된 러시아산 기계가 있었다. 때는 1986년으로 아직 냉전 중이었지만, 이런 몇 가지 간단한 기계들은 서양으로 건너왔다. 칸은 레이저 장비를 사용해보기로 했고, 다섯 차례 세션 만에 2년 동안 쑤시고 뻣뻣하던 어깨가 나았다. 레이저는 살갗을 태울 수 있는 '뜨거운' 고강도 레이저가 아니라 저강도 레이저였다.

칸은 흥미가 일었다. 과학 문헌을 살펴본 결과, 이런 저강도 레이저 치료는 몸이 자체적인 에너지와 세포 자원들을 결집해서 스스로 치유하도록 도우면서도 부작용이 없다는 것을 알아냈다. 레이저는 다른 어떤 것도 손쓸 수 없는 많은 병들을 낫게 하고 약이나 수술의 필요성을 줄여주는 듯 보였다. 그는 레이저에 흠뻑 매료되었다. 당시 외과의로서 전성기를 맞고 있었지만 다 접고 빛을 공부하기 시작했다.

주류 의료인들에게 낯선 치료인 저강도 레이저 치료는 3,000건이 넘는 학술 논문과 긍정적인 결과를 거둔 200회 이상의 임상 실험에 바탕을 둔다. 초창기 연구의 대부분은 러시아나 동유럽에서 이루어졌다. 중국, 티베트, 인도에 가까운 나라들인데, 동양이 대체로 의학에서 에너지의 역할에 더 관심이 많았으므로 이런 초창기 연구는 서양에는 상대적

스스로 치유하는 뇌

으로 알려지지 않았다.

2011년 그날 밤 칸의 강의는 대부분이 빛의 과학에 대한 것, 그리고 레이저가 세포 수준에서 치유를 어떻게 자극하는가에 관한 것이었다. 그는 두 레이저의 차이를 설명했다. 하나는 고강도 레이저로 뜨거운 레이저 혹은 열 레이저라고 한다. 살갗을 파괴할 수 있어서 수술 때 손상된 조직을 잘라내는 데 사용한다. 저강도 레이저(부드러운 레이저 혹은 차가운 레이저)는 칸이 사용한 것으로 치유를 촉진한다. 열은 거의 혹은 전혀 내지 않고 세포에 변화를 일으키는 식이다. 주로 아픈 세포가 에너지를 얻어 스스로 치유하도록 돕는 식으로 작용한다.

일반적인 빛 에너지는 거대한 전자기 스펙트럼의 한 부분이다. 전자기 스펙트럼에는 각기 다른 파장을 가진 많은 종류의 파동들이 있고, 전파, 엑스선, 마이크로파와 같은 대부분의 파동은 맨눈으로 볼 수 없다. 그러나 400나노미터에서 700나노미터의 파장의 파동은 볼 수 있다. (나노미터는 10억 분의 1미터다.) 가시광선을 스펙트럼의 한쪽에서 다른 쪽까지 나열하면 보라색(400나노미터로 에너지가 가장 높다), 남색, 파란색, 초록색, 노란색, 주황색, 그리고 마지막으로 빨간색(700나노미터로 에너지가 가장 낮다)이다. 자연적인 빛은 이런 파장들의 조합으로 이루어진다. 레이저 치료에 가장 자주 사용되는 주파수는 660나노미터 파장의 빨간색 빛이다. 하지만 적외선도 830나노미터나 840나노미터의 대단히 특정한 파장으로 사용한다. 이것은 가시 범위 밖이어서 맨눈으로는 보이지 않는다. ('보이지 않는 빛'이라는 말이 언뜻 이해되지 않겠지만, 이것 역시 빛이고 광자와 빛 에너지로 구성된다. 특수부대 요원들이 밤에 '보려고' 사용하는 야간 고글은 사람이 정상적으로 볼 수 없는 적외선을 모아 증폭한다.)

레이저의 특징 중 하나는 독보적인 순도의 빛을 만들 수 있다는 것이다. 1나노미터까지 정확한 파장을 만들 수 있다. 그래서 레이저는 하나의 색으로만 된 단색성monochromatic을 갖는다. 레이저는 가령 660나노미터, 661나노미터, 662나노미터의 광선을 만들 수 있다. 저강도 레이저에서 무엇보다 중요한 것이 바로 정확성이다. 특정한 파장은 세포 조직의 치유에 도움이 되지만[15] 거기서 살짝만 벗어난 다른 파장은 그렇지 않는 경우가 많다.

레이저의 또 다른 특징은 광선을 하나의 방향으로 모을 수 있고, 빛에너지가 좁은 빛줄기 내에 집중된다는 것이다. 백열전구나 햇빛(자연적인 빛) 같은 대다수 광원은 멀어지면 확산되는 빛을 낸다.

강력한 빛을 낸다는 것도 레이저만의 특징이다. 100와트 전구를 30센티미터 떨어진 곳에서 보면 1/1,000와트 에너지만 여러분 눈에 도달한다. 그러나 1와트 레이저는 100와트 전구보다 수천 배 더 강력하다.[16] 이런 특징 때문에 레이저는 자연광에 비해 집중도가 있다(그래서 우리는 '레이저 같은 집중력'을 가졌다는 말을 한다). 레이저 포인터는 멀리 떨어진 목표물에 도달할 때까지 집중도를 유지하는 연필처럼 가느다란 빛줄기를 내보낼 수 있다. 천문학자가 특정한 별을 가리키려고 하늘을 향해 쏘는 것이 바로 이런 레이저다.

강의에서 이론적 소개 부분이 끝나고 칸은 치료 전과 후의 모습을 찍은 슬라이드를 보여주었다. 거의 모든 청중들이 경악했다.

슬라이드에는 상처가 아주 심해서 피부로 상처를 다 덮지 못하고 뼈와 근육이 튀어나온 사람들이 나왔다.[17] 이런 환자들 다수는 1년 이상 상처가 공기에 노출된 채로 곪았고 모든 치료를 다 해봤지만 실패했다. 몇몇은 의사로부터 절단 수술을 받아야 한다는 말을 듣기도 했다. 하지만 레이저 치료를 몇 차례 받고 나자 몸이 이런 상처를 치유하기 시작했고, 몇 주 뒤에 상처가 닫혔다. 칸은 당뇨성 궤양, 자동차 사고로 넓게 벌어진 자상, 혹독한 헤르페스 감염, 대상포진, 끔찍한 화상, 흉한 건선, 심각한 습진을 앓고 있는 사람들의 슬라이드를 보여주었다. 표준적인 의료 처치로는 낫지 않지만 레이저 치료로 나은 경우들이었다. 켈로이드라고 하는 흉터나 노화로 늘어진 주름살도 좋아질 수 있는데, 레이저가 콜라겐 조직의 생성을 촉진하기 때문이다.

다른 슬라이드는 심각한 죽상동맥경화(혈액 공급이 되지 않는)나 동상으로 인해 괴저가 생긴 팔다리를 보여주었다. 레이저 덕분에 절단 수술을 면했고, 거멓게 죽어가던 피부가 건강한 분홍색으로 돌아왔다. 혈관외과의인 칸은 괴저나 감염으로 인해 썩어 가는 팔다리에 건강한 혈관을 이식할 수 없는 환자들을 종종 보았다. 이 환자들을 빛으로 치료할 수 있었다. 이런 문제들은 환자의 몸이 망가진 조직에 혈액을 공급하지 못했기 때문이었다. 혈관외과의로서 그는 몸이 스스로 치유하려면 좋은 혈액순환이 필수적이라는 것을 알았다. 그러나 혈액순환을 좋게 하는 것은 레이저의 많은 효용 가운데 하나일 뿐이다.

그는 빛으로 예기치 않게 치료된 질환을 슬라이드로 보여주었다. 찢어진 넙다리뒤근육 힘줄hamstring과 파열된 아킬레스건, 심지어 연골이 마모되어 발생하는 퇴행성 골관절염도 빛으로 치료했다. 연골은 관절 사이에서 베개 같은 작용을 하는데, 골관절염이 발병하면 이런 연골이 없어져서 뼈와 뼈가 부딪히면서 극심한 염증과 통증을 일으킨다. 수십 년 동안 의대에서는 일단 연골이 없어지면 대체할 수 없으므로 골관절염 환자의 관습적인 치료는 진통제와 소염제를 처방하라고 가르쳤다. 진통제는 중독될 수 있고 소염제는 장기간 복용하면 악영향을 미친다.* 골관절염의 경우 약은 증상을 완화시킬 뿐 병을 치료하지 않으므로 오래도록 복용해야 한다.

하지만 여기 슬라이드에 나온 환자들은 레이저 치료를 통해 연골이 다시 자란 사람들이었다. 칸은 믿을 만한 연구를 인용하여 레이저가 골관절염을 앓는 동물에서 정상적인 연골이 다시 자라도록 하고 연골을 생성하는 세포의 수도 늘린다는 것을 보여주었다.[18] 최근에 여러 무작위 대조군 실험에서 저강도 레이저 치료가 골관절염을 앓는 사람의 치료에도 효과적임이 밝혀졌다.[19]

칸은 또한 레이저로 좋아진 중증 소아 류머티즘 관절염을 포함한 류머티즘 관절염 환자들의 사례도 소개했다. 열세 살 때부터 소아 류머티즘 관절염을 앓은 열일곱 살의 소녀가 크게 호전되었다. 스물여덟 차례 치료를 받으면서 흉측하게 붓고 기능을 잃어가던 소녀의 손가락이 정상적인 손으로 재형성됐다. 그녀는 오므리지도 못했던 손을 사용할 수 있게 되었다. 놀랍게도 디스크 환자들도 레이저 치료로 나았다. 몸이 디스크를 복구시킨 것이다. 레이저는 다양한 통증 증후군과 섬유근육통에 도움이 되었다. 면역계 이상으로 발에 사마귀가 돋아 콜리플라워 잘라 놓은 것처럼 보였던 사람이 나았다. 운동선수들이 겪는 온갖 무릎, 엉덩이, 어깨 부상, 그리고 반복사용 긴장성 손상도 레이저에 반응했다. 덕분에 환자들은 무릎 수술과 고관절 수술을 피할 수 있었다. 그리고 칸은 지나가면서 말하기를 이제 외상성 뇌 손상, 몇몇 정신질환, 신경 손상의 치료에 긍정적인 결과가 있다고 했다.

강의가 이어지는 동안 내 뒤에 앉은 가브리엘은 가만히 못 있고 여러

---

* 미국에서는 소화관 출혈을 일으키는 약 때문에 매년 1만 6,500명 이상이 죽는다. AIDS로 죽는 사람보다 더 많다. M.M. Wolfe et al., "Gastrointestinal Toxicity of Nonsteroidal Anti-Inflammatory Drugs," *New England Journal of Medicine* 340, no.24(1999): 1889.

차례 일어서서 나갔다가 돌아왔다. 고개를 똑바로 드는 것을 어려워했고, 소리와 번쩍이는 슬라이드 불빛 때문에 어쩔 줄 몰라 하는 듯 보였다. 나는 곧 그녀는 의사가 아니며, 감각들에 아주 민감하게 반응한다는 사실을 알게 되었다.

두 번째 연사 애니타 살트마시Anita Saltmarche는 외상성 뇌 손상, 뇌졸중, 우울증에 사용되는 광선치료 연구를 집중적으로 소개했다. 살트마시는 관련 공부를 한 정식 간호사로 온타리오의 한 레이저 회사에서 근무하면서 광선치료를 행하게 되었다. 그녀는 뇌에 빛을 사용하는 것에 관심이 있었는데, 그녀가 하루 종일 진행하는 훈련 세션에 참가했던 척추지압사가 그녀를 찾아와 레이저 치료에 대해 물었다. 지압사가 맡고 있는 사람 중에 교수가 있었다. 멘사 아이큐 테스트에 통과할 만큼 머리가 좋은 사람이었는데 7년 전 그만 교통사고를 당했다. 빨간 신호등에 선 그녀의 차를 뒤에서 시속 90킬로미터 속도로 들이받았다. 충돌로 무릎이 박살나서 관절염이 생겼고, 머리가 앞뒤로 휘청거리면서 목뼈 손상과 외상성 뇌 손상을 입었다.

그녀의 뇌 손상 증상들은 전형적이었고 장애였다. 그녀는 더 이상 집중하지 못했고 잠을 자지도 못했다. 20분 이상 컴퓨터를 하면 기진맥진해서 쉬어야 했다. 과제를 수행할 수 없어서 결국에는 일을 접었다. 말하려고 하면 제대로 된 단어가 생각나지 않았고, 두 외국어를 말하는 능력을 잃었다. 그녀는 자신이 잃은 모든 것에 화를 터뜨리며 극심하게 괴로워했다. 두 번째로 시도한 관습적인 신경재활 치료가 실패로 돌아가자 그녀는 자살을 시도했다.

그녀는 관절염 무릎을 레이저로 치료하려고 척추지압사를 찾아갔고 금방 효과를 보았다. 그러자 자신의 무릎에 도움이 된 빛을 머리에도 사용할 수 있느냐고 물었다.

척추지압사는 살트마시를 찾아가서 빛을 여자의 머리에 쐬는 것이 안전한지 물었다. "저강도 레이저 치료가 안전하고 심각한 부작용 없이 사용된 지 거의 40년이 됩니다." 살트마시의 말에 그녀는 안전하다고 생각했다. 그녀의 인지 장애에 어느 뇌 부위가 관련되었는지 보고 살트마시는 빛을 집중적으로 쏘일 여덟 군데 머리 부위를 알려주었다. 사용한 빛은 레이저가 아니라 레이저와 비슷한 몇몇 속성을 가진 빨간색과 적외선 범위의 LED 조명이었다.

첫 치료를 받은 뒤에 그녀는 열여덟 시간을 잤다. 사고가 나고 처음으로 잔 제대로 된 잠이었다. 증세가 확연히 호전되기 시작했다. 그녀는 일을 다시 할 수 있었고, 컴퓨터 앞에서 여러 시간을 보냈으며, 심지어 자신의 회사도 차렸다. 외국어 능력도 돌아왔다. 우울증도 사라졌는데, 다만 여러 일을 동시에 하려고 하면 쉽게 좌절감이 들었다. 멀티태스킹은 여전히 도전적인 유일한 분야였다. 계속해서 좋아지려면 치료를 꾸준히 받아야 했다. 치료를 멈추자(혹독한 감기에 걸려 한 번, 낙상 사고를 당해 한 번) 증상이 되돌아왔다. "흥미롭게도 그녀가 '빛 휴가'에서 복귀하여 치료를 재개하자 이전 수준에서 다시 좋아졌습니다." 살트마시의 말이다. 의사들은 그녀가 좋아진 것을 인정했지만 광선치료 덕분이라고는 믿지 않았다.

살트마시는 현재 자신이 마거릿 내저Margaret Naeser와 하버드 대학, MIT, 보스턴 대학 동료들이 하는 연구에 참여하고 있다고 말했다.[20] 이 연구에는 광선치료가 세포에 어떻게 작용하는지에 관한 연구 분야의 세계 최고 권위자 하버드 교수 마이클 햄블린Michael Hamblin도 포함된다.

햄블린은 매사추세츠 종합병원 웰만 광선의학센터에서 빛을 사용하여 면역계를 활성화하여 암과 심장병을 치료하는 일에 매진하고 있다. 현재는 빛의 사용을 뇌 손상 치료에도 확장하는 중이다. 레이저 치료를 머리 위쪽에 적용한(경두개 레이저 치료) 실험을 바탕으로 보스턴 그룹은 외상성 뇌 손상에 레이저를 사용하는 문제를 연구했고, 도움이 된다는 것을 알아냈다. 보스턴 대학 의대 연구 교수로 있는 내저는 뇌졸중과 마비에 레이저를 사용하는 것을 연구했고, 경혈에 빛을 쏘이는 '레이저 침술'의 선구자 가운데 한 명이었다.

수천 년간 중국인들은 우리 몸에 경락이라고 하는 에너지 통로가 있어서 이곳을 통해 내부 장기에 접근할 수 있고, 이런 통로는 신체 표면에 있는 '경혈'과 맞닿아 있다고 주장했다. 중국인들은 전통적으로 침으로 경혈을 자극하여 병을 낫게 했다. 그들은 경혈이 압력이나 열에도 반응한다는 것을 알았다. 최근 들어 전기와 심지어 레이저 빛도 경혈을 통해 경락에 원하는 영향을 미칠 수 있음이 밝혀졌다. 레이저는 해롭지 않게 통증 없이 이런 통로로 빛 에너지를 들여보낸다. 내저는 중국에서는 뇌졸중 치료에 침술을 관습적으로 사용해왔다는 것을 알고 매료되었다. 그래서 침술 훈련을 이수했고, 1985년에 중국에 가서 뇌졸중 환자의 마비를 치료하는 데 침 대신 레이저를 사용하는 것을 보았다. 미국으로 돌아온 그녀는 뇌졸중으로 마비된 환자에게 레이저로 얼굴과 다른 부위들에 있는 경혈을 자극했을 때 동작이 확연히 좋아졌음을 보여주었다.[21] 뇌 스캔으로 망가짐이 확인된 뇌의 동작 경로가 50퍼센트 이하인 환자들이었다.

보스턴 그룹이 치료한 사람 중에 군에서 여러 차례 뇌진탕을 입고 럭비 경기와 스카이다이빙을 하던 중 사고를 당해 장애 판정을 받은 여성

고위 장교가 있었다. 자기공명영상(MRI) 뇌 스캔으로 그녀의 뇌 부위가 실제로 쪼그라들었음이 확인되었다. 광선치료를 넉 달 받고 나자 그녀는 장애에서 벗어나 제대로 기능할 수 있었다. 하지만 장애에서 벗어나려면 광선치료를 계속 받아야 했다. 치료를 멈추면 다시 퇴행했다. 살트마시는 현재 보스턴 그룹과 손잡고 큰 규모의 연구를 진행 중이다. 뇌 손상 환자들과 뇌졸중 환자들이 잃어버린 인지 기능을 되찾고, 잠을 더 잘 자고, 뇌 손상 이후 격해지거나 종잡을 수 없게 된 감정을 제어하는 것을 연구하고 있다.

가브리엘의 사연

강의가 끝나자 가브리엘이 애니타 살트마시에게 가서 자신이 겪고 있는 신경 문제와 인지 문제에 대해 이야기했고, 미국 연구의 캐나다 피험자로 참여하고 싶다고 말했다. 살트마시는 검토해보겠다고 대답했다.

나는 칸에게 어떤 뇌 문제들에 레이저를 사용했는지 물으려고 줄을 섰다. 그는 강의에서 상세하게 말하지 않았다. 줄을 서 있을 때 가브리엘이 노신사를 데리고 내게 와 자기 아버지라 소개했다. 가브리엘의 아버지 폴라드 씨는 안경을 썼고 섬세하고 우아한 영국식 억양으로 말했다. 젊었을 때 케임브리지에서 장학금을 받고 의학을 공부했다고 했다. 현재 여든한 살로 칸보다 한 살 어렸다.

폴라드 씨가 나를 보더니 가브리엘이 2007년부터 4년째 읽고 있는 책의 저자라는 것을 단번에 알아보았다. 책갈피로 사용하던 책날개에서 내 얼굴을 봤다고 했다. "평소에는 얼굴을 무척 잘 기억해요." 그녀는 아쉬운 표정으로 말했다. 그러고는 자신이 여러 정신적 기능들을 잃게 된 사연을 내게 말했다.

이혼 후 혼자 사는 가브리엘은 학습 장애 아동들을 개인 교습하는 일을 했다. 합창단에서 노래하는 등, 음악은 그녀의 삶의 중심이었지만 2000년 청력 손실을 겪기 시작했다. 뇌 CT 스캔을 했고 이어 MRI 스캔도 했다. 두 검사 모두 뇌의 뒤쪽에서 비정상적인 구조를 발견했는데 의사들은 그것이 무엇인지 확실히 몰랐다. 일단 수술은 하지 않고 MRI 스캔을 계속 찍어서 관찰하기로 했다. 당시 가브리엘은 서른다섯 살이었다.

2009년 병변은 뇌종양이라 진단 받았다. 십중팔구 양성이었지만 양성 종양도 자랄 수 있고, 위치에 따라서는 목숨을 잃기도 한다. 종양은 그녀의 두개골 안에서 두개골 아래쪽 척수가 지나는 작은 구멍까지 뻗어 있었다. 종양이 커지면서 구멍을 지나는 모든 신경 구조들을 눌렀다. 척수는 커진 종양에 밀려 부분적으로 종양을 감싸게 되었다. 소뇌(섬세하게 조율된 동작과 생각에 관여하는 뇌 부위)도 갈수록 압박을 받았다. 뇌 가장 아래쪽, 척수 바로 위에 있는 뇌간도 종양에 밀려 오른쪽으로 이동했다. 종양은 맥락총 유두종으로 진단되었다. 뇌에서 뇌척수액을 만드는 세포와 같은 종류의 세포로 이루어진 종양이라는 뜻이다.

그녀는 극도로 섬세하고 도전적인 뇌수술을 받아야 했다. 대부분 생존과 직결되는 신경들이 지나는 대단히 좁은 부위였다. "신경외과의사에게 갔을 때 나는 수술로 죽을 수도 있다는 것을 이미 알고 있었어요." 그녀는 한쪽 청력을 잃을 수 있다는 말뿐만 아니라 "수술 후에 삼키는 데 어려움을 겪을 수 있고, 평생 먹거나 마시지 못할 수도 있고, 말하고 걷는 데 어려움을 겪고 뇌졸중이 일어날 수도 있다"라는 말도 들었다.

가브리엘은 의사가 했던 말을 기억했다. "내가 수술을 했다는 사실에 당신이 격렬하게 화를 낼 확률이 3~5퍼센트입니다." 수술을 하지 않으면 어떻게 되느냐는 그녀의 질문에 의사는 그녀가 자신에게 화를 낼 확률이 "100퍼센트"로 올라간다고 답했다. 점점 커지는 종양은 결국에는 호흡 중추를 막게 되어 그녀를 죽일 터였다. 그러면서 수술 후에 그녀가 지난 10년보다 좋아질 가능성이 있다는 말도 했다.

가브리엘은 2009년 11월에 수술을 받았고, 그것이 그녀를 살렸다. 양성 뇌종양이 제거되었다. 그녀는 팔과 다리에 감각이 돌아오자 기뻤다. 그러나 곧 삼키고 먹는 데 어려움을 겪었고 계속해서 구역질이 났다. 균형 문제가 생겼고 걷는 것이 어려워졌다. "1년 반이 지났을 무렵에는 여전히 재활원에 있었고, 머리를 똑바로 들지 못했고, 자꾸 토했습니다." 발음이 불분명해졌고, 말의 속도를 유지하고 정상적인 볼륨을 내는 것이 어려워서 사람들은 그녀가 "말하는 것을 겨우 들을" 수 있었다. "그러나 가장 참혹했던 경험은 정신적 기능, 즉 인지 능력과 기억력을 잃은 것이었습니다. 뭔가를 머릿속에 떠올리는데 단어가 생각나지 않았어요. '포크'를 말해야 하는데 '나이프'라는 말이 나왔습니다. 잘못되었다는 것을 알았어요. 그리고 더 이상 여러 일을 동시에 하지 못했어요."

그녀는 단기 기억을 잃었다. 물건을 내려놓고 몇 초 뒤에 어디 있는지 찾지 못했다. 가끔은 손에 들고 있는 것도 찾지 못했다. 자신이 들었다는 것을 잊은 것이다. 안경을 벗어서 옆으로 치워놓으면 140제곱미터 아파트에서 안경을 찾는 데 두 시간씩 걸렸다. 누가 옆에서 말하면 거의 곧바로 잊기 때문에 몇 번이고 되물었다. "나는 사물을 알아보지 못했습니다. 바로 눈앞에 있는 것만 겨우 볼 수 있었죠. 엄마가 나를 슈퍼마켓에 데려갔습니다. 나는 친구에게 과일샐러드를 만들어주려고 오렌지주스를 찾고 있었습니다. 내 앞에 2리터짜리 주스가 있었는데 너무 크다는 것을 알았어요. 하지만 바로 왼쪽에 있는 1리터짜리 주스를 보지 못했죠. 한번은 검은색 운동복 바지를 전자 피아노 옆에 두고 그 위에 훨씬 작은 무엇을 올려놓았습니다. 바지를 찾는 데 3주가 걸렸습니다. 내가 매일 사용하는 악기 바로 옆이었는데도 말입니다. 나는 오로지 사물의 표면만 볼 수 있었어요."

그녀는 시각적으로 따라가는 것에도 애를 먹었다. "나는 평생 악보를 보았습니다. 평소에는 처음 보는 악보를 곧잘 읽었어요. 그러나 내가 합창대에 돌아간 첫날에 아무 의미도 없는 음표들만 보였습니다. 악보 맨 첫 줄 끝에 왔는데 아래의 줄로 내려가야 한다는 것을 몰랐습니다."

소리는 특별한 문제를 일으켰다. 뇌 손상을 겪은 사람들에게 흔히 일어나는 일이다. 그녀는 모든 소리에 극도로 민감해져서 참을 수 없이 크게 들렸다. 배경음악과 불협화음, 부산한 소리로 가득한 쇼핑몰은 그녀를 미치게 했다. 한때 최고의 기쁨이던 음악은 이제 그녀에게 견딜 수 없는 것이 되고 말았다. "조성   이나 즐거움이 없었습니다. 음이 아니라 소음에 가깝게 들렸어요." 그녀는 여러 명이 동시에 이야기하는 대화에도 끼지 못했다. 균형 감각이 심하게 흐트러져서 손을 벽에 짚고 다녀야 했다.

그녀는 만성 피로에 시달렸다.

"나는 무척 강한 사람입니다." 가브리엘이 내게 말했다. "많은 어려운 일들을 겪으면서 여기까지 오게 되었고, 항상 신앙심을 잃지 않았습니다. 혼자가 아니라고 항상 느꼈고, 어떤 어려움이 닥쳐도 똑같은 크기의 선물이 따르리라 믿었습니다."

그녀는 경험을 통해 배우는 일에 집중하기 시작했다. 경험은 결코 헛되지 않고 아무리 못한 경험도 도움이 되리라 희망했다. 그녀는 자신의 정신적 피로, 에너지 현황을 살폈다. "수술 후 내 몸의 모든 세포에서 에너지가 다 빠져나간 기분이 들었어요. 10개월이나 지속되었습니다." 아주 사소한 활동이라도 하고 나면 쉬어야 했다. 때로는 며칠씩 쉬었다. 저장고가 바닥났다.

"나는 항상 뇌를 생각이 일어나는 곳으로 생각했습니다. 내가 행하는 모든 것을 관장하는 신체 기관이라고는 한 번도 생각해보지 않았습니다. 그래서 내가 뇌와 몸 가운데 하나에만 쓸 수 있는 에너지가 있다는 것을 알지 못했어요. 내가 지적 활동에 에너지를 쓰고 나면 말하거나 다리를 움직이거나 일어설 에너지가 없었습니다."

"소파에 누워 있는데 전화벨이 울리면 휴대폰을 사야겠구나 하는 생각이 들었습니다. 무인도에 와 있는 기분이었어요. 전화를 받으려고 일어서거나 팔다리를 움직일 에너지가 없었어요. 기력이 완전히 고갈되었습니다. 회복하려고 새로운 솜씨를 차근차근 익힐 때마다 다른 일들을 할 에너지가 남아 있지 않았습니다. 모든 에너지가 솜씨를 익히고 통합하는 데 들어갔으니까요. 뭔가 차질이 생기면 움직이지 않고 있다가 약간의 연습을 하고 솜씨를 다음 단계로 올리기까지 2주가 걸렸습니다."

사람들이 강의실을 떠날 때 가브리엘이 나에게 상당히 묘한 이야기를 했다. 그녀가 뭔가를 보고 있으면 특정한 패턴 때문에 견딜 수 없게 된다고 했다. "흑백 줄무늬 셔츠를 입은 회복실의 한 임상의에게 수평선의 대조가 내게 시각적 비명처럼 여겨지므로 제발 수건으로 셔츠를 가려달라고 부탁했습니다."

이 무렵 머릿속에서 상황들이 정리되기 시작했다. 가브리엘이 현재 갖고 있는 거의 모든 문제들은 뇌간의 손상과 기능부전으로 설명되었다. 뇌간은 인간의 얼굴과 머리를 통제하는 뇌신경 대부분에서 오는 신호를 처리한다. 뇌신경은 균형 체계를 담당하며 귀 안에 있는 반고리관에서 오는 신호를 받는다. 이런 신경을 통제하는 뇌간 부위의 손상으로 그녀가 보이는 머뭇거리는 걸음걸이와 균형 문제를 설명할 수 있다.

그녀가 소리에 과민한 것도 뇌간과 연관되었을 가능성이 높았다. 귀 안에는 일종의 줌렌즈가 있어서 우리가 특정한 주파수에 집중하고 다른 주파수를 무시하도록 해준다. 이런 체계가 망가지면 제어 기제(8장에서 논의할)를 더 이상 다스리지 못하므로 쿵쿵거리고 윙윙거리는 혼란만 들린다. 그래서 가브리엘은 쇼핑몰과 메아리, 배경음악을 참지 못했고, 한 번에 한 사람이 말하는 것을 선호했다.

뇌 손상이 일어나면 다양한 감각들을 통합하지 못할 수 있다. 가령 균형을 잡으려면 귓속 반고리관에서 오는 (위치를 나타내는) 입력과 눈에서 오는 (환경의 수평선들을 시각적으로 따라가는) 입력, 그리고 발바닥에서 올라오는 입력을 하나로 통합해야 한다. 이 체계들의 일부가 망가져서 서로 어긋나면 방향감을 잃게 되고 감각 통합 문제가 일어난다.

나는 가브리엘이 줄무늬 셔츠를 보았을 때 경험한 "시각적 비명"이 두 가지 때문에 일어났다고 추정했다. 우선 균형이 무너진 상태에서 그녀의 뇌는 공간에서 방향을 잡으려고 수평선들을 필사적으로 찾았고, 망가진 시각 체계의 일부인 그녀의 시각계가 잘못 발화하고 있었다. 뇌의 감각 부위가 망가지면 지나치게 쉽게 발화하는 경향이 있고, 그러면 우리는 감각에 압도된다.

감각계는 두 가지 종류의 신경세포로 구성된다. 외부 감각에 흥분하는 신경세포가 있고, 감각을 억제하는 신경세포가 있다. 그래서 뇌가 감각에 압도되지 않고 적절한 양의 감각만 들어오도록 한다. (가령 알람시계가 울리면 흥분성 신경세포가 발화하면서 뇌는 대단히 자극된다. 이때 억제성 신경세포가 '볼륨을 줄이도록' 하면 자극이 지나치게 높아지지 않는다.) 억제성 신경세포가 망가지면 환자는 감각의 포화를 경험하고, 때로는 감각 때문에 실제로 아프다. 내가 가브리엘에게 이런 감각 통합 문제를 설명하자 그녀는 "오, 와우" 하고 탄성을 지르면서 자신의 모든 증상들이 하나의 꾸러미로 정리된다는 것을 알게 되어 마음이 놓인다고 했다.

우리가 잡담을 나눌 때 가브리엘의 아버지는 칸이 여유로운 것을 보고 그에게 갔다. 가브리엘의 아버지는 딸이 수술을 받고 2년째 모낭염이라고 하는 만성 수술후 감염으로 고통 받고 있다는 것을 알았다. 머리 뒤쪽 모낭에 염증이 생겼다. 항생제도 다른 처방약도 전혀 듣지 않았다. 칸은 피부 문제 치료에 경험이 많으므로 폴라드 씨는 딸의 부탁을 받고 칸에게 가브리엘의 모낭염에 대해 말했다. "레이저 빛이 치료에 도움이 될까요?" 칸은 도움이 된다고 안심시켰고, "언제든지 들려요" 하고 말했다.

우리는 밖으로 나갔고, 폴라드 씨가 나를 집까지 태워다 주겠다고 했다. 그들의 차는 내 사무실 옆에 주차되어 있었다. 한 시간 반 전에 내가 빠르게 지나갔던 짧은 거리를 가브리엘이 걷는 데 애를 먹어서, 느린 발걸음으로 되돌아갔다. 우리는 그녀의 속도에 맞춰 걸었다. 차에 도착해 집까지 가는 몇 분 동안 우리는 강의가 인상적이었다고 말했다. 나는 광선치료가 가브리엘에게 큰 도움이 되리라 생각했다. 수술로 조직을 잘라내면서 상처와 염증을 냈기 때문이다. 나는 그녀가 요란한 뇌와 학습된 비사용에 시달리는 게 아닐까 생각했다. 뇌간과 관련된 회로의 신경세포 전체가 다 죽지는 않았을 것이다. 일부는 손상되어 병리적 신호를

스스로 치유하는 뇌

발화하고, 일부는 휴면 상태일 것이다. 레이저로 염증을 치료하고 혈액 순환을 도와 이런 세포들에 더 많은 에너지를 제공할 수 있다면, 그녀도 외상성 뇌 손상을 입은 사람들처럼 좋아질 수 있다. 우리는 계속 연락하기로 했다.

칸의 클리닉 방문

이후 몇 주 동안 나는 칸의 클리닉과 연구실을 자주 찾아가서 레이저가 어떻게 작용하는지 보고, 직원들과 이야기하고, 장비를 직접 만져보고 사용법을 배웠다. 메디테크라고 불리는 칸의 클리닉은 직원이 45명으로 대부분 임상의였고, 레이저를 설계하는 연구실도 있었다. 나는 궁극적으로 레이저가 뇌에 어떤 식으로 영향을 줄 수 있는지 알아보는 것을 목표로 했지만, 일단은 레이저가 어떻게 작용하는지 이해하고 진지한 레이저 치료가 일반적인 신체 질병에 무엇을 할 수 있는지 보고 싶었다.

칸은 빛으로 어깨를 치료하고 나서 레이저에 관한 과학 문헌들을 모두 살펴보았다고 말했다. 그는 다른 빛 처방법에 혼란스러웠다. 임상의나 회사들마다 질환에 사용하는 빛의 파장과 용량이 달랐다. 그는 러시아 과학아카데미 레이저정보기술센터의 레이저생물학의학연구소 소장 티나 카루Tiina Karu를 만났다. 카루는 레이저로 세포 조직을 치유하는 부문에서 세계 최고 전문가 가운데 한 명이다. 카루와 함께 일하고 나서 1989년에 칸은 토론토 라이어슨 종합기술 대학의 공학자들과 손잡고 조절 가능한 레이저를 개발했다. 바이오플렉스 레이저 치료 시스템은 기초 연구와 임상 연구 모두에 사용할 수 있는 무한한 수의 빛 파장과 용량을 만들었다. 칸은 피부색과 연령, 체지방, 질병의 종류를 고려하여 환자마다 어떤 빛 유형이 좋을지 결정하는 데 수년을 보냈다. 그렇게 자신이 개발한 장비로 사용할 수 있는 수많은 처방법을 마련했다.

레이저의 물리학

레이저는 '복사의 자극방출에 의한 빛 증폭Light Amplification by Stimulated Emission of Radiation'의 줄임말이다. 1600년대 이래로 빛은 연속적인 파동처럼 행동하는 것으로 자주 이해되었다. 파도가 물을 지나듯 빛이 공기를 지난다고 생각했다. (그래서 과학자들은 빛을 '파장'이라고 말한다.) 그러나 알베르트 아인슈타인Albert Einstein은 빛이 입자처럼 행동하는 것으로 이해될 수도 있음을 보여주었고, 결국 이런 입자는 광자photon라고 불리게 되었다. 광자는 빛의 작은 꾸러미로 원자보다도 작다.

　두 가지 핵심 개념이 레이저가 광자에서 어떻게 만들어지는지 설명한다. 하나는 고등학교 물리학 수업에서 배우는 것으로 물리학자 닐스 보어Niels Bohr가 제안한 원자 모형에서 나온다. 쉽게 말하면 모든 원자는 원자핵과, 핵에서 서로 다른 거리만큼 떨어져서 핵 주위를 도는 전자들로 이루어진다. 전자가 핵과 가까운 궤도에 있으면 에너지 양이 적다. 핵에서 멀수록 에너지 양이 커진다. (이런 높은 에너지의 전자를 가리켜 '흥분' 상태에 있다고 말한다.) 따라서 각각의 전자 궤도는 서로 다른 에너지 상태와 연관된다.

　대개의 경우 대부분의 원자는 안쪽 궤도(원자핵 근처)를 도는 에너지가 낮은 전자들이 바깥쪽 궤도(원자핵 외곽)의 높은 에너지 전자들보다 많다. 낮은 에너지 궤도에서 높은 에너지 궤도로 전자가 떨어질 때마다 광자가 방출된다. 이것을 빛 복사의 자연방출이라고 한다. 자연방출은 정상적인 빛에서 무작위로 일어난다(예컨대 일반 전구에서 이런 일이 일어난다).

그러나 전류나 광선 같은 외부 에너지원으로 원자에 폭격을 가하면 보다 많은 전자가 흥분한 높은 에너지 상태에 놓이는 원자를 만들 수 있다. 그렇게 되면 흥분 상태의 전자가 낮은 에너지 궤도를 도는 휴식 상태의 전자보다 많다. 이런 밀도 반전population inversion이 레이저를 이해하는 첫 번째 핵심 개념이다.

두 번째 핵심 개념은 자극stimulation이다. 레이저에서는 밀도 반전을 일으키기 위해 외부 에너지원으로 원자를 인공적으로 자극(실은 '폭격'이 더 정확한 말이다)한다.

보통 원자는 에너지 폭격을 받으면 광자를 방출한다. 레이저의 경우처럼 밀도 반전이 일어난 원자를 폭격하면 다량의 광자를 방출한다. 그리고 이렇게 방출된 광자는 근처의 다른 원자들을 자극하여 더 많은 광자를 방출하도록 한다. 폭포수처럼 연이은 광자 방출이 일어나는 것이다. 이런 과정을 촉진하는 하나의 방법은 광자를 방출하는 원자를 거울로 둘러싸는 것이다. 그러면 방출된 광자가 거울에 반사되어 밀도 반전이 일어난 원자를 다시 때리고 더 많은 원자를 자극하여 더 많은 광자가 방출된다. 그래서 '복사의 자극방출에 의한 빛 증폭'이다.

레이저를 만드는 방법은 다양하다. 강의하는 사람이 사용하는 작은 레이저 포인터(혹은 컴퓨터의 CD 리더) 안을 보면 자극에 필요한 전기를 공급하는 배터리 형식의 에너지 펌프나 전원이 있다. 그리고 작은 레이저 다이오드도 있는데 이곳에서 밀도 반전이 일어난다. 전형적인 레이저 다이오드는 부분적으로 전기를 통과시키는 반도체 두 개를 포개놓은 것이다.

두 반도체 사이에 좁은 공간이 있다. 하나는 상대적으로 전자가 남아도는 재료로 만들고, 다른 반도체는 상대적으로 전자가 부족한 상태로 만든다. 이런 공간에서 밀도 반전이 만들어진다. 특정 주파수의 전자기가 반도체를 통과하면서 자극하면 연이은 빛의 증폭이 일어난다. 두 반도체 사이 공간에 있는 반사경들이 광자를 포획해서 빛을 연속적으로 증폭시키면 레이저 광선의 형태로 투사된다. 방출되는 빛의 정확한 주파수는 안으로 투여되는 에너지의 주파수를 조정함으로써 제어할 수 있다.[22]

최초의 레이저는 1960년 캘리포니아 말리부의 휴즈 연구소에서 시어도어 H. 마이만Theodore H. Maiman이 개발한 뜨거운 레이저였다. 조직을 태울 수 있는 뜨거운 레이저는 1년 만에 수술실에서 메스 대신 사용되었고, 1963년이 되면 실험실 동물에서 종양을 제거하는 용도로 사용되었다. 레이저가 대중에게 널리 알려진 계기는 영화 〈007 골드핑거〉(1964)에 나온 한 장면이다. 제임스 본드가 팔다리를 묶인 채 테이블에 누워 있고, 거대한 주사기처럼 생긴 가늘고 예리한 붉은 빛을 내는 뜨거운 레이저가 그를 두 동강 내겠다고 위협하는 장면이다.

골드핑거: (본드의 첨단 특수 자동차에 호들갑 떨지 않고) 나한테도 새로운 장난감이 있지. …… 자네가 보고 있는 것은 산업용 레이저야. 놀라운 빛을 내는데 자연에는 존재하지 않는 빛이야. 저걸로 달의 한 지점까지 쏘아 보낼 수 있어. 가까운 곳에 대면 단단한 금속도 뚫는다네. 내 시범을 보여주지……

스스로 치유하는 뇌

본드: 내가 말하기를 바라나?

골드핑거: (의기양양하게) 아니네, 본드, 나는 자네가 죽기를 바라.

레이저는 조직을 어떻게 치료할까

1965년까지는 저강도 레이저에 치유의 힘이 있다는 사실이 알려졌다. 영국 버밍엄의 셜리 A. 카니Shirley A. Carney는 저강도 레이저가 피부 조직에서 콜라겐 섬유 성장을 촉진할 수 있음을 보여주었다.[23] 콜라겐은 결합조직을 구성하고 형태를 잡아주는 단백질로 치유에 꼭 필요하다. 1968년에 헝가리 의사 엔드레 메스터Endre Mester는 레이저로 쥐의 피부 성장을 활성화할 수 있음을 보여주었고, 1년 뒤에는 레이저가 상처 치유를 확연히 좋게 한다는 것을 증명했다. 1970년대 중반까지 소련은 레이저로 살아 있는 조직을 활성화하는 대규모 연구·임상 시설 네 곳을 세웠고, 이 기술은 1980년대에 동구권에서 흔한 것이 되었다.

서양에서는 냉전이 끝날 때쯤 의료용 레이저가 보편화되었고, 2002년에야 미국 식품의약국이 미국에서 저강도 레이저 치료 기구를 승인했다.

광자가 물질을 만나면 네 가지 일 가운데 하나가 일어난다. 반사되거나, 통과하거나, 들어가지만 안에서 흩어지거나, 흩어짐 없이 흡수된다. 광자가 살아 있는 조직에 흡수되면 조직 안에 있는 빛에 민감한 분자에서 화학적 반응이 일어난다. 분자마다 흡수하는 빛의 파장이 다르다. 예컨대 적혈구는 빨간색을 제외한 모든 파장을 흡수해서 빨간색만 보이도록 남겨둔다. 식물의 엽록소는 초록색을 제외한 모든 파장을 흡수해서 우리 눈에 초록색으로 보인다.

우리는 빛에 민감한 분자가 눈에만 존재한다고 생각하는 경향이 있지만, 이런 분자는 네 가지 유형이 있다. 로돕신(망막에 있고 시력을 위해 빛을 흡수한다), 헤모글로빈(적혈구에 있다), 미오글로빈(근육에 있다), 그리고 가장 중요한 것이 사이토크롬(모든 세포 속에 있다)이다. 사이토크롬은 레이저가 어떻게 그토록 많은 다른 질환들을 치료할 수 있는지 설명하는 경이의 존재이다. 태양에서 오는 빛 에너지를 세포를 위한 에너지로 바꾸는 일을 한다. 광자의 대부분은 세포 내의 에너지 발전소 미토콘드리아에 의해 흡수된다.

놀랍게도 우리의 미토콘드리아는 1억 5,000만 킬로미터 떨어진 곳에서 오는 태양에너지를 붙잡아서 우리의 세포가 사용하도록 풀어놓는다. 얇은 막에 둘러싸인 미토콘드리아는 빛에 민감한 사이토크롬으로 가득하다. 태양의 광자가 막을 뚫고 들어와 사이토크롬과 접촉하면 흡수되어 세포 내에서 에너지를 저장하는 분자의 생성을 촉진한다. ATP(아데노신삼인산)라고 하는 이 분자는 다용도 배터리 비슷하게 세포의 작업에 필요한 에너지를 공급한다. ATP는 면역계가 사용하는 에너지와 세포 수리에 사용하는 에너지도 공급한다.

레이저 빛은 ATP 생성을 촉진한다.[24] 그래서 연골을 이루는 세포(연골세포), 뼈를 이루는 세포(골세포), 결합조직을 이루는 세포(섬유아세포)를 포함하여 건강하고 새로운 세포를 수리하고 생성하도록 만들 수 있다.

조금씩 다른 파장들로 된 레이저는 또한 산소 사용을 증가시키고,[25] 혈액순환을 좋게 하고, 새로운 혈관 성장을 활성화한다. 더 많은 산소와 영양분을 조직에 가져오는데 이것은 치유에 특히 중요하다.

스스로 치유하는 뇌

칸은 빛을 사이토크롬 분자와 맞닿도록 하기 위해 네 가지 다른 방법을 사용한다. 첫 번째는 편지봉투 크기의 부드러운 플라스틱 밴드 위에 가지런히 고정시킨 180개 발광 다이오드(LED)에서 나오는 빨간색 빛이다. 치료사는 신체 표면에 빨간색 빛을 약 25분간 쬔다. 이 빨간색 빛은 몸속 1~2센티미터까지 들어가며 항상 가장 먼저 사용한다. 더 깊은 치료를 위해 조직을 준비시키고 혈액순환에 도움을 준다. 그런 다음 LED의 적외선 부위를 25분간 사용한다. 이 빛은 몸속 5센티미터까지 들어가서 치료 효과를 깊게 침투시킨다. LED 빛은 레이저와 비슷한 속성이 있지만 레이저는 아니다. 따라서 똑바로 쳐다봐도 부작용이 없다.

이어서 칸은 순수한 레이저 빛을 사용한다. 빨간색 레이저 침으로 시작해서 적외선 레이저 침으로 이어진다.* 레이저 침은 LED보다 훨씬 강한 힘을 전달하고 집중된 빛줄기로 대단히 깊이 들어간다. 레이저 침을 시술할 즈음이면 표피 조직에 빨간색 LED와 적외선 LED에서 나온 수많은 광자들이 꽉 들어찬 상태이므로 레이저는 조직에 폭포수처럼 연이은 광자를 만들고 몸속 22센티미터까지 들어간다. 레이저 침은 짧은 시간 여러 부위에 시술할 수 있다. 레이저 침으로 여러 곳에 빛을 쬐는 치료는 7분 정도 소요될 수 있다. LED와 달리 레이저 빛은 똑바로 쳐다보면 위험할 수 있어서 환자와 임상의는 특수 안경을 쓴다. 한 번에 투여되는 빛의 에너지는 광원에서 방출되는 광자의 수와 파장, 즉 광자의 색에 달려 있다. 아인슈타인이 보여주었듯이 빛의 색은 빛이 얼마나 많은 에너지를 담고 있는지 나타내는 척도이다.[26]

레이저 빛은 면역계에 유익한 형태의 염증을 유발할 수 있다. 하지만

---

* 빨간색 LED 빛은 파장이 660나노미터이고 적외선 LED 빛은 840나노미터다. 레이저도 마찬가지로 빨간색은 660나노미터, 적외선은 840나노미터다.

필요한 경우에만 한다. 많은 질병에서처럼 염증 과정이 고착되고 '만성화'된 곳에 레이저 빛을 투여하면 막힌 과정을 뚫고 재빨리 정상적인 해결로 이끌어 염증, 붓기, 통증을 줄일 수 있다.

심장병, 우울증, 암, 알츠하이머병, 류머티즘 관절염이나 루푸스 같은 자가면역 질환을 포함하여 많은 현대적 질병들의 원인에는 우리 몸의 면역계가 일으키는 과도한 만성 염증도 일부를 차지한다. 만성 염증이 일어나면 면역계는 지나치게 오래 시달리고, 심지어 자신의 신체 조직을 마치 외부 침입자인 듯 공격하기도 한다. 만성 염증의 원인은 여러 가지이다. 우리가 섭취하는 음식물도 있고, 몸속에 틀어박히다시피 한 수많은 화학 독소들도 당연히 원인이 된다. 만성 염증이 일어나는 몸은 통증과 염증을 부채질하는 친염증성 사이토킨이라고 하는 화학물질을 생성한다.

다행히도 레이저 빛은 항염증성 사이토킨을 증가시켜서 과도한 염증을 막고 만성 염증을 종식시킨다. 만성 염증에 기여할 수도 있는 '호중구' 세포 수를 줄이고, 낯선 침입자와 망가진 세포를 제거하는 청소부 역할을 하는 면역계의 '대식' 세포 수를 늘리기 때문이다.

레이저는 또한 산소로 인한 세포 조직의 스트레스도 줄인다. 신체는 끊임없이 산소를 소비하고 그 과정에서 유리기라고 하는 분자를 만든다. 유리기는 대단히 활동적이고 다른 분자들과 상호작용하는데, 지나치게 많으면 세포를 손상시키고 퇴행성 질환을 일으킬 수 있다. 레이저만의 또 다른 특징은 손상된 세포, 그러니까 제대로 기능하려고 애쓰는, 에너지를 가장 많이 필요로 하는 세포에 우선적으로 영향을 미친다는 점이다. 만성 염증 상태의 세포, 혈액순환이 좋지 않아서 혈액과 산소 공급이 원활하지 않은 세포, 증식하는 세포(조직이 스스로를 치유하려 할 때 일어난다)는 제대로 기능하는 세포보다 빨간색과 적외선에 가까운 저강도 레이저에 더 민감하게 반응한다. 예컨대 피부에 난 상처는 정상적인 조직보다 저강도 레이저에 더 민감하게 반응한다. 다시 말해 레이저는 자신들을 가장 필요로 하는 곳에 바람직한 효과를 미친다.[27]

몸이 치유하려면 새로운 세포를 만들어야 할 때가 많다. 세포 복제의 첫 단계는 DNA 복제다. 레이저 빛은 세포 내에서 DNA(그리고 RNA) 합성을 활성화할 수 있다. 배양접시에 둔 인간 세포는 특정한 파장의 빛을 받으면 더 많은 DNA를 합성하고 자란다.[28] 아주 단순한 형태의 박테리아인 대장균은 일부 파장에 반응한다. 효모균은 이와 다른 파장에 반응하여 자란다. 이렇듯 빛 에너지로 이루어진 언어가 존재하고, 이때 특정한 파장은 살아 있는 세포가 반응하는 단어가 된다.

하지만 레이저가 뇌에 어떻게 영향을 줄 수 있을까? 정상적인 햇빛도 뇌의 화학물질에 영향을 준다. 뇌의 신경전달물질인 세로토닌은 일부 우울증 환자에게서 낮게 나타나는 것으로 알려져 있다.[29] 정상적인 햇빛이 세로토닌 분비를 촉진한다는 것을 보여주는 연구들이 많다. 적도에서 멀리 떨어진 곳에 사는 사람들이 햇빛 잘 드는 곳에서 휴가를 보내면 활기를 되찾고 기분이 좋아지는 이유이다. 레이저 빛도 세로토닌을 분비하고, 통증을 줄여주는 엔도르핀, 학습에 필수적이고 부상당한 뇌가 잃어버린 정신적 기능을 다시 학습하도록 도와주는 아세틸콜린 같은 중요한 다른 뇌 화학물질을 촉진한다. 칸, 내저, 하버드 그룹은 레이저가 뇌척수액에도 영향을 미친다고 믿는다. 칸은 뇌척수액과 혈관이 광자를 뇌로 전달하여 뇌세포에 영향을 준다고 믿는다. 이런 경로에 대한 과학적 연구는 아직 걸음마 단계이다.

칸의 임상 연구를 제대로 이해하기 위해 나는 한 가지 편견을 극복해야 했다.

간단하고 비싸지 않고 여러 용도로 사용되는 레이저를 제작하는 것은 어렵지 않다. 척추지압사와 건강 전문가들은 척추 교정을 마치면 자기 사무실에서 몇 분 동안 작은 레이저를 거의 마무리 치료로 사용한다. 나도 그런 치료를 받아본 적이 있는데 그다지 효과가 없었다. 칸에게 이 이야기를 했더니 당연하다는 반응을 보였다. "이렇게 짧은 시술 시간은 레이저가 치료 효과를 보이기에는 턱없이 모자랍니다."

칸이 사용하는 레이저는 손에 쥐고 쓰는 대부분의 레이저와는 다르다. 몇몇 기기는 수만 달러나 하고 정교한 컴퓨터에 연결되어 있다. 직원들은 계속해서 환자 근처를 오가며 세팅을 바꾸고 치료에 변화를 주었다.

칸과 직원들은 어떤 처방법이 어떤 질환과 어떤 종류의 환자에게 가장 효과적인지 알아내고자 20년 동안 거의 100만 건의 레이저 시술을 행하고 효과를 관찰했다. 칸은 지금도 자신의 클리닉에 오는 환자의 95퍼센트를 직접 진찰하고 처방한다. 환자의 피부색, 연령, 체지방 모두 빛이 얼마나 많이 흡수되는지에 영향을 준다. 환자가 반응하면 시술자는 빛의 주파수, 파형, 에너지 양(시간당 매 센티미터 조직에 전달되는 광자의 수)을 조정한다. 마이클 햄블린의 말대로 "특정 시술마다 최적의 빛의 양이 있고, 이보다 많거나 적으면 치료 효과가 없을 수도 있"다.[30] 하지만 가끔은 "작은 용량이 많은 것보다 실제로 유익"하다.

나는 칸의 레이저가 무엇을 할 수 있는지 알아보고자 우선 가장 잘 알려진 질환들부터 관찰하기 시작했다. 내가 지켜본 한 여성은 어깨의 회

스스로 치유하는 뇌

전근개를 다쳤다. 근육이나 인대가 찢어지는 부상이다. 그녀는 1년 동안 마사지, 척추지압, 접골요법을 받았지만 별 도움이 되지 않았다. 레이저 시술을 네 차례 받고 나서 통증이 사라졌고, 힘과 유연성이 정상으로 돌아왔다.

예순여섯 살의 인류학자이자 사회학자 시릴 레빗Cyril Levitt 교수는 6년째 엉덩이와 무릎에 골관절염을 앓았고 아킬레스건이 파열되어 제대로 걷지 못했다. 골관절염은 보통 인공관절 수술을 한다. 일주일에 걸쳐 네 차례 레이저 시술을 받고 나자 그는 처방약 없이도 엉덩이와 무릎에 통증이 사라졌고, 계단을 불편 없이 오르고 내릴 수 있었다. 치료를 더 받아 몇 달이 지났을 때는 관절염과 아킬레스건이 완전히 나았다. 여러 건의 좌골신경통, 발목 문제, 대상포진으로 인한 만성통증이 치료되었다. 어깨 힘줄이 완전히 찢어져서 수술이 예정되어 있던 한 의사는 상태가 호전되어 수술을 취소했다. 만성 축농증이 좋아졌고 아울러 청력도 개선되고 이명이 사라졌다는 사람도 있었다. 이런 사람들의 증상 호전은 영구적이었고 계속해서 치료를 받을 필요가 없었다. 호전되지 않은 사람도 몇 명 있었는데 그 경우에는 다들 몇 차례 치료를 받고는 중단했다.

내가 『기적을 부르는 뇌』에서 소개한 신경가소성자로 뇌 운동을 통해 자신의 여러 학습 장애를 치료한 바버라 애로우스미스 영Barbara Arrowsmith Young도 칸의 클리닉을 찾았다. 젊었을 때 그녀는 자궁내막증을 심하게 앓았다. 자궁 내의 세포가 몸속 다른 곳에서 자라는 질환으로 이 때문에 통증과 출혈이 일어났고 바버라는 아이를 갖지 못했다. 여러 차례 수술을 받으면서 복부에 커다란 흉터가 생겼다. 수술후 유착이라고 하는 것이었다. 흉터 조직이 넓게 퍼지면서 그녀는 계속적인 통증과 잦은 장폐색에 시달렸고 목숨이 위태로울 때도 있었다. 수술로 고치려 하면 흉터만 악화될 뿐이었다. 수십 년 동안 고통 받았다. 마침내 한 검사를 통해 유전적 이상으로 과도한 흉터 조직이 생겨났음이 밝혀졌다.

바버라는 이런 흉터와 수술로 만성통증 증후군에 시달렸고, 쥐어짜는 복부 통증을 겪었다. 마이클 모스코비츠와 말라 골든이 복부 통증을 완화시키기 위해 그녀를 도왔다. 그러나 그녀는 아직도 걸핏하면 심각한 장폐색이 일어났다.

나는 저강도 레이저가 흉터 조직을 정상적으로 치유하는 데 도움이 될 수 있다고 생각해서 바버라에게 칸 박사를 소개시켜주었다. 영구적이라고 들었던 그녀의 문제가 치료를 받고 나서 급격하게 좋아졌다. 장폐색은 아주 드문드문 일어났다. 1년에 몇 차례에 그쳤고 위험도 덜해졌다. 그녀는 여행을 다닐 수 있게 되었고, 통증도 줄어들었다. 칸은 자궁내막증 치료에도 주목할 결과를 얻었다. 몇몇 환자의 경우 예정했던 수술을 포기해도 될 만큼 상태가 좋아졌다. 레이저를 더 빨리 알았다면 바버라가 여러 차례 수술을 받고 불임에 시달리고 장폐색의 고통 속에서 수십 년을 살지 않았어도 되었으리라 생각하자 괴로웠다.

칸은 자신의 얼굴에 있는 희미한 병변 자국을 내게 보여주었다. 햇빛을 지나치게 많이 쐰 노인에게 주로 나타나는 것이다. "어려서 농장에서 지내면서 우리는 항상 셔츠, 모자, 선크림 없이 밖에서 일했습니다." 그에 따른 대가도 치렀다. 피부과의사가 그에게 광선각화증이 피부암 초기 단계라고 말했다. 일반적으로 이런 병변은 뜨거운 레이저로 도려내거나 태운다. 그러나 칸은 태우지 않고 저강도 레이저를 사용했고, 피부는 몇 차례 시술을 받고 정상화되었다. 기저세포암 같은 덜 심각한 많은 피부암 병변도 저강도 레이저 빛으로 치료할 수 있다고 그가 말했다.

나는 칸과 동료들 손에 들린 레이저가 그동안 치료될 수 없다고 했던 연골, 심하게 망가진 힘줄, 인대, 근육과 같은 온갖 종류의 것들을 빠르게 치료하고 있음을 확신하게 되었다.

내가 관찰한 치료를 완료한 사람들 가운데 압도적인 다수가 호전되었다. 나는 그가 뇌 문제에 대해 무엇을 할 수 있을지 궁금했다.

두 번째 만남

내가 가브리엘로부터 소식을 다시 들은 것은 2월 24일, 그녀로부터 받은 이메일을 통해서였다. '개비'는 바빴다고 했다. 애니타 살트마시와 세션 준비 문제로 연락했고, 보스턴 연구에 참여하게 되었다고 했다. 살트마시는 치료가 머리 위쪽에 단기간 레이저를 쐬는 것이라고 말했다. 개비는 몇 주 뒤부터 시작하여 평생 하루 10분씩 빛으로 스스로 치료해야 하는 것으로 이해했다. 한편 모닝염 치료를 위해 칸과도 만나기로 약속했다. 칸은 피부 감염과 상처 치료에 경험이 아주 많았다.

개비는 칸과 자신의 뇌 문제에 대해 논의하지 않았다. 그는 강의에서 주로 상처가 치유된 슬라이드를 보여주었기 때문이다. 그러나 그는 그녀의 인지 문제에 대해 듣고는 외과의로서 그것이 수술 손상에 따르는 증상들임을 확신했다. 아무리 꼼꼼한 의사라도 특히 뇌수술의 경우에는 뇌를 감싸고 있는 뇌막이라고 하는 보호막에 상당한 출혈이 일어나서 흉터 조직이 생기기 마련이다. 그는 또한 그녀의 뇌세포에 직접적으로 손상이 일어나 증상들이 생겨난 것이라고 생각했다.

"의자에 앉아서 모닝염에 빛을 쐬고 있을 때, 프레드가 그러더군요.

'내가 당신의 뇌 문제도 도울 수 있겠어요. 나는 이 일을 오래도록 해왔어요.' 그러고는 사무적으로 그저 어깨를 으쓱했습니다. 프레드가 어떤지 아시잖아요."

1993년부터 칸은 목이 불편한 사람들의 목뼈를 치료했는데, 뜻밖에도 환자에게 중추신경계나 뇌에도 문제가 있을 때 이런 문제들도 자주 좋아진다는 사실을 알아챘다. 그는 척수 주위를 도는 뇌척수액이 빛을 쐰 다음에 뇌로 다시 들어가기 때문이라고 이해했다.

개비는 칸에게 치료에 대해 물었고, 칸은 모닝염을 치료할 때 다른 빛을 그녀의 목 위쪽, 뇌간에 집중해서 쐴 계획이라고 말했다. 문헌들을 검토하여 낮은 용량의 빛을 더 오래 쐬면 조직을 재생시키고 병리적 염증을 줄이는 데 효과적이고, 아울러 뇌의 전반적인 혈액순환도 증진시킨다는 것을 알았다. 혈관외과의로서 그는 혈액순환이 치유에 꼭 필요한 것임을 알았다. 처음의 몇 시술들은 한 시간 이상 걸리겠지만, 그는 개비가 레이저를 평생 필요로 하리라고는 생각하지 않았다.

첫 번째 치료에서 그는 빛을 그녀의 목 위쪽과 척추 아래쪽에 쐬었다. 그녀가 한 것이라고는 의자에 앉아 있었던 것이 전부였지만 치료가 끝나면 기진맥진해져서 잠을 자야 했다. 뇌가 회복할 때 나타나는 전형적 반응이다. 방사선으로 암을 치료할 때 세포가 파괴되면서 일어나는 기진맥진과는 완전히 다르다. 3장에서 설명했듯이, 이것은 손상된 뇌가 교감신경계 싸움-도주 상태에 있다가 부교감 상태로 들어서면 싸움-도주 반응을 *끄고* 차분하게 스스로를 신경조절하고, 이어 신경휴식의 치유 상태에 들어가기 때문이라고 믿는다.

두 번째 치료를 받고 나자 개비는 자신의 삶이 바뀌었다는 것을 알았

스스로 치유하는 뇌

다. 더 오래 집중할 수 있었다. 셋째 주가 끝날 무렵에는 기억력이 좋아지고 에너지가 늘어난 것이 느껴졌다. 그녀는 이제 1분 동안 양치질을 할 수 있었다. 구역질이 멎었다. 그리고 냉장고 문을 열 수 있는 힘도 생겼다.

8주 뒤에 그녀는 내게 이런 편지를 썼다.

이제 기억하고 집중하고 여러 일을 동시에 할 수 있어요. 정신이 명료해졌어요. 머리를 완전히 왼쪽으로 돌리고 굽히는 것을 할 수 있어요. 라디오를 듣고 노래하고, 파쇄기를 사용하고, 레스토랑과 쇼핑몰에 갈 수 있어요. 유대교 회당에 다시 나가고(마이크 소리가 더 이상 신경 쓰이지 않아요), 수영장에서 운동도 한답니다. (소리 지르는 아이들, 오디오 소리, 헤어드라이어 소리는 더 이상 내게 문제가 아니에요.) 컨디션이 좋은 날에는 아버지보다 빨리 걸을 수 있어요. 훨씬 강해졌어요. …… 언젠가는 운전도 다시 할 수 있겠죠. …… 몇 달을 노력해야 변화가 일어날까 말까 했는데, 2~3일마다 변화가 일어나니 무척 흥미진진합니다. …… 섣부른 기대인지 모르겠지만 2012년에 아직 토한 적이 없어요.

그러고는 작은 추신을 덧붙였다.

대니얼 레비틴이 함께하는 〈베토벤과 당신의 뇌〉 음악회가 이번 주 토요일 밤 코너 홀에서 열립니다.
당신의 관심과 도움, 감사합니다.

대니얼 레비틴Daniel Levitin은 음악과 뇌의 문제에 관한 한 세계 최고의 권위자로 꼽힌다. 지휘자 에드윈 아웃워터와 키치너-워털루 심포니 오케스트라와 함께 무대에 서고, 그들은 베토벤을 연주할 예정이다. 레비틴은 음악이 청중들의 집단적 뇌에 어떻게 영향을 미치는지 설명할 것이다. 레비틴은 그저 초탈하게 학문만 하는 학자가 아니었다. 스팅, 멜토메, 블루 오이스터 컬트와 함께 연주했고, 스티비 원더, 스틸리 댄의 음반 자문을 맡았고, 그레이드풀 데드, 산타나의 녹음 엔지니어로 참여하는 등 음악가로서 활발하게 활동했다. 그러다가 그도 칸처럼 거대한 방향 전환을 했다. 학교로 들어가 심리학자가 되어 음악과 뇌의 관계를 연구했다. 그는 현재 맥길 대학의 음악 지각·인지·전문지식 연구소 소장으로 있고 『뇌의 왈츠This Is Your Brain on Music』의 저자다. 나는 곧바로 표를 구입한 후, 몬트리올에 있는 그의 비서에게 연락해서 공연 전날 우리 집으로 저녁식사 초대를 했다. 비서는 그가 LA에 출장 중이라며 연락해보겠다고 했다.

그날 저녁 우리가 친구들과 저녁을 먹고 있을 때 대니얼 레비틴이 문을 두드렸다. 대화는 현대 독일 철학자들과 고대 그리스 철학자들에 대한 이야기로 활기차게 이어졌다. 디저트를 먹을 때 레비틴이 벽에 세워둔 기타 두 대를 마치 누가 춤추자고 하기를 기다리는 하녀라도 되듯 흘긋 쳐다보았다. 우리는 저녁 동안 우리가 쓴 노래들을 포함하여 함께 노래하고 춤추었다. 뇌에 대한 이야기는 한마디도 없었다.

다음 날 밤 음악회에서 레비틴은 **대단히** 능숙한 말솜씨를 보였다. 그와 아웃워터는 스탠드업 코미디언처럼 죽이 착착 맞아 청중들을 즐겁게 했다. 코너 홀은 아름다운 나무들이 곡선을 그리며 벽과 천장을 감싸는 공연장이다. 안에 들어가면 마치 우리가 아름다운 악기 안에서 함께 공명하는 기분이 든다.

레비틴과 아웃워터, 오케스트라는 〈에그몬트〉 서곡, 교향곡 9번 4악장, 〈영웅〉 교향곡 2악장, 교향곡 5번 전곡을 연주했다. 오케스트라가 베토벤의 악절들을 연주하는 동안 청중은 소형 디지털 기기를 착용하고 음악 악절이 환기시키는 특정한 감정을 실시간으로 등록했다. 그리고 컴퓨터로 모든 결과를 하나로 통합했다. 많은 사람들이 말 없는 음악의 특정한 악절을 들으며 똑같은 감정(슬픔이든 애도든 기쁨이든)을 경험하는 광경은 매혹적이었다. 우리는 음악이 행복, 슬픔, 두려움을 주는 것 같지만, 이곳이야말로 서로 다른 소리의 진동이 수많은 뇌들에 똑같은 충격을 줄 수 있음을 실감하는 자리였다. 레비틴은 음악(음색, 음높이, 변주, 기대된 장식음과 예기치 않은 장식음)이 뇌에 어떻게 영향을 미쳐 이런 감정적 반응을 끌어내는지 설명했다. 음악회가 끝나고 박수갈채가 쏟아진 후에도 저녁은 아직 끝나지 않았다. 사람들은 홀을 빠져나가는 대신 나무들이 늘어선 '철학자의 거리'가 내다보이는 현관에 모여 유명한 아시아 피아니스트의 연주를 들었다.

그 순간 그녀의 모습이 보였다. 나는 소리와 음악을 듣는 문제에 시달리는 개비가 베토벤의 음악회에 참석하리라고는 상상도 못했다. 천둥처럼 요란한 베토벤의 음악을 그녀가 참아낼 수 있으리라 생각하지 않았던 것이다. 며칠 전 그녀의 증상이 나아졌다는 편지를 받기는 했지만, 그것이 회복의 수준까지는 아니라고 생각했다. 그녀는 재빠르게 홀을 가로질러 자신만만한 걸음으로 내게 다가왔다. 그녀의 얼굴은 환하게 웃고 있었고, 눈이 초롱초롱 빛났다.

함께 온 두 친구에게 나를 소개하고 나서 그녀가 말했다. "지난 번 여기 음악회에 왔을 때 나는 소리에 방향감을 완전히 잃어서 공연이 끝나고 30분 동안 의자에 그냥 앉아 있었어요." 그녀는 우리가 서 있는 곳에서 '철학자의 거리'가 내다보이는 출구 저쪽, 25미터가량 떨어진 곳을 손으로 가리켰다. "그리고 일어나 여기서 저기까지 걸어가는 데 20분이 걸렸습니다. 사람들이 옆에서 나를 도와줬는데도 말입니다."

그녀의 뇌는 빛으로 재배선되고 있었다.

칸은 개비의 호전에 그리 놀라지 않았다. 4월 초 나는 그녀를 칸의 클리닉에서 다시 만났다. 그는 자신이 그녀의 뇌간과 소뇌에서 최대로 가까운 두개골 부위에 빛을 쬐는 모습을 시범으로 보여주었다. 그녀가 머리카락을 걷어 올리자 귀 뒤쪽으로 5인치 길이의 상처가 보였다. 그녀를 살린 수술 자국이었다.

이후 8개월 동안 나는 개비와 연락하고 지냈다. 그녀는 2011년 12월 말부터 일주일에 두 번 광선치료를 받기 시작했다. 2012년 3월 초에는 일주일에 한 번으로 줄었고, 이 무렵 그녀는 단기 기억과 장기 기억이 모두 돌아왔다. 여러 일을 동시에 할 수 있게 되었고, 가장 중요한 것으로 명료하게 생각할 수 있었다. 정신적 기능을 잃는다는 공포가 사라졌다. 그녀는 수중 피트니스와 태극권을 포함하여 균형 문제가 있는 여성에게 이상적인 운동들을 다양하게 했다.

소극적이지 않은 그녀는 이상적인 환자였다. 빛이 그녀의 조직을 치유하고 있었지만, 그녀는 여전히 집중력이 필요한 반복 훈련으로 신경가소성을 가동하여 자신이 전에 했던 과제들을 하나하나 다시 배워야 했다. 뇌 손상에서 회복하는 동안 그녀가 건강한 사람들에게 설명하기 어려웠던 점은 작은 한 걸음을 내디딜 때마다 후퇴 과정이 자주 일어나고 며칠씩 탈진하곤 했다는 것이다. '작은' 한 걸음이 전혀 아니었다. 이런 과정은 그녀에게 무척 중요했다. 매 걸음을 난생 처음으로 배우는 듯했는데, 그 활동을 하는 신경세포는 실제로 처음으로 그 활동을 할 때가 많았다. 과거에 그 활동을 맡았던 신경세포가 죽었기 때문이다. 그러나 광선치료를 받으면서 개비는 후퇴가 눈에 띄게 줄었음을 알아챘다. 같이 일하는 여자가 흰색과 검은색 수평 줄무늬가 번갈아 쳐진 옷을 입고 왔다. 그녀가 말했다. "나는 참을 수 있었어요. 그녀에게 다른 무엇으로 가려달라고 부탁할 필요가 없었어요. 완벽하지는 않아도 그것은 더 이상 시각적 비명이 아닙니다!"

계속해서 그녀가 말했다. "일주일 전에 음악을 되찾았어요!" 음악은 더 이상 그녀를 괴롭히고 힘들게 하는 것이 아니라 오히려 그녀에게 힘을 불어넣고 있었다. "이보다 더 좋을 수가 없어요. 음악은 내게 소중한 존재니까요. …… 춤을 출 수도 있어요!" 이제 그녀의 균형 감각도 정상으로 돌아온 것이다.

"지난주에 합창단에서 알던 사람을 만났어요. 예전에 내가 굼뜨게 걷고 말하는 것을 보았던 사람인데 그가 이러더군요. '맙소사, 당신 걷는군요!' 그래서 내가 말했죠. '호전된 것을 다른 사람이 알아봐주니 좋네요.' 그가 말했어요. '내 말 오해했군요. 이건 호전이 아니라 완전히 다른 우주예요.'"

레이저가 뇌를 치료한다는 증거

예전에 칸은 뇌진탕으로 인한 두통, 혈관성 치매(뇌혈관 문제로 일어나는 치매), 편두통, 안면신경마비, 이명(귀 울림) 등 뇌와 신경 관련 문제들을 겪는 사람들을 도운 적이 있었다. 그는 자신이 이스라엘에서 행해진 광선치료와 뇌에 관한 연구에서 영향을 받았음을 강조했다.

텔아비브 대학의 신경외과의 시몬 록킨드Shimon Rochkind는 말초신경계 손상 치료에 레이저를 사용한 선구자이다. 말초신경계는 뇌와 척수를 제외한 나머지 몸에 있는 신경들을 말하는데, 이것이 손상되면 감각 문제와 동작 문제가 일어날 수 있다. 말초신경계가 신경가소적이고 부상을 입고도 다시 자랄 수 있다는 것은 100년 전부터 알려졌다. 일반적으로 수술을 통해 이런 신경들을 수리한다. 부상을 입고 6개월 이내라면 수술이 가능하다. 록킨드는 저강도 레이저를 말초신경계에 쐬면 치유에 도움이 될 수 있다는 것을 보여주었다.[31] 빛이 신경세포의 대사를 향상시키고, 신경세포 사이에 새로운 연결의 싹을 틔우고, 축삭(전기 신호를 전달한다)과 수초(신경세포를 둘러싸고 있는 지방 피막으로 신호를 더 빠르게 보내도록 한다)의 성장을 촉진하고, 흉터 조직을 감소시킨다는 것을 입증했다. 록킨드는 동물과 인간 모두에서 저강도 레이저가 손상된 세포의 퇴행을 막고 재생을 일으킨다는 것을 보여주었다. 미국 팀과 함께 작업하면서 그는 빛이 뇌세포도 치유할 수 있음을 보여주었다.[32]

록킨드의 질문은 이것이었다. 이런 놀라운 변화와 새로운 신경세포 성장이 뇌와 척수의 중추신경계에서도 일어날 수 있을까?

그는 이어서 몇몇 심각한 척수 손상이 레이저 치료에 반응했음을 보여주었다. 연구팀은 쥐의 척수를 잘라 심각한 척수 손상을 일으켰다. 그런 다음 척수 줄기세포를 잘라낸 곳 사이에 끼워 넣고 레이저로 그 부위를 쐬었고, 대조군에는 그렇게 하지 않았다. 레이저를 쐰 척수의 잘린 부위는 재생되면서 함께 자랐고, 전기적 연결을 다시 만들어 제대로 신호를 보내기 시작했다. 또 다른 연구에서 그는 쥐의 뇌 배아세포에 레이저

를 쐬면 새로운 연결을 만들고 뇌에서 사용될 만한 곳으로 옮겨간다는 것을 보여주었다.[33]

보다 진전된 성과도 이스라엘에서 나왔다. 텔아비브 대학의 동물학자 유리 오론Uri Oron은 레이저를 사용하여 손상된 뇌, 근육, 심장 조직을 재생하는 연구를 했다. 2007년에 그와 동료들은 저강도 레이저를 배양접시의 인간 세포에 투여함으로써 레이저가 신경 전구세포(나중에 완전하게 발달하는 신경세포가 되는 아기 신경세포)에서 ATP 생산을 촉진할 수 있음을 보여주었다.[34] 또 다른 실험에서 유리 오론, 아미르 오론Amir Oron, 이스라엘과 미국의 동료들은 똑같은 레이저를 생쥐에게 시험했다. 그들은 생쥐의 머리에 충격을 가해 외상성 뇌 손상을 일으켜 뇌의 깊은 곳을 손상시켰다.[35] 네 시간 뒤에 연구자들은 저강도 레이저 빛을 동물의 머리 바깥쪽 살짝 위에 투여했다. 대조군에는 레이저 치료를 하지 않았다. 손상 직후에는 두 집단 사이에 차이가 없었지만, 5일이 지나자 레이저 치료를 받은 생쥐의 신경학적 결함이 훨씬 적었다. 이런 효과는 지속되었다. 한 달 뒤에 생쥐의 뇌를 검사했는데, 레이저 빛을 받은 생쥐의 경우 부상의 크기가 확연히 더 작았다.

오론과 이스라엘·미국 동료들은 이어서 쥐를 대상으로 똑같은 실험을 했다. 그들은 쥐의 동맥을 막아 뇌졸중을 일으켰다.[36] 그런 다음 스물네 시간 뒤에 일부 동물의 머리에 레이저를 쐬었다. 빛을 쐬지 않은 쥐들보다 신경학적 손실이 훨씬 적었고 새롭게 만들어진 신경세포들도 많았다.

이쯤 되면 뇌졸중이나 뇌 손상을 입은 사람들을 위해 모든 응급실에 저강도 레이저 기기를 구비해야 하지 않을까 싶다. 외상성 뇌 손상에 효과적인 약물치료법이 없는 상황에서 이런 치료는 특히 필요하다. 유리

오론은 저강도 레이저 빛이 심근경색이 일어난 동물에서 흉터 형성을 감소시킬 수 있다는 것도 보여주었다.[37] 어쩌면 레이저는 응급실에서 심장병과 관련해서도 사용되어야 할 것이다.

8년 전 칸은 관상동맥이 좁아지는 심근경색이 일어나 가슴에 통증을 느꼈다. 응급실에서 처치를 받은 뒤에 그는 저강도 레이저를 자신의 가슴에 사용했다. 나중에 핵 스캔으로 확인해보니 혈관이 좁아진 것이 사라졌다. 그는 이제 심장병 약을 복용하지 않으며 증상도 없다. 그날 이후로 레이저를 사용하여 관상동맥 질환이 있는 많은 환자들을 도왔고, 6개월에서 몇 년 지나면 증상이 사라질 수 있다는 것을 보았다.

다른 뇌 문제들에 레이저 사용하기

나는 뇌 문제를 겪는 환자들을 보러 칸의 클리닉을 정기적으로 방문했다. 나는 주로 마흔 살의 임상과장 슬라바 킴Slava Kim과 함께 했다. 킴은 카자흐스탄 출신의 일반외과의로 한국 혈통과 러시아-우크라이나 혈통이 섞였다. 그래서 한국인들이 러시아에 전파한 전통 동양 의학에 친숙했다. 자신의 연령 집단에서 태권도 챔피언인 킴은 환자에게 총체적인 방식으로 접근했다. 러시아 연구자 메샬킨Meshalkin과 세르기예프스키Sergievskii가 저강도 레이저를 혈액에 조사하는 치료법(서양에는 지금도 알려져 있지 않다)[37]을 소개한 뒤로 카자흐스탄에서는 레이저 시술이 수술에서 흔하게 사용된다. 1981년부터 그들은 빛을 심혈관 환자들에게 쐬기 시작했다.

킴이 레이저 조사 치료의 효과를 처음으로 본 것은 심각한 혈액 감염인 패혈증 환자였다. 그 환자는 항생제가 듣지 않아서 죽음의 문턱까지 갔다. 빛이 신체가 스스로 치유하도록 돕는다는 것을 의사들이 알게 되자, 632나노미터의 레이저 빛을 전달하는 광섬유를 튜브를 통해 환자 정맥에 삽입했다. 이 방법은 모스크바의 티나 카루가 공동으로 개척했고, 칸은 그에게서 많은 것을 배웠다. 칸이 환자의 혈액검사에서 백혈구가 극적으로 빠르게 감소했음을 확인했다. 감염이 진정되었다는 뜻이다. 이제까지 실패했던 항생제가 갑자기 듣기 시작했다. 이내 완전히 회복되었다. 약물이 아니라 빛을 투여하려고 정맥을 활용하는 치료는 관습적인 기법과 에너지 의학의 새로운 결합을 단적으로 보여주는 사례이다.

카자흐스탄에서 킴은 복부 수술을 하고 나서 감염을 막고 상처 치유를 빠르게 하려고 정맥 레이저 시술을 자주 처방했다. 레이저는 면역계를 지원하기 때문이다. 레이저를 사용하면 환자의 입원 일수도 줄일 수 있었다. 그가 레이저의 위력을 제대로 실감한 때는 외과의로서 스트레스를 계속 받던 그에게 궤양이 생겨 장내출혈로 쓰러졌을 때였다. 위장 전문의가 내시경으로 킴의 십이지장에서 거대한 궤양을 발견했는데, 위산이 궤양을 태우고 창자벽을 뚫고 나갈 수도 있을 만큼 심각한 상태였다. 보통은 응급 수술이 필요한 상황이지만 의사는 그 자리에서 다른 치료를 하기 시작했다. 저강도 레이저를 내시경을 통해 내려보내 궤양에 투사했다. 그는 겨우 여덟 차례 치료 만에 나았다. 수술 흉터가 없어서 소화에도 지장이 없었다. 이 방법은 수술보다 훨씬 덜 침습적이었다. 빛을 활용하는 다른 방법 가운데 내가 본 것은 온타리오에서 개발한 비강 레이저 조사기였다. 저강도 레이저를 코(뇌에 가까운 곳에 혈관이 있는) 안으로 흘려 고약한 불면증을 빠르게 치료한다.

나는 킴과 칸 옆에서 많은 놀라운 발견들을 보았는데, 보통은 뇌 치료로 시작하지 않았다. 앨런 해너포드는 목뼈에 골관절염이 진행되어 치료를 받았다. 그는 시력에도 문제가 있었다. 수년 전에 뇌졸중으로 시각피질이 손상되어 시야가 좁아진 것이다. 앨런의 목은 치료로 좋아졌다. 그런데 놀랍게도 그의 시야도 확장되었다. 목에 투여한 빛이 뇌의 뒤쪽 시각피질 근처를 자극했기 때문이다. 앨런의 향상된 시력은 계속 유지되었다.

칸과 킴은 수막염(뇌를 둘러싸고 있는 조직이 감염된)을 앓은 아프리카계 캐나다 청년(편의상 '게리'라고 부르겠다)의 치료를 도우면서 이런 방법을 완전히 새로운 차원으로 끌어올렸다. 게리는 스물두 살에 수막염으로 완전히 앞을 못보고 듣지도 못하게 되었다. 수막염으로 인한 염증과 붓기가 그의 뇌에 압력을 가해 뇌와 시신경이 돌이킬 수 없이 손상되었다. 우리가 만났을 때 게리는 서른두 살이었다. 그는 귀여운 얼굴에 머리가 짧았고, 파란색 재킷과 셔츠를 입고 있었다. 친절했고 가수 스티비 원더의 습관처럼 고개를 자주 까딱거렸다. 오른쪽 눈동자가 고정되어 천장을 응시했다.

수전이라고 하는 게리의 오랜 친구가 동행했다. 우연하게도 수전은 레이저 치료사였고, 어느 날 레이저가 게리에게 도움을 줄 수 있겠다는 생각을 했다. 킴과 칸의 감독하에 수전과 한 동료는 게리를 치료했다. 처음에는 게리의 목 뒤쪽에 빛을 쪼었다. 게리는 곧 귀 주변의 촉각을 되찾기 시작했고, 얼굴 근육에 맥박과 감각이 느껴진다고 보고했다. 치료를 시작하고 두 달가량 지나자 놀라운 일들이 벌어지기 시작했다. 그가 시력을 일부 되찾은 것이다.

게리는 보고 듣지 못했으므로 내가 그와 언어를 주고받는 유일한 방

스스로 치유하는 뇌

법은 '손바닥 글씨'를 통해서였다. 내가 질문하면 수전이 게리의 손바닥에 재빠르게 단어를 하나하나 적는 식으로 대화했다.

"레이저를 시도하기 전에는 아무것도 보지 못했나요?" 내가 물었다.

"전혀 보지 못했습니다. 어둠이었어요."

"그림자는요?"

"아니요."

"레이저를 사용하고 나서는 어떻게 되었나요?"

"레이저를 사용한 뒤로 그림자가 보여요. 하지만 보였다 말았다 해요. 예를 들어 내가 부엌에 있으면 창문 옆에 있는 엄마와 조카의 윤곽을 볼 수 있어요." 창문으로 들어오는 은은한 빛이 그가 십년 만에 처음으로 실루엣을 보도록 했다. "사실 얼굴이 보이지는 않습니다. 하지만 그들이 움직이는 갈색 윤곽은 볼 수 있어요. 그러고는 끝나요."

게리는 무척 들뜨고 흥분했다. 이런 일이 일어나리라고는 미처 예상하지 못했었다. 이 소식을 듣자 칸은 수전에게 게리의 얼굴과 뇌 전체를 빛으로 감쌀 것을 권했다. 우리가 두 번째로 만났을 때, 수전은 이 같은 치료를 여러 차례 받은 게리에게 변화가 있었다고 했다. 게리가 조카딸이 자신의 귀에 대고 말하는 것을 들었다고 했다. 나는 게리에게 자세히 말해보라고 했다.

"조카딸이랑 같이 위층에 있었는데 내가 뭐라고 말했어요. 아이는 나한테 와서 안겼고, 얼굴을 내 옆에 붙이고는 뭐라고 말했습니다. 나는 탄성을 질렀어요. 높은 음의 소리가 귀에 들어오는 것을 느꼈거든요. 그래서 '뭐라고 말했지?' 하고 물었습니다. 아이는 다시 얼굴을 내 옆에 대고 뭐라고 말했어요. 나는 요란한 높은 음을 느꼈어요. 아이가 말하자마자 그것이 내 귀로 들어와서 내가 탄성을 지르게 만들었습니다."

청력을 잃은 후 처음으로 불분명하지만 인간의 소리를 들었다. 그는 또한 몸에 느껴지는 진동을 자신이 경험하게 된 소리와 연관시키기 시작했다고 말했다.

처음에는 대부분의 소리가 한쪽 귀로 들어왔고, 한 달 뒤에 양쪽으로 다 들어왔다. 아직 단어를 가려내지는 못하지만 얼마나 많은 단어를 말했는지는 분간할 수 있었다. 듣는 것은 게리에게 고통이다. 내가 볼 때 학습된 비사용에서 깨어나고 있는 그의 뇌가 밀려드는 감각을 아직 조절하지 못하는 징후였다. 그의 통증은 과민한 체계의 징후이며, 8장에서 소개할 신경가소성 운동으로 좋아질 수 있다.

나는 이어지는 몇 달 동안 다른 많은 경이들을 보았다. 낙상, 스포츠 부상, 자동차 사고로 뇌 손상을 입은 여러 명의 환자들을 만났다. 많은 사람들이 개비와 비슷한 증상들을 보였다. 머리가 흐릿해지고, 기억력 감퇴에 피곤함을 느끼고, 동작과 균형, 시력에 문제가 생기고, 전형적으로 두통에 시달렸다. 다들 장애에서 회복하지 못했고, 대개의 경우 몇 년씩 고생했다. 그러다가 레이저 치료를 받으면서 좋아져서 일상의 활동들을 재개했고, 아직 100퍼센트 완전하지 않은 사람들도 "삶을 되찾았다"라고 말했다. 기분이 좋아진 사람도 있었다. 목 문제로 와서 레이저 치료를 받은 어떤 사람은 문제가 사라졌을 뿐 아니라 우울증도 사라져서 처방약을 줄였다. 뇌 검사를 통해 그가 놀랍도록 향상되었음이 밝혀졌다. (그와 같은 인지적 개선은 텍사스 대학에서 행해진 연구로 이미 증명된 바 있었다.[39]) 우울증에 시달려 1년 동안 아무것도 하지 못했던 사람은 광선 치료를 받고 직장에 복귀했다. 뇌가 만성 염증 상태에 있음을 보여준 최근 연구들을 볼 때 일부 우울증의 경우 만성 염증을 차단하는 치료가 도움이 되는 것은 타당해 보인다.

저강도 레이저와 관련하여 최근에 많이 연구되고 있는 분야가 있다. 가장 흔한 종류의 치매인 알츠하이머병이다. 알츠하이머병에 걸린 뇌도 염증을 앓으며, 미토콘드리아가 제대로 기능하지 못하고 분자가 '녹이스는 것'과 비슷한 산화 스트레스라고 하는 노화 징후를 보인다. 뇌에서 전반적인 세포 기능을 좋게 하는 빛이 염증, 미토콘드리아 문제, 산화 스트레스, 이렇게 세 가지 상태를 모두 개선할 수 있다.[*] 알츠하이머병의 대표적 특징은 신경세포가 타우 단백질과 아밀로이드 단백질이라는 기형의 단백질을 과도하게 생성하여 반점을 만드는 것이다.

오스트레일리아 시드니 대학의 연구팀은 빛을 사용하여 이 단백질의 수치를 떨어뜨렸다. 그들은 알츠하이머병과 연관되는 인간의 유전자를 생쥐의 DNA에 이식하여 비정상적인 타우 단백질과 아밀로이드 반점을 유발했다.[40] 그런 다음 한 달 동안 저강도 광선치료를 했다. 쥐의 머리 1~2센티미터 위에서 빛을 쏘기만 했다. 외상성 뇌 손상, 파킨슨병, 망막 손상에 도움이 되었던[41] 적외선 근처의 똑같은 스펙트럼을 사용하여 그들은 알츠하이머병이 영향을 준 핵심적인 뇌 부위에서 병리적인 타우 단백질과 아밀로이드 반점을 70퍼센트까지 줄였다. 이후 분자에 '녹이슨' 징후가 줄어들었고, 세포 발전소 미토콘드리아의 기능이 향상되었다.[42]

광선치료가 뇌 유래 신경영양인자(BDNF)를 늘림으로써 알츠하이머병으로 신경세포 사이의 연결이 손상된 것을 좋게 한다는 것이 또 다른 동물 연구로 밝혀졌다. 이제 인간을 대상으로 한 연구가 시급하게 필요

---

[*] 염증은 다른 형태의 치매에서도 주요 요인이다. 적어도 일부 혈관성 치매(두 번째로 흔한 치매)는 혈관염이 원인이라는 것이 대체적인 합의다. 그러나 염증이 대다수 혈관 질환을 일으킨다는 증거가 계속 나오고 있다. 그렇다면 대다수 혈관성 치매에서도 염증이 원인일 수 있다. 따라서 저강도 레이저는 혈관성 치매에도 도움이 될 수 있다.

하다. 저강도 레이저는 뇌에서 전반적인 세포 건강을 돕는 강력한 방법이며, 2장에서 소개한 운동 요법과 3장에 나온 전반적인 뇌 건강을 유지하는 다른 조치들과 결합되면 힘을 발휘하는 것이 분명하다.

레이저 빛의 치료 효과에 푹 빠져 있었던 기간 내내 나는 사람들이 자연적인 빛과 그 혜택을 얼마나 많이 빼앗기고 사는지 생각했다. 병원들은 치료에서 빛이 하는 역할에 무모하리만치 무관심하다. 플로렌스 나이팅게일이 권장했던 햇빛 잘 드는 마당은 더 이상 없다. 나이팅게일은 크림전쟁 당시 자연적인 햇빛과 공기에 노출된 야전 병동보다 병원 건물 안에서 환자들이 더 많이 죽어가는 것을 보고 햇빛의 중요성을 절감했다. 그녀에게 영향을 받은 병동(이른바 나이팅게일 병동)은 여러 개의 창문을 내서 환자들이 하루 종일 빛을 받을 수 있도록 했다.

최근의 연구에 따르면 빛이 치유를 촉진할 뿐만 아니라 통증을 줄이고 수면을 향상시킨다. 빛은 비타민D의 수치를 높여서 일부 암의 발병 위험을 줄일 수도 있다. 오늘날 병원에는 다행히도 직사광선을 받는 창문이 있다. 사람들이 대부분의 시간을 보내는 자동차, 아파트, 학교, 사무실 같은 실내 공간의 창문들은 냉방과 보온 비용을 줄이기 위해 갈수록 자연적인 빛의 전체 스펙트럼을 걸러내도록 색을 칠한다. 실내로 들어가면 깜빡거리고 창백한 색조의 '에너지 효율 높은' 백색 형광등이 오싹한 빛을 비춘다. 자연적인 빛과 거리가 멀어서 일부 민감한 환자들은 불편함을 느낀다.

'에너지 효율' 정책이 공중보건을 해친 사례는 역사적으로 이번이 처음이 아니다. 산업혁명 때 석탄 사용으로 유럽과 미국의 대도시들이 오염되자 의사 케일럽 윌리엄스 살리비^{Caleb Williams Saleeby}는 1900년대 초에 "도시에 몰린 수백만 명"이 해가 났는데도 어둑한 도시 구역에서 살아가는 것을 한탄했다. 전염병이 들끓었고, 의사들은 인구 밀집뿐 아니라 빛의 부재도 부분적 원인이라고 보았다. 1905년 뉴욕에서는 석탄 연기를 규제하는 법안을 도입하면서 결핵 환자가 줄어들었다.

추세가 시작되었다. 보스턴은 '맑은 하늘 법안'을 통과시켰고, 결핵에 걸린 아이들은 배 위에 떠운 병원에 보내 햇빛을 보도록 했다. 스위스 의사 오귀스트 롤리에Auguste Rollier는 환자들을 알프스 지역에 데려가 자신의 요양원에서 햇빛을 보도록 했고, 놀랄 만한 치료 효과를 거두었다. 결정적 요인은 신선한 산 공기만이 아니었다. 시원한 날씨는 사람들이 햇빛에 노출되는 것을 더 오래 참을 수 있었다는 뜻이다. 1930년대에 항생제가 개발되기 전에 감염을 치료하고 환자의 면역계를 강화하는 방법으로 햇빛을 보는 광선요법이 거둔 성과들은 거의 잊히고 말았다. 현재 항생제 남용으로 약물에 내성이 있는 세균들이 생겨나는 상황에서 우리는 이런 기법을 다시 배워야 하는지도 모른다.

우리의 하늘은 다시 맑아졌는지 모르겠지만, 실내 공간은 우리가 알아차리지 못하는 방식으로 자연적인 빛을 점점 빼앗기고 있다. 우리가 사용하는 인공조명은 생명을 지키는 주파수가 빠져 있는 경우가 많다. 우리는 우아한 아트리움과 공연장 로비에서만이 아니라 일상적인 삶과 업무의 공간에서도 전체 스펙트럼을 가진 빛을 필요로 한다. 빛을 빼앗긴 삶을 살면서 입는 손상은 겉으로 드러나지 않는다. 한동안 우울을 참아낼 수 있지만, 빛이 가득한 공간으로 들어설 때 느끼는 기쁨은 그저 미적 쾌감만을 나타내는 것이 아니다. 우리가 풍요로운 빛을 원한다는 표시다.

2012년 10월 7일, 개비는 이런 편지를 썼다. "대략 3년 만에 처음으로 혼자서 운전했어요. …… 이제 문제없이 고개를 돌리고 손과 눈도 잘 맞습니다. …… 나중에는 고속도로도 탈 겁니다. 지금은 우회로를 이용해야죠."

또 다른 편지다. "뜻만으로는 길이 생기지 않습니다. 참 이상하죠. 아프기 전에는 뜻이 있으면 길이 있다고 항상 생각했어요. 그 이후에 뜻이 있어도 가끔은 길이 없다는 것을 배웠어요. 뇌가 운영할 수 없으면 할 수 없어요. 지금도 가끔 이 사실에 놀란답니다……"

"연락이 늦어서 죄송해요. …… 아버지가 몸이 좋지 않으세요."

개비는 가르치는 일을 다시 시작했다. 그녀는 운전하고, 노래하며, 산다. 오랫동안 고통스럽게 부모에 의존하던 삶이 끝났다. 그들의 고통도, 딸의 미래에 대한 근심도, 침통함도 끝났다. 이제는 그녀가 80대의 아버지와 어머니를 보살피는 일을 기꺼이 돕는다. 그들처럼 친밀한 가정에서 일어나는 부모 자식 간의 관습적 의무가 복원되었다. 프레드 칸은 50년째 정정하다. 이제 여든다섯 살이지만 아직도 할 일이 있다.

　　　　　　　　　　　　　　　　스스로 치유하는 뇌

참고문헌 및 주

1   F. Nightingale, *Notes on Nursing: What It Is and Is Not* (London: Harrison, 1860)[플로렌
    스 나이팅게일, 김조자·이명옥 역, 『나이팅게일의 간호론』, 현문사, 1997].

2   F. H. Crick, "Thinking About the Brain," *Scientific American* 241 (1979): 219-32. 또
    한 G. Stix, "A Light in the Brain," *Scientific American* 302 (2010): 18-20을 보라.

3   다이서로스는 최근에 자신이 "광학을 사람들에게 치료 목적으로 직접 적용하는 것"을
    옹호하지 않는다고 밝혔다. 광섬유를 삽입하는 것은 "이질적인 단백질을 몸속에 넣는 것
    으로 면역 반응이 어떻게 될지 아무도 모른다. 치료적 영향보다 기초 과학의 영향이 압도
    적으로 크다." 2013년 1월 11일, 토론토 대학 정신의학과, 마운트 시나이 병원에서 연설
    한 내용이다.

4   R. H. Dobbs and R. J. Cremer, "Phototherapy," *Archives of Disease in Childhood*
    50, no.11 (1975): 833-36; R. J. Cremer et al., "Influence of Light on the
    Hyperbilirubinaemia," *Lancet* 1, no.7030 (1958): 1094-97.

5   R. Hobday, *The Light Revolution: Health, Architecture and the Sun* (Findhorn, Scotland:
    Findhorn Press, 2006).

6   이산화탄소와 물과 빛 에너지가 포도당과 산소로 바뀌는 과정이다. 실제 방정식으로 표
    기하면 이렇다. $6CO_2 + 6H_2O + 빛 에너지 = C_6H_{12}O_6 + 6O_2$

7   H. Györy, "Medicine in Ancient Egypt," in H. Selin, ed., *Encyclopedia of the History
    of Science, Technology, and Medicine in Non-Western Cultures*, 2nd ed. (New York:
    Springer, 2008), pp.1508-18, 1513.

8   J. M. Walch et al., "The Effect of Sunlight on Postoperative Analgesic Medication
    Use: A Prospective Study of Patients Undergoing Surgery," *Psychosomatic Medicine*
    67 (2005): 157-63.

9   Aretaeus, "On the Therapeutics of Acute Diseases," in F. Adams, ed., *The Extant
    Works of Aretaeus, the Cappadocian* (London: Sydenham Society, 1856), p.387.

10 D. M. Berson et al., "Phototransduction by Retinal Ganglion Cells That Set
    the Circadian Clock," *Science* 295, no.5557 (2002): 1070-73; S. Hattar et al.,
    "Melanopsin-Containing Retinal Ganglion Cells: Architecture, Projections, and
    Intrinsic Photosensitivity," *Science* 295, no.5557 (2002): 1065-70.

11 Y. Isobe and H. Nishino, "Signal Transmission from the Suprachiasmatic Nucleus to
    the Pineal Gland Via the Paraventricular Nucleus: Analysed from Arg-Vasopressin
    Peptide, rPer2 mRNA and AVP mRNA Changes and Pineal AA-NAT mRNA After
    the Melatonin Injection During Light and Dark Periods," *Brain Research* 1013 (2004):

204-11.

12 J. Spudich, "Color-Sensing in the Archaea: A Eukaryotic-Like Receptor Coupled to a Prokaryotic Transducer," *Journal of Bacteriology* 175 (1993): 7755-61; J. M. Allman, Evolving Brains (New York: Scientific American Library, 1999), p.7.

13 K. Martinek and I. V. Berezin, "Artificial Light-Sensitive Enzymatic Systems as Chemical Amplifiers of Weak Light Signals," *Photochemistry and Photobiology* 29 (1979): 637-50.

14 A. Szent-Györgyi, *Introduction to a Submolecular Biology* (New York: Academic Press, 1960), pp.54, 80-81; A. Szent-Györgyi, *Bioelectronics: A Study in Cellular Regulations, Defense, and Cancer* (New York: Academic Press, 1968), pp.19, 26-27, 43.

15 T. I. Karu, "Irradiation with He-Ne Laser Increases ATP Level in Cells Cultivated in Vitro," *Journal of Photochemistry and Photobiology B: Biology* 27 (1995): 219-23, 219.

16 B. B. Laud, *Lasers and Non-Linear Optics* (New Delhi, India: Wiley Eastern, 1991), p.4.

17 그와 같은 많은 사진들을 칸의 세 권짜리 책에서 볼 수 있다. F. Kahn, *Low Intensity Laser Therapy in Clinical Practice*, 3 vols. (Toronto: Meditech International, 2008).

18 M. D. C. Cressoni et al., "Effect of GaAIAs Laser Irradiation on the Epiphyseal Cartilage of Rats," *Photomedicine and Laser Surgery* 28, no.4 (2010): 527-32. 크 레소니와 동료들은 레이저가 연골을 두껍게 하고 연골을 생성하는 세포의 수를 늘린다는 것을 보여주었다. Y.-S. Lin et al., "Effects of Helium-Neon Laser on the Mucopolysaccharide Induction in Experimental Osteoarthritic Cartilage," *Osteoarthritis and Cartilage* 14, no.4 (2006): 377-83.

19 P. P. Alfredo et al., "Efficacy of Low Level Laser Therapy Associated with Exercises in Knee Osteoarthritis: A Randomized Double-Blind Study," *Clinical Rehabilitation* 26, no.6 (2011): 523-33; A. Gur et al., "Efficacy of Different Therapy Regimes of Low-Power Laser in Painful Osteoarthritis of the Knee: A Double-Blind and Randomized-Controlled Trial," *Lasers in Medicine and Surgery* 33 (2003): 330-38.

20 M. A. Naeser et al., "Acupuncture in the Treatment of Paralysis in Chronic and Acute Stroke Patients—Improvement Correlated with Specific CT Scan Lesion Sites," *International Journal of Acupuncture and Electrotherapeutics Research* 19 (1994): 227-49; M. A. Naeser et al., "Acupuncture in the Treatment of Hand Paresis in Chronic and Acute Stroke Patients: Improvement Observed in All Cases,"

Clinical Rehabilitation 8 (1994): 127-41; M. A. Naeser et al., "Improved Cognitive Function After Transcranial, Light-Emitting Diode Treatments in Chronic, Traumatic Brain Injury: Two Case Reports," *Photomedicine and Laser Surgery* 29, no.5 (2010): 351-58; M. A. Naeser and M. R. Hamblin, "Potential for Transcranial Laser or LED Therapy to Treat Stroke, Traumatic Brain Injury, and Neurodegenerative Disease," *Photomedicine and Laser Surgery* 29, no.7 (2011): 443-46.

21 M. A. Naeser et al., "Laser Acupuncture in the Treatment of Paralysis in Stroke Patients: A CT Scan Lesions Site Study," *American Journal of Acupuncture* 23, no.1 (1995): 13-28.

22 이것을 나타내는 용어는 결맞음성coherence이다. 레이저에서 나오는 빛의 주파수가 "입력되는 광신호의 결맞는 재생"이라는 뜻이다. A. E. Siegman, *Lasers* (Mill Valley, CA: University Science Books, 1986), p.4.

23 S. A. Carney et al., "Effect of the Radiation on Skin Biochemistry," *British Journal of Industrial Medicine* 25, no.3 (1968): 229-34.

24 ATP를 증가시키는 빛의 파장은 대단히 특정하다. 러시아 과학자 티나 카루에 따르면 415, 602, 633, 650나노미터 파장의 빛이 ATP 생성을 촉진한다고 한다. 하지만 477, 511, 554나노미터의 빛은 그렇지 않다. Karu, "Irradiation with He-Ne Laser."

25 365, 436나노미터 파장의 빛을 쐬면 세포는 더 많은 산소를 소모한다. 같은 논문.

26 H. Chung et al., "The Nuts and Bolts of Low-Level Laser (Light) Therapy," *Annals of Biomedical Engineering* 40, no.2 (2012): 516-33.

27 J. Tafur and P. J. Mills, "Low-Intensity Light Therapy: Exploring the Role of Redox Mechanisms," *Photomedicine and Laser Surgery* 26, no.4 (2008): 323-28, 324.

28 인간 세포는 404, 620, 680, 760, 830나노미터 파장의 빛에 반응하여 DNA를 합성한다. 대장균은 404, 454, 570, 620, 750나노미터에 반응하여 자라고 효모균은 404, 570, 620, 680, 760나노미터에 반응하여 자란다. T. I. Karu, "Photobiological Fundamentals of Low-Powered Laser Therapy," *IEEE Journal of Quantum Electronics* QE-23, no.10 (1987): 1703-17.

29 G. W. Lambert et al., "Effect of Sunlight and Season on Serotonin Turnover in the Brain," *Lancet* 360, no.9348 (2002): 1840-42.

30 Chung et al., "Nuts and Bolts of Low-Level Laser (Light) Therapy."

31 S. Rochkind, "Photoengineering of Neural Tissue Repair Processes in Peripheral Nerves and the Spinal Cord: Research Development with Clinical Applications,"

Photomedicine and Laser Surgery 24, no.2 (2006): 151-57.

32   J. J. Anders et al., "Phototherapy Promotes Regeneration and Functional Recovery of Injured Peripheral Nerve," *Neurological Research* 26 (2004): 233-39.

33   S. Rochkind, "Phototherapy in Peripheral Nerve Regeneration: From Basic Science to Clinical Study," *Neurosurgical Focus* 26, no.2 (2009): 1-6.

34   U. Oron et al., "GaAs (808nm) Laser Irradiation Enhances ATP Production in Human Neuronal Cells in Culture," *Photomedicine and Laser Surgery* 25, no.3 (2007): 180-82.

35   A. Oron et al., "Low-Level Laser Therapy Applied Transcranially to Mice Following Traumatic Brain Injury Significantly Reduces Long-Term Neurological Deficits," *Journal of Neurotrauma* 24 (2007): 651-56.

36   A. Oron et al., "Low-Level Laser Therapy Applied Transcranially to Rats After Induction of Stroke Significantly Reduces Long-Term Neurological Deficits," *Stroke* 37 (2006): 2620-24.

37   U. Oron et al., "Low Energy Laser Irradiation Reduces Formation of Scar Tissue Following Myocardial Infarction in Rats and Dogs," *Circulation* 103 (2001): 296-301.

38   E. N. Meshalkin and V. S. Sergievskii, *Primenenie pryamogo lazernogo izlucheniya v eksperimental' noi i klinicheskoi meditsine* (Application of Direct Laser Radiation in Experimental and Clinical Medicine) (Novosibirsk: Nauka, 1981).

39   D. W. Barrett and F. Gonzalez-Lima, "Transcranial Infrared Laser Stimulation Produces Beneficial Cognitive and Emotional Effects in Humans," *Neuroscience* 230 (2014): 13-23.

41   S. Purushothuman et al., "Photobiomodulation with Near Infrared Light Mitigates Alzheimer's Disease-Related Pathology in Cerebral Cortex—Evidence from Two Transgenic Mouse Models," *Alzheimer's Research and Therapy* 6, no.1 (2014): 1-13.

41   B. T. Ivansic and T. Ivandic, "Low-Level Laser Therapy Improves Vision in a Patient with Retinitis Pigmentosa," *Photomedicine and Laser Surgery* 32, no.3 (2014): 1-4.

42   C. Meng et al., "Low-Level Laser Therapy Rescues Dendrite Atrophy via Upregulating BDNF Expression: Implications for Alzheimer's Disease," *Journal of Neuroscience* 33, no.33 (2013): 13505-17.

5

모세
펠덴크라이스:
물리학자,
유도 유단자,
치유자

정신적으로
동작을
자각함으로써
심각한 뇌 문제를
치유하다

여행가방 두 개를 들고 도망치다

1940년 6월, 한 젊은 유대인이 나치가 밀고 들어오기 몇 시간 전에 파리에서 도망쳤다.[1] 그는 여행가방 두 개를 들고 있었다. 가방 안에는 새로 발견된 물질로 원자력 에너지와 핵무기 생산에 꼭 필요한 중수重水 2리터, 그리고 소이탄 계획을 포함하여 프랑스의 과학 비밀과 자료가 들어 있었다.[2] 그의 임무는 이것이 독일의 손에 넘어가지 않도록 하는 것이었다. 그는 영국으로 가려고 했다. 건장한 체구에 딱 벌어진 가슴, 162센티미터 키에 힘이 엄청났고 운동을 잘했다. 다만 10년 전에 축구를 하다가 무릎을 다쳐서 걷는 것이 어려웠다.

막 서른여섯 살이 된 모세 펠덴크라이스Moshe Feldenkrais는 소르본에서 박사학위를 받은 물리학자였다. 그는 젊은 부부 프레데리크 졸리오-퀴리Frédéric Joliot-Curie와 이렌 졸리오-퀴리Irène Joliot-Curie가 세운 연구소에서 원자를 연구했다. 몇 년 전인 1935년에 퀴리 부부는 인공 방사성 원소를 만들어낸 공로로 노벨상을 공동으로 받았다. 1939년 3월, 연구소

스스로 치유하는 뇌

는 세계 최초로 우라늄 원자를 분열시켜 원자력이라고 불리게 되는 막대한 에너지를 낸 연쇄 반응을 일으키는 데 성공했다. 원자에 충격을 가한 입자 가속기를 만든 사람이 바로 펠덴크라이스였다. 그해에 알베르트 아인슈타인은 "프랑스에서 졸리오의 연구를 통해" 새로운 종류의 폭탄이 가능해졌다고 미국 대통령 프랭클린 D. 루스벨트에게 편지를 썼다. 덧붙여 나치도 이 연구를 따라잡고 있으며 우라늄을 축적하기 시작했다고 경고했다.

1940년 6월 도망치기 며칠 전, 나치가 파리로 진격하고 있을 때 펠덴크라이스는 부상당한 무릎이 말썽이라는 것을 알아챘다. 심하게 부어올라 침대에서 일어나 출근하기도 어려웠다. 최근 들어 정신적 스트레스가 극심하기는 했지만, 뇌에서 일어나는 한 사건이 어떻게 무릎을 붓게 만드는지 설명할 수가 없었다. 게슈타포가 들이닥치면 몇 시간 안에 퀴리의 연구소를 수색하고 전 직원을 마당으로 불러 모을 터였다. 그들은 유대인과 공산주의자를 가려내 차에 태워 강제수용소로 보냈다. 프레데리크는 유대인인 펠덴크라이스가 무사하지 못할 것이라고 말했다. 프레데리크는 프랑스 정부의 서류들을 재빨리 그에게 넘겨주었다.

여행가방 두 개를 들고 모세는 아내 요나와 함께 영국으로 가는 배에 오르기 위해 황급히 길을 나섰다. 그러나 항구에 도착할 때마다 항구가 폐쇄되거나 마지막 배가 떠난 뒤였다. 나치 공군은 자동차로 도망치는 사람들로 북적이는 도로를 폭격했다. 도로는 심하게 파괴되어 통행이 불가능했다. 모세와 요나는 걷기 시작했다. 하지만 요나는 선천적으로 고관절에 문제가 있었고 모세는 무릎이 아팠다. 모세는 정신력을 발휘하여 포기하려는 그녀를 버려진 외바퀴손수레에 태우고 밀었다. 마침내 두 사람은 연합군 해군의 대피 작전에 합류할 수 있었다. 작전을 지휘한 영국 장교는 훗날 제임스 본드 소설을 쓴 이언 플레밍Ian Fleming이었다. 플레밍은 그들을 에트릭 군함에 태웠다. 점령당한 프랑스를 마지막으로 탈출한 배였다. 사람들로 워낙 붐벼서 펠덴크라이스는 가방을 도착하면 찾기로 하고 화물칸에 던졌다.

펠덴크라이스와 아내는 1940년 6월 마지막 주에 영국에 도착했다. 그는 가방을 찾았지만 하나밖에 찾지 못했고, 이를 영국 해군에 넘겼다. 이제 그에게 새로운 문제가 생겼다. 펠덴크라이스라는 이름이 독일인처럼 들렸던 것이다. 나치가 피난민들 사이에 첩자를 심었을지 모른다는 두려움에 영국인들은 그를 붙잡아 아일 오브 맨에 있는 포로수용소로 보냈다.

영국을 대표하는 과학자 가운데 한 사람인 J.D. 버널J.D. Bernal은 전쟁에 도움이 될 만한 과학자들을 찾는 일을 맡고 있었다. 예전에 졸리오-퀴리의 연구소를 방문한 적이 있었던 그는 펠덴크라이스가 억류되어 있다는 소식을 접했다. 버널은 그를 석방시켜서 위험에 처한 영국을 돕도록 했다. 나치 잠수함이 영국의 배들을 침몰시켰던 것이다. 프랑스에 있을 때 펠덴크라이스는 잠수함 추적에 사용할 수 있는 일종의 수중 레이더 '소나'에 대한 중요한 연구를 했다. 영국의 소나 프로젝트가 지지부진한 상황에서 펠덴크라이스는 스코틀랜드 서해안의 외딴 마을 페얼리로 가서 희한한 조합의 과학자들 무리에 합류했다. 며칠 만에 그는 수상한 외부인에서 영국 방첩 업무를 담당하는 해군 과학 장교가 되었다. 그는 낮에는 일급비밀 프로젝트들을 수행하고 밤에는 동료들에게 유도를 가르쳤다.

파리에 있을 때 그는 프랑스 유도클럽의 창설을 도왔다. 최초의 서양

스스로 치유하는 뇌

인 유도 유단자 가운데 한 명이었고, 유도에 관한 책들을 써서 작은 사람이 자기보다 큰 사람을 던지는 것이 과학적으로 어떻게 가능한지 물리학 방정식을 동원하여 증명하기도 했다. 그의 유도 솜씨에 대한 소문을 듣고 한 지휘관이 그의 유도 수업을 들었고, 펠덴크라이스에게 의용병 소대, 이어 대대에게도 유도를 가르쳐달라고 부탁했다. 그는 곧 상륙작전을 준비하는 영국 낙하산 부대원들에게 무기 없이 육박전을 벌이는 법을 훈련시켰다.

펠덴크라이스 요법의 시작

펠덴크라이스는 어려서부터 남다른 독립성과 고집을 드러냈다. 그는 1904년 5월 6일, 슬라부타(현재 우크라이나 영토)라고 하는 작은 마을에서 태어나 1912년 가족 모두가 바라나비치(현재 벨라루스 영토)로 이사를 갔다. 러시아 제국의 유대인들은 수십 년 동안 정부가 주도한 대학살로 희생되었다. 1917년 세계 도처 유대인들의 곤경을 본, 당시 팔레스타인을 다스렸던 영국은 "국왕 폐하의 정부는 팔레스타인에 유대인들의 모국을 건설하는 문제를 호의적으로 보고 있으며, 목표 달성을 앞당기기 위해 최선의 노력을 다할 것"이라는 밸포어 선언을 발표했다. 열네살의 모세는 혼자서 벨라루스에서 팔레스타인까지 걷기로 했다. 부츠에 권총 한 자루, 배낭에 수학책을 넣고 공식 서류 한 장 없이 습지를 건너고 영하 40도를 견디며 1918~1919년 겨울 러시아 국경지대를 건넜다. 모세가 마을을 지날 때마다 다른 유대인 아이들이 호기심을 보이며 합세했다. 어느 마을에서 아이들은 생존을 위해 순회 서커스단에 들었는데, 그곳에서 곡예사가 모세에게 텀블링과 낙법을 가르쳤다. 그는 훗날 유도로 이런 기술을 완벽하게 다듬었다. 크라쿠프에 도착했을 즈음에는 50명의 아이들이 팔레스타인으로 향하는 용감한 소년을 따랐고, 나중에는 200명 이상으로 늘었다. 결국에는 어른들도 아이들 행진에 합세했다. 중부 유럽을 거쳐 이탈리아와 아드리아 해에 도착해서는 배를 한 척 빌렸다. 1919년 늦여름, 마침내 팔레스타인에 도착했다.

이주민들이 대개 그렇듯 펠덴크라이스도 무일푼이었다. 일꾼으로 일했고 텐트에서 잤다. 1923년에는 고등학교에 다니기 시작했고, 다른 교사들이 실패한 아이들을 가르치면서 돈을 벌었다. 그는 사람들이 학습 과정에서 장애물을 극복하도록 돕는 데 소질이 있었다.

1920년대에 아랍인들은 영국령 팔레스타인의 유대인 마을과 도시들을 공격했다. 펠덴크라이스의 사촌 피셸도 공격을 받아 희생되었다. 유대인들은 더 많은 보호나 무장할 수 있는 권리를 영국에 요구했지만, 둘 다 거절당했다. 젊은 펠덴크라이스는 무기 없이 자신의 몸을 지키는 법을 연구하기 시작했다. 아랍인 공격자들은 보통 칼을 들고 덤볐고, 위에서 공격하여 목이나 명치를 겨냥했다. 많은 유대인들이 이렇게 죽었다. 펠덴크라이스는 타격을 막은 다음 공격자의 팔을 잡고 뒤틀어 칼을 떨어뜨리는 법을 사람들에게 가르치려고 했다. 그러나 사람들은 자신의 얼굴을 보호하려고 반사적으로 팔을 들거나 공격당하는 쪽으로 등을 돌렸다. 펠덴크라이스는 신경계의 이런 자동적인 반사 행동에 맞서는 대신 그것을 활용하는 대처법을 마련했다. 그는 사람들에게 공격당하면 얼굴을 막으려는 본능을 따르라고 주문했고, 그 동작을 방어에 더 잘 활용하고자 했다. 그는 다양한 각도에서 공격당하는 사람들 사진을 찍었고, 그들이 겁을 집어먹고 본능적으로 보이는 반응을 효과적인 방어로

스스로 치유하는 뇌

다듬은 저지법을 만들었다. 이 방법은 효과가 있었다. 훗날 그가 신경계를 다루면서 그것에 반하는 것이 아니라 편승하는 식으로 접근하는 기틀이 여기서 마련되었다.

1929년에 그는 맨몸으로 싸우는 법을 다룬 수많은 책들 가운데 첫 번째 책인 『주짓수와 자기방어Jiu-Jitsu and Self-Defense』를 히브리어로 펴냈다. 이 책은 이제 막 생겨난 유대인 국가 군대의 훈련에 사용된 첫 번째 자기방어 지침서였다. 그해에 그는 무릎을 다쳤고 회복하는 동안 심신의학과 무의식에 매료되었다. 그는 에밀 쿠에Émile Coué의 최면에 관한 책을 번역하여 『자기암시Autosuggestion』라는 제목으로 내면서 두 장을 집필했다. 1930년에 그는 파리로 갔고, 거기서 공학 학위를 받고 졸리오-퀴리 밑에서 물리학 박사 과정을 시작했다.

1933년 어느 날, 그는 유도의 창시자 가노 지고로Kano Jigoro가 강의차 파리에 왔다는 소식을 들었다. 가노는 몸집이 무척 작고 허약해서 어렸을 때 남들로부터 공격을 많이 받았다. 주짓수의 변형인 유도는 상대방의 힘을 활용하여 균형을 무너뜨리고 제압한다. '부드러운 길'이라는 뜻의 유도는 또한 몸과 마음에 관여하는 총체적 삶의 방식이기도 했다. 펠덴크라이스는 가노에게 맨몸으로 싸우는 법에 관하여 자신이 쓴 책을 보여주었다.

"이걸 어디서 배웠나요?" 가노는 자동적이고 날카로운 신경 반응을 자기방어에 활용하기 위해 펠덴크라이스가 개발한 공격 저지의 그림을 가리키며 물었다.

"내가 개발했습니다." 펠덴크라이스가 대답했다.

"못 믿겠는데요." 가노가 말했다. 그래서 펠덴크라이스는 그에게 칼로 자신을 공격하라고 했고, 가노는 그렇게 했다. 그러자 칼이 공중으로 날아갔다.

가노는 몇 달이 걸려 책을 완전히 소화했다. 그는 펠덴크라이스에게 최고의 유도 선수로 훈련시켜 주겠다고 말했다. 유도를 배우면 공중으로 내던져져도 항상 통제된 방식으로 착지할 수 있다고 했다. 가노는 드디어 유럽에서 유도를 대중화하는 데 도움을 줄 적임자를 찾았다고 생각했다. 2년 뒤에 펠덴크라이스는 프랑스 유도클럽을 공동으로 창설했다. 그는 박사 과정에 필요한 자금을 마련하려고 졸리오-퀴리와 다른 물리학자들에게 유도를 가르쳤다.

프랑스에 머무르는 동안 그의 무릎 통증이 심해졌다. 안 좋은 날에는 침대에만 있었고 몇 주 동안 밖을 나가지 못한 적도 있었다. 그는 어떤 날은 다른 날보다 좋다는 것을 알았고, 왜 그런지, 왜 이런 신체 문제가 정신적 스트레스를 받을 때 악화되는지 궁금했다. 그의 무릎 문제의 원인은 심리적인 것이 아니었다. 넙다리근육이 거의 야위었을 만큼 무릎을 심하게 다쳤다. 검사 결과 무릎 안의 반월판 연골이 심각하게 찢어졌고, 무릎 인대가 완전히 망가져 있었다. 그는 어쩔 수 없이 외과의를 찾았고, 수술하지 않으면 무릎이 제대로 기능할 수 없다는 말을 들었다. 펠덴크라이스가 물었다. "수술이 실패할 가능성이 있나요?"[3] 외과의가 대답했다. "오, 물론이죠. 반반입니다." 하지만 설령 수술이 성공해도 그의 무릎은 항상 뻣뻣할 것이라고 했다. 펠덴크라이스가 말했다. "됐습니다. 그런 수술은 하지 않겠어요."

그러던 어느 날, 그는 묘한 경험을 했다. 혼자서 밖에 나가 성한 다리로 깡충 뛰다가 미끄러운 바닥에 넘어져서 성한 다리를 다쳤다. 그는 영영 못 움직일지도 모른다는 두려움에 겨우 집으로 돌아와 침대로 가서 깊은 잠에 들었다. 깨어났을 때 그는 원래 아팠던 무릎으로 설 수 있다는

스스로 치유하는 뇌

것을 알고는 놀랐다. "내 자신이 미쳐간다고 생각했다.[4] 무릎 때문에 몇 달 동안 서 있지도 못했던 다리가 어떻게 갑자기 쓸 만해지고 통증도 거의 느껴지지 않을 수 있겠는가?" 그는 신경과학 책들을 읽으면서 자신의 뇌와 신경계가 기적처럼 보이는 일의 원인임을 알게 되었다. 펠덴크라이스의 '성한 다리'에 급성 외상이 일어나자 그의 뇌는 그가 움직이면 더 큰 부상을 입을 수 있으므로 보호하고자 그 다리에 해당하는 뇌의 운동피질 지도를 억제했다. 그러나 뇌의 한쪽이 억제되면 다른 쪽이 그 기능을 넘겨받는 경우가 자주 생긴다. 성한 다리의 운동피질 지도가 억제되면서 망가진 다리의 운동피질 지도가 '발화'되었다. 남아 있는 근육을 가동하면 보다 유용하게 쓸 수 있었기 때문이다. 이 경험으로 그는 활동 수준을 결정하는 것은 신체의 상태만이 아니라 뇌라는 것을 배웠다.

나중에 스코틀랜드에서 대잠수함 프로젝트를 할 때, 펠덴크라이스는 젖어서 미끄러운 갑판을 빈번하게 오갔고 무릎이 자주 부었다. 그는 자신의 문제를 스스로 해결하는 수밖에 없었다. 그는 '안 좋은 날'에 무엇이 자신의 뇌와 무릎을 자극하는지 찾아야 했다.

그는 다른 포유동물들은 태어나고 곧바로 걸을 수 있는데 인간은 걷기와 같은 기본적인 솜씨도 시간을 두고 배운다는 사실에 주목했다. 펠덴크라이스가 볼 때 이는 걷기가 경험을 통해 신경계에 '배선'되고 동작의 습관을 형성하는 문제라는 뜻이었다. 그가 지금 바꾸려 하는 것도 이런 습관이었다. 그는 먼저 무릎을 어떻게 사용하고 움직이는지 파악하는 운동감각 자각을 개발했다. 운동감각 자각은 자신의 몸과 팔다리가 공간 어디에 있는지, 움직인다는 것이 어떤 느낌인지 알게 해주는 감각이다. 펠덴크라이스는 유도와 신경과학 서적을 통해 인간이 서면 일군의 근육인 등의 항중력근과 사두근이 그 사람을 떠받친다는 것을 알고 있었다.

사람마다 습관적으로 서는 방법이 있다. 이것은 부분적으로 학습의 결과이다. 우리는 설 때마다 이런 습관을 무의식적으로 실행한다. 나쁜 자세 습관은 펠덴크라이스가 안 좋은 날에 문제가 되는 무릎을 악화시켰으므로 그는 누워서 스스로를 관찰하기로 했다. 그래야 자신의 몸에 가해지는 중력의 작용을 없애고, 항중력근의 사용과 자신이 서는 습관을 멈출 수 있었다. 그는 바닥에 등을 대고 누워서 무릎을 천천히 움직이면서 어디서 통증이나 한계가 시작되는지 살펴보기 위해 다리를 살짝 들어올렸다. 이런 동작을 수백 번 했다. 나중에 제자 마크 리스Mark Reese에게 말하기를 "자신의 모든 부위들 사이에서 일어나는 미묘한 무의식적 관계들을 모두 느끼려고"[5] 스스로를 유심히 관찰했다고 했다.

"어떤 신체 부위도 다른 부위에 영향을 주지 않고서는 움직일 수 없다."[6] 펠덴크라이스의 말이다. 이런 전체론적인 통찰은 훗날 그의 접근법을 다른 형식의 신체치유bodywork와 구별시켰다. 뼈, 근육, 결합조직이 모여서 하나의 전체를 구성하므로 아무리 사소하더라도 한 부분을 움직이면서 다른 부위에 영향을 주지 않기란 불가능하다. 예컨대 한쪽 팔을 쭉 펴고 손가락 하나를 올리면 아래팔의 근육이 수축하고 등의 다른 근육들이 이 근육을 안정되게 붙들며, 이로 인해 신경계와 신체에 반응이 일어난다. 이 동작으로 전체 균형이 어떻게 미묘하게 바뀔지 예상할 수 있다. 정상적인 상황에서는 모든 근육이, 심지어 '이완 상태'라고 여겨질 때조차, 수축 혹은 근육긴장muscle tonus을 보인다. (근육긴장은 근육톤muscle tone과 다른 것이다. 근육톤은 흔히들 마른 사람의 근육의 시각적 모습을 가리키는 말로 쓰인다. 근육긴장은 하나의 근육의 전체적인 수축 상태를 가리키는 말로만 사용되는 의학 용어이다. 긴장에는 높은 수준의 수축도 있고 낮은 수준의 수축도 있다.) 어떤 하나의 근육의 긴장이라도 달라지면 다른 근육들의 긴장에 영향을 미친다. 예컨대 이두근이 수축하면 삼두근이 이완된다.

근육긴장의 수준을 자각하고 자신의 걸음을 미세한 동작들로 나눈 펠덴크라이스는 이제 무릎 문제에 시달리지 않고 몇 주를 보낼 수 있었다. "나는 동작이 어떻게 되는지보다 내가 그 동작을 어떻게 행하는지 관찰하는 데 훨씬 관심이 많았다."[7] 그는 동작을 계속해서 자각하면서 스스로에게 피드백을 주었고, 궁극적으로 자신의 활동 기능과 뇌를 바꾸게 되었다.

그는 자신의 걸음걸이를 분석하여 시간이 흐르면서 자신이 걷는 방식에 많은 조정이 있었고, 이런 변화들로 인해 부상을 입기 전에 자신이 할 수 있었던 몇몇 동작들을 잊었음을 알게 되었다. 그가 할 수 있는 동작의 레퍼토리가 자기도 모르는 사이에 줄어든 것이다. 결국 동작의 제약들은 신체적 한계뿐만 아니라 동작의 습관과 정신적 지각의 습관도 일으킨 것이다. 그는 마음과 몸은 항상 연결되어 있으므로 유도가 마음과 몸을 하나로 교육하는 형식임을 가노로부터 배웠다. "나는 마음과 몸의 통합이 객관적 현실이라고 믿는다.[8] 그저 서로 연결된 부분들만이 아니라 기능하는 동안 불가분의 전체로 존재한다." 펠덴크라이스의 말이다.

이런 통찰력은 나치가 파리를 점령했을 때 펠덴크라이스의 무릎이 심하게 부어올랐던 기이한 상황을 이해하게 했다. 러시아의 대학살, 팔레스타인에서 있었던 공격에 이어 그가 유대인이라는 이유로 또 다시 목숨이 위협받았다. 그는 신체 문제가 정신적 스트레스로 악화될 수 있음을 보았다. 무시무시한 경험과 기억은 신경계를 자극하고 마음과 몸 전체에 걸쳐 생화학적 반응과 근육 반응을 일으켰고, 무릎도 붓게 만들었다.

전쟁 동안 펠덴크라이스는 그가 무척 흠모했던 프로이트의 작업에 대한 성찰로 시작하는 책을 썼다. 당대의 많은 임상의들과 달리 프로이트는 마음과 몸이 항상 서로서로 영향을 미친다는 것을 강조했다. 그러나 펠덴크라이스가 『신체와 성숙한 행동Body and Mature Behavior』에서 강조하듯이 프로이트의 치료, 대화요법은 불안이나 다른 감정들이 자세와 몸에서 어떻게 표출되는지에 별 관심을 두지 않았다. 또한 프로이트는 분석가가 정신적 문제를 치료할 때 몸을 살피라는 말을 결코 하지 않았다. 펠덴크라이스는 순전히 정신적이기만 한 경험은 없다고 믿었다. "몸이 있고 마음이 있다는 생각은 더 이상 쓸모가 없는데도 여전히 횡행한다."[9] 뇌는 항상 체현體現되고, 주관적 경험은 항상 몸의 요소를 갖는다. 마찬가지로 이른바 몸의 경험도 정신적 요소를 갖는다.

전쟁이 끝난 후 펠덴크라이스는 거의 모든 친척들이 나치에게 살해당했음을 알았다. 다행히도 그의 부모와 누이는 살아남았다. 그는 박사학위를 받고 졸업했다. 프랑스로 돌아간 그는 나치가 프랑스인과 일본인 유도 동기생의 공모로 자신이 공동으로 창설한 유도클럽에서 자신을 제명했음을 알게 되었다. 이번에도 유대인이라는 이유였다. 이후 런던에 정착하여 몇 가지 발명을 하고, 유도에 대한 또 다른 책 『고급 유도Higher Judo』를 썼다. 또 동료 과학자들과 친구들을 돕는 데 활용한, 자신의 치유법을 다룬 『강한 자아The Potent Self』라는 책을 썼다. 물리학자로서 그는 알베르트 아인슈타인, 닐스 보어, 엔리코 페르미Enrico Fermi, 베르너 하이젠베르크Werner Heisenberg 등 위대한 지성들을 만났다. 그는 깊게 고민했다. 핵물리학을 계속해야 할까, 아니면 자신이 얻은 놀라운 결과들에 힘입어 치유에 매진할까? 그는 치유를 선택했다. 그의 어머니는 농담 반 진담 반으로 말했다. "물리학으로 노벨상을 받을 수도 있었지만, 안마사

스스로 치유하는 뇌

가 되었다." [10]

그러나 런던에 머물며 치유법을 추구하겠다는 그의 계획은 또다시 좌절되었다. 유엔은 1948년 팔레스타인을 두 지역으로 나누었다. 하나는 이스라엘이라고 하는 유대인 지역, 다른 하나는 팔레스타인이라고 하는 아랍인 지역이었다. 몇 시간도 되지 않아 무장한 여섯 아랍 국가가 유대인 국가를 공격했다. 이스라엘 과학자들이 잇달아 런던에 와서 펠덴크라이스에게 귀국을 종용했고, 그는 1951년에 이스라엘군의 전자공학 부서를 이끌면서 1953년까지 일급비밀 프로젝트들을 수행했다. 이제야 그는 자신의 평생 작업에 마음껏 매진할 수 있었다. 이스라엘에서 그는 화학자 아브라함 바니엘Avraham Baniel을 만나 평생의 친구가 되었다. 바니엘은 그에게 "우리가 자네의 실험실이 되어줄 수 있어"라면서 매주 목요일 밤에 자신과 아내의 아파트에 와서 수업을 해달라고 부탁했다.

핵심 원칙들

자신의 무릎 문제를 터득하고, 『신체와 성숙한 행동』을 집필하고 고객들을 정기적으로 만나면서 펠덴크라이스는 자신이 개발한 치유법의 기초가 되는 원칙들을 확립했다. 대부분은 내가 3장에서 신경가소적 치유의 핵심 단계 가운데 하나로 소개한 신경분화 단계를 촉진시키는 데 도움이 된다.

1. 마음은 뇌의 기능을 프로그래밍한다. 우리는 한정된 수의 '내장된' 반사 작용을 가지고 태어나지만, 배움이 일어나는 '수습 기간'이 모든 동물들 가운데서 가장 길다.[11] "호모 사피엔스는 신경의 어마어마하게 많

은 부분을 패턴과 연결이 형성되지 않은 채로 태어나므로 저마다 자신의 뇌를 태어난 장소의 요구에 맞게 조직할 수 있다."[12] 1949년에 이미 펠덴크라이스는 뇌가 새로운 신경 경로를 만들 수 있다고 했다.* 1981년에 그는 이렇게 썼다. "마음은 뇌의 기능을 점진적으로 발전시키고 프로그래밍하기 시작한다.[13] 내가 마음과 몸을 바라보는 시각에는 전체 인간의 구조물들을 기능적으로 잘 통합되도록 '재배선하는' 미묘한 방식이 수반된다. 즉, 각자 원하는 것을 할 수 있다는 뜻이다. 사람은 저마다 특별한 방식으로 스스로를 배선하도록 선택할 수 있다." 우리가 경험하면 "신경물질(뇌의 신경세포 연결)이 스스로를 조직한다."[14] 그의 제자 데이비드 제마크-버신David Zemach-Bersin이 지적한 대로 펠덴크라이스는 신경학적 부상이 일어나면 뇌 물질들이 망가진 기능을 넘겨받는다고 자주 말했다. 모세 펠덴크라이스는 최초의 신경가소성자 가운데 한 명이었다.

   2. 뇌는 운동 기능 없이는 생각할 수 없다. 펠덴크라이스는 말했다. "나의 근본적인 주장은 마음과 몸의 통합이 객관적 현실이고,[15] 이런 실체들이 서로 이러저러하게 연결된 것이 아니라 불가분의 전체를 이룬다는 것이다. 보다 확실히 말하자면, 뇌는 운동 기능 없이는 생각할 수 없다고 주장한다."

   동작을 하기로 생각하는 것조차도 아주 미묘할지언정 동작을 일으킨

---

*   그러한 신경가소적 논점은 그가 쓴 『신체와 성숙한 행동』 5장의 주제였다. 1977년에 그의 제자 아일린 바크-이-리타는 그를 자신의 남편이자 신경가소성 선구자 폴 바크-이-리타에게 소개했다(7장을 보라). 펠덴크라이스는 폴 바크-이-리타의 연구를 읽고 자신의 생각과 맞는 그의 개념들을 열심히 받아들이기 시작했다. 2004년에 바크-이-리타는 머리 부상에 대한 펠덴크라이스의 결과를 연구하는 프로젝트를 시작했지만 완성하지 못하고 죽었다. 아일린 바크-이-리타 모르겐스턴과 개인적으로 연락해서 얻은 정보이다. 그녀의 논문 "New Pathways in the Recovery from Brain Injury," *Somatics* (Spring/Summer 1981)를 참고하라.

다. 펠덴크라이스는 제자에게 그저 동작을 상상하도록 하고 관련 근육의 긴장이 증가하는 것을 보았다. 숫자 세는 것을 상상하면 목구멍의 성대에 미묘한 움직임이 인다. 어떤 사람은 손을 움직이지 못하게 하면 제대로 말할 수 없다. 모든 감정은 얼굴 근육과 자세에 영향을 미친다. 분노는 꽉 쥔 주먹과 다문 입으로 드러나고, 공포는 팽팽하게 조인 굴근과 복근, 숨죽인 호흡으로, 기쁨은 팔다리가 가벼워지고 몸이 붕 뜨는 것으로 표출된다. 사람들은 자신이 순수하게 생각만 할 수 있다고 믿겠지만, 펠덴크라이스가 지적한 대로 고도로 이완된 상태에서 모든 생각은 근육의 변화를 수반한다.

뇌가 사용될 때마다 네 가지 요소가 가동된다. 운동, 생각, 감각, 느낌이다. 정상적인 상황에서 우리는 나머지 셋 없이 하나만 경험하지 않는다.[**]

3. 동작의 자각이 동작을 향상시키는 핵심이다. 펠덴크라이스는 감각계와 운동계는 따로 떨어진 존재가 아니라 밀접하게 연관된다고 강조했다. 감각의 목적은 방향을 찾고, 동작을 이끌고, 제어를 돕고, 협응하고, 성공을 평가하는 것이다. 운동감각은 동작의 성공을 평가하는 데 핵심 역할을 하고, 몸과 팔다리가 위치하는 공간에 대한 즉각적인 감각 피드백

[**] 신경과학에서 현재 가장 뜨거운 이론 가운데 하나로 로돌포 이나스가 제안한 '생각의 운동' 이론은 펠덴크라이스가 앞서 예상했다. 이나스는 신경계가 생명에 필수적인 것이 아니라 복잡한 동작에 꼭 필요한 것이라고 지적한다. 식물은 움직이지 않으므로 신경계가 필요하지 않다. 동작과 신경계, 그리고 뇌의 관련성은 멍게에서 확연히 볼 수 있다. 초기 유충 상태에서는 올챙이처럼 여기저기 돌아다니고, 300개의 신경세포가 모여 원시적인 뇌 비슷한 것을 이루어 원시적인 전정기관과 피부로부터 들어오는 감각 정보를 받는다. 결국에는 양분을 얻을 고정된 자리를 찾고, 그러면 남은 평생 이동을 멈춘다. 더 이상 돌아다닐 필요가 없어서 더 이상 뇌가 필요하지 않은 멍게는 자신의 뇌와 원시적인 척수, 그리고 근육이 있는 꼬리까지 소화·흡수한다. R.R. Llinás, *I of the Vortex: From Neurons to Self* (Cambridge, MA: MIT Press, 2001), p.15(로돌포 R. 이나스, 김미선 역, 『꿈꾸는 기계의 진화』, 북센스, 2007).

을 제공한다. 동작의 자각은 펠덴크라이스 요법에서 근본적인 기초이다. 그는 자신의 수업을 '동작을 통한 자각 수업'이라고 불렀다. 심각한 뇌 손상을 입은 사람이 그저 동작을 보다 많이 자각하는 것으로 급격하게 좋아질 수 있다는 것이 마치 '마술'처럼 여겨지겠지만, 이는 지금까지 과학이 신체를 부품들로 이루어진 기계로 생각했고, 감각 기능을 운동 기능과 완전히 별개의 것으로 보았기 때문에 그렇다.

경험을 자각하고 면밀히 살피는 것을 강조하는 경향은 펠덴크라이스가 동양 무술의 명상적 측면을 접한 것에서 부분적으로 기인한다. 그는 지금의 서양인들보다 50년 먼저 마음챙김 명상mindfulness meditation에 주목했다. 펠덴크라이스의 통찰력은 신경과학자 마이클 머제니치에 의해 재확인되었다. 그는 사람이나 동물이 학습하는 동안 면밀하게 주목할 때 장기적인 신경가소적 변화가 가장 확연히 일어난다는 것을 보여주었다.[16] 머제니치는 여러 종류의 학습 과제를 실행하기 전과 후에 동물의 뇌를 매핑했다. 주목하지 않고 보상을 위해 과제를 자동적으로 수행했을 때는 동물의 뇌의 지도가 일시적으로만 바뀌었다.

4. 동작들 간의 미세한 감각 차이를 구별하는 분화가 뇌 지도를 만든다. 펠덴크라이스는 신생아들이 원시적인 반사 작용에 기초한 대단히 크고 투박한 동작을 자주 하는 것을 보았다. 신경이 세세하게 분화되지 않아서 반사적으로 팔 전체를 뻗는다거나 하는 식으로 여러 근육을 동시에 가동한다. 손가락도 구별할 줄 모른다. 자라면서 보다 작고 정확한 각각의 동작들을 행하는 법을 배운다. 그러나 동작들이 정확해지려면 아이가 자각을 사용하여 동작들 간의 대단히 작은 차이를 구별할 수 있어야 한다. 펠덴크라이스는 분화가 많은 뇌졸중 환자나 뇌성마비, 자폐증 아동들을 돕는 데 핵심임을 보여주었다.

펠덴크라이스는 몸의 한 부위가 손상되면 뇌 지도에서 그것이 표상된 부분이 줄어들거나 사라진다는 것을 반복적으로 확인했다. 그는 신체 표면이 뇌에 표상된다는 것을 지도를 통해 보여준 캐나다 신경과의사 와일더 펜필드Wilder Penfield의 연구에 의지했다. 그러나 뇌 지도에서 각각의 신체 부위의 크기는 실제 크기에 비례하는 것이 아니라 그것을 얼마나 자주, 그리고 정확하게 사용하는가에 비례한다. 신체 부위가 단순한 기능을 수행한다면(예컨대 넓적다리는 주로 무릎을 앞으로 옮기는 한 가지 일을 한다) 표상되는 크기는 작다. 그러나 정확한 방식으로 사용될 때가 많은 손가락의 뇌 지도는 거대하다. 펠덴크라이스는 뇌는 사용하지 않으면 잃는다는 것을, 그리고 부위가 손상되어 자주 사용하지 않으면 뇌 지도에서 차지하는 크기가 줄어든다는 것을 알았다. 대단히 세심하게 조율된, 즉 분화된 동작을 행하고 여기에 면밀하게 주목한다면 우리는 그 동작이 주관적으로 더 커진 것으로 경험한다. 뇌 지도에서 더 많은 공간을 차지하게 되고 그 결과 뇌 지도는 더 세밀하게 다듬어진다.

5. 자극이 작을수록 차이를 구별하기가 쉽다.『동작을 통한 자각Awareness Through Movement』에서 펠덴크라이스는 이렇게 썼다. "내가 쇠막대기를 들어올린다면 파리 한 마리가 거기에 내려앉든 떠나든 차이를 느끼지 못할 것이다. 하지만 내가 깃털 하나를 들고 있다면 파리가 올라앉을 때의 차이를 뚜렷하게 느낄 것이다. 감각도 이와 똑같다. 청각, 시각, 후각, 미각, 열과 추위 모두에 적용된다."[17] 감각 자극이 대단히 크다면(예컨대 아주 시끄러운 음악) 우리는 자극에서 일어나는 변화가 큰 경우에만 차이를 느낄 수 있다. 자극이 작다면 우리는 아주 작은 변화도 감지할 수 있다. (이런 현상을 생리학에서 베버-페히너 법칙이라고 한다.) '동작을 통한 자각' 수업에서 펠덴크라이스는 사람들에게 아주 작은 동작으로 자신의 감

각을 자극하도록 가르쳤다. 이런 작은 감각은 민감도를 급격하게 향상시켜서 결국에는 동작의 변화로 이어진다.

예를 들어 펠덴크라이스는 사람들에게 바닥에 등을 대고 누운 다음 고개를 아주 살짝 올렸다 내렸다 하는 동작을 20회(혹은 그 이상) 하도록 했다.[18] 동작은 가급적이면 작게 하고 힘을 최소로 들이라고 했다. 그리고 그 동작이 머리, 목, 어깨, 골반의 왼쪽에, 그리고 나머지 몸의 왼쪽에 미친 영향만을 느끼도록 했다. 이런 변화를 관찰하면 몸의 왼쪽 전체의 근육긴장이 줄어든다(비록 고개를 들 때는 몸의 양쪽이 다 움직이지만). 자각 자체가 운동피질과 신경계를 재조직하도록 돕기 때문이다. 만약 이런 운동을 하기 전과 후에 신체를 스캔한다면, 왼쪽의 신체상이 이제 오른쪽보다 더 가볍고 크고 길고 이완되게 느껴지는 것을 확인할 수 있다. (이것은 왼쪽에 해당하는 뇌 지도가 더 세밀하게 분화되고 신체를 더 상세히 표상하기 때문이다. 많은 동작 문제들이 해당 신체 부위가 뇌 지도에서 제대로 표상되지 않아서 일어나는 것이므로 이렇게 신체 근육긴장과 뇌 지도를 바꾸는 기법은 치유에 도움이 된다.)

6. 동작을 느리게 하는 것이 자각의 비결이고, 자각은 학습의 비결이다. 펠덴크라이스는 "생각과 행동 사이의 지연이 자각의 기초"[19]라고 말했다. 지나치게 빨리 뛰어오르면 뛰기 전에 제대로 살필 수 없다. 그는 더 잘 자각하고 더 잘 학습하기 위해 느리게 움직인다는 이런 원칙을 동양의 무술에서 가져왔다. 태극권을 배우는 사람들은 빙하의 움직임처럼 천천히, 사실상 힘을 전혀 들이지 않고 동작을 연습한다. 『실용적 비무장 싸움Practical Unarmed Combat』 같은 유도에 관한 초창기 책에서 펠덴크라이스는 행동을 대단히 느리고 차분하게 반복해야 한다고 강조했고, 성급한 동작은 학습에 좋지 않다고 했다.

스스로 치유하는 뇌

동작이 느려지면 더 세심한 관찰과 지도 분화가 일어나 더 많은 변화가 가능해진다. 두 개의 감각 사건이나 운동 사건이 뇌에서 반복적으로 동시에 일어나면 함께 발화하는 신경세포들은 함께 배선되므로 둘은 서로 연결되고, 여기에 해당하는 뇌 지도들이 합쳐진다. 『기적을 부르는 뇌』에서 머제니치가 사람이 뇌에서 분화를 어떻게 잃어버릴 수 있는지 알아낸 것을 소개했다. 그는 두 행동이 지나치게 자주 동시에 반복되면 '뇌의 함정'이 생긴다고 설명했다. 원래 따로 떨어져야 하는 두 개의 뇌 지도가 합쳐지는 것이다. 그는 원숭이의 손가락들을 이어 붙여서 강제로 함께 움직이도록 하면 두 손가락에 해당하는 뇌 지도가 융합된다는 것을 보여주었다.

뇌 지도는 일상에서 융합되기도 한다. 음악가가 악기를 연주하면서 두 개의 손가락을 동시에 자주 움직이면 두 손가락에 해당하는 지도가 종종 융합되고, 그가 하나의 손가락만 움직이려고 할 때 다른 손가락도 같이 움직인다. 두 개의 다른 손가락에 해당하는 지도가 '미분화'된 것이다. 음악가가 별도의 동작을 하려고 애쓸수록 두 손가락은 동시에 움직이면서 융합된 지도를 더 강화한다. 그는 뇌의 함정에 걸려들어 빠져나오려고 할수록 더 깊이 들어간다. 국소 근긴장 이상이라고 하는 질환이다. 우리 모두는 이렇게 극적이지는 않지만 뇌의 함정에 자주 걸려든다. 컴퓨터 앞에 앉으면 타이핑하면서 저도 모르게 어깨를 든다. 한참 지나면 어깨가 필요 이상으로 올라가 목에 통증을 느낀다. 이런 과정을 멈추는 하나의 방법은 어깨를 드는 근육과 타이핑에 가동되는 근육을 다시 분화하는 것이다. 그러려면 먼저 두 행동이 동시에 일어난다는 것을 자각해야 한다.

7. 가능하면 힘을 빼라. 힘의 사용은 자각의 적이다. 긴장할 때는 학습이

일어나지 않는다. 애쓰지 않으면 얻는 것도 없다는 말은 여기서 잊자. 오히려 **긴장하면 얻는 것이 없다.** 펠덴크라이스는 (자신이 많이 갖고 있었던) 의지력의 가동이 자각의 개발에 도움이 되지 않는다고 생각했다. 강제적인 행동도 몸 전체에 근육긴장을 늘려서 자각을 방해한다. 강압적인 노력은 생각 없고 자동적인 동작을 만들고, 이것은 습관이 되어 변화하는 상황에 반응하지 못한다. 강제는 문제이지 해결책이 아니다. 우리는 자각을 사용하여 자주 의도치 않게 동작에 꼭 필요하지도 않은 근육을 긴장시키고 사용한다는 것을 알아차림으로써 몸에서 많은 근육긴장을 없앨 수 있다. 그는 이런 동작들을 잉여적 혹은 '기생적'이라고 불렀다.

8. 실수는 꼭 필요하다. 동작에 올바른 방법은 없다. 더 나은 방법이 있을 뿐. 펠덴크라이스는 실수를 고치거나 '바로잡지' 않았다. 그는 이렇게 강조했다. "진지하게 열심히 잘못된 동작을 피하려고 하지 말라.[20] '동작을 통한 자각'의 학습은 즐거운 감각들을 안겨주며, 어떤 것으로든 감각의 즐거움이 약해지면 명료함을 잃는다. …… 실수는 불가피하다." 그는 사람들에게 문제가 되는 습관에서 벗어나도록 가르치기 위해 닥치는 대로 이런저런 동작들을 해보도록 했다. 그러다 보면 자신에게 가장 효과적인 동작을 찾게 된다고 했다. 그는 실수를 지적하는 대신 사람들에게 거의 감지되지 않는 동작에서 흐름의 결여를 알아차리도록 했다. 사람들은 그로부터 배우는 것이 아니라 자신의 동작으로부터 배운다. '동작을 통한 자각' 수업에서 펠덴크라이스는 제자들에게 비판적인 능력은 옆으로 제쳐두라고 했다. "동작을 어떻게 할지 **여러분**이 결정하고, 여러분의 **신경계**가 정하도록 하라.[21] 신경계는 수백만 년의 경험이 있다." 어떻게 보면 그는 제자들에게 말 대신 동작으로 정신분석의 자유연상을 하여 자발적인 동작의 해결책이 일어나도록 했다.

9. 이런저런 동작들을 무작위로 하다 보면 발전의 돌파구가 생겨난다. 펠덴크라이스는 기념비적 소득은 기계적 동작이 아니라 반대로 무작위적 동작으로 얻어지는 것임을 보았다. 아이들은 활동을 통해 구르고 기고 앉고 걷는 것을 배운다. 대부분의 아기들은 관심 가는 뭔가를 눈으로 좇다가 어느 순간 자기도 모르게 구르게 되면서 구르는 법을 배운다. 무작위적 동작을 바탕으로 우연히 배운다. 아기들은 종종 발을 입으로 가져가려고 하는 과정에서 앉는 것을 배운다. 앉고 싶어서 앉는 법을 배우는 것이 아니다. 서고 걷는 법을 배우는 것은 아기가 훈련 없이 거두는 최고의 수확이다. 이렇듯 아기는 준비가 되었을 때 시행착오를 통해 배운다.

펠덴크라이스가 이런 발견을 하고 한참이 지나서 운동 발달의 세계적 권위자 에스더 텔렌Esther Thelen[22]은 아이는 사람들이 생각하듯 모두에게 적용될 수 있는 표준적인 '내장 프로그램'을 통해 배우는 것이 아니라 시행착오를 통해 **다른 방식으로** 걸음을 배운다는 것을 보여주었다. 텔렌은 운동 발달의 과학적 이해에 혁신을 일으켰다. 하지만 펠덴크라이스가 거의 비슷한 이야기를 이미 했음을 알고는 그의 임상적 발견을 "완전히 경외하여"[23] 펠덴크라이스 제자들에게 이렇게 말했다. "여러분이 가지고 있는 직관적이고 실제적인 뇌 지식에 비하면 과학은 왠지 투박해 보이네요." 그녀는 펠덴크라이스 요법 시술자 훈련을 받았다.

이런 통찰력은 많은 관습적인 물리치료나 재활에 기계들을 사용하는 접근법과 대조적이다. 일반적인 재활 치료는 들어올리고 걷고 의자에서 일어서는 등의 행동에 **이상적인** 동작이 존재한다는 가정하에 "생물역학의 문제"가 있는 환자들에게 반복적인 연습을 시킨다. 펠덴크라이스는 자신의 '동작을 통한 자각 수업'이 연습으로 불리는 것을 싫어했다. 동작의 기계적 반복은 애초에 사람들로 하여금 나쁜 습관에 빠지도록 만드는 것이었기 때문이다.

10. 몸의 한 부위의 아주 작은 동작에도 몸 전체가 관여한다. 동작이 효과적이고 우아하고 효율적인 사람은 아무리 사소한 동작을 할 때도 몸 전체가 유기적으로 돌아간다. 다음과 같은 역설을 보자. 우리는 손가락 하나를 쉽게 들어올릴 수 있다. 팔을 뻗어 친구와 악수하거나 유리잔을 들어올리는 것도 마찬가지로 쉽게 해낸다. 말하면서 저도 모르게 어깨를 으쓱하는 것도 마찬가지로 쉽다. 하지만 이런 동작들이 어떻게 모두 똑같이 쉬울까? 손가락은 손과 아래팔보다 훨씬 가볍고, 손과 아래팔은 팔 전체보다 가볍지 않은가? 그것들이 똑같이 쉬운 것은 우아한 동작으로 행해질 때 몸 전체가 가동되기 때문이다. 몸이 제대로 조직되면 근육긴장이 몸 전체에 걸쳐 크지 않게, 활동에 소요되는 부담이 근육, 뼈대, 결합조직에 골고루 나눠진다. 펠덴크라이스는 가노로부터 위대한 유도 선수는 항상 이완된 상태이며 "올바른 활동을 하면 나머지 다른 근육보다 특별히 더 많이 수축되는 근육이 존재하지 않는다"라는 것을 배웠다. "힘들이지 않고 활동하는 느낌이다." 유도 선수는 몸 전체가 상대방보다 더 유기적으로 '조직'되기만 한다면 굳이 힘이 더 셀 필요가 없다.[24]

11. 많은 동작 문제들과 그에 수반되는 통증은 학습된 습관 때문이지 비정상적인 구조 때문에 일어나는 것이 아니다. 대부분의 관습적인 치료는 몸의 기능이 '밑바탕에 있는' 몸의 구조와 한계에 전적으로 의존한다고 가정한다. 펠덴크라이스는 제자들이 문제를 겪는 것을 보면서 비정상적인 구조 자체만큼이나 뇌가 거기에 적응하려고 **학습한** 방식에도 원인이 있음을 깨달았다. 그의 무릎 문제처럼 적응이 더 큰 원인일 때도 있었다. 무릎에 대해 그가 처음으로 보인 적응은 처음에는 도움이 되었지만, 그는 다른 방식으로 걷는 법을 익혀서 훨씬 나은 적응을 마련했다. 평생 쓸모가 있

스스로 치유하는 뇌

었고 덕분에 수술하지 않아도 되었다. 동작 문제에는 항상 뇌의 요소가 있다.

펠덴크라이스는 '동작을 통한 자각 수업'에서 먼저 사람들에게 유도를 배우듯 자신의 원칙들을 사용하도록 가르쳤다. 참가자들은 대체로 따끔거리는 목, 두통, 좌골신경통, 디스크, 오십견, 수술후 절뚝거림 같은 여러 문제들이 있었다. 펠덴크라이스는 참가자들을 유도 매트에 눕혔다. 그러면 거대한 항중력근(등에 있는 기립근과 넓적다리 근육)이 이완되고, 중력에 '맞서' 몸을 일으키면서 습관적으로 일어나는 모든 패턴들이 없어졌다. 그는 참가들에게 자신의 몸을 유심히 살펴서 몸이 어떻게 느끼는지, 몸의 어느 부위가 매트와 접촉하는지 인식하도록 했다. 또 호흡하는 법에 주목하라는 말을 자주 했다. 사람들은 동작 문제를 겪는 순간 숨을 참는 경우가 있다.

그리고 나서 수업의 대부분 동안 몸의 한쪽으로 사소한 동작을 탐구하도록 했다. 동작을 여러 방식으로 행하면서 미묘한 차이들을 느껴보라고 했다. 바로 이 대목에서 최면과 에밀 쿠에에 대한 펠덴크라이스의 지식이 작용했다. 그는 거의 최면적인 암시를 걸어 힘들이지 않고 아주 수월하게 동작을 행하도록 했다. 일반적으로 초기 발달 단계에서 중요한 동작들, 그러니까 머리를 든다거나 구른다거나 긴다거나 앉는 자세를 잡는다거나 하는 동작들을 골랐다. "교사로서 나는 인간의 뇌가 가장 먼저 학습하는 상황에 경험을 놓고 검토함으로써 여러분의 학습 속도를 높일 수 있다."[25] 예컨대 수업 중 15분 동안 사람들에게 머리를 한쪽 옆으로 천천히 돌리고는 어떤 느낌인지, 얼마나 많이 돌릴 수 있는지 살펴보라고 했다. 이어 머리를 돌리는 것을 오로지 상상만 하고, 몸 전체에

걸쳐 어떤 느낌이 드는지 살펴보라고 했다. 동작을 생각만 했는데도 근육이 수축되는 경우가 많았다.

그러자 묘한 일이 일어났다. 수업이 끝날 무렵, 눈을 감고 그들의 몸을 다시 탐색하도록 했다. 대체로 참가자들이 동작을 행한 쪽이 매트에 더 가까웠고 더 길고 크게 느껴졌다. 신체상이 달라진 것이다. 그들은 고개를 훨씬 멀리까지 돌릴 수 있었다. 긴장된 근육이 풀어졌다. 남은 짧은 시간 동안 몸의 다른 쪽으로 방향을 바꾸었고, 처음 행한 쪽에서 얻어진 많은 성과들이 재빨리 넘어간 것을 보았다.

펠덴크라이스는 사람들에게 수업의 대부분을 몸이 덜 불편한 쪽을 움직이는 데 사용하도록 자주 요구했다. 그래서 훨씬 수월하게 움직이는 법을 찾도록 했다. 그러고 나면 사람들은 이런 식으로 자각한 것이 몸이 불편한 쪽으로 자동적으로 넘어가 그쪽도 우아하게 움직인다는 것을 느꼈다. 펠덴크라이스는 몸이 불편한 쪽이 자신에게 배운 것이 아니라 몸이 편안하게 움직이는 쪽에서 배운 것이라고 종종 말했다.

만약 수업 중에 한 학생이 동작을 행하는 데 제약이 있음을 발견하면, 부정적으로 판단하지 않고 그냥 확인만 하도록 했다. 제약을 '돌파하거나' 실수를 '고치려고' 해서는 안 되었다. 여러 종류의 동작들을 시도해서 어떤 방식이 가장 좋게 느껴지는지, 가장 효율적이고 우아하게 여겨지는지 알아보도록 했다. "이것은 실수를 없애는 문제가 아니라 학습의 문제이다."[26] 펠덴크라이스는 종종 이렇게 말했다. 실수와 부정적 판단의 관점에서 생각하면 마음과 몸을 학습에 도움이 되지 않는 긴장 상태로 몰아가게 된다. 제자는 움직이는 새로운 방식을 알아보고 학습해야 한다. 그 과정에서 신경계와 뇌는 발달하고 재조직된다. 신경계와 뇌를 고치는 것이 아니다.

이런 수업은 대단히 편안하게 진행되었다. 사람들은 일어나면서 통증이 훨씬 줄어들고 동작의 폭이 확연히 넓어졌음을 깨달았다. 더 많은 사람들이 펠덴크라이스를 찾아왔다. 그에게 일대일로 교습받으려고, 목, 무릎, 등의 통증과 자세 문제, 수술후 동작 문제에 도움을 받으려고 했다. 펠덴크라이스는 일대일 교습에도 똑같은 원칙을 사용하여 사람들에게 자신의 몸을 부드럽게 움직이도록 만들어 큰 성공을 거두기 시작했다.

'기능적 통합'은 테이블에 고객을 앉히고 일대일로 30분간 진행하는 세션을 가리키는 펠덴크라이스의 용어가 되었다. 세션의 목표는 제자가 근본적인 구조적 문제가 무엇이든 제대로 기능할 수 있게 되고, 마음과 몸의 모든 부위가 함께 **기능하는 새로운 통합적 방식**을 찾는 것이었다. 그래서 '기능적 통합'이다. 그는 이 방법도 '수업'의 한 형식으로 보았으므로 자신의 고객을 '제자'라고 불렀다. 그가 다양한 동작들을 제안한 '동작을 통한 자각 수업'과 달리 이 세션은 처음에 제자가 자신의 문제를 말할 때를 제외하면 거의 비언어적으로 진행되었다.

펠덴크라이스는 먼저 제자가 테이블에서 가장 편안하고 이완되고 몸을 잘 받쳐주고 안정감을 주는 자세를 취하여 몸의 긴장을 낮추도록 했다. 사람들은 자신도 의식하지 못한 채 습관적으로 몸의 일부를 단단히 '붙들고' 있는 경우가 많다. 등 아래쪽의 근육긴장을 낮추기 위해 그는 머리나 무릎 아래에 작은 롤러를 받쳤다. 몸에 아주 작은 압력이라도 가해지면 근육긴장이 늘어나서 향상에 꼭 필요한 미묘한 동작 차이를 감지하는 것이 어렵게 되고 새로운 동작을 배우기가 힘들어진다. 제자가 편안함을 느끼고 근육긴장이 최저로 낮아지면, 펠덴크라이스는 뇌가 학습 준비를 할 채비를 마쳤다고 믿었다.

펠덴크라이스는 제자 옆에 앉아 촉각을 통해 제자의 신경계와 소통했다. 먼저 작은 동작들로 시작했다. 그래야 관찰하는 마음과 뇌가 세세한 차이를 느낄 수 있다. 이것은 뇌에 강요하는 손길이 아니라 뇌와 소통하는 손길이었다. 제자의 몸이 움직이면 그도 여기에 반응하여 움직였고, 필요 이상으로 동작에 힘이 들어가지 않도록 조심했다. 그는 안마사나 권위적인 접골사가 하듯 근육을 주무르거나 세게 누르지 않았다. 통증을 느끼는 부위에 직접 손대는 일이 거의 없었다. 그러면 근육긴장이 늘어나기 때문이다. 그는 제자가 문제가 있다고 생각하는 부위에서 최대한 멀리 떨어진 곳, 대체로 몸의 반대편에서 시작했다. 상체가 아프다면 발가락을 부드럽게 움직이는 것으로 시작했다. 제약을 느끼면 **절대로** 힘을 가하지 않았다. 그는 뇌가 발가락에서 이런 편안함을 느끼고 제자는 편안한 동작의 이미지에 몰입하게 되어 곧 몸 전체로 편안함이 확산된다는 것을 발견했다.

펠덴크라이스의 접근법은 방법론과 목표에서 일부 관습적인 신체치유들과 다르다. 관습적인 신체치유는 특정한 신체 부위에 집중하므로 지향이 '국부적'이다. 예컨대 어떤 형식의 물리치료는 운동기구를 사용하여 스트레칭과 보강으로 특정 부위를 움직이도록 한다. 이런 접근법은 물론 대단히 중요하겠지만 몸을 개별적인 부분들의 합으로 대하는 경향이 있고, 따라서 지향이 훨씬 기계적이다. 특정한 문제 부위에 대해 특정한 처방을 내리는 경우가 많다. 펠덴크라이스는 이렇게 주장했다. "모든 사람에게 미리 마련된 것을 적용하는 정형화된 기법은 없다.[27] 이것은 내 이론의 원칙에 반하는 것이다. 탐색하여 가능하면 세션에서 찾을 수 있는 주요 문제를 알아낸다. 그러다 보면 문제가 완화되고 부분적으로 제거되기도 한다. 나는…… 몸의 모든 기능을 통해 천천히 점진적으로 나아간다."

펠덴크라이스의 명성은 나날이 높아졌다. 아브라함 바니엘의 친구로 신경가소성에 중요한 기여를 한 과학자 아하론 카치르Aharon Katzir가 펠덴크라이스의 연구에 큰 관심을 보였다. 그는 이스라엘 총리 다비드 벤-구리온David Ben-Gurion에게 소식을 전했고, 1957년에 펠덴크라이스는 벤-구리온을 제자로 맞았다. 일흔한 살의 벤-구리온은 좌골신경통과 요통이 워낙 심해서 국회에 나가 발언하는 것도 힘들었다. 그런 그가 몇 차례 수업을 받고 나자 탱크 위에 올라가서 군인들에게 연설도 할 수 있었다. 펠덴크라이스의 집이 바닷가에 있어서 벤-구리온은 출근하기 전에 수영을 즐겼고, 그런 다음 펠덴크라이스의 수업을 들었다. 한 번은 펠덴크라이스가 그에게 바닥에 머리를 대고 거꾸로 서도록 했다. 텔아비브 해변에서 노년의 총리가 머리를 바닥에 대고 있는 사진은 선거에 사용되었고 해외에도 소개되었다. 곧 펠덴크라이스는 전 세계를 돌아다니며 '기능적 통합' 수업을 했다. 그가 가르쳤던 제자 중에는 바이올리니스트 예후디 메뉴인Yehudi Menuhin과 영국 영화감독 피터 브룩Peter Brook도 있었다.

펠덴크라이스는 많은 제자들과 작업하면서 자신의 방법, 스스로 "뇌와 함께 춤추는" 방법이라고 부른 것이 심각한 뇌 손상이 일어난 여러 증상들을 좋게 하는 것을 보았다. 뇌졸중, 뇌성마비, 심각한 신경 손상, 다발성 경화증, 일부 척수 손상, 학습 장애, 심지어 뇌의 일부가 소실된 사례도 좋아졌다.

탐정 같은 작업: 뇌졸중 치료

펠덴크라이스는 스위스를 자주 방문했다. 한 번은 뇌의 왼쪽에 뇌졸중이 일어난 60대 여성 노라를 만났다. 그가 그녀의 치료를 토대로 쓴 책은 그의 기법을 가장 상세하게 설명한다.

뇌졸중이 일어나면 혈전이나 출혈이 신경세포로 혈액이 공급되는 것을 막아서 세포가 죽는다. 노라의 경우 말이 느릿하고 불분명했고 몸이 뻣뻣했다. 마비는 아니었지만 몸 한쪽의 근육들에 경직이 나타났다. 근육경직은 긴장이 지나치게 심해서 근육이 지나치게 빨리 수축하는 것을 말한다. 근육경직spasticity(경련spasm이라는 단어와 관련되는)은 뇌에서 근육수축을 억제하는 신경세포가 망가질 때 일어나는 것으로 짐작된다. 그러면 흥분성 신경세포만 발화하여 지나치게 많은 근육긴장이 발생한다. 제대로 조절되지 않는 신경계의 전형적 징후이다.

뇌졸중이 발병하고 1년이 지나자 노라의 말 상태는 좋아졌지만, 아직 단어를 읽거나 자신의 이름을 쓰지 못했다. 2년이 지나서도 하루 종일 감시가 필요했다. 밖으로 외출하면 집으로 돌아오는 길을 못 찾을 때가 많았다. 정신적 기능을 잃어버린 그녀는 심하게 우울했다.

펠덴크라이스는 노라가 발병 3년째일 때 처음 만났다. 처음에는 그녀의 문제에 어떻게 접근해야 할지 몰랐다. 인지 문제를 동반하는 뇌졸중은 하나하나가 독특해서 뇌의 어느 기능이 손상되었는지 정확하게 알아내려면 탐정과 같은 솜씨가 필요하다. 읽는 것은 타고나는 것이 아니다. 학습 과정을 통해 서로 다른 많은 뇌 기능들이 함께 배선되어야 한다. 또한 뇌졸중으로 하나의 기능을 처리하는 신경망에 타격이 가해져도 신경망 전체가 손상되지 않는다. "전에 할 수 있었던 솜씨를 행하지 못하면,

솜씨를 수행하는 데 필수적인 세포들의 일부만이 기능하지 못한다." [28] 이때 다른 신경세포들을 모집해서 분화하도록 가르쳐 "보통은 다른 방식으로 그 솜씨를 수행하도록" 하는 것이 가능했다.

펠덴크라이스는 노라에게 몇 차례 수업만 하고 이스라엘로 돌아가야 했다. 관습적인 치료로는 진전이 없었으므로 그녀의 가족은 그녀를 그와 함께 이스라엘로 보내기로 했다.

노라와 작업하면서 펠덴크라이스는 먼저 그녀가 **왜** 읽고 쓰기를 할 수 없는지 알아내려고 했다. 그녀의 신체 자각과 방향감각도 걱정되었다. 그녀는 계속해서 물건에 부딪혔다. 의자에 앉으려고 하면 모퉁이에 살짝 걸터앉을 때가 많았다. 여러 개의 문이 있는 방을 나갈 때는 잘못된 문을 자주 택했다. 30분 수업을 마친 후 그는 그녀가 수업 시작 때 벗어 둔 신발을 가져와 아무런 설명 없이 신발코가 그녀를 향하도록 놓았다. 그녀는 대단히 혼란스러워하며 신발을 신지 못했다. 왼쪽 신발과 오른쪽 신발을 구별하지 못했고, 5~6분간 헤맸다. 이런 실수를 보고 펠덴크라이스는 그녀가 뇌 손상으로 왼쪽, 오른쪽을 구별하지 못하고 읽기 능력도 방해 받는 것이라고 생각했다. 그는 왼쪽-오른쪽 문제를 먼저 처리하기로 했다. 아이들은 읽는 법을 배우기 전에 왼쪽, 오른쪽을 구별하는 법을 먼저 배워야 하기 때문이다.

그러나 노라의 방향 문제를 처리하기에 앞서 과도하게 흥분된 그녀의 요란한 뇌부터 잠재워야 했다. 그는 그녀의 팔다리를 들어서 구부리지 못했다. 과도한 근육긴장이 원인이었다. 이 문제를 해결하기 위해 그녀를 바닥에 등을 대고 눕히고 스펀지를 씌운 나무 롤러를 그녀의 목 뒤와 무릎 뒤쪽 아래에 받쳤다. 이렇게 하여 경직된 몸의 근육긴장을 낮췄다. 그런 다음 그녀의 머리를 앞뒤로 부드럽게 움직였다. 점점 가벼운 손길로 그녀의 몸의 긴장을 풀고, 그녀의 뇌와 신경계를 고양된 자각의 상태로 만들었다. 아주 작은 자극만 뇌에 들어오자 그녀는 작은 감각의 차이를 구별하고 학습하는 것이 쉬워졌다. 이제 그는 그녀의 오른쪽 귀를 건드리고 장난치듯 말했다. "이것은 오른쪽 귀예요."

그녀는 자리에 누웠을 때 자신의 오른쪽에 소파가 있는 것을 보았다. 그는 그녀의 어깨를 건드리며 말했다. "이것은 오른쪽 어깨." 그는 그녀의 오른쪽을 따라 내려갔고 며칠 연속해서 이런 식으로 그녀를 만졌다. 그는 한 번도 **왼쪽**이라는 말을 하거나 왼쪽을 건드리지 않았다. 이어지는 세션에서 그는 그녀가 바닥에 배를 대고 눕도록 했고 다시 그녀의 오른쪽을 만졌다. 그녀는 혼란스러웠다. '오른쪽'은 바닥에 등을 대고 누웠을 때 소파가 보이는 쪽이었는데, 이제 배를 대고 누운 그녀의 '오른쪽'에는 소파가 없었기 때문이다. (우리는 어린 시절 이런 구별을 배웠던 것을 잊는다.) 그는 그녀가 여러 다른 자세를 취할 때 어느 쪽이 오른쪽인지 파악하도록 가르치며 여러 세션을 보냈다. 방향감각처럼 단순해 보이는 개념도 실은 복잡하다. 이를 알아차린 것이 그의 천재성이다.

이제 그는 한 단계 더 나아갔다. 그녀에게 오른쪽 다리를 왼쪽 다리 위에 걸치도록 했다. 그녀는 그렇게 했고, 이제 자신의 왼쪽 다리가 오른쪽 다리라고 생각했다. 오른쪽 다리와 똑같은 쪽에 놓였기 때문이다. 그들은 두 달 동안 여러 다양한 오른쪽, 왼쪽 자세들로 실험을 하여 마침내 그녀가 온갖 복잡한 자세에서 양쪽의 차이를 이해하게 되었다. 그러는 동안 그녀의 뇌는 왼쪽과 오른쪽의 신체 자각이 반영된 새로운 지도를 만들어갔다. 가끔 수업 사이에 퇴보가 있었고, 처음부터 다시 시작해야 했지만, 서서히 퇴보가 뜸해졌다.

그런 다음에야 그는 텍스트를 시도할 수 있었다. 노라는 단어를 '볼'

스스로 치유하는 뇌

수 없다고 말했다. 그는 그녀를 안과의사에게 보내 그녀의 눈은 정상이며, 읽기 문제가 그녀의 눈이 아니라 뇌의 문제임을 확인했다. 펠덴크라이스는 그녀에게 대단히 큰 활자로 된 책을 주었다. 그녀는 떨었다. 그가 그녀에게 안경을 건네자 그녀는 더듬거렸다. 어떻게 방향을 잡아 자신의 얼굴에 쓸지 몰랐다. "나 자신에게 화가 났다. 신체 자각을 외부 대상으로 향하도록 하는 데도 훈련이 필요하다는 것을 모르고 있었다니"[29] 그가 말했다. 아기도 부모의 안경을 손으로 잡고 쓰려고 할 때 똑같은 어려움을 겪는다. 그래서 그는 그녀가 안경을 제대로 머리로 가져와 왼쪽 렌즈를 왼쪽 눈에, 오른쪽 렌즈를 오른쪽 눈에 놓도록 훈련시켰다.

그녀는 볼 수 없다고 했으므로 펠덴크라이스는 읽으라고 하는 대신(행여 스트레스를 줄 수도 있어서) 그저 페이지를 들여다보고 눈을 감고 무슨 단어가 떠오르는지 말하도록 했다. 프로이트의 자유연상과 비슷했다. 그는 자신이 그녀에게 주었던 페이지들을 보고는 그녀가 말한 모든 단어가 페이지 왼쪽 아래, 주로 마지막 세 단어에 있음을 확인했다. "나는 뛸 듯이 기뻤다.[30] 그녀는 단어를 읽었지만 어디서 읽었는지 몰랐다."

노라는 펠덴크라이스에게 "볼 수 없다"라고 했지 "읽을 수 없다"라고 말하지 않았다. 그는 그녀의 말이 무슨 뜻인지 이해하기 시작했다. 그는 빨대 하나를 집어 한쪽 끝을 그녀의 입술 사이에 끼우고 다른 쪽 끝을 책의 단어 위에 놓인 그녀의 손가락 사이에 끼웠다. 그는 말하는 입과 보는 눈 사이에 직접적인 연결고리를 만들고 싶었다. 그녀는 빨대 끝에 있는 단어를 볼 수 있었지만 여전히 읽지 못했다. 그러나 스무 번 정도 연습하고 나자 빨대 끝에 있는 단어를 자동적으로 말하기 시작했다. 아이들이 읽는 법을 배울 때 손가락으로 단어 하나하나를 짚는 것과 비슷했다. 노라는 읽고 있었다. 펠덴크라이스는 자주 노라의 왼쪽에 앉았다. 자신의 오른손을 그녀의 왼팔 아래 손목 위에 놓고 그녀가 책을 잡는 것을 도왔다. 다른 손으로는 그녀가 입술 사이로 빨대를 무는 것을 도왔다. 이렇게 하여 그는 그녀의 몸에서 일어나는 사소한 변화, 사소한 호흡의 멈춤을 느낄 수 있었다. 그러자 그녀의 신경계가 재조직되는 순간이 빨대를 옮기는 것을 멈출 때임을 알았다. "두 몸이 일종의 공생 관계에 있었다.[31] 나는 그녀의 기분이 바뀌는 것을 느꼈고, 그녀는 나의 확실하고 평온하고 비강압적인 힘을 느꼈다. 나는 그녀를 재촉하지 않았지만, 그녀가 불안으로 몸이 굳고 통제력을 잃는 것이 느껴지면 곧바로 큰소리로 단어를 말했다. 점차 내가 말해야 하는 순간이 줄어들었다."

   펠덴크라이스가 손상된 뇌의 학습을 도우려고 사용한 가장 중요한 방법은 자신의 몸을 사용하여 제자의 신경계와 하나가 되는 것이었다. 촉각은 그에게 항상 중요했다. 그는 자신의 신경계가 다른 사람의 신경계와 연결되면 하나의 체계, "하나의 앙상블[32]…… 새로운 조직체"가 만들어진다고 믿었다. "만지는 사람과 만짐을 당하는 사람 모두 서로 연결된 손을 통해 자신들이 감지하는 것을 느낀다. 지금 무엇을 행하고 있는지 이해하지 못해도 말이다. 만짐을 당하는 사람은 만지는 사람이 무엇을 느끼는지 인식하게 되고, 이해하지 못한 채 그를 통해 자신이 감지하는 것에 맞춰 자신의 배열을 바꾼다. 만질 때 나는 내가 만지는 사람으로부터 아무것도 구하지 않는다. 오로지 그가 느끼는 것만 느낀다. …… 그가 그것을 알든 모르든 상관없이, 그리고 그 순간 그 사람의 기분을 더 좋게 만들기 위해 내가 할 수 있는 것을 한다."

   두 신경계가 공생 관계를 이루는 것을 설명하면서 그는 파트너가 어떤 공식적인 가르침 없이 상대방을 따라하면서 배우는 춤[33]과 닮았다고

스스로 치유하는 뇌

말한다. 그런 '춤'은 두 사람 사이에서 벌어지는 소통에 관한 것이다. 펠덴크라이스는 제자를 만지면서 몸을 움직여 제자의 몸이 행할 수도 있는 동작이 무엇인지 비언어적으로 암시할 때가 많았다. 제자의 제약된 팔다리로 할 수도 있는 변형된 새 동작을 알아차리게 하는 것이다. 나이든 제자에게 이것은 특히 중요하다. 나이가 들면 똑같은 동작 습관을 계속 반복하므로 이런 패턴이 신경가소적으로 강화된다. 반면 다른 패턴들은 무시되므로 사용하지 않으면 잃는 뇌에서 그와 같은 패턴의 회로를 잃는다. 펠덴크라이스는 제자에게 그들이 한때 할 수 있었지만 지금은 잃어버린 동작들을 일깨워주었다.

석 달 뒤에 그는 노라에게 독창적 기법을 사용하여 펜을 쥐고 쓰는 법을 가르쳤다. 그녀는 계속해서 좋아졌고, 레슨이 끝나자 스위스로 돌아갔다.

1년 뒤에 스위스를 방문했을 때 펠덴크라이스는 취리히 기차역 근처에서 노라가 걷는 것을 보았다. 그녀는 자신감 있어 보였다. 대화를 나누면서 그는 스승-제자의 관계가 끝나고 우연히 마주친 두 친구의 일상적인 관계가 되었음을 알고는 뿌듯했다.

펠덴크라이스가 노라와 작업하기로 했을 때, 그는 그녀가 뇌 구조물을 잃었다는 것을 알고도 낙담하지 않았다. 뇌가 가소적이라는 것을 알았기 때문이다. 그는 그녀의 한계를 생각하지 않고 인내심을 갖고 그녀를 가르쳐 그녀가 방향감각을 되찾고 다시 읽고 쓰게 되도록 계속 가르쳤다. 그녀가 좋아지게 된 비결은 그가 어느 뇌 기능이 상실되었는지 파악하고, 이어 그녀가 감각의 구별을 하도록 가르친 것이다. 그녀의 마음(자각)이 이런 차이를 알아차리면서 그녀의 뇌 지도로 배선되었고, 그결과 그녀는 더 섬세한 구별을 할 준비가 되었다.

노년의 두 사람이 나란히 앉아 서로의 신경계가 조화된 가운데 한 명이 다른 한 명에게 읽는 법을 가르치고 그도 상대방에 못지않게 배우는 모습은 무척이나 아름답다. 그러나 펠덴크라이스는 자신이 노라와 작업한 것을 설명하면서 단어 사용에 대단히 신중했다. 그는 '회복'이라고 말하지 않았다. "회복은 정확한 말이 아니다.[34] 쓰기를 담당하는 운동피질 부위는 전에 그것을 수행하던 상태가 아니기 때문이다. 쓰는 능력의 '재창조'라고 하는 것이 더 낫다." 애초에 읽기와 쓰기에 가동되던 그녀의 뇌 지도 회로들은 뇌졸중으로 손상되었으므로 다른 신경세포가 이런 기능을 넘겨받아야 했다. 그는 노라와 작업한 것을 '치료'라고 부르지 않았다. 그는 '향상'이라는 말을 선호했다. "'향상'은 점진적으로 나아지는 것이며 한계가 없다. '치료'는 이전의 활동 상태로 돌아가는 것으로 꼭 뛰어나지 않아도 된다."[35] 그와 같은 향상은 뇌 손상을 안고 태어나 애초에 '좋은 기능'을 가져본 적이 없는 아이들에게서 극적으로 나타난다.

아이들 돕기

펠덴크라이스는 뇌졸중 환자에 대한 경험이 늘면서 뇌성마비를 앓는 아이들을 보기 시작했다. 자궁에 있을 때 뇌졸중을 앓거나 태어날 때 뇌에 산소 공급이 부족했던 아이들이 많았다. 그들은 대체로 혀와 입술을 제어하지 못해서 말하는 데 어려움을 겪었다. 뇌졸중을 겪은 성인들처럼 뇌성마비 아동들도 팔다리의 경직을 보일 때가 많다. 지나친 근육 긴장으로 뻣뻣해져서 정상적으로 움직이지 못하거나 전혀 움직이지 못

스스로 치유하는 뇌

한다.

아이일 때 근육이 뻣뻣한 것은 심각한 문제가 된다. 태어날 때 우리는 섬세하게 발달되고 분화된 뇌 지도가 없어서 개별적인 동작을 지각하고 만들지 못한다. 건강한 신생아는 주먹을 통째로 입에 넣고 빨며, 손에 해당하는 미분화된 뇌 지도 전체가 발화하여 감각과 동작을 처리한다. 시간이 지나면서 아기는 손에서 몇 개의 손가락을 구별하고 빤다. 나중에는 엄지손가락만 구별한다. 손을 가지고 노는 동안 손의 뇌 지도가 분화하여 각각의 손가락에 해당하는 영역이 만들어진다. 그러나 뇌성마비로 팔다리나 몸에 경직이 일어난 아이는 섬세한 동작을 할 수 없다. 팔다리가 지나치게 뻣뻣하다. 손도 주먹을 꽉 쥐고 있을 때가 많아서 뇌 지도가 각각의 동작에 필요한 별도의 영역으로 발달하고 분화하는 것이 시작되지도 못한다.

뇌성마비 아이에게서 자주 목격되는 또 하나의 증상은 설 때 발뒤꿈치를 바닥에 대지 못하거나 어른이 옆에서 잡아주어야 한다는 것이다. 종아리의 근육이 수축되어 뒤꿈치를 끌어올리기 때문이다. 그 결과 아킬레스건이 항상 긴장된다. 외반슬이 나타나기도 한다. 허벅지 안쪽의 내전근 근육이 지나치게 수축되어 무릎을 끌어당겨서 X자형 다리가 되는 것이다. 두 증상 모두 통증이 심할 수 있다.

주류의 치료는 수술이다. 외과의는 아킬레스건을 자르고 늘린다. 보톡스를 주입하여 근육을 마비시키고 긴장을 푸는 방법도 있다. 그러나 근육 수축은 계속되므로 수술이나 주사도 한 번으로 끝나지 않는다. 외반슬의 경우 내전근을 잘라서 압력을 완화시킨다. 그러나 이런 선의의, 하지만 극단적인 접근법들은 근본적인 문제를 처리하는 것이 아니다. 뇌가 근육 수축의 신호를 발화해서 일어나는 일들이기 때문이다. 그리고 외과적 방법은 아이에게 비정상적인 신체 기제를 평생 안고 살게 한다. 다른 의학적 방법으로 다양한 스트레칭 훈련이 있는데, 근육과 결합조직을 짧게 줄이고 제자리에 고정시킨다는 발상이다. 맞는 말이지만 이런 스트레칭은 통증을 수반할 때가 많고, 근육에게 수축하라고 '말하는' 것이 **뇌**라는 사실을 외면하기는 마찬가지이다.

펠덴크라이스는 근육경직을 뇌 손상으로 인한 문제로만 보지 않았다. 뇌가 분화된 입력을 받지 못해서 감각과 운동을 조절하는 데 애를 먹기 때문에 일어나는 것으로 보았다. 그 결과 뇌는 운동피질의 발화를 언제 꺼야 할지 '알지' 못했다.

언젠가 펠덴크라이스는 토론토에서 워크숍을 하다가 뇌성마비를 앓는 에프람이라는 소년을 보았다. 아이는 정상적으로 걷지 못해서 보행 보조기가 필요했고 대단히 경직되고 뻣뻣했다. 발뒤꿈치를 바닥에 대지 못해서 발끝으로 걸었다. 그러나 가장 시급한 문제는 딱 붙어버린 무릎이었다. 외과의가 무릎을 떼어놓기 위해 내전근을 자르는 수술을 하기로 되어 있었다.

펠덴크라이스는 발끝으로 걷는 문제부터 시작했다. 소년을 바닥에 눕히고 그의 발에, 이어 다리에 작은 동작들을 만들어 그가 이런 부위에 해당하는 뇌 지도를 세심하게 구별하도록 도왔다. 금세 아이는 훨씬 수월하게 긴장을 풀고 호흡하기 시작했다. 펠덴크라이스는 에프람의 발과 다리의 감각 신경세포를 사용하여 그의 뇌에 메시지를 보내고 있었다. 이런 입력은 그의 뇌가 발가락과 발가락 근육, 종아리와 허벅지 근육을 구별하고 그것들이 만들어내는 모든 동작을 구별하도록 했다. 뇌가 이런 구별을 할 수 있을 때에만 운동계 신경세포들의 발화와 근육긴장을 제대로 조절할 수 있다.

스스로 치유하는 뇌

'기능적 통합' 수업에서 펠덴크라이스는 제자가 한 근육을 지나치게 꼭 붙들고 있다고 느끼면, 교란된 신경계가 과도하게 행하는 것을 대신 행하곤 했다. 옆에서 수업을 도왔던 카를 긴즈부르크Carl Ginsburg는 펠덴크라이스가 제자가 몸을 붙드는 것을 제지하기보다 그를 위해서 떠받쳤다고 말했다. "습관을 제대로 간파한 펠덴크라이스는 이런 활동을 반대하는 것이 아니라 오히려 자기가 직접 떠맡는 식으로 떠받쳤다.[36] 그는 대부분의 제자들은 이런 떠받침을 받으면 습관적인 활동을 멈춘다는 것을 알았다."*

펠덴크라이스는 에프람의 한쪽 무릎을 다른 무릎 위에 올려 평소보다 훨씬 가깝게 붙였다. 안 그래도 가까웠던 무릎을 더 가깝게 붙임으로써 펠덴크라이스는 그의 교란된 신경계가 '과도하게' 행하는 것을 자신이 떠맡았다. 그의 신경계에 그렇게 힘들게 일하지 않아도 된다는 것을 가르쳤다. 몇 분 만에 에프람의 경직된 허벅지 근육이 펠덴크라이스가 힘을 가하지 않고도 풀렸다. 이내 무릎 사이가 살짝 벌어졌고, 펠덴크라이스는 그 사이에 자신의 주먹을 넣어 소년에게 허벅지 안쪽 근육을 사용하여 주먹을 꽉 조이라고 했다. 그러자 에프람의 근육이 완전히 이완되었고, 그의 무릎이 완전히 열렸다. "무릎을 펴는 것이 얼마나 쉬운지 봤지?"[37] 펠덴크라이스가 말했다. "오므리는 것이 힘들어." 펠덴크라이스

---

* 나는 펠덴크라이스의 초창기 미국 추종자들 가운데 한 명인 데이비드 제마크-버신과 기능적 통합 수업을 할 때 이런 '떠받침'을 경험했다. 나는 타이핑하면서 자동적으로 오른쪽 어깨를 올려 목에 긴장을 가하고 통증과 제약을 일으키는 버릇이 있었다. 수업 때 제마크-버신은 내 어깨를 목 쪽으로 부드럽게 끌어올려 더 높은 위치에서 '떠받쳤다'. 나의 신경계가 스스로 떠맡은 과제를 자신의 신경계를 사용하여 넘겨받은 것이다. 1~2분 뒤에 나는 제약과 통증이 대거 풀리는 것을 느꼈다. 반하는 것이 아니라 편승함으로써 수축하는 근육의 힘을 처리한다는 이런 발상은 유도의 원리에서 가져왔다. 유도에서는 상대방을 힘으로 제압하는 것이 아니라 상대방 힘을 이용하여 방향을 틀거나 넘어뜨리거나 내던진다.

는 에프람의 몸을 사용하여 뇌를 프로그래밍한 것이다. 서른세 명을 대상으로 한 2006년의 연구는 '동작을 통한 자각 수업'이 스트레칭만큼 효과적으로 근육의 길이를 늘일 수도 있음을 보여주었다.[38] 운동선수들이 생각해볼 만한 접근법이다.[*]

뇌의 일부가 소실된 아이

펠덴크라이스의 방법은 뇌의 상당 부분이 소실된 채로 태어난 사람들의 삶도 남아 있는 뇌 부위에서 분화를 촉진함으로써 급격하게 바꿀 수 있다. 내가 인터뷰한 엘리자베스 나텐손은 소뇌의 3분의 1이 없는 채로 태어났다. 소뇌는 동작의 타이밍, 생각, 균형, 주의를 조율하고 제어하는 일을 돕는 뇌 부위로 소뇌가 없으면 이런 정신적 기능들을 제어하기가 어렵다. '작은 뇌'라는 뜻의 소뇌는 복숭아 크기로 뇌의 뒤쪽 대뇌반구 아래에 있다. 뇌의 부피의 10퍼센트만을 차지하지만 뇌 신경세포의 거의

---

[*] 펠덴크라이스는 자신이 원하는 것은 유연한 몸이 아니라 유연한 뇌라고 말했다(유연한 뇌가 유연한 몸을 만들었다). 그의 동료 이다 롤프(Ida Rolf)는 몸의 긴장, 근육경직, 자세 문제로 고생하는 사람들을 자주 도왔다. 롤프는 근막층이 자주 들러붙어 '유착'이 일어난다고 생각하여 결합조직(근막)을 스트레칭하여 동작할 수 있는 범위를 풀어주었다. 반면 펠덴크라이스 요법 시술자들은 제약을 만드는 것은 뇌라고 주장했다. 독일 울름 대학에서 근막 연구 조직을 이끈 열성적인 '롤핑요법 추종자' 로베르트 슐라이프(Robert Schleip)는 작은 연구를 수행했다. 그와 동료들은 근육과 근막에 제약이 있는 환자들을 전신 마취를 하는 동안 살펴보았다. 만약에 제약이 뇌가 만들어내는 것이라면, 마취할 때 뇌가 부분적으로 꺼지면 제약이 멈춰야 했다. 실제로 연구자들이 확인하여 "이전에 감지되었던 제약의 대부분이 마취 상태에서 (사라지지는 않았지만) 상당히 좋아진 것을 보았다. 기계적인 조직 고정으로 인식되었던 것은 적어도 부분적으로는 신경근육 조절에 기인한 것으로 보인다." R. Schleip, "Fascia as an Organ of Communication," in R. Schleip et al., eds., *Fascia: The Tensional Network of the Human Body* (Edinburgh: Churchill Livingstone, 2012), p.78.

80퍼센트가 이곳에 있다.[39] 엘리자베스의 공식적인 병명은 **소뇌 형성부전**이고, 병의 진행을 바꾸는 치료는 없었다.

엘리자베스의 어머니는 아이가 자궁에 있을 때부터 통 움직이지 않아서 뭔가 이상하다고 느꼈다. 엘리자베스는 태어났을 때 눈동자를 움직이지 않았다. 약하게 실룩거리기만 할 뿐 제대로 조율되지 않아서 여러 방향으로 쳐다보지 못했다. 첫 달에 눈으로 대상을 따라가지 못했다. 부모는 아이가 정상적으로 보지 못할까 봐 두려웠다. 아이가 발달하면서 근육긴장에 문제가 있음이 밝혀졌다. 가끔은 근육긴장이 지나치게 부족하거나 전혀 없어서 축 늘어졌고, 가끔은 지나친 긴장으로 '경직'을 보여 탐사적, 자발적 동작을 하지 못했다. 아이는 관습적인 물리치료와 작업치료를 받았지만 치료는 고통스러웠다.

엘리자베스가 4개월이 되었을 때 지역의 주요 의료센터에 있는 소아신경과의사가 아이의 뇌의 전기적 활동을 검사했다. 그는 부모에게 "아이의 뇌가 태어나고 나서 발달하지 않았고, 앞으로 발달하리라는 근거가 없다"[40]라고 말했다. 그런 아이들은 대개 지속적인 결손을 보였다. 게다가 소뇌는 가소성이 제한적이라는 통념이 있었다. 의사는 또한 부모에게 아이의 상태가 뇌성마비와 흡사해서 똑바로 앉지 못하고, 대소변 조절이 안 되고, 보호시설로 보내야 할 수 있다고 했다. 그의 어머니는 나중에 이렇게 회상했다. "의사의 말이 생각납니다. '우리가 바랄 수 있는 최선은 심한 정신 지체가 고작입니다'라고 말했어요." 엘리자베스의 의사들은 자신들이 아는 유일한 치료인 관습적인 치료로 이런 아이들을 다룬 경험에 대해 정확하게 설명하고 있었다.

하지만 아이의 부모는 포기하지 않았다. 어느 날 친구이자 펠덴크라이스의 작업에 대해 아는 정형외과의가 그들에게 말했다. "이 사람은 다른 누구도 하지 못하는 것을 할 수 있어." 펠덴크라이스가 시술자를 훈련시키려고(1970년대에 그의 주요 활동 가운데 하나였다) 이스라엘에서 엘리자베스가 사는 마을 근처로 온다는 소식을 듣고, 그들은 약속을 잡았다.

펠덴크라이스가 엘리자베스를 처음 만났을 때, 아이는 13개월이었고 아직 길 줄 몰랐다. (바닥에 손을 집고 기는 것은 물론 배를 붙이고 기는 것도 하지 못했다.) 한쪽으로 몸을 뒤집는, 딱 하나의 자발적 동작만 할 수 있었다. '기능적 통합' 수업을 처음 했을 때 아이는 울음을 멈추지 않았다. 그동안 많은 치료사들을 만나면서 발달적으로 아직 준비가 되지 않은 동작들을 시키는 것에 시달렸던 탓이다. 예를 들어 치료사들은 아이에게 자꾸만 똑바로 앉도록 시켰고, 계속 실패했다. 아이들의 몸은 경직되어 있어서 이런 동작을 하면 아프다. 그래서 운다.

펠덴크라이스에 따르면 이렇게 발달 과정을 훌쩍 뛰어넘으려는 것은 크나큰 실수다. 누구도 처음부터 걷는 법을 배우지 않는다. 걸으려면 다른 솜씨들이 먼저 자리를 잡아야 한다. 어른들은 생각하지 않거나 자신이 배웠음을 잊었겠지만, 등을 활처럼 펴고 고개를 똑바로 들 수 있어야 한다. 그리고 나서야 아이는 자발적으로 걷는 법을 배우려고 한다. 펠덴크라이스는 엘리자베스가 배를 바닥에 편안하게 대고 눕지 못하는 것을 보았다. 그리고 바닥에 대고 누우면 고개를 들지 못했다.

그는 아이의 몸 왼쪽 전체에 심한 경련이 일어나 팔다리가 뻣뻣하다는 것을 알아챘다. 목이 대단히 긴장되어 있어서 통증을 일으켰다. 엘리자베스의 왼쪽 전체가 경직되었다는 사실은 그쪽에 해당하는 뇌 지도가 각기 다른 유형의 동작들을 처리하는 수백 가지 영역으로 분화되지 못했다는 뜻이었다.

펠덴크라이스가 아이의 아킬레스건을 아주 살짝 건드리자 아이가 극심한 통증을 느꼈다. 그는 우선 통증부터 해결하기로 했다. 통증을 처리하여 뇌를 가라앉히지 않으면 학습할 준비가 되지 않을 터이기 때문이다.

"펠덴크라이스가 아이를 진찰하더니" 아이의 아버지가 회상했다. "문제가 있는데 자기가 도울 수 있다고 말했습니다. 그는 자신만만했어요. 아내가 그에게 설명해달라고 했고, 그는 아이의 발목을 잡고 뒤로 구부리더니 이어 내 손가락을 잡고 말했습니다. '여기를 만져봐요.' 그래서 나는 근육이 뻣뻣하게 뭉친 것을 느낄 수 있었습니다. 그가 말했습니다. '아이가 기지 못하는 이유는 다리를 구부리면 아프기 때문입니다. 그러니까 우리가 여기를 부드럽게 풀어주면 아이는 다리를 구부릴 수 있어요. 그리고 이렇게 근육을 풀어주고 나면 아이의 모든 행동이 바뀔 겁니다.' 그리고 정말로 그의 말대로 되었어요. 하루나 이틀이 지나자 아이는 기어 다녔습니다." 곧 바닥에 손을 짚고 기는 동작도 했다.

펠덴크라이스가 다음에 엘리자베스를 만났을 때, 그의 제자이자 임상심리학자이자 그의 친구 아브라함 바니엘의 딸 아낫 바니엘Anat Baniel도 그 자리에 있었다. 펠덴크라이스는 바니엘에게 아이를 수업 내내 붙들고 있으라고 말했다. 그는 아이의 몸을 부드럽게 만지면서 대단히 단순한 동작들을 구별하도록 가르치기 시작했다. 엘리자베스는 호기심을 보이며 주목했고 좋아했다.

펠덴크라이스는 아이의 머리를 부드럽게 잡고 위로 앞으로 아주 천천히 조심스럽게 당겨서 척추를 늘리려고 했다. 보통 이렇게 하면 등이 자연스럽게 펴지고 골반이 앞으로 들린다. 일반적으로 사람이 설 때 일어나는 반응이다. 그는 뇌성마비 등으로 걷지 못하는 아이와 작업할 때 이런 기법을 자주 사용하여 골반을 반사적으로 자극했다. 그러나 그가 엘리자베스에게 이렇게 했을 때 바니엘은 아무런 동작도 느끼지 못했다. 아이의 골반은 바니엘의 무릎 위에서 전혀 움직이지 않았다. 그래서 바니엘은 펠덴크라이스가 끌어당길 때 자신이 엘리자베스의 골반을 부드럽게 밀기로 했다.

갑자기 경직되고 잠겨 있고 비활성이던 엘리자베스의 척추와 몸 곳곳에서 동작이 일어났다. 그들은 아이의 척추를 다시 부드럽게 움직였다. 그런 다음 동작을 미묘하게 이리저리 바꾸어보았다.

세션이 끝나고 바니엘은 아이를 아버지에게 넘겼다. 평소 그의 팔에 안기면 엘리자베스는 머리를 가누지 못해서 털썩 주저앉았다. 그러나 이번에는 등을 펴고 고개를 뒤로 들었고, 이어 몸을 몇 번이고 앞으로 옮겨서 아버지 쪽으로 향했다. 펠덴크라이스와 바니엘이 직업힌 목과 척추의 미묘한 동작들이 이런 동작을 자극하여 아이의 뇌에 집어넣은 것이다. 이제 엘리자베스는 척추와 등의 많은 근육들을 자발적으로 움직일 수 있었고, 움직임에 기뻐했다.

하지만 아직 걱정되는 것이 많았다. 엘리자베스의 장애는 심각했고 참혹한 진단을 받았다. 펠덴크라이스는 아이의 부모가 아이의 미래에 대해 걱정이 많다는 것을 한눈에 알아보았다. 그는 평소에는 이런 상황에서 많은 말을 하지 않았다. 그러나 그는 아이가 발달 과정의 어디에 있는지를 보고 뇌를 판단하지 않는다. 그 단계에 적절한 자극을 줄 때 아이가 학습할 수 있느냐 없느냐로 판단한다. "똑똑한 아이입니다. 자신의 결혼식에서 춤을 출 겁니다." 그가 말했다.

펠덴크라이스는 이스라엘로 돌아갔다. 이후 몇 년 동안 엘리자베스의 부모는 아이를 그에게 진찰받게 하려고 끊임 없이 노력했다. 그가 미

스스로 치유하는 뇌

국이나 캐나다에 올 때면 호텔방에서 그를 만났고, 이스라엘에도 세 차례 가서 2주에서 4주간 매일 펠덴크라이스의 사무실로 아이를 데려갔다. 이런 집중적인 만남이 없을 때는 엘리자베스는 수업에서 배운 소득을 일상의 활동으로 강화했다.

펠덴크라이스가 일흔일곱 살 때 스위스의 한 작은 마을을 여행하다가 병에 걸렸다. 그는 의식을 잃었고, 의사는 그의 두개골 안에 출혈이 일어났음을 확인했다. 경막(뇌를 둘러싸고 있는 결합조직층)과 뇌 자체에 피가 서서히 고여 압박을 가했다. 불행히도 마을의 유일한 신경외과의사는 주말에 여행을 가서 '경막하 출혈'을 제거하는 수술이 늦어졌다.

펠덴크라이스의 동료들은 그가 유도를 하면서 입은 많은 부상들이 그를 경막하 출혈에 취약하게 만든 것이라고 보았다. 그는 프랑스에서 회복했지만, 수술이 늦어진 탓에 뇌 손상을 입었다. 그러나 곧 다시 '기능적 통합' 수업에 나섰다. 남은 시간이 많지 않음을 직감한 그는 가르치는 일에 집중하여 자신이 최근에 발견한 사실들을 전하고자 했다.

이스라엘로 돌아온 그는 뇌졸중이 일어나 말하는 능력에 타격을 입었다. 그의 학생들이 스승에게 매일 '기능적 통합' 수업을 했다. 이제 70대 후반에 병든 그는 자신에게 진찰받으러 온 아이들을 바니엘에게 보내기 시작했다. 바니엘이 점차 엘리자베스의 치료를 넘겨받았고, 3주 동안 출장을 가서 아이에게 매일 수업을 했다. 엘리자베스는 오랜 세월 잠깐씩 바니엘을 만났고 치료사 도널리 마커스Donalee Markus, 데버러 젤린스키와 함께 뇌 훈련과 행동검안학behavioral optometry 치료를 받았다(에필로그를 보라).

현재 엘리자베스는 30대이고 학위가 두 개 있다. 152센티미터의 작은 키에 다정한 목소리를 가졌다. 당연히 걷는다. 한때 전혀 움직이지 못하고 잘해야 중증 정신 지체로 보호시설에 가야한다는 말을 들었던 사람이라고는 믿기지 않을 만큼 동작이 편안해 보인다. "펠덴크라이스가 아버지에게 말했습니다. '아이가 열여덟 살이 되면 아무도 무슨 일이 일어났는지 알아보지 못할 겁니다.' 과연 그랬어요." 그녀는 이스라엘을 방문했던 것을 기억했다. "그의 모습이 생각나요. 흰머리에 푸른색 셔츠, 그리고 연기가 자욱했죠." (펠덴크라이스는 수업 중에 담배를 피웠다.) "그가 내 귀에 대고 속삭이며 차분하게 만들었습니다."

그녀의 두 학위는 메이저 대학에서 받은 것이다. 근동지역 유대인 연구로 석사학위를 받았고, 이어 좀 더 실용적인 것을 원해서 사회복지를 공부하여 자격증을 땄다. 소뇌 형성부전의 몇몇 잔여 증상들이 아직 남아 있고, 숫자에 경미한 학습 장애가 있어서 수학과 과학은 어렵다. 하지만 그것 말고는 배우는 것을 좋아한다. 열렬한 독서가로 셰익스피어를 다 읽었고 대부분의 톨스토이 작품과 많은 고전들을 읽었다. 그녀는 현재 작은 사업체를 운영하며 행복한 결혼 생활을 하고 있다.

그리고 물론, 자신의 결혼식에서 춤을 추었다.

말을 하고 걷게 만들다

나는 5년에 걸쳐 바니엘의 '제자' 열두 명을 지켜보았다. 다들 심각한 뇌 문제로 특별한 보살핌이 필요한 아이들이었다. 나는 캘리포니아 산라파엘에 있는 그녀의 센터에서 대단히 놀라운 진전을 목격했다. 바니엘은 뇌졸중, 다운증후군, 자폐증과 언어 발달 지연, 실행증失行症, 뇌성마비,

신경 손상 등으로 뇌와 신경계가 심각하게 망가진 아이들과 작업한 경험이 아주 많았다.

나는 바니엘이 소뇌의 일부가 소실된 채로 태어나 말하지 못하는 아이와 작업하는 것을 보았다. 아이의 어머니가 임신 17주였을 때 초음파 검사로 태아의 소뇌에서 충부라고 하는 부위가 아예 없고 나머지도 비정상적이고 비조직적인 모습임을 알게 되었다. 담당 신경과의사는 설령 아이가 산다 해도 자폐 증상을 보이고 걷지 못할 것이라고 말했다. 이 아이를 '호프'라고 부르겠다. 바니엘을 보러 왔을 때 아이는 26개월이었다. 움직이지도 앉지도, 머리와 몸을 제대로 받치지도 못했다. 눈이 사시斜視였고 대상을 따라가지 못했다. 사회적 활동이 없었고 소리를 내지 못했다. 전통적인 물리치료는 통증만 안겨주었을 뿐 도움이 되지 않았다.

"아이가 바니엘을 처음 만나고 열흘도 안 되어 기는 법을 배웠습니다." 아이의 아버지가 말했다. 바니엘은 말하는 것과 무관해 보일 수도 있는 동작들, 가령 아이의 발과 등 아래를 만진다거나 무릎을 살살 문지른다거나 골반과 척추와 늑골을 움직이는 것으로 시작했다. 말은 뇌가 입, 입술, 혀뿐만 아니라 호흡도 통제할 수 있어야(횡격막, 늑골, 척추, 복근의 움직임이 서로 조율되어야 하는 일) 비로소 가능하다. 바니엘은 아무 말이고 재미있게 옹알거렸다. 아이가 단어를 말할 수 있다고 '기대하지' 않는다는 것을 깨닫게 하기 위함이었다. (이것은 언어치료와 정반대였다. 언어치료는 제대로 형성되고 알아들을 수 있는 단어를 반복하도록 훈련시키는데, 이것은 발달적으로 그럴 준비가 되지 않은 아이에게 부담을 안겼다. 바니엘은 이를 가리켜 "실패를 훈련하는 것"이라고 부른다. "아이는 자신의 경험을 배우는 것이지 우리가 무슨 의도로 그것을 시키는지 배울 필요는 없어요."[41]) 바니엘은 놀이를 통해 호프의 "학습 스위치"를 켰고, 자신이 만드는 소리가 불완전해도 소통을 만들어낸다는 것을 깨닫도록 도왔다. 호프는 세션 내내 키득거리기만 했고 가끔 "노!"라고 말했다. 네 차례 세션이 끝났을 때 호프는 끊임없이 종알거리고 웃음을 내질렀다. 현재 아이는 일곱 살 반이고 짤막한 문장들을 말한다.

호프는 왼쪽 시야로 전혀 보지 못했다. 바니엘은 몸을 하나의 전체로 보고 작업함으로써 아이가 눈으로 대상을 따라가고 왼쪽으로 보기 시작하도록 도왔다. 흥미롭게도 이렇게 눈으로 따라가면서 호프의 안경 처방도 달라졌다. +8에서 −1로 바뀌었다.(+는 원시, −는 근시를 가리키고, 숫자가 클수록 시력이 나쁘다는 뜻이다_옮긴이) 마침내 아이는 안경 없이 볼 수 있게 되었다.*

내가 지켜본 또 다른 아이는 다발성 경화증을 앓았다. 나는 그를 '시드니'라고 부르겠다. 아이는 태어나자마자 신생아 집중치료실에 보내졌고, 그곳에서 박테리아성 수막염에 걸렸다. CT 스캔으로 감염에 의한 뇌졸중이 확인되었다. 수막염은 뇌 조직을 망가뜨릴 뿐 아니라 심각한 부기를 일으키고 뇌척수액의 흐름을 막히게 할 수도 있다. 뇌를 둘러싸고 있는 뇌척수액이 고이면 압력이 증가하여 뇌 전체가 두 배까지도 커지는 수두증이 일어난다. 시드니를 살리기 위해 신경외과의사는 작은 관을 삽입하여 압력을 줄이고자 했지만 실패했고, 시드니는 2차 수술을 받아야 했다.

시드니가 5개월 때에 바니엘의 센터에 처음으로 왔을 때 완전히 근육 경직 상태였다. 몸을 옆으로 구르지도 못했다. 뇌졸중이 일어난 많은 사

---

*　호프는 사시였고, 사시인 아이들은 눈 근육을 잘라서 정렬시키는 수술을 받게 하는 경우가 많다. 바니엘에 따르면 이런 방법은 미관에는 확실히 좋겠지만, 눈이 제대로 기능하게 되는 것은 결코 아니다. 펠덴크라이스의 작업으로 사시로 고생하는 많은 아이들이 수술을 피했다.

람들과 마찬가지로 주먹을 꽉 쥐고 팔을 가슴에 딱 붙인 채 움직이지 않았다. "워낙 단단하게 힘이 들어가 있어서 급하게 팔을 움직이려고 하다가는 부러뜨릴 수도 있어요." 바니엘의 말이다. 아이의 부모는 결코 걷지 못할 것이라는 말을 들었다. 아이는 고개를 옆으로 돌리지 못하는 사경斜頸이라는 증상을 보였다. 그러나 첫 수업을 마칠 때 양손을 폈다. 수업이 진행될수록 발전하여 마침내 아이는 옆으로 뒤로 구르는 법을 배웠다. 바니엘은 아이의 부모에게 말했다. "옆으로 구르고 앉는 법을 배운 뇌는 걷는 것도 배울 수 있습니다."

수업을 받으면서 시드니는 27개월째에 걷기 시작했다. 아직 말은 못했지만 아이가 학습할 수 있다는 것을 깨달은 부모는 아이에게 세 개의 언어를 접하도록 하는 이례적인 조치를 취했다. (영어와 더불어 엄마가 그에게 이탈리아어로 말했고, 스페인 사람인 관리인이 스페인어로 말했다.)

첫 두 해 동안 시드니의 수업은 매주 네다섯 번, 하루 30분씩 진행되었다. 바니엘은 집중적인 수업이 띄엄띄엄 하는 수업보다 훨씬 효과적일 때가 많다는 것을 알았다.

시드니는 다섯 살 때는 1년에 몇 차례만 수업을 받았다. 당시에는 또래의 대부분의 아이들만큼 활동적이지 않았고, 달리는 것이 뻣뻣했다. 현재 아홉 살인 시드니는 무척 적극적이다. 걷지도 말하지도 못할 것이라는 말을 들었던 아이가 이제 여기저기 뛰어다니고 영어, 스페인어, 이탈리아어로 유창하게 말하고 쓴다.**

** 바니엘은 이제 자신의 방법을 '아낫 바니엘 요법'이라고 부른다. 펠덴크라이스와 함께 행한 작업과 이후에 자신이 개발한 방법을 결합한 것이다. 펠덴크라이스 요법을 훈련을 받은 다른 시술자들도 뇌졸중, 운동선수, 음악가, 댄서, 불안(펠덴크라이스의 첫 번째 책의 주제), 척수 문제, 등 문제, 만성통증, 다발성 경화증과 더불어 아이들 치료를 전문으로 한다. 물론 여러 가지를 두루 하는 시술자들도 많다.

마지막까지 강압되지 않는 삶

1977년에 펠덴크라이스는 현재 펠덴크라이스 북아메리카 길드라고 불리는 조직을 창설했다. 이 조직은 오늘날 훈련 프로그램을 승인하고 그의 요법의 시술자에게 자격증을 부여한다. 전 세계에서 펠덴크라이스 요법 훈련 과정을 이수한 시술자들을 대표하는 조직인 국제 펠덴크라이스 연맹과 연계되어 있다.

평생 펠덴크라이스는 유전이 지능의 한계를 결정하는 하나의 요인에 불과하다고 믿었다. 우리가 배우는 가장 중요한 것들은 상당 부분 교실 밖에서 일어난다고 믿었다. 걷는 것(그리고 중력을 거스르는 것)도 그렇고, 물리학도 그는 주로 졸리오-퀴리의 연구소에서 배웠고, 유도도 그렇게 배웠다. 평생 학습은 그의 집안 내력이었다. 그는 연약한 84세 어머니가 유도로 그를 내던지는 법을 배우자 흐뭇했다. 그는 다른 무술인들과 농담하면서 어머니가 이렇게 자신을 내던진 것이 "하도 믿기지 않아서 완전히 속임수"[42] 같았다고 했다. "다른 사람들이 유도로 들고 내던지는 것을 보면서 어머니는 자신도 할 수 있다고 했고, 10분 만에 그것을 배워서 해내더군요."

펠덴크라이스가 가노와 유도에서 배운 가장 중요한 교훈 하나는 가역성의 이해였다. 총명하려면 행동을 어느 순간에도 멈추거나 뒤집을 수 있도록 행해야 한다. 즉, 반대 방향으로 돌릴 수 있어야 한다. 비결은 결코 강압적으로 움직이지 않는 것이다. (강압적으로 살거나 행동하는 것은 분화된 방식으로 행하는 것과 정반대이다. 강압적 행동은 분화된 행동과 달리 항상 똑같은 식으로 행해지며, 역설적이게도 정신적 노력이 많이 소요되므로 그만큼 자각 없이 기계적으로 행해질 때가 많다.)

그는 『고급 유도』에 이렇게 썼다. "어떤 일이 있어도 마음을 바꿀 수 없다며 확고하게 뭔가를 시도하는 것은 유도에서 좋지 않다."[43] 유도에서든 삶에서든 우리는 습관, 사고방식, 태도에 결코 갇혀서는 안 된다. 우리가 갇혔다고 생각할 때도 실은 그렇지 않을 때가 많다. 유도에서 상대방에게 꼼짝 못하게 제압당했을 때에도 "우리는 항상 '고정화', '붙들림' 같은 말은 실제 상황을 묘사하는 말이 아니라 행동에는 존재하지 않는 최종성과 확정성의 개념을 나타내는 것임을 기억해야 한다.[44] 고정화는 늘 역동적이고 계속해서 바뀐다. 상대방은 여러분이 그의 다음 행보를 간파하고 선수 치기를 멈추는 순간 대체로 힘을 뺀다."

거스를 수 없는 방향이 하나 있다. 생명체가 가차 없이 나아가는 죽음이라는 종착지가 바로 그것이다. 바꿀 수 없지만, 어떻게 죽음을 향해 나아가느냐 하는 것은 바꿀 수 있다. 자각하면서 바꿀 수도 있고, 자각하지 않고 바꿀 수도 있다. 1984년 아브라함 바니엘이 펠덴크라이스의 텔아비브 아파트를 마지막으로 찾았을 때 그는 심하게 병들어 죽어가고 있었다.[45] 아브라함은 펠덴크라이스가 자신의 몸을 마치 다른 사람의 말을 듣는 것처럼 듣고 있는 것 같았다. 친구의 호기심과 삶에 대한 강한 애착을 알고는 아브라함은 이렇게 물었다. "모세, 기분이 어때?"

부어 오른 펠덴크라이스의 얼굴이었지만 아브라함은 그가 마음속으로 웃고 있는 듯 보였다.

그는 천천히 대답했다. "나의 다음번 호흡 소리를 들으려고 기다리는 중이네."

참고문헌 및 주

1   펠덴크라이스의 개인사는 인터뷰를 참고하고 그의 친한 친구 아브라함 바니엘(현재 90대
    다), 그의 제자 아낫 바니엘, 매리언 해리스, 데이비드 제마크-버신과 대화하면서 주로 얻
    었다. Garet Newell, "A Biographical Moshe Feldenkrais," *Feldenkrais Journal*, no.7
    (Winter 1992)도 도움이 되었다. 마크 리스의 탁월하지만 너무도 짧은 "A Biography of
    Moshe Feldenkrais"는 멋진 전기로 확장되었다. Mark Reese, *Moshe Feldenkrais: A
    Life in Movement* (San Rafael, CA: Feldenkrais Press, 2015). 펠덴크라이스가 가방 안에
    비밀 문건을 숨긴 이야기는 이 책에 나온다. 그 외에 펠덴크라이스 본인이 쓴 이력서; 그
    의 책 *The Elusive Obvious*에서 밝힌 자전적 내용; 그의 유도에 관한 책들, 특히 *Higher
    Judo: Groundwork*; 칼 프리브램과 나눈 대화 녹음; Carl Ginsburg, "Berstein and
    Feldenkrais: The Fathers of Movement Science," *Feldenkrais Journal*, no.12 (1997-
    98); Dennis Leri, "Feldenkrais and Judo," Newsletter of the Feldenkrais Guild, *In
    Touch*, 2004도 참고했다. 펠덴크라이스의 이론에 대한 전반적인 입문서로 내가 좋아하
    는 책은 *Embodied Wisdom: The Collected Papers of Moshe Feldenkrais*, ed. E. Beringer
    (Berkeley, CA: North Atlantic Books, 2010)이다.

2   M. Reese, *Moshe Feldenkrais: A Life in Movement*. 3장을 보라.

3   M. Feldenkrais, "Image, Movement, and Actor: Restoration of Potentiality: A
    Discussion of the Feldenkrais Method and Acting, Self-Expression and the
    Theater" (1966), in Feldenkrais, *Embodied Wisdom*, pp.93-111, 95.

4   M. Feldenkrais, *The Elusive Obvious, or Basic Feldenkrais* (Capitola, CA: Meta
    Publications, 1981), p.45.

5   M. Reese, "Moshe Feldenkrais's Work with Movement: A Parallel Approach
    to Milton Erickson's Hypnotherapy," in Jeffrey K. Zeig, ed., *Ericksonian
    Psychotherapy*, vol.1, *Structures* (New York: Brunner/Mazel, 1985), p.415.

6   M. Feldenkrais, *Body and Mature Behavior: A Study of Anxiety, Sex, Gravitation and
    Learning* (1949; reprinted Berkeley, CA: Frog Ltd., 2005), p.76.

7   Feldenkrais, *Elusive Obvious*, p.90.

8   M. Feldenkrais, "Mind and Body" (1964), in *Embodied Wisdom*, p.28.

9   Feldenkrais, *Body and Mature Behavior*, p.191.

10 아낫 바니엘, 저자의 인터뷰.

11 Feldenkrais, *Elusive Obvious*, p.24.

12 M. Feldenkrais, *Body Awareness as Healing Therapy: The Case of Nora* (Berkeley, CA:
    Somatic Resources and Frog, 1977), p.63.

13 Feldenkrais, *Elusive Obvious*, p.26.

14 같은 책, p.25.

15 Feldenkrais, *Embodied Wisdom*, p.94.

16 N. Doidge, *The Brain That Changes Itself* (New York: Viking, 2007), pp.68, 337[노먼 도이지, 김미선 역, 『기적을 부르는 뇌』, 지호, 2008].

17 M. Feldenkrais, *Awareness Through Movement: Health Exercises for Personal Growth* (1972; reprinted New York: HarperCollins, 1990), p.59.

18 Feldenkrais, *Embodied Wisdom*, p.7.

19 Feldenkrais, *Awareness Through Movement*, p.45.

20 Feldenkrais, *Elusive Obvious*, p.94.

21 Reese, "Feldenkrais's Work with Movement," p.418.

22 E. Thelen and L. B. Smith, A *Dynamic Systems Approach to the Development of Cognition and Action* (Cambridge, MA: MIT Press, 1994).

23 Esther Thelen, "A Dynamic Systems Approach and the Feldenkrais Method," 2012, http://www.youtube.com/watch?v=Le_tFDMB7ds&feature=c4-overview-vl&list=PLrCtcgNcNdtbGbmu6soNs2Toohod3Kox3.

24 M. Feldenkrais, *Higher Judo: Groundwork* (1952; reprinted Berkeley, CA: Blue Snake Books, 2010), pp.32-36.

25 M. Feldenkrais, *Body Awareness as Healing Therapy*, p.xiv.

26 M. Feldenkrais and H. von Foerster, "A Conversation," *Feldenkrais Journal* 8 (1993): 17-30, 18.

27 Feldenkrais, *Body Awareness as Healing Therapy*, p.9.

28 같은 책, p.71.

29 같은 책, p.30.

30 같은 책, p.31.

31 같은 책, p.45.

32 Feldenkrais, *Elusive Obvious*, pp.3-4.

33 같은 책, p.9.

34 Feldenkrais, *Body Awareness as Healing Therapy*, p.48.

35 같은 책, p.37.

36 C. Ginsburg, introductory comments to M. Feldenkrais, *The Master Moves* (Cupertino, CA: Meta Publications, 1984), p.7.

37 A. Rosenfeld, "Teaching the Body How to Program the Brain Is Moshe's 'Miracle,'" *Smithsonian* 1, no.10 (1981): 52-58, 54.

38 J. Stephens et al., "Lengthening the Hamstring Muscles Without Stretching Using 'Awareness Through Movement,'" *Physical Therapy* 86 (2006): 1641-50.

39 S. Herculano-Houzel, "Coordinated Scaling of Cortical and Cerebellar Numbers of Neurons," *Frontiers in Neuroanatomy* 4, no.12 (2010): 1-8, 5.

40 L. F. Koziol and D. E. Budding, *Subcortical Structures and Cognition* (New York: Springer, 2009); D. Riva and C. Giorgi, "The Contribution of the Cerebellum to Mental and Social Functions in Developmental Age," *Fiziologiia Cheloveka* 26, no.1 (2000): 27-31.

41 A. Baniel, *Kids Beyond Limits: The Anat Baniel Method for Awakening the Brain and Transforming the Life of Your Child with Special Needs* (New York: Perigee, 2012), p.25.

42 Feldenkrais, *Embodied Wisdom*, p.154.

43 Feldenkrais, *Higher Judo*, p.94.

44 같은 책, p.55.

45 펠덴크라이스의 죽음에 대한 이야기는 아브라함 바니엘이 개인적으로 내게 해준 것이다.

스스로 치유하는 뇌

6

보지 못하는
사람이
보는 법을
배우다

펠덴크라이스 요법,
불교도의 훈련법,
그 밖의
신경가소적 방법을
사용하다

마른 체형에 목소리가 조용한 데이비드 웨버David Webber가 내 진찰실 맞은편에 앉아 있다. 그는 마흔세 살부터 보지 못했다. 그때부터 그는 뇌와 마음에 관한 펠덴크라이스의 이해를 스스로에게 적용하여 치료해왔다. 오랫동안 처방약을 복용했고 수술도 여러 차례 받았지만 시력을 찾는 데 실패했다. 그러나 현재 그는 약을 끊었고 앞을 볼 수 있다. 그에게는 병이 유린하고 간 흔적이 남아 있다. 오른쪽 눈의 눈동자가 살짝 더 크고, 오른쪽 홍채가 왼쪽보다 더 짙은 푸른빛 갈색이다. 그는 이제 볼 수 있지만 조심스럽게 찬찬히 탐색하듯 움직인다. 맹인이 취하는 식으로 공간에서 자신의 몸의 위치를 자각하면서 움직인다.

2009년에 우리가 처음 만났을 때 그는 쉰다섯 살이었다. 그는 크레타섬에서 나를 찾아왔다. 웨버는 에게 해가 바라보이는 15세기에 지어진 펜션-하숙집에 산다. 캐나다에서 태어난 웨버는 실명失明으로 일자리를 잃자 크레타로 갔다. 당시 그의 치료에 차도가 보이는 중이었지만 여전히 장애였다. 그는 다급하지 않고 스트레스가 적은 삶을 원했다. 그래서 올리브나무들로 둘러싸인 곳에서 크레타의 태양과 공기를 맞으며 느린

스스로 치유하는 뇌

리듬으로 살기로 했다. 눈보라 치고 얼음에 넘어지는 혹독한 캐나다 겨울을 맹인으로 지내야 하는 스트레스 대신, 크레타에서 많지 않은 저축에 기대어 소박하게 살았다.

그와 대화를 나누면서 우리가 오래전에 거의 마주칠 뻔했다는 것을 알게 되었다. 만난 적은 없지만 같은 고등학교에 다녔고, 대학에서 시기는 다르지만 같은 철학과 교수로부터 영향을 받았다. 1960년대에 청년 웨버는 선원으로 일하다가 플라톤을 공부하기로 했다. 철학과 교수는 그에게 고대 그리스 사상을 이해하도록 가르쳤다. 이어 웨버는 가장 오래된 불교 유파의 하나인 소승불교에서 전통 수련을 받았고, 그가 애초에 플라톤과 소크라테스에 끌렸던 이유인 '성찰하는 삶'의 더 깊은 탐구를 거기서 보았다. 그는 오랫동안 두 명의 스승과 함께 공부했다. 훗날 그의 치유에 중요한 역할을 하게 되는 사람들로 그에게 명상과 고대 텍스트를 가르쳐준 남걀 린포체Namgyal Rinpoche(린포체란 티베트 불교에서 전생의 기억을 갖고 환생한 고승高僧을 가리킨다_옮긴이), 함께 공부하고 여행하며 탑을 만든 미얀마 수도승 우 실라 운타U Thila Wunta가 바로 그들이다. 웨버의 내적 탐구는 진지했다. 한창 때는 하루 스무 시간 명상하고 네 시간 자며 수행에 매진했다.

그러다가 그는 결혼하고 아들을 낳았다. 가족을 부양하게 된 그는 자신에게 컴퓨터에 활용할 수 있는 체계적 사고의 재능이 많다는 것을 알게 되었다. 1990년대 초에 그는 컴퓨터 네트워크 통합자로 일하며 AT&T 캐나다 회계를 맡았고, 인터넷 상업화를 위한 첫 기반을 마련한 국제적 팀의 일원이었다.

그가 마흔세 살이던 1996년, 중요한 프레젠테이션을 하는 그에게 동료가 말했다. "눈이 벌겋게 보여." 그는 안과의사를 찾았고 포도막염이라는 진단을 받았다. 포도막염은 몸의 항체가 눈을 공격하여 염증을 일으키는 자가면역 질환이다. 미국에서 실명의 원인 중 10퍼센트가 포도막염이다. 염증은 빠르게 진행되어 홍채와 수정체에 영향을 미쳤다. 점점 시력을 잃어갔다. 자가면역 질환은 다음으로 갑상선을 공격했다. 결국 갑상선 제거 수술을 받아야 했다.

면역 반응 때문에 망막 뒤에 체액이 차서 황반(시야 중심에서 세세하게 구별해서 보게 하는)이라고 하는 망막 가운데 부분이 부어올랐다. 그는 세세한 부분을 보는 능력을 잃었다. 예컨대 손목에 찬 시계를 볼 수 없었다. 주변시를 이용하여 손목에 시계 비슷한 것이 있다는 것을 어렴풋이 볼 뿐이었다. 시계 색깔은 흐릿하게 인식했지만, 상을 구축하기에 충분한 정보를 얻지 못했다.

5년 동안 그는 안구 주위에 항염증 스테로이드 주사를 정기적으로 맞았다. 면역 반응을 억제하는 스테로이드도 복용했다. 그러나 스테로이드는 병의 진행을 막지 못했고, 죽은 염증 조직이 눈 속을 떠다니면서 시력을 저하시켰다. 시력 향상은 미미했다. 또 수술로 다른 두 가지 문제가 일어났다. 안압이 상승하여 실명으로 이어질 수 있는 녹내장이 발병했다. 그리고 심각한 백내장에 걸려 결국에는 두 차례 수술로 양쪽 수정체를 제거했다. 그는 이제 수정체를 대체하기 위해 두꺼운 안경을 써야 했는데, 이로 인해 남아 있는 주변시가 막히고 말았다.

무기력하고 의존적인 존재가 되는 것이 두려워 그는 자주 안경을 쓰지 않고 지하철을 타거나 사람들이 많이 모이는 행사장에 갔다. 그를 가장 두렵게 하는 북적이는 공간에 적응하기 위해서였다. 대개는 흐릿한 윤곽만 볼 수 있었지만 "나는 흐릿한 시야로 돌아다니고 그런 상태에서 편안함을 느끼는 법을 배웠어요. 나는 보는 것이 그저 세세한 것을 보고 상징들을 읽어내는 것 훨씬 이상의 일임을 깨달았습니다. …… 보는 것은 내 자신 전체이지 눈이 아닙니다."

두 차례 추가 수술(유리체 절제술)로 그의 눈구멍을 비집어 열고 안구의 측면을 절개하여 죽은 조직이 뭉쳐 있는 젤리 조직(유리액)을 빼냈다. 소득은 미미했다. 한쪽 백내장 수술을 마치고 수술후 감염이 일어나 그의 오른쪽 눈 대부분이 손상되었다. 안과의사가 그쪽은 '죽은' 것이나 마찬가지라서 압력을 느끼지 못한다고 말했다. 그쪽 눈은 눈구멍에서 쪼그라들기 시작했다. 몇 년 뒤인 2002년 시력이 약간 남아 있는 왼쪽 눈에 녹내장 수술을 받았다. 왼쪽 눈에 구멍을 뚫어 체액을 빼내는 섬유주 절제술은 실패로 끝났다. 결국 다섯 차례 수술 모두 그의 시력에 뚜렷한 향상을 가져오지 못했다. 한쪽 눈은 얼굴 가까이 댄 손가락도 겨우 구별할 정도였고, 다른 쪽은 압력이 걷잡을 수 없이 높아졌다. 물리적 통증이 극심했다. 움직일 때마다 눈에서 뭔가가 쿡쿡 찌르는 느낌이 들었다. 통증은 몇 년 동안 이어졌고, 그는 침대에 누워 지낼 때가 많았다.

"이어서 감정적 통증이 밀어닥쳤습니다." 그가 내게 말했다. "공포로 얼룩진 시절이었습니다. 극도로 불안한 상태였고 갈수록 심해졌어요." 차분하던 그의 목소리가 기억을 더듬는 동안 떨렸다. "집에서 조차 나는 활동 기능을 잃어가기 시작했습니다. 칫솔에 치약을 짜는 것도 힘들었어요. 매직펜으로 큼지막하게 메모하기 시작했습니다. 직장에서는 경력이 무너지고 있었습니다. 차기 대세를 타고 있었는데, 상사가 내게 컴퓨터 화면을 보지 못하므로 회계를 할 수 없다고 하더군요. 나는 강제로 끌어내려졌습니다. 앞도 못 보게 되었는데 일까지 잃으니 가슴이 무너졌습니다. 더없이 좋은 출세 기회였거든요. 인터넷이 폭발적으로 성장하는 초기였어요. 나는 장애를 껴안고 내 눈과 내 면역계에서 일어나는 일에 집중해야 했습니다."

의사는 스테로이드가 그의 눈이 악화되지 않도록 보호해주리라 기대
했다. 그래서 평생 약을 복용하도록 했다. 그러나 이로 인해 얼굴이 붓고
심장박동이 치솟았다. 그는 체중이 늘었고, 걷잡을 수 없이 몸을 떨었고,
심한 감정 기복, 착란, 건망증에 시달렸다. 약이 자신을 독살한다고 느꼈
다. 항상 마음속에 이런 질문을 떠올랐다. 스테로이드가 눈을 보호해줄
까, 아니면 압력과 염증이 쌓여 결국에는 시신경을 망가뜨릴까? 결국 스
테로이드는 시신경을 망가뜨렸다. 이로써 그는 시신경병증이라고 하는
또 하나의 질병을 갖게 되었다. 안과의사가 그의 눈을 검사하더니 법적
맹인이라고 선언했다.

정상 시력 20/20은 20피트 떨어진 곳에 서서 표준적인 스넬렌 시
력 검사표를 읽을 수 있다. 법적 맹인은 20/200부터 시작한다. 웨버
는 20/800이었다. 20피트 떨어진 곳에서도 정상 시력을 가진 사람이
800피트 떨어진 곳에서 보는 것처럼 본다는 뜻이다. 사실상 아무것
도 보지 못했다. 그는 바로 앞에 펴든 손가락의 흐릿한 굴곡만 겨우
볼 수 있었다. 의사들은 그가 남은 평생을 맹인으로 살아가게 된다
고 말했다.

그의 삶은 가혹하게 달라졌다. 가족과 아주 친한 친구들 몇 명만 그의
곁에 남았다. "직장 동료들은 나를 떠났습니다. 나한테서 뭔가를 원하는
사람들은 내가 더 이상 그것을 주지 못하므로 다들 떠났습니다." 그의
결혼 생활은 눈 문제가 시작되기 몇 년 전에 끝났다. 직장을 잃은 40대
의 그는 부모 집에 들어가야 했다. 밤이면 앞을 보는 꿈을 꾸었고, 아침
이면 명료한 시력을 갖는 것이 얼마나 행복한 일이었는지 기억하며 일

어났다.

그러나 낮이면 맹인들을 위한 지역 센터에서 흰색 지팡이를 받았고, 감각으로 동전들을 구별하는 법을 배웠다. 그는 책 읽는 것을 좋아했으므로 독서를 하지 못하는 것이 "상상할 수 없는 지옥"과도 같았다. 최고의 좌절은 읽을 수 없으니 자신의 문제를 알아볼 수도 없다는 것이었다. 완전히 못 보게 되기 전에 그는 혹시나 하는 마음에서 "토론토의 중고 서점들을 굶주린 유령처럼 돌아다녔다"고 한다. 거대한 돋보기를 들고 활자가 충분히 크고 두드러지는 표지의 책을 찾아서 글자를 한 자 한 자 손으로 만지며 제목을 추측했다. "나는 제목을 보고 책을 샀어요. 집에 가져가서 책장에 두었죠. 언젠가 읽을 수 있는 날이 오리라는 희망에서 말입니다."

"무엇이 그런 희망을 갖게 했을까요?" 내가 그에게 물었다.

"맹목적인 믿음이죠." 그가 대답했다. "그리고 나는 아들을 보고 싶었고, 아이가 커가는 모습을 보고 싶었어요."

희망의 가닥

그러던 어느 날, 그의 사례를 아주 면밀히 지켜보고 상황이 얼마나 안 좋게 흘러가는지 알았던 그의 일반의가 뉴욕의 한 내과의이자 안과의사 수술의가 개발한 대안적 치료법에 대한 정보지를 웨버에게 건넸다. 1860년에서 1931년까지 살았던 윌리엄 베이츠William Bates는 사실상 신경가소적 훈련법을 사용하여 많은 흔한 눈 문제를 성공적으로 치료했고[2] 가끔은 실명도 고쳤다. 베이츠는 펠덴크라이스가 동작 분야에서 이룬 것을 시각 분야에서 했다. 그는 본다는 것이 수동적인 감각 처리가 아니라 동작을 요하는 것임을, 그리고 눈을 움직이는 습관적인 방법이 시력에 영향을 준다는 것을 밝혀냈다.

컬럼비아와 코넬 대학에서 공부한 베이츠는 자신의 경력을 멋지게 시작했다. 1894년 그는 싸움-도주 반응과 스트레스와 공포 상황에서 분비되는 호르몬인 아드레날린을 누구보다 먼저 의학적으로 사용했다. 그래서 스트레스가 몸, 근육과 근육긴장, 그리고 눈(아드레날린은 동공을 확장시키고, 혈액순환에 작용하고, 내부 압력을 높인다)에 미치는 영향을 누구보다 잘 알았다. 베이츠는 1만 명의 시력을 측정하여 선명도(물체가 얼마나 흐릿하게 보이는가)가 유동적이며 특히 스트레스를 받을 때 요동친다는 것을 알아냈다. 그는 시각 문제를 겪다가 저절로 회복한 많은 환자들을 보고는 사람들을 훈련시켜서 시력을 좋게 만드는 것이 가능할까 고민했다. 그는 결국 사람들을 더 잘 보도록 도와 안경을 벗게 만든 사람으로 널리 알려지게 되었다.

과학자 헤르만 폰 헬름홀츠Hermann von Helmholtz(1821~1894)까지 거슬러 올라가는 통념에 따르면 눈은 수정체가 형태를 변화시켜서 서로 다른 거리에 초점을 맞출 수 있다. 헬름홀츠는 검영기retinoscope라고 하는 새로운 기계를 사용하여 이 문제를 연구했다. 그는 수정체 가장자리에 있는 섬모체근이라고 하는 작은 근육이 수축하기 때문에 이런 형태의 변화가 일어나는 것이라고 추측했다. 헬름홀츠가 가능성 높은 이론으로 제안한 것은 곧 교과서에서 보편적 진리로, 수정체 변화의 유일한 원인으로 받아들여졌고, 오늘날에도 그렇게 가르친다.

하지만 베이츠는 초점 맞추기가 수정체 형태 변화에 전적으로 의지한다는 생각에 의문을 가졌다. 웨버처럼 백내장으로 수정체를 제거하고 조절이 안 되는 인공수정체가 있는 대체 안경을 썼던 소수의 환자들도 여전히 초점을 맞출 수 있었다.[3] 문헌에서 자주 보고되는 흥미로운 사실이지만, 다른 거리의 물체들을 명확히 보려면 수정체가 형태를 바꿔야 한다는 이론에는 맞지 않았다. 베이츠는 물고기, 토끼, 고양이, 개를 대상으로 검영기를 사용하여 헬름홀츠의 실험을 재현해보기로 했다. 그는 초점 문제가 수정체 형태가 바뀌는 것만이 아니라 눈 주위에 있는 여섯 개 외부 근육(외안근)에 의해 안구 전체의 모양이 바뀌는 것 때문에도 일어난다는 사실을 알아냈다. 전에는 이런 외부 근육이 대상을 따라갈 때만 눈을 움직이는 것으로 생각했다. 베이츠는 외안근이 안구를 길거나 짧게 만들어 초점을 바꾼다는 것을 입증했다. 그가 이런 근육을 잘라내자 동물들은 더 이상 초점을 바꾸지 못했다.[*]

외부 근육이 안구를 길거나 짧게 만들 수 있다는 발견은 중대한 것이었다. 1864년 네덜란드 안과의사 프란스 코르넬리스 돈데르스Frans Cornelis Donders는 가까이 있는 대상만 선명하게 보는 근시 환자들의 안구가 더 길다는 것을 알아냈다. 안구가 지나치게 길면 수정체를 통과한 상이 망막에 제대로 도달하지 못해 흐려진다. 베이츠는 근시 환자의 외부 근육이 높은 긴장 상태에 있어서 안구의 형태가 달라지면서 상이 흐

---

[*] 수정체의 섬모체근은 다른 거리를 볼 때 눈의 '조절력', 즉 초점을 맞추고 선명한 상을 얻는 능력을 결정하는 하나의 요인에 불과하다는 베이츠의 주장을 확증하는 최근의 연구들이 있었다. 일본의 안과의들은 공막(안구의 흰색 조직)의 길이를 늘여 눈의 조절력을 좋게 하는 데 성공했다. 외안근을 수술한 아이들의 각막을 연구(각막 지형도 연구)하여 이런 근육의 긴장이 굴절력, 그러니까 빛이 망막이 도달하는 방식에 영향을 미친다는 것을 보여주었다. "결과적으로 외부 근육의 긴장, 그리고 그 반대인 이완이 굴절에 영향을 미친다. 따라서 우리는 시각 처리에서 그 사람의 마음 상태와 의도를 무시할 수 없다. 자신이 관심 가는 글은 피곤함 없이 읽을 수 있다는 것을 우리도 흔히 본다." 안과의사 크리스틴 돌레잘과 개인적으로 연락해서 얻은 정보이다. 베이츠의 주장을 확증하는 증거가 있음에도 의심하는 사람들은 지금도 그의 작업에 반대되는 주장들만을 거론하며 베이츠를 사기꾼이라고 부른다.

릿하게 보이는 것이라 주장했다. 근시 환자들은 눈이 긴장되고 쑤시는 경험을 자주 하는데, 대개는 이런 증상을 억누르지만 눈을 감고 감각에 집중하면 알아차릴 수 있다.

베이츠는 눈의 운동이 명료한 시력에 필수적이라고 강조했다. 망막 중심부로 세세한 부분들을 보는 황반은 단어 하나, 심지어 글자 하나를 볼 때도 계속해서 움직인다. 눈은 두 가지 종류의 단속운동saccade을 한다. 하나는 관찰할 수 있는 것으로, 우리는 방을 훑거나 친구를 찾을 때 눈을 이리저리 돌린다. 움직임이 너무 작아서 관찰하기 어려운 단속운동도 있다. 찰스 다윈의 아버지 로버트 다윈Robert Darwin은 눈이 고정되어 있는 듯 보일 때에도 불수의적으로 움직인다는 것을 알아냈다.[4] 미세단속운동microsaccade이라고 하는 이 운동은 워낙 빠르게 일어나서 특별한 기구를 통해서만 관찰된다. 눈 근육이 마비되는 약을 복용한다던가 하여 미세단속운동이 억제되면 사람은 볼 수 없다.[5] 그러므로 눈의 운동은 보기 위해서 꼭 필요하다.

미세단속운동은 어떻게 시력을 도울까? 현재 시각 신경과학에서 지배적인 이론에 따르면 망막과 관련 신경세포들은 정보를 아주 짧은 동안만 선명하게 인식하고, 이후에는 신호가 희미해지기 시작한다.[6] 고정된 하나의 대상을 볼 때 우리의 눈은 '여러 장의 스냅사진'을 찍는다. 눈이 한 차례 가동하고 멈추면, 상이 망막의 빛에 민감한 수용체를 자극하여 생생한 버전의 상이 발화한다. 그러고 나서 상이 희미해지려고 하면 미세단속운동이 눈을 미세한 거리만큼 이동시키고, 근처에 있는 수용체가 자극을 받아 두 번째 '스냅사진'을 찍는다. 고정된 채로 대상을 응시한다고 생각할 때조차 우리의 눈은 미세단속운동을 하며 여러 버전의 상을 보내서 뇌를 새롭게 일깨운다. (촉각 경험도 비슷하다. 우리가 옷을 입거나 안경을 쓰면 피부로 촉감을 느끼지만, 시간이 흐르면 감각이 희미해진다. 그러다가 우리가 움직이면 새로운 접촉의 감각이 느껴진다. 옷감의 감촉을 느끼고자 할 때 우리는 손가락을 움직이고 멈추고 다시 움직이는 식으로 '탐색'을 벌인다.)

눈은 단순히 수동적인 감각 기관이 아니다. 정상적으로 보려면 움식여야 한다. **눈은 고정되어 있지 않고 부단하게 움직인다.** 앙드레 뒤 로랑이 1599년에 한 말이다. 보려면 온전하고 **활동적인** 운동-감각 회로가 필요하다. 뇌가 눈을 움직일 수 있어야 하고, 그런 움직임이 시각에 어떻게 작용하는지 파악할 수 있어야 하며, 그런 피드백을 활용하여 눈을 새로운 위치로 옮길 수 있어야 한다는 뜻이다. 실명은 **수동적인** 감각 결손만은 아닐 때가 많다. 보는 것은 감각 활동만이 아니기 때문이다. 시각에는 감각과 운동이 **모두** 관여하므로 실명은 부분적으로 운동 장애인 경우가 많다.

눈의 피로와 과도한 긴장이 시각을 억제한다고 믿었던 베이츠는 눈의 긴장을 풀어주는 운동을 개발했고, 이런 운동을 통해 환자들의 시력이 좋아지고 안경을 아예 벗을 수도 있다는 것을 알았다. 그는 눈의 관점에서 자주 말했지만, 근육긴장과 시각을 조절하는 방법이 **항상 뇌와 연관된다는 것**을 알았다.

베이츠는 근시, 원시, 사시 같은 눈의 문제가 어떤 식으로 생겨나는지에 관한 새로운 이론을 세웠다. 그는 사람들이 눈을 사용하는 습관이 이런 문제를 야기할 때가 많다고 믿었다. 문화가 우리의 시각에 막대한 영향을 미친다는 것을 간파했다. 1867년 독일의 안과의사 헤르만 콘Herman Cohn은 1만 명의 아이들을 연구하여 학업이 진행되고 더 많이 읽고 가까이서 보면서 안경 처방이 늘어나는 것을 보았다. (근시는 가장 흔한 시력 이상이다.) 이스라엘에서는 초정통파 유대인 소년들이 아주 어린 나이에 토라와 탈무드를 배우기 시작하며, 결국에는 거의 모두가 안경을 쓴다. 아시아 국가에서는 100년 전만 하더라도 안경을 거의 볼 수 없었지만, 학업 부담으로 아주 이른 나이부터 공부에 내몰리면서 안경 착용 비율이 치솟고 있다. 현재 아시아인의 대략 70퍼센트가 근시이다.[7] 대부분의 의대에서는 지금도 근시가 주로 유전적 요인이라고 설명하지만, 유전으로 설명하기에는 변화 속도가 지나치게 빠르다. 이런 변화는 사람들이 눈을 새로운 방법으로 사용하면서 뇌에 일어난 신경가소적 변화가 원인인 경우가 많다.

안경은 눈으로 들어가는 빛의 각도를 바꿔 망막에 초점이 잡히게 한다. 안경은 빠른 처방이다. 흐릿한 시야를 바로잡고 두통을 없애주며 믿을 만하다. 그러나 근본적인 문제를 '치료'하지는 않는다. 눈의 피로와 근시는 그대로 있고 갈수록 악화된다(그래서 대부분의 사람들은 점차 높은 도수의 안경을 쓴다). 베이츠는 근시를 되돌리지 않으면 더 나쁜 문제들이 일어난다고 했다. 심각한 근시는 망막박리, 녹내장, 황반변성, 백내장의 위험을 높이며 하나하나가 실명으로 이어질 수 있다.[8] 베이츠에게 근시를 완화시켜서 안경을 벗도록 만드는 것은 그저 미관상의 문제가 아니라 예방 차원의 일이다.*

베이츠는 국제적인 추종자가 생겼다. 그의 제자들은 자신들을 자연시력 향상 교육자라고 불렀다. 베이츠의 작업은 펠덴크라이스에게 지대한 영향을 주었다. 그러나 뉴욕 안과의사들과 (안경을 파는)검안사들은 위협을 느꼈다. 그들은 그에게 돌팔이라는 딱지를 붙이고 따돌렸다. 결국 베이츠는 뉴욕 의대 대학원의 교수직에서 쫓겨났다. 주류 의학이 신경가

스스로 치유하는 뇌

소성을 받아들이기 한참 전에 정신적 경험을 사용하여 시력을 훈련하는 법을 발견한 것이 그에게는 불운이었다.

첫 번째 시도

1997년 베이츠의 작업을 접한 데이비드 웨버는 그에 대해 알아보기 시작했지만, 이미 그의 눈은 합병증이 심해서 베이츠의 방법이 통할 것 같지 않았다. 그래도 그는 계속해서 찾아보았다. 그러던 중 청각 장애 부모에게서 맹인으로 태어난 메어 슈나이더Meir Schneider라는 이스라엘인이 베이츠의 방법으로 회복했다는 이야기를 들었다. 슈나이더는 유전적 이유로 심한 백내장과 녹내장을 앓았다. 웨버처럼 다섯 차례 실패한 수술로 눈에 흉터 조직이 있었고, 영영 앞을 보지 못한다는 진단을 받았다. 열일곱 살 때 그의 시력은 20/2000이었다. 먼저 베이츠의 방법으로 시력이 좋아진 어린 친구가 그의 훈련을 도왔다. 하루 한 시간 하는 것이

---

* 아내와 나는 자연시력 전문가 리오 앤너트(Leo Angart)의 이틀간의 세미나에 참석했다. 그는 베이츠의 기법을 사용하여 시력을 좋게 하는 일을 한다. 이틀 만에 우리 부부의 네 눈은 안경 도수가 평균적으로 3/4디옵터 떨어졌다. (디옵터는 수정체의 빛 굴절력을 나타내는 단위다.) 이때까지 안경 도수가 몇 년마다 계속 높아졌는데, 우리는 그런 과정을 멈추고 되돌리기 시작한 것이다. 워크숍을 받은 후 아내와 나는 15년 전의 도수로 돌아갔다. 앤너트는 『황홀한 변화(Tranceformations)』라는 책에서 사람을 최면에 걸어 나이를 거꾸로 먹게 하고 유아기의 기억을 다시 체험하게 하는 이야기를 읽었다. 연령 퇴행을 하면 아이 같은 기분이 들고 심지어 아이 같은 자세를 취하기도 한다. 놀랍게도 최면에 걸린 사람은 자신이 어릴 때, 안경을 쓰기 전에 보던 시력으로 보기 시작했다. 최면 상태에서는 눈 근육의 과도한 긴장이 급격하게 이완되는 모양이다. 영감의 순간에 최면술사 존 그라인더는 아이의 명료한 시력으로 깨어난다는 암시를 하여 그를 정상적인 의식 상태로 돌아오게 했다. 앤너트는 이 이야기를 읽고 나서 베이츠의 주장이 가치가 있을 수 있음을 깨닫고는 스스로를 훈련시켜 25년 넘게 써온 안경을 벗었다고 한다.

일반적이지만, 슈나이더는 의사의 충고에도 불구하고 열세 시간씩 훈련을 했다. 어느 정도 지나자 빛과 어둠이 서서히 대조되는 것을 알아차렸다. 빛은 더 밝아졌고 어둠은 더 어두워졌다. 그런 다음 모호한 형태들이 보였다. 6개월이 지나자 그는 대단히 도수가 높은 20디옵터 안경을 쓰고 물체를 보고 글자를 읽을 수 있었다. 18개월 차에는 안경 없이 읽었다. 현재 슈나이더는 캘리포니아에서 자기치료를 가르치고 있다. 그는 일반 운전면허증이 있다며 내게 보여주었다. 그의 시력은 현재 20/60이다. 정상 시력의 1퍼센트에서 70퍼센트로 좋아진 것이다.

웨버는 자기만큼 문제가 심각했던 사람이 베이츠의 방법으로 효과를 보았다고 생각하고 힘을 얻었다. 그러나 숱한 위기를 넘기느라 지칠 대로 지치고, 우울하고, 여러 의사들을 만나느라 정신이 없고, 스테로이드 처방약 프레드니손에 몸이 망가진 웨버는 캘리포니아로 그를 만나러 갈 엄두가 나지 않았다.

동양 사상에 관심이 많은 그였지만 모든 희망은 서양 의사들에게 걸고 온통 그들에게 의지했다. 안과의사가 더 이상 해줄 것이 없다는 말을 했을 때에야 웨버는 요가 수행과 불교 명상을 하던 시절에 우 실라 운타가 해준 요가 수행으로 눈을 치료했다는 이야기, 고대 불교 사원에서 눈을 치료하는 전통이 있었다는 이야기가 생각났다. 웨버는 온타리오 주 킨마운트에 있는 자신의 명상 스승 남걀 린포체의 집으로 찾아갔다. 스승은 붓고 충혈된 그의 눈을 보자마자 말했다. "자네에게 고대 사원에서 수도승들이 눈을 치료하기 위해 행한 네 가지 훈련을 가르쳐주지. 도움이 될 거야."

1999년 봄의 일이었다. 그가 이제까지 받아온 정교한 기술의high-tech 개입들에 비하면 지시 사항은 무척이나 단순하고 유치하리만치 원시적으로 보였다. 구전으로 전해지는 네 가지 기법은 다음과 같았다.

첫째, 남걀 린포체는 그에게 "하루 몇 시간 짙은 남색으로 명상"하라고 했다. "한밤중 하늘의 색깔로, 이 색이 중요한 이유는 눈 근육의 긴장을 완전하게 풀어주는 유일한 색이라는 것이네. 과거에 이 방법으로 찢어진 눈도 고쳤어. 등과 발바닥을 바닥에 대고 누워. 무릎을 천장 쪽으로 세우고, 손은 배 위에 살며시 올리고." 이 자세는 등 아래쪽과 목의 긴장을 풀어주며 호흡도 한결 편하게 할 수 있다. 이런 명상을 하는 동안 웨버는 손바닥을 눈 위에 올려 더욱 긴장을 풀 수 있었다. 그러나 이런 심상화 명상에서 강조점은 "차분하고 광활한 느낌의 마음 상태"를 얻는 것이었다.

둘째, 남걀 린포체는 그에게 "눈을 위로 아래로, 왼쪽 오른쪽으로, 원으로 대각선으로 움직이게"라고 했다.

셋째, 그는 "눈을 자주 깜박하게"라고 했다.

마지막으로 이렇게 말했다. "눈으로 일광욕을 해. 해가 하늘 낮게 걸리는 아침이나 늦은 오후에 해를 향해 45도 각도로 앉아서 눈을 감아. 하루 10분에서 20분, 따뜻한 목욕물에 눈을 담그는 기분으로 온기와 빛이 눈 조직 곳곳에 스며들도록."

그것이 전부였다. 이런 치료가 그의 실명을 어떻게 도와주는지 전혀 설명이 없었고, 눈의 긴장을 완전히 푸는 것이 중요하다는 말만 했다.

이런 기법들은 베이츠가 덜 심각한 증상에 사용했던 몇몇 방법과 상당히 비슷하게 들린다. 예컨대 베이츠도 손바닥으로 눈을 가리고 긴장 풀기, 눈을 깜빡거리기, 눈을 감은 채 햇빛 오래 보기를 강조했다. (웨버는 나중에 베이츠 요법 시술자로부터 베이츠가 고대 동양 전통에서 손바닥 덮기를 배웠다고 말하는 것을 들었다고 했다.)

웨버는 이런 투박한 기술low-tech을 제안 받고 어떻게 해야 할지 몰랐다. 계속된 통증으로 긴장이 극심했고, 얼얼한 왼쪽 안구는 마치 압력을 받아 폭발하는 듯했다.

단순한 훈련이었는데도 하지 못했다. 핵심 운동인 짙은 남색 명상을 하려고 했을 때 그는 대단히 실망스럽게도 자신이 오히려 조급해지는 것을 보았다. "나는 잠깐 동안도 할 수 없었어요. 망가진 시신경이 내 시야 중심에 흰색과 회색 섬광의 형식으로 시각적 '잡음'을 연이어 쏟아냈습니다." (그의 이야기를 듣는 순간, 나는 이런 혼란스러운 불꽃놀이 감각이 기능장애에 빠진 요란한 그의 신경계가 내보내는 신호일지도 모른다고 생각했다. 감각이 손상되면 이런 일이 일어날 수 있다. 시신경은 몸에서 뇌 조직이 가장 앞으로 튀어나온 부분이며, 시신경이 손상되면 시각 회로 전체가 교란될 수 있다.) 그저 '손바닥 덮기'만 해도 불안해졌다. 명상의 요소를 가진 불교도의 훈련법은 하루 몇 시간은 고사하고 몇 분도 그를 편안하게 하거나 그의 눈의 긴장을 덜어주지 못했다.

모든 방법을 활용하다

펠덴크라이스 요법 시술자 매리언 해리스Marion Harris가 웨버를 '동작을 통한 자각' 수업에 초대했다. 시력에 도움을 준다기보다 그저 긴장을 푸는 데 도움이 되리라 생각했다. 우연히도 웨버는 어릴 때 그곳 근처에서 자랐다. 1999년 그는 매주 해리스의 수업을 듣기 시작했다. "내가 바닥에서 옆으로 구르기를 할 수 있다는 것을 알았어요. 아주 재밌었습니다." 시간이 흐르면서 그의 불안은 가라앉았고 전반적인 긴장이 줄어들었다. 1년 뒤에 그는 펠덴크라이스 시술자가 되는 훈련을 받기로 했다. 고객에게 말하고 그의 팔다리를 부드럽게 움직이는 식으로 수업이 이루어졌으므로 눈을 사용하지 않고도 행할 수 있는 일이었다. 그는 보지 못하게 되면서 촉각을 예민하게 발달시켰다. 흔히 있는 신경가소적 적응이다.

시술자 훈련을 받으면서 웨버는 펠덴크라이스가 텔아비브에서 매주 수업을 행하며 1,000회가 넘는 '동작을 통한 자각' 수업 자료를 남겼고, 그 가운데는 '눈 가리기'라고 하는 한 시간짜리 눈 훈련도 있다는 것을 알았다. 그는 수업을 녹음한 테이프를 입수해서 들었다. 수업은 실명을 치유하는 훈련이 아니라 앞을 보는 사람의 시력을 좋게 하는 운동으로 홍보되었다. '동작을 통한 자각' 수업이 다 그렇듯이 이 수업도 제자에게 바닥에 누워 중력의 긴장을 제거하도록 했다. 남갈 린포체가 말한 것과 비슷했다.

그는 바닥에 등을 대고 누워 녹음 테이프를 들었다. 웨버는 눈 훈련이 펠덴크라이스가 베이츠의 방법을 탐구하고 수정한 것이며 불교도의 훈련법과도 놀라우리만치 비슷하다는 것을 금방 알아차렸다. "수업을 시작하자마자 눈에서 변화가 느껴졌습니다. 나는 신경계를 완전히 편안하게 하는 도구를 얻었습니다. 눈의 긴장을 완전히 풀고 신경계와 면역계를 치유하는 방법을 얻었습니다. 수업을 하면서 안와에 놓인 안구를, 그 무게와 형태를 느꼈습니다." **안와**는 안구를 둘러싸고 있는 뼈로 된 구조물을 가리키는 의학 용어다. "눈을 왼쪽, 오른쪽, 위, 아래 사방으로 움직이며 안와 뒷부분과 외안근의 동작을 느꼈어요. 나도 모르게 힘이 들어갔던 눈의 긴장이 저절로 풀렸습니다. 쉬는 동안 내 눈은 따뜻한 수영장의 꽃처럼 둥둥 떠다니는 느낌이었습니다. 한 시간 만에 눈의 운동은 부드럽고 기름을 칠한 듯 매끄럽게 되었어요. 목과 등도 편안해졌고요. 마음은 차분하고 광활하고 기민해졌습니다. 행복했습니다. 드디어 열쇠를 찾았으니까요. 치유가 확실하다는 것을 알았습니다."

수업에서 웨버는 자신의 몸 전체를 하나하나 살피며 긴장하거나 힘이 들어간 곳을 확인했고, 호흡을 부드럽고 조용하게 하려고 했다. 몸 전체를 살피는 것은 필요한 일이었다. 비록 눈에 집중하는 수업이었지만 어떤 동작도 몸 전체에 작용하기 때문이다. 테이프에 녹음된 목소리는 힘을 가하거나 긴장하지 말고 모든 지시사항을 수행하도록 했다.

이제 그는 손을 펴서 눈을 가렸다. 손가락을 이마에 대고 손바닥은 눈 위에 살며시 올려놓았다. 손바닥 덮기는 중요하다. (베이츠가 강조했듯이) 시각 문제를 겪는 대부분의 사람들은 시각계가 정보를 받아들이려고 애쓰는 동안 눈이 피로에 시달린다. 손바닥을 눈 위에 올리면 그냥 눈만 감는 것보다 훨씬 많은 빛이 차단되어 시신경과 뇌의 시각 회로에 진정한 휴식을 준다. 손바닥 덮기는 눈의 운동과 전반적인 근육긴장을 서서히 감소시킨다.

다음의 지시는 마치 웨버를 염두에 두고 하는 말처럼 들렸다.

손으로 눈을 가리고 있어도 여전히 온갖 형태들과 다양한 색깔이 만화경처럼 보인다는 사실에 주목하세요. 이렇게 되는 것은 여러분의 시신경은 흥분되면 색깔과 형태를 제외한 그 어떤 것도 담지 못하기 때문입니다. 여러분의 체계 전체가 아직 활동 중임을 보여줍니다. …… 눈의 뒤쪽에서 주위보다 더 검은 점을 찾을 수 있는지 보세요. 자세히 보면 검은 점들이 서서히 보일 겁니다. 이런 점들을 보면서 그것들이 점점 커지고 뒤쪽 전체를 덮는다고 생각하세요.

스스로 치유하는 뇌

내 식으로 말하자면, 펠덴크라이스가 묘사한 흥분한 시신경과 침착하지 못한 체계는 요란하고 제대로 조절되지 않은 뇌의 징후였다. 신경세포들의 흥분과 억제를 균형 있게 맞추려면 이런 뇌를 잠재워야 했다.

이제 웨버는 쉬어야 했다. 한참 말이 없다가 목소리가 말했다.

손을 눈에서 떼고 눈은 계속 감고 있어요. 정신을 집중하고 서서히 눈만 오른쪽으로 움직입니다. 머리는 움직이지 않습니다. 오른쪽을 끝까지 봅니다. 오른쪽 귀를 보겠다는 마음으로. 서서히 느리게 이 동작을 합니다. 마치 눈이 무거운 것처럼. 정리하면 여러분은 먼저 앞을 보고, 이어 양쪽 눈을 오른쪽 끝까지 돌립니다. 마음속으로 오른쪽 귀가 보일 때까지. 그런 다음 서서히 눈을 앞쪽으로 되돌립니다.

고개를 고정시킨 채 눈을 오른쪽으로 움직이는 것은 펠덴크라이스의 전형적인 방법이었다. 일반적으로 오른쪽을 볼 때면 머리와 척추도 함께 돌린다. 펠덴크라이스는 제자에게 눈의 운동과 머리와 목의 운동을 구별하도록 했다. 힘들이지 않고 눈을 독자적으로 움직일 수 있다는 것을 자각하도록 하기 위함이었다.

웨버는 다시 쉬어야 했다. 그때 목소리가 물었다. "어디가 '앞쪽'이죠? 대부분의 사람들은 앞쪽을 제대로 몰라요. 눈을 살짝 오른쪽이나 왼쪽으로 돌리고도 여전히 자신의 눈이 '앞쪽'에 있다고 느끼죠. 바로 이것이 명료한 시력을 방해하는 한 가지 문제입니다. 느낌으로 감각으로 '앞쪽'의 위치를 분명히 파악하세요."

여기서 펠덴크라이스는 베이츠가 시각 문제가 있는 모든 사람에게서 발견한 문제, 그가 부적절한 '중심 주시central fixation'라고 부른 문제를 언급하고 있다. 사람들은 망막 중심 근처에 있는 6밀리미터 황반의 중심부로만 세세하게 볼 수 있다. 망막은 카메라 필름과 다르다. 카메라 필름은 민감도가 동일하지만 눈은 그렇지 않다. 원추세포들이 집중적으로 분포하는 황반만 세세한 부분들을 감지할 수 있다. 그러므로 정확하게 겨냥해야 한다. 그러나 베이츠는 현대식 삶의 습관 때문에 사람들이 사물을 볼 때 부정확하게 겨냥해서 상이 황반 바깥쪽에 있는 간상세포에 맺힌다는 것을 발견했다. 간상세포는 세세하게 보지 못하므로 시야가 흐려진다.

인간은 눈을 사용하여 다양한 거리를 보도록 진화했다. 사냥꾼은 멀리 떨어진 먹잇감을 따라다니고, 채집인은 자그마한 씨앗을 모은다. 오늘날 사람들은 컴퓨터와 스마트폰 앞에서 대부분의 시간을 보내며 급하게 읽고 짧은 거리만 본다. 속독하는 사람은 한 줄 전체를 '한 차례 꿀꺽' 본다. 그래서 단어 하나하나를 명료하게 보지 못한다. 이런 일을 수천 번 반복하면 이런 식으로 눈을 사용하는 방법이 뇌에 배선된다. 중심 주시를 대충 사용하고 먼 거리와 주변시를 소홀히 한다.

베이츠는 중심 주시에 문제가 있는 사람들, 즉 황반을 정확하게 겨냥하는 법을 모르는 사람들에게 시력 검사표를 읽게 했을 때 묘한 결과를 보았다. 자신이 보려는 글자는 흐릿했지만 옆에 있는 글자는 덜 흐릿했다. 결국 겨냥이 잘못된 것이다. 펠덴크라이스의 용어로 하자면 "어디가 앞쪽인지 몰랐다". 눈에서 가장 디테일에 민감한 부분을 대상에 똑바로 겨냥하는 법을 배우면 명료한 시력이 금방 좋아질 터였다.

테이프의 목소리가 계속해서 말했다.

움직임을 일관된 보폭으로 차분하게 이어가도록 합니다. 눈이 넓은 거리를 건너뛰지 않도록 주시하세요. 쉬운 일은 아닙니다. 각각의 눈은 특정한 각도로 보는 것에 익숙합니다. 시선이 멈추는 곳에서 날카롭고 분명하게 보고, 다른 곳에서는 덜 분명하게 봅니다. 바로 이런 곳이 여러분의 눈이 건너뛰는 곳입니다. 눈을 천천히 움직이는 것에 습관을 들이면 눈이 보지 못하는 각도가 없어집니다. 그러면 시각이 좋아질 수 있습니다. 일반적으로 눈은 보기 위해 결코 완전히 가만히 있지 않고 항상 작은 운동들을 합니다.

펠덴크라이스는 단속운동과 미세단속운동을 말하고 있었다. 눈은 보기 위해 움직여야 하지만, 황반이 세세한 부분을 건너뛰지 않으려면 항상 부드럽게 움직여야 한다. 근육긴장이 높은 상태에서는 이렇게 움직일 수 없다.

다음 지시사항은 보다 이례적이고 비습관적인 눈의 운동을 강조했다. 처음에는 느리게, 그런 다음 빠르게 연습하도록 했다. 근육긴장이 줄어들면 몸을 살펴서 바뀐 것이 없는지, 신경계의 긴장이 풀렸는지 알아보도록 지시했다. 긴장 완화는 검은색을 보는 능력으로 표출되었다.

손으로 다시 눈을 가리고 더 커진 검은 점이 있는지 살펴봅니다. 주위보다 더 검은 점이 보일 겁니다. 뒤쪽 전체가 서서히 더 검게 바뀐다고 생각하세요. 눈꺼풀 안쪽이 검은 축축한 벨벳이라고 생각하세요. 여러분의 시신경이 차분해지고 아무런 동작도 하지 않거나 아무런 자극도 받지 않을 때 보는 것이 바로 이런 검은색입니다. 인간이 볼 수 있는 가장 어두운 검은색입니다.

웨버는 테이프가 계속해서 다른 운동들과 심상화도 설명했다고 기억하지만, 수업의 기본 구조는 내가 요란한 뇌를 잠재우기 위해 필요하다고 보았던 신경가소적 치유의 주요 단계들을 촉진했다.

첫째, 손바닥 덮기는 부교감신경계를 켜서 신경계가 편안하게 안정을 취하고 휴식하도록 한다. 이런 신경휴식 단계 덕분에 신경계는 쉬면서 학습과 신경분화에 소요될 에너지를 축적한다.

둘째, 흥분과 억제의 불균형이 재조정되면서 신경조절이 일어난다. 웨버는 먼저 밝은 색 섬광들을 보고 과도한 흥분의 신호임을 알아차렸고, 이어 그런 자각으로 시각계의 억제된 부위와 관련되는 어두운 지점들도 보았다. 마음으로 검은색 부위가 커진다고 상상함으로써 그는 자신의 신경계를 선제적으로 조절하여 흥분과 억제의 균형을 회복했다.

셋째, 조절 단계가 완료되어야 점차 섬세한 신경분화가 연이어 일어날 수 있다. 신경분화는 안정된 상태를 벗어나야 할 만큼 까다로운 작업은 아니다. 쉽게 행해져야 한다. 그러나 뇌가 전에 행하던 수준을 넘어설 만큼은 까다로워야 한다. 이렇게 하는 하나의 방법은 대단히 천천히 부드럽게 눈 운동을 하면서 눈이 필요 이상으로 시야에서 많은 부분을 건너뛰지 않도록 가르치는 것이다.

마지막으로 신경분화가 이루어지면 이렇게 신경계 전체에 새로 일어난 변화의 효과를 관찰하고 이해하고 즐기는 것이 필요하다. 그래야 변화가 가능하고 즐겁다는 자각이 생기고, 이로 인해 뇌가 변화로 이어진 신경 연결망과 활동을 강화하게 되기 때문이다.

웨버는 비습관적인 눈 운동을 자각하면서 수행하자 즐겁고 예기치 못한 변화를 알아차렸다. 이제 그는 안와에서 안구의 움직임이 느껴지기 시작했다. 수업은 "신체 부위의 직접적인 감각을 통해 눈을 내 신체상에 다시 돌려놓았습니다. '죽은' 오른쪽 눈은 확실히 그렇게 되었습니다."

앞을 보지 못하는 동안 눈은 그의 신체상에서 사라졌었다. 신체상은 정신적 요소(몸에 대한 주관적 감각 자각)도 있고, 뇌의 요소(뇌 지도의 신경세포 활동)도 있다. 웨버는 더 이상 눈이 머리의 어디에 있는지 느끼지 못했다. 뇌는 사용하지 않으면 잃으므로 감각 기능이 손상되면 그것과 연관된 신체 부위가 뇌에 정상적인 신호를 보내는 것을 멈춘다. 앞서 보았듯이 펠덴크라이스는 마음이 사용하지 않는 신체 부위를 표상하는 것을 멈추거나 표상을 바꾸면 뇌 지도에서 그것이 줄어든다고 믿었다. 그의 이런 관찰은 신경가소성자 마이클 머제니치의 연구를 미리 내다본 것이다. 머제니치는 미소전극을 사용한 뇌 매핑을 통해 동물이 신체 부위를 사용하지 않으면 거기에 해당하는 뇌 지도가 줄어들거나 다른 부위의 표상에 할당된다는 것을 보여주었다.[9]

이런 질문이 떠오른다. 근본적인 통찰을 담은 베이츠의 방법과 불교도의 훈련법은 어째서 펠덴크라이스의 수정 없이는 웨버에게 통하지 않았을까? 웨버는 이렇게 대답했다. "나는 한눈팔지 않고 명상할 만한 솜씨도 에너지도 남아 있지 않다고 느꼈습니다. 당시 허약했던 나는 신경근육 체계를 재조직하기 위해 보다 효율적인 뭔가가 필요했습니다." 워낙 통증이 심하고 수술로 인한 염증과 상처가 심했기에 그는 스스로 말했듯이 "과도한 긴장 상태에 갇힌 채로 근육을 붙잡아두는 온갖 종류의 반사 작용"을 발달시키게 되었다. 펠덴크라이스의 방법은 비습관적이고 분화된 동작들을 사용하고 느린 속도로 행하고 휴식의 시간을 주므로 웨버는 습관적이고 강박적인 반사 작용에 반응하지 않을 수 있었다. "펠덴크라이스 수업이 나의 방어를 무장 해제시킨 것 같습니다. 수업이 진행되는 동안 조금씩 놀라운 변화가 일어났습니다. 또 차이를 알아차리는 것이 목표였으므로 내가 계속해서 흥미를 갖고 기민하게 과정에 집중할 수 있었다고 봅니다. 나는 변화할 준비가 되었습니다." 펠덴크라이스가 추가한 운동은 웨버가 명상 훈련을 하는 토대가 되었다.

짙은 남색의 심상화는 시각계를 어떻게 이완시킬까

짙은 남색을 상상하는 것이 어떻게 눈과 시각계의 근육긴장을 풀어줄 수 있는지, 그리고 심상화가 왜 그렇게 전반적으로 효과가 있는지가 최근의 여러 연구를 통해 밝혀졌다. 대체로 **우리가 외부에 있는 뭔가를 지각할 때 발화하는 똑같은 신경세포들이 그 대상이나 경험을 처음 기억할 때도 많이 발화한다**는 것이 뇌 스캔으로 확인되었다. 뇌에서는 행위를 상상하는 것과 실행하는 것은 보기만큼 그렇게 다르지 않다. 『기적을 부르는 뇌』의 「상상의 힘」이라는 장에서 상세하게 설명했듯이, 눈을 감고 글자 a처럼 단순한 대상을 시각적으로 떠올리면 일차시각피질이 글자 a를 실제로 볼 때처럼 발화한다. 이런 현상은 복잡한 상상에서도 일어난다.[*][10]

---

*   UCLA와 이스라엘 바이츠만 연구소 학자들은 신경수술을 받으면서 뇌에 미소전극을 삽입한 간질 환자들에게 〈사인필드〉, 〈심슨 가족〉 같은 텔레비전 프로그램을 보여주었다. 연구자들은 환자들에게 5초에서 10초짜리 짧은 영상들을 보여주면서 그들이 영상을 볼 때 발화하는 100개의 신경세포 활동을 기록했다. 그런 다음 환자들의 주의를 딴 데로 돌렸다. 어느 정도 시간이 지나고 그들에게 물었다. "〈심슨 가족〉을 기억하면 무엇이 떠오릅니까?" 그들이 영상을 볼 때 발화했던 바로 그 신경세포들이 기억할 때 발화했다. 똑같은 일은 〈사인필드〉에서도 일어났다. 〈사인필드〉 영상에 특정하게 연루된 세포들이 발화한 것이다. 즉, 하나의 사건을 지각할 때와 그 사건이 있고 나서 그것을 상상할 때 똑같은 신경세포가 발화한다. H. Gelbard-Sagiv et al., "Internally Generated Reactivation of Single Neurons in Human Hippocampus During Free Recall," *Science* 322, no.5898(2008): 96-101을 보라.

상상과 기억을 활용하는 심상화는 실제 경험을 할 때 가동되는 것과 똑같은 신경세포를 가동하므로, 부정적인 경험이나 기억을 떠올리면 원래 경험 때 일어났던 온갖 부정적인 감정적 반응들이 야기되고 뇌에 더 깊이 배선된다. 반대로 즐거운 경험을 떠올리거나 기억하거나 상상하면 '진짜' 즐거운 경험을 할 때 발화되는 것과 같은 감각·운동·감정·인지 회로가 활성화된다. 최면술사가 몹시 불안해하는 사람에게 즐거운 광경을 떠올리게 하여 곧바로 완전히 편안한 상태로 접어들게 할 수 있는 이유이다. 또한 운동선수나 음악가가 연습 과정을 마음속으로 상상함으로써 실력을 향상시킬 수 있는 이유이기도 하다. 내가 『기적을 부르는 뇌』 8장에서 보여주었듯이 음계 연습을 한다고 상상하면 실제로 악기를 연습할 때와 거의 비슷한 실력 향상이 일어난다. '정신적 훈련'을 한 사람이 '신체적 훈련'을 한 사람과 똑같은 뇌 부위에서 비슷한 수준의 변화를 끌어낸다는 것은 뇌 스캔으로도 확인된다.

펠덴크라이스와 베이츠가 눈을 감고 짙은 남색을 떠올림으로써 시각계는 빛이 들어오지 않을 때와 똑같은 상태가 되어 쉬면서 에너지를 회복했다. 그냥 눈을 감거나 잠을 자도 이렇게 되지 않을까? 그렇지 않다. 눈을 감아도 빛의 일부는 여전히 들어온다. 게다가 광경을 상상하거나 잠을 자면 시각계가 발화한다. 그러므로 눈을 감고 손바닥을 덮으면 잠을 자는 것보다 시각계를 더 편안하게 이완할 수 있다. 손바닥 덮기와 짙은 남색을 떠올리는 명상 기법이 웨버의 시각계와 눈을 치유하는 데 꼭 필요했던 이유이다.

시각이 돌아오다: 손과 눈의 연결

그의 시각이 돌아오기 시작했다. 훈련으로 서서히 꾸준히 나아지자 그는 스테로이드를 끊었다. 자신의 독창적인 방법을 더하기도 했다. 오로지 외부 눈 근육만을 사용하여 눈을 부드럽게 압박하도록 자극하는 법을 익혔다. 죽은 세포를 자극하여 체액을 빼내고 눈의 압력을 낮추기 위해서였다. 2009년 7월 안과의사를 찾아갔을 때, 그는 안경 쓰고 왼쪽 시력이 20/40이었다(수술로 수정체를 제거한 상태였으므로 안경을 써야 했다). 20/800이었던 오른쪽 시력도 20/200으로 좋아졌다.

그는 펠덴크라이스의 다른 훈련들도 시도했다. 시력을 새로운 차원으로 끌어올리기 위해 펠덴크라이스의 또 다른 개념에 주목했다.

말년의 펠덴크라이스는 손과 눈의 연결에 매료되었다. 앞 장에서 펠덴크라이스가 제자를 바닥에 눕히고 힘을 최소로 들여 고개를 살짝 구부리도록 하면서 그것이 몸의 왼쪽에 미치는 영향을 인식하도록 했을 때, 목의 긴장이 줄어들고 왼쪽 몸 전체로 긴장 완화가 확산되었음을 기억하자. 신경계 한 부분에서 그토록 작은 활동을 자각하면서 수행하면 운동피질의 과도한 발화를 억제하여 몸 전체가 곧 편안해지고 불안이 감소할 수 있다.

펠덴크라이스는 손을 아주 살짝만 오므리고 펼 때 무슨 일이 벌어지는지 알아보았다. 그는 제자에게 손바닥이 부드러워진다고 상상하게 하고, 이어 손가락을 천천히 1센티미터 미만으로 살짝만 폈다가 오므리면서 몸 전체에 미치는 영향을 살펴보도록 했다. 이런 동작에는 힘이 거의 들어가지 않는다. 우리가 숨을 내쉴 때도 손가락과 손이 살짝 펴지고 숨을 들이마시면 살짝 수축한다. 그는 손이 벨과 비슷한 형태임을 강조하

스스로 치유하는 뇌

기 위해 수업을 '벨 모양의 손'이라고 불렀다. 손과 손가락을 펴고 오므리는 동작은 벨이 진동하는 움직임처럼 미세했다.

동작과 손의 근육긴장을 자각하는 것만으로도 손뿐만 아니라 몸의 한쪽 나머지 부분의 긴장, 결국에는 몸 전체에서 긴장이 줄어든다. 손은 워낙 자주 사용하므로 운동피질에서 커다란 부위를 차지한다. 뇌 지도에서 손은 얼굴과 눈에 대단히 가깝다. 아마도 아이들이 눈으로 뭔가를 보면서 동시에 손으로 잡으려고 뻗는 경향이 있어서 발화하는 신경세포들이 함께 배선되는 것 같다. "손과 눈을 연결하는 신경학적 회로는 뇌에서 초고속도로와 같습니다." 웨버가 말했다. "이런 연결을 이용하면 학습과 근육긴장의 억제를, 손을 표상하는 신경세포에서 눈의 근육긴장과 전반적인 운동을 제어하는 운동피질의 신경세포로 곧바로 확산시킬 수 있겠다고 생각했습니다."

웨버는 규칙적으로 손을 펴고 오므리기 시작했다. 그렇게 해서 손의 근육긴장이 풀리자 손을 눈에 가져가 손바닥을 댔다. 눈의 근육긴장과 급격하게 요동치는 움직임은 손의 편안한 상태와 완전히 대조되었다. 이어 그의 뇌는 그런 차이를 보기만 하고도(즉, 감각 구별을 하기만 하고도) 서서히 눈의 긴장을 풀기 시작했다. 편안한 상태의 손 앞에서 눈이 "안전하다고 느낀" 모양이었다. "손의 긴장이 해소된 것을 보고 눈의 긴장이 저절로 사라진 듯했습니다."

이런 긴장 해소는 저절로 힘들이지 않고 일어난다. 실제로 근육긴장을 무리하게 풀려고 하면 자주 역효과가 난다. 과도하게 긴장한 신경계는 올바른 정보를 제공받으면 긴장된 부위를 완화된 부위와 맞추려고 한다. 단순한 자각이 변화의 동인이다. 긴장할 때 자신이 숨을 참는다는 것을 깨닫게 되면 자동적으로 내쉬는 것처럼 말이다.

웨버는 '벨 모양의 손'을 활용하여 자신의 교감신경계 싸움-도주 반응을 재빨리 끌 수 있다는 것을 알아냈다. "대단히 수용적인 부교감신경 학습 상태로 접어들면서 감각피질과 운동피질에 있는 상당한 양의 잡음이 억제되었습니다. 이런 상태는 눈으로, 이어 나머지 몸 전체로 확산되었습니다." 그는 '벨 모양의 손' 운동을 하면 자신이 가장 의식적으로 자각하는 부위(손)가 보다 무의식적인 부위(눈)에게 어떻게 움직이고 근육긴장을 풀고 좋아지는지 가르칠 수 있다는 것을 깨달았다.

눈의 근육긴장이 정상으로 돌아오면서 혈액순환이 좋아졌다. 눈 운동의 범위도 늘어나고 한결 부드러워졌으며 그 결과 그의 시각피질에 더 많은 정보가 도달했다. 웨버는 '벨 모양의 손' 운동을 매일 한두 시간씩 했다. 이렇게 6주를 하고 안과의사를 다시 찾았을 때 그의 왼쪽 시력은 안경 쓰고 20/20이었다. 그는 자기만큼이나 기뻐하는 의사에게 무엇이 변화를 일으켰다고 생각하는지 물었다. 의사는 한참 있다가 말했다. "인지적인 것이겠죠." 뇌에 변화가 일어났다는 뜻이다. 그는 이제 몇몇 활동을 할 때만 안경을 쓴다.

크레타 섬은 웨버가 얻은 소득을 확고히 다지기에 이상적인 장소같았다. 그는 젊었을 때 그곳에 산 적이 있었다. 지금은 다 자랐지만 올리브나무들을 심었고, 신선한 음식과 여유로운 삶의 템포를 즐겼다. 그는 2006년에 크레타로 돌아가서 활력을 찾았다. 사계절 내내 바다와 공기를 즐기고 돌로 된 오래된 마을 사이의 산길을 걸었다. 그는 (펠덴크라이스의 용어로) 자신의 습관을 알게 모르게 자극하는 토론토의 판에 박힌 삶에서 벗어나면 신경계가 자유롭게 스스로를 재조직할 수도 있으리라 생각했다. 옛날 의사들이 흔히 하던 충고와도 맞았다. 의사들은 회복하기 위한 최선은 주위 환경을 급격하게 바꿔 몇 달 동안 깊고 지속적인 휴식을 취하며 체질을 강화하는 것이라고 했다.

처음에 웨버는 상당히 외로웠지만 곧 지역사회와 어울렸다. 그는 앞을 보지 못하는 사람이 그렇듯이 자신이 시각에 덜 의존한다는 것을 알아챘다. 그의 뇌가 실명을 겪으면서 재조직된 것이다. "나의 세상을 구축하기 위해 눈에 덜 의존하게 되면서 내 마음이 점차 명료하고 평온해졌습니다." 그는 이런 지중해식 삶이 자신의 신경계를 더욱 안정시키기를, 그래서 자가면역 질환이 더 많은 장기를 공격하지 않도록 막아주기를 바랐다. 교과서에서는 신경계와 면역계를 완전히 구분하지만, 신경면역학이라는 새로운 학문이 보여주듯이 우리 몸에서는 그렇지 않다. 스트레스가 면역 반응을 일으킬 수 있다. 그는 신경면역계를 안정시키면 시각이 더 좋아지고 재발을 막을 수 있으리라 희망했다.

그는 이따금씩 토론토로 돌아가서 의사를 만났다. 언젠가 안과의사를 만나려고 대기실에서 기다릴 때 앞을 보지 못하거나 심각한 시각 문제를 겪는 사람들을 보면서 그는 세상의 모든 대기실이 "자신의 문제에 대해 아무것도 못 하는 사람들로 가득하다"라고 생각했다. "내가 이 곤경에서 벗어난다면 다른 사람을 돕고 싶었습니다."

그는 이제 자신의 맹세를 지킬 도구를 얻었다고 생각했다. 펠덴크라이스 행사장에서 그는 펠덴크라이스에게서 직접 시술을 배운 카를 긴즈부르크를 만났다. 독일에 살았던 긴즈부르크는 웨버의 이야기를 듣고 그로부터 배우고 싶어서 웨버를 마인츠와 빈에서 열리는 워크숍에서 자신을 도와달라고 초대했다. 긴즈부르크는 몇 년 전에 각막을 다쳐 심한 통증을 느꼈는데, 펠덴크라이스의 가까운 조수였던 개비 야론으로부터 수업을 받고 나았다.

지금까지 웨버는 '동작을 통한 자각'을 통해 스스로를 치료했다. 이제 긴즈부르크가 그에게 '기능적 통합' 수업을 했다. 웨버는 오랫동안 시각 없이 걷고 움직여왔으므로 이제 새로 얻은 시각을 통합하려면 자신의 몸을 재조직해야 했다.

'기능적 통합' 수업을 받는 대부분의 사람들은 몽롱한 상태에 놓이며, 미묘한 모든 동작들을 설명하기 위한 어휘를 갖고 있지 않다. 그러나 웨버는 모든 동작들을 세심하게 기억해냈다. 그는 자신이 몸을 붙드는 방식이 완전히 재조직되고 감정이 재조직되는 것을 경험했다. 이것은 대단히 효과적인 심리치료나 정신분석에서만 목격되는 현상이다.

일곱 차례 긴즈부르크와 수업하면서 웨버는 먼저 자신의 몸의 왼쪽과 오른쪽 차이를 살펴보았다.[11] 그는 자신이 오른쪽 다리로 설 때 살짝 불안정하고 오른쪽 종아리 근육이 집중적으로 뻣뻣하다는 것을 알았다. 가장 확연한 종아리의 근육긴장이 풀리자 그는 이제까지 알지 못했던 눈의 뒤쪽과 목, 등, 골반에서 다리까지 깊게 쌓인 근육긴장을 더 잘 느끼게 되었다. 긴장은 "단단하게 다져진" 느낌이었다. "안에서 숨을 쉬면서 등의 단면을 따라 붙어 있는 벽을 밀어내는 느낌이었습니다." 수업이 진행되면서 "나는 이 벽이 불안과 두려움으로 꽉 들어찼음을 순간적으로 보았습니다. 동시에 구조적 현상으로도 느꼈습니다. 눈 뒤쪽과 횡격막, 골반의 근육들이 밀착되어 마치 바위에 뿌리를 내리고 선 나무처럼 단단한 형태를 갖춘 것으로 느꼈어요. 내가 느낀 공포는 무척이나 생생했지만, 이런 새로운 방식으로 보게 된 경이가 공포를 몰아냈습니다. 나는 더없이 안심하며 숨을 쉬었습니다."

그는 테이블에서 일어났을 때 몸의 균형이 살짝 돌아온 것을 느꼈다. "여기저기 돌아다니면서 공포로 만들어진 이 벽이 내가 몰랐던 나의 눈과 관련된 부분이었음을, 이것이 오랫동안 내 자세를 규정해왔음을 깨달았습니다." 공포가 보다 투명해졌고 뚜렷해지다가 희미해지더니 "연기처럼 저절로 사라졌습니다". 그가 정신적으로 근육긴장(긴장의 벽)을 인식하기만 했는데도 그의 신경계가 알아서 긴장을 해소하고 관련된 감정을 몰아내기에 충분했다.

한 수업에서 웨버가 등을 대고 눕자 긴즈부르크가 그의 머리를 부드럽게 들어올렸다. "그가 내 머리의 뼈와 귀를 아주 섬세하게 움직이자, 나는 두개골 깊은 곳에서 풀어지는 기분이었습니다. 호흡이 깊어졌습니다. 그가 엄지손가락을 내 양쪽 관자놀이 위에 갖다 댔습니다. 그러자 나는 또다시 실명 상태로 돌아가는 것 같았습니다. 나는 슬픔의 세계에서 혼자 몸을 웅크리고 있었습니다. 마음속에서 내 오른쪽 안구가 머리에서 떨어져 나가 귀와 바닥 사이 어딘가에서 사라지는 것을 보았습니다. 시력의 죽음을 느꼈습니다. 슬픔이 머리에서 발끝까지 나를 휘감았습니다. 그가 배려하며 나를 붙들자 나는 안심이 되었습니다. 숨을 쉴 수 있었고, 이렇게 몹시 강하고 까다로운 감정들, 생각들, 기억들이 힘차게 연이어 나를 휩쓸고 지나가도록 내버려둘 수 있었습니다. 내가 지켜보는 동안 근육이 등 아래쪽에서 풀어지고 온기가 골반으로 퍼지는 것을 느꼈습니다. 내 오른쪽 눈이 다시 자각되었습니다. 그 무게와 둥근 형태가 느껴졌습니다. 눈이 안와의 중심 깊은 곳에 새 보금자리를 찾았습니다."

웨버는 본다는 행동이 이제 자신의 존재에 재통합되고 있음을 느꼈다. 예컨대 수평선을 바라보려고 그가 몸을 움직이면 그의 척추, 늑골, 목, 골반 모두가 동작을 쉽게 하도록 필요한 조절을 했다. 그는 시력을 잃는 것이 어떤 기분인지 몽환적인 환상의 상태로 다시 체험함으로써 실명의 심리적 트라우마의 중요한 부분을 이겨냈다. (머리에서 떨어져 나가는 그의 오른쪽 안구는 상실의 아름다운 상징물이었다.) 이어 자신의 모든 무의식적 환상, 두려움, 자세를 의식적으로 만들어 자유롭게 느껴지는 정신적, 신체적 조직을 새로 얻었다. 수업이 끝날 무렵에 긴즈부르크는 웨버의 얼굴에도 변화가 일어났음을 알아챘다. 그의 오른쪽 전체가 길어졌다.

빈으로 진출하다

2010년 빈의 안과의사 크리스틴 돌레잘Christine Dolezal은 빈에서 열린 한 워크숍에 참석하여 웨버가 자신이 익힌 몇몇 기법을 소개하는 것을 보았다. 그녀는 자신의 연구와 웨버의 기법을 결합하면 많은 환자들을 도울 수 있으리라 생각하고는 곧 그와 팀을 이루었다. 눈은 우리가 머리를 붙드는 방식을 '조직'하고 제어하며, 머리는 우리가 몸을 붙드는 방식을 제어한다. 돌레잘은 중심시(황반)를 잃어버린 환자들의 대부분이 세세한 부분을 보려고 눈에 지나치게 힘을 주고, 그 결과 목과 상체가 뻣뻣해지고 몸이 불안정하고 균형이 틀어진 것으로 느낀다는 것을 간파했다.

돌레잘이 관습적인 안과 치료를 하는 동안, 웨버는 환자가 자신의 신체를 조직하는 것을 도왔고, 눈과 목과 다른 부위들을 협응하여 사용하는 능력을 향상시켜서 시력을 좋게 했다. 하루 종일 컴퓨터 앞에서 일한 환자들은 초점 맞추는 문제가 있었고 두통과 목의 통증에 시달렸다. 그들은 웨버의 도움으로 통증을 덜었고 점차 안경 없이 일할 수 있었다. 그는 눈이 똑바로 정렬되지 않아서 시야가 겹쳐 보일 수 있는 사시 아이들을 도왔다. 사시가 있으면 부차적인 문제가 일어나는 경우가 많다. 겹쳐

스스로 치유하는 뇌

보이는 문제(복시)를 해결하고자 뇌가 한쪽 눈으로 들어오는 입력 처리를 중단해서 '게으른 눈'(약시)이 될 수 있다. 웨버는 그런 아이들도 도왔다. 또한 포도막염 합병증으로 중심시를 잃어버린 뒤로 집에만 있게 된 법적 맹인이 시력을 되찾고 사회 활동을 재개하도록 도왔다.

베이츠, 펠덴크라이스, 웨버가 수정하여 사용한 이런 옛 불교의 개념은 그동안 서양에서 무시되었다. 가소성, 뇌의 회로, 시각에서 운동의 역할, 뇌와 신체의 연결성을 제대로 이해하지 못했던 것이다. 이 장에서 나는 실명이라는 하나의 사례에서 이런 개념들의 역할을 집중적으로 살펴보았다. 시각은 무척 복잡하므로 실명에 이르는 길도 다양하다. 나는 웨버가 스스로에게 행한 것이 모든 사례에 통한다고 주장하지 않는다. 다만 그가 행한 운동의 바탕에 있는 자연적인 시각의 원칙들은 지금보다 훨씬 넓게 적용될 수 있다. 시야가 흐릿한 사소한 문제부터 보다 심각한 문제까지, 그리고 시각 문제를 예방하는 데도 사용할 수 있다.

현재 시각계의 여러 측면들을 재배선하기 위해 개발된 신경가소적 운동들이 있다. 마이클 머제니치와 포짓 사이언스의 동료들은 주변시를 확장시키는 컴퓨터 기반 뇌 운동들을 개발했다. 나이가 많은 노인들이 자동차 운전을 할 때 사고를 줄이도록 도와준다.[12] 노바비전이라는 회사는 뇌졸중이나 뇌 손상을 입거나 시각피질에 종양 수술을 받아 시야가 급격하게 줄어든 사람들을 돕는 뇌 운동을 개발했다. 연구에 따르면 컴퓨터 기반의 이런 운동들이 시야를 확장시켜준다고 한다.[13] 정도의 차이는 있지만 모든 운동이 도움이 된다. 그리고 4장에서 보았듯이 저강도 레이저 치료도 시야를 개선할 수 있다.

자연시력 치료와 연관되는 것으로 행동검안학이라고 하는 다소 생소한 분야가 있다. 거의 100년 동안 행동검안학은 시각을 훈련될 수 있는 솜씨들의 집합으로 이해했다. 이 분야는 신경가소성에 의지한다. 신경생물학자 수전 배리Susan Barry는 눈이 똑바로 정렬되지 않은 사시여서 50년을 평면시로 살았다. 앞서 보았듯이 부정렬로 인한 복시에 반응하여 뇌가 한쪽 눈으로 들어오는 입력을 끄면 그 눈에 해당하는 시각피질은 자극을 받지 못한다. 입체시로 보려면 두 눈으로 입력이 들어와야 한다. 살짝 다른 각도로 시야를 살펴서 입체적인 시각을 구성하는 것이다. 행동검안의로부터 신경가소성에 바탕을 둔 훈련을 받으면서 배리는 시각피질을 다시 깨우고 균형을 회복하여 마침내 쉰 살에 입체시를 보게되었다. 그녀는 『3차원의 기적Fixing My Gaze』이라는 책에서 이런 경험을 매혹적으로 묘사했다.[14] 가소성은 요람에서 무덤까지 평생 존재한다.

시각계의 가소성은 웨버와 배리에게 뇌를 재배선하도록 함으로써 축복이 되었다. 그러나 컴퓨터를 항상 가까이하는 우리는 시각계를 중심주시 편향으로 재배선하고 있다. 북아메리카의 아이들은 하루 열한 시간 컴퓨터 화면을 본다고 한다. 그들은 주변시를 충분히 사용하지 않는다.

여분으로 남은 약간의 주변시를 활용하여 사람들이 거리를 걸으면서도 인터넷을 할 수 있도록 하는 구글 안경이 보편화되더라도 상황은 나아지지 않는다. 구글 안경은 주변을 탐색하는 용도가 아니라 '중심시'에 기여하는 용도로 사용될 것이기 때문이다. 결국 가장자리에서 일어나는 상황에 덜 주목하게 된다. 우리가 모르고 넘어가기 쉬운 위험과 기회는 이런 가장자리에 있다. 기발한 기기는 이런 기회에 편승한다.

우리의 몸을 고려하지 않는 그러한 기기들은 본의 아니게 우리가 좋은 시력을 보존하는 데 필요한 자연적인 시각의 원칙들에서 멀어지게

스스로 치유하는 뇌

한다. 어른들이 받아들이는 새로운 기술들은 그들에게만 영향을 미치는 것이 아니라 젊은이들의 발달에, 그들의 '정상적인' 경험에 중요하게 작용한다. 우리가 눈으로 행하는 것은 뇌를 형성하고 뇌의 발달을 이끈다. 말 그대로 눈은 뇌의 가소성을 켜거나 끄는 힘이 있다. 실제로 시각계에서 일어나는 신경가소적 변화는 뇌가 **아니라** 눈에서 시작한다는 것을 보여준 최근 연구도 있다. 하버드 의대의 다카오 헨시Takao Hensch, 프랑스 고등사범학교의 알랭 프로시앙Alain Prochiantz이 이끄는 팀은 갓 태어난 생쥐에서 망막이 Otx2라는 단백질[15]을 뇌로 보내 신속한 학습과 가소적 변화가 일어나는 단계에 접어들도록 지시한다는 것을 밝혀냈다. 그들은 단백질에 표시를 해서 망막에서 이동하는 경로를 추적했다. 헨시의 말처럼 "눈이 뇌에게 언제 가소적이 될지를 알려"준다. 시각적 자극에 대한 반응으로 눈에서 일어나는 변화가 뇌의 가소성을 촉발한다는 이 발견은 뇌와 정신적 활동을 몸과 분리해서 이해할 수 없다는 우리의 핵심 주장을 강하게 입증한다.

웨버는 시력을 되찾은 것을 후회하지 않지만 아쉬운 점이 있다. 앞을 보지 못했을 때 그가 가장 괴로웠던 점은 사람들 얼굴에서 더 이상 감정을 읽지 못한다는 것이었다. 그는 자신의 안전이 몹시 염려되었고 무수한 불편들을 겪었다. 그러나 보지 못하는 사람들이 가끔 말하듯이 시각이 없을 때 더 풍부해지는 존재의 일면이 있다. 특히 내면적 경험이 그러하다. "보게 되면서 뭔가를 잃는다는 것은 사실입니다." 그의 말이다. "나의 생각과 감정, 감각들을 자각하고 있으면 마음이 평온해지곤 했어요. 내 마음을 다른 연상들로 향하도록 자극하는 시각적 정보가 없었으니까요. 시각이 없으면 내면을 더 직접적으로 자각하게 됩니다."[16] 그는 시력이 정상인 대부분의 사람들, 특히 하루 종일 컴퓨터 앞에 앉아서 바로 앞의 화면만 쳐다보는 사람들이 중심시에 지나치게 의존하고 주변시를 소홀히 하면서 대가를 치르게 될 것이라 생각한다. 그가 의존했던 주변시는 맥락을 부여한다. 상세한 면에 집중하는 중심시는 맥락을 놓치게 할 수 있다. "중심시는 모서리, 직선, 디테일이지만, 다른 것과 아무런 관계도 맺지 않습니다. 중심시에 중독되면 단절되었다는 느낌을 받습니다. 이것이 근본적인 문제입니다."

내가 그에게 물었다. "중심시가 없었을 때 자신이 세상과 더 많이 연결된 느낌이었다고 말하는 겁니까?"

놀랍게도 그는 그렇다고 했다. "맞아요. 세세한 부분을 보지 않고도 안전하다고 느끼면 부교감신경이 활발하게 돌아가는 겁니다. 이런 변화가 일어나면 자신의 자아 전체, 온몸으로 구현된 자아 선체를 자각하게 됩니다." 그는 중심시를 잃고 점차 주변시에 의존해야 했을 때 "나의 직관이 보다 활발해지고 확실해졌다"라고 덧붙였다.

시력을 되찾은 뒤로 사람들 얼굴에서 감정을 읽을 수 있게 된 것 말고 그에게 일어난 가장 큰 변화는 "행위의 주체임을 느끼게 된 것"이었다. "내가 보다 효율적으로 세상을 조직할 수 있게 되었습니다. 그리고 아름다운 것을 보면 크리스틴의 눈으로 세상을 볼 수 있게 됩니다." 그와 돌레잘이 연인 관계가 된 것을 비유한 말이다.

그는 크레타 섬에서 내게 편지를 보냈다. 중심시를 잃고 나서 새로운 종류의 인식이 열렸다는 그의 생각을 보는 순간, 나는 맹인 예언자의 원형적 인물, 지하세계를 찾은 오디세우스에게 조언을 했다는 테이레시아스가 떠올랐다. 물론 이런 시를 남긴 호메로스가 맹인이었다는 이야

스스로 치유하는 뇌

기도 생각났다. 호메로스의 세계에서는 앞을 보지 못하게 된 사람은 다시는 볼 수 있는 세상으로 돌아가지 못하지만, 남들이 보지 못하는 것을 '보고' 심지어 '미리 볼' 수도 있다.

그의 편지에는 막다른 골목에 처했을 때 가끔은 과거의 지혜가 현대 과학보다 더 많은 가르침을 줄 수 있다는 자각이 드러났다. 옛날 사람들(웨버에게 도움을 준 운동들을 처음으로 개발한 고대 불교도들과 요가 수행자들을 포함해서)은 지난 400년간 현대 과학을 지배하고 있는 뇌의 기계적 비유에 얽매이지 않았다. 그들은 본다는 것을 살아 있고 성장하는 정신적 활동으로 보았고, 시각을 개발하고 키우는 것이 가능한 일이라고 생각했다.

언젠가 웨버가 보낸 편지에서 앞을 보지 못했다가 다시 보게 된 자만이 할 수 있는 시각적 체험을 읽을 수 있었다. 그는 근처에서 아주 오래되어 국가 기념물로 지정된 올리브나무를 보고 이렇게 썼다. "나이가 3,000살로 추정됩니다. 미노스 문명 때까지 거슬러 올라가죠. 규모가 거대합니다. 몸통이 정맥과 연결망, 공간과 틈새를 갖추고 있어요. …… 수관의 너비가 47미터로 지금도 열매를 맺습니다. 80에서 100킬로그램의 오일을 생산하죠. 한창 때는 220킬로그램까지 생산했습니다. 수많은 세대가 지속적인 보살핌과 주의를 이어온 결과입니다. 그 나무에 얽힌 이야기를 상상해보세요! 많은 오래된 거인들이 그곳에 삽니다. 사람들처럼 그저 뿌리를 내리고 조용히 자기 할 일을 하죠. 춤을 추는 것처럼 보일 때가 많고, 그러면 다른 이들은 판단합니다. 오래된 나무들로 가득한 이런 숲의 공기에는 지성의 기운이 있습니다. 아테나는 지금도 말하고 가르칩니다."

나는 그가 단순히 나무에 대해서만 말하는 것이 아니라, 아주 오래되어 대부분의 사람들에게는 죽은 것이지만 그에게는 완전히 살아 있는 지식을 바탕으로 그가 스스로 치유하는 자연스러운 방법을 찾으면서 알게 된 것들에 대해 말하고 있다고 생각했다.

1   M. Andreas Laurentius, *A Discourse of the Preservation of the Sight: Of Melancholike Diseases; of Rheumes, and of Old Age*, trans. R. Surphlet, Shakespeare Association Facsimiles no.15 (1599; London: Humphrey Milford/Oxford University Press, 1938). 앙드 레 뒤 로랑은 프랑스의 앙리 4세 의사였다.

2   W. H. Bates, *The Bates Method for Better Eyesight Without Glasses* (New York: Henry Holt, 1981); T. R. Quackenbush, ed., *Better Eyesight: The Complete Magazines of William H. Bates* (Berkeley, CA: North Atlantic Books, 2001); L. Angart. *Improve Your Eyesight Naturally* (Carmarthen, Wales, and Bethel, CT: Crown House Publishing, 2012); A. Huxley, *The Art of Seeing* (Toronto: Macmillan of Canada, 1943).

3   W. H. Bates, *Perfect Sight Without Glasses* (New York: Press of Thos B. Brooks, 1920). 이 논쟁에 대한 상세한 논의는 T. R. Quackenbush, *Relearning to See* (Berkeley, CA: North Atlantic Books, 1997), pp.50-56을 보라.

4   R. W. Darwin and E. Darwin, "New Experiments on the Ocular Spectra of Light and Colours," *Philosophical Transactions of the Royal Society* 76 (January 1786): 313 - 48. 미세단속운동의 역사에 대한 멋진 개관은 M. Rolfs, "Microsaccades: Small Steps on a Long Way," *Vision Research* 49, no.20 (2009): 2415-41, 2416을 보라.

5   J. K. Stevens et al., "Paralysis of the Awake Human: Visual Perceptions," *Vision Research* 16, no.1 (1976): 93-98.

6   S. Martinez-Conde et al., "Microsaccades: A Neurophysiological Analysis," *Trends in Neurosciences* 32, no.9 (2009): 463-75.

7   K. Rose et al., "The Increasing Prevalence of Myopia: Implications for Australia," *Clinical and Experimental Ophthalmology* 29, no.3 (2001): 116-20.

8   T. L. Young, "The Molecular Genetics of Human Myopia: An Update," *Optometry and Vision Science* 86, no.1 (2009): E8-22.

9   N. Doidge, *The Brain That Changes Itself* (New York: Viking, 2007), pp.58-59[노먼 도 이지, 김미선 역, 『기적을 부르는 뇌』, 지호, 2008].

10   같은 책, pp.203, 268.

11   D. Webber, "What Does It Mean to See Clearly: The Inside View," *Feldenkrais Journal*, no.23 (2009): 23.

12   K. K. Ball et al., "Cognitive Training Decreases Motor Vehicle Collision Involvement of Older Drivers," *Journal of the American Geriatrics Society* 58, no.11 (2010): 2107-13; J. D. Edwards et al., "Cognitive Speed of Processing Training Delays Driving

Cessation," *Journals of Gerontology, Series A, Biological Sciences and Medical Sciences* 64, no.12 (2009): 1262-67.

13 I. Mueller et al., "Recovery of Visual Field Defects: A Large Clinical Observational Study Using Vision Restoration Therapy," *Restorative Neurology and Neuroscience* 25 (2007): 563-72; J. G. Romano et al., "Visual Field Changes After a Rehabilitation Intervention: Vision Restoration Therapy," *Journal of the Neurological Sciences* 273 (2008): 70-74.

14 S. R. Barry, *Fixing My Gaze: A Scientist's Journey into Seeing in Three Dimensions* (New York: Basic Books, 2009)[수전 배리, 김미선 역, 『3차원의 기적』, 초록물고기, 2010]. 또한 O. Sacks, "Stereo Sue," *New Yorker*, June 19, 2006; O. Sacks, *The Mind's Eye* (New York: Alfred A. Knopf, 2010)를 보라[올리버 색스, 이민아 역, 『마음의 눈』, 알마, 2013].

15 S. Sugiyama et al., "Experience-Dependent Transfer of Otx2 Homeoprotein into the Visual Cortex Activates Postnatal Plasticity," *Cell* 134 (2008): 508-20.

16 T. Hensch, "Interview: Trigger for Brain Plasticity Identified: Signal Comes, Surprisingly, from Outside the Brain," Children's Hospital Boston news release, August 7, 2008; reposted in *ScienceDaily*, August 9, 2008.

7

뇌를
재설정하는
장비

증상을
되돌리기 위해
신경조절을
자극하다

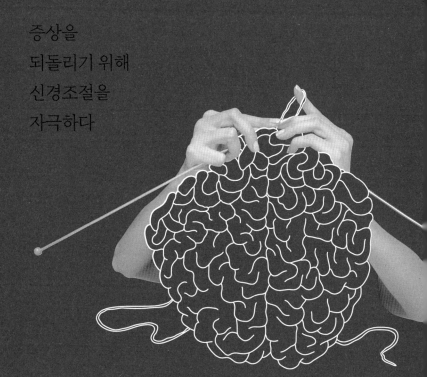

1. 지팡이를 내려놓다

그가 제일 먼저 알아차린 것은 노래하기가 갈수록 어려워졌다는 것이다. 그는 노래를 통해 생계를 꾸렸고 노래는 그의 존재였으므로 이런 악몽이 없었다. 결국 노래를 거의 못하게 되었지만 말은 여전히 할 수 있었다. 하지만 이후 2년에 걸쳐 말하는 목소리도 잃기 시작했다. 목소리가 갈수록 가늘고 허약해지더니 결국에는 뭐라고 알아듣기 어려운 가냘픈 공기의 분출만 짧게 일으킬 수 있었다.

"그가 아름다운 노랫소리를 잃는 것을 보고 있자니 괴로웠어요. 비통했습니다. 내가 그 목소리를 얼마나 좋아했는데." 50년간 그의 아내로 살고 있는 팻시 허스만의 말이다. 론 허스만은 브로드웨이, 텔레비전, 영화를 누볐던 유명 가수이다. 1960년대와 1970년대 내내 그의 깊은 저음이 도처에서 들렸다. 론은 뮤지컬 〈카멜롯〉에서 로버트 굴렛의 상대역을 맡았다. 프랭크 시나트라, 에설 머먼, 모리스 슈발리에와 함께 〈거슈윈 시대〉라는 TV 프로그램에 출연했다. 뮤지컬 〈텐더로인〉에 출연했고, 데비 레이놀즈, 줄리 런던, 버나뎃 피터스, 줄리엣 프로우스 등의 여배우들과 같은 무대에 섰다. 그리고 〈당신에게 오늘 밤을〉, 〈쇼 보트〉, 〈남

스스로 치유하는 뇌

태평양〉, 〈오클라호마!〉에서 주연으로 활약했다. 한 번은 13개 상업광고에 동시에 나오며 〈에드 설리번 쇼〉, 그리고 〈킬데어 박사〉, 〈겟 스마트〉, 〈F.B.I.〉, 〈12시 방향〉, 〈치어스〉 같은 시리즈와 〈서치 포 투모로우〉, 〈애즈 더 월드 턴즈〉 같은 감상적인 드라마에도 모습을 보였다. 3,000명이 들어가는 극장에서 론은 마이크 없이도 청중 모두에게 들리도록 우렁차게 노래할 수 있었다.

저음역은 30대에 풍성해지기 시작해서 40대에 원숙해진다. 론은 마흔네 살의 절정기에 목소리가 "완전히 멈춰버렸"다.

최종적으로 다발성 경화증 진단을 받는 많은 사람들처럼 그도 잃어버린 목소리와 다른 복합적인 증상들이 다발성 경화증에 의한 것임을 의사가 판단하기까지 9년이라는 오랜 시간이 걸렸다. 다발성 경화증에 걸리면 면역계가 본업인 외부 유기체 침입을 공격하는 대신에 뇌와 척수로 방향을 돌려 신경세포의 긴 돌기를 둘러싸고 있는 지방 피막을 공격한다. 수초라고 하는 피막은 절연체 역할을 하며 신경 신호의 전달 속도를 15배에서 300배까지 빠르게 한다. 면역계의 공격을 받으면 수초와 수초가 둘러싸고 있는 신경세포도 자주 망가지고 흉터가 생긴다. ('경화증'은 '딱딱해지고 흉터가 진다'라는 뜻이다.) 항체는 뇌나 척수의 어느 곳에서도 수초를 공격할 수 있으므로 환자마다 다발성 경화증의 양상이 다르고 증상도 다르게 전개된다. 론의 깊은 목소리는 연이은 공격을 받으면서 아름다움을 잃었다. 먼저 가운데 음역이 사라졌다. 이어 그의 매력이던 저음이 갑자기 나오지 않았다. '목소리 전문가들'은 다 찾아갔다. 무대 감독들은 그의 목소리가 들리게 하려고 마이크를 보강했지만 그것도 한계가 있었다. 그의 가수 경력이 망가졌을 즈음에 그는 '미들 C' 주위의 여덟 개 음만을 낼 수 있었다.

다음으로 그는 방광을 제어하는 신경세포가 손상되어 소변을 시작하거나 멈추는 능력을 잃었다. 방광에 감각을 느끼지 못했다. "그냥 사라진 것 같았습니다. 나는 소변을 봐야 할 때를 상기시켜야 했습니다. 아무런 신호도 오지 않았습니다." 몸 곳곳의 근육이 위축되었고, 팔과 다리가 화끈거리고 저렸다. 그러다가 걷는 것이 어려워지기 시작했고 다리가 따끔거렸다. 〈당신에게 오늘 밤을〉을 공연할 때 줄리엣 프로우스가 무대를 가로질러 달려와 그의 팔에 안기자 그가 풀썩 쓰러지며 등에 심각한 부상을 입었다.

다리와 팔의 근육이 쇠약해지자 지팡이를 짚고 걸어야 했다. 처음엔 지팡이 하나, 이어 두 개가 필요했고, 팔까지 올라오는 지팡이여야 했다. 가끔은 전동 카트를 이용해야 했고, 운동 부족으로 몸무게가 23킬로그램 늘었다. 다음으로 균형 문제가 생겼다. 눈을 감고 몸을 똑바로 서지 못했다. 삼키는 것도 어려워 항상 고역이었다. 갈수록 음식물에 목이 막혔다. 목 근육의 리듬감 있는 수축을 조율하는 뇌간이 제대로 기능하지 않았기 때문이다. 최악의 증상은 시도 때도 없이 밀려드는 피로감이었다. 어떨 때는 전화기에 대고 겨우 1분 정도 속삭이고 나면 목소리가 허물어졌다. 이러다가 말을 영영 못하게 되는 것이 아닐까 하는 생각도 들었다.

신경세포에 염증이 생기고 흉터가 난 부위, 수초가 손상된 부위를 '플라크'라고 하는데, 뇌 스캔으로 볼 수 있다. 론의 뇌를 MRI 스캔하여 많은 플라크가 뇌간에 있는 것을 확인했다. 척수 바로 위에 있는 뇌간은 인체에서 가장 밀집된 부위 가운데 하나이다. 4장에서 살펴보았듯이 뇌간은 호흡, 혈압, 각성, 체온 같은 가장 기본적인 여러 기능을 조절하는 피질하 영역이다. 또한 신경의 주요 고속도로이기도 해서 뇌에서 몸으로

가고 몸에서 뇌로 가는 거의 모든 신호들이 이곳을 통과한다. 뇌신경은 머리와 연관되는 운동 기능과 감각 기능의 대부분을 조절한다. 눈 운동과 초점, 얼굴 표정, 얼굴 운동과 감각, 목소리 근육, 삼키기, 그리고 미각, 소리, 균형 감각을 조절한다. 뇌신경의 하나인 미주신경은 머리에서 몸으로 곧장 내려간다. 소화를 조절하고, 자율신경계, 그리고 싸움-도주 반응의 조절도 돕는다. 앞으로 보겠지만 미주신경은 면역계의 작용도 조절하여 몸을 감염과 부상으로부터 보호한다.

독특한 장비

우연하게도 론의 고등학교 친구 한 명도 다발성 경화증과 목소리 문제를 겪었다. 매디슨에 살고 있는 은퇴한 교수인 그가 론에게 말하기를 위스콘신 대학에 있는 한 연구소에서 입에 넣으면 다발성 경화증 증상에 도움이 되는 묘한 장비를 개발했다고 했다. 그가 연구소 실험에 참여하여 시도해봤는데 목소리에 효과가 있었다고 했다. 발명자는 장비를 사용하여 목소리 문제뿐만 아니라 여러 다발성 경화증 증상을 치료하고 있었다. 촉각소통 신경재활 연구소라는 묘한 이름의 연구소로, 러시아 신경과학자(전 소비에트 군인) 유리 다닐로프Yuri Danilov, 생의학공학자(미 해군 출신) 미치 타일러Mitch Tyler, 전기공학자 커트 카츠마렉Kurt Kaczmarek, 이렇게 세 명이 운영했다.

연구소의 창설자 폴 바크-이-리타 박사가 그들을 고용했다. 최근에 세상을 떠난 바크-이-리타는 치유에 적극적으로 뇌 가소성을 이용한 선구자였다. 신경과학자이자 의사로서 그는 뇌가 요람에서 무덤까지 가소적임을 그의 세대에서 가장 먼저 주장했고, 그런 이해를 바탕으로 긍정적인 가소적 변화를 촉진하는 장비 개발에 나섰다. 그가 개발한 장비들은 보지 못하는 사람을 보도록 돕고 뇌 손상으로 잃어버린 균형을 회복하도록 도왔다. 뇌졸중 환자가 잃어버린 기능을 되찾도록 뇌를 훈련시키는 컴퓨터 게임도 있었다.

론은 연구소에 도착하여 낡은 건물에 수수한 장비들을 갖춘 작은 방을 보았다. 출입구에 하역 도크가 있었고 복도는 공사 중이었다. 한 환자의 말대로 "과학적 기적을 일구어낸 본거지처럼 보이지는 않았다". 론의 태도는 '잃을 게 없으므로 되면 좋고 안 돼도 상관없다'라는 식이었다. 연구진이 그의 진료 기록을 살폈고, 걷는 능력과 균형 감각을 보려고 그를 검사했다. 그들은 그를 대학의 음성 평가 부서로 데려가서 그가 말하는 것을 녹음했다. 알아들을 수 없게 나누어진 그의 말은 화면에서 작은 점들로 나타났다. 기본 검사를 마치자 그들은 그가 소문을 들은 장비를 꺼냈다.

셔츠 주머니에 넣으면 딱 맞는 작은 크기였다. 끈이 달려 있어 실험실의 과학자 몇 명이 목에 끈을 펜던트처럼 걸고 있었다. 입에 넣고 혀를 대는 부분은 길쭉한 껌처럼 보였다. 납작한 부분 아래쪽에 144개의 전극이 부착되어 있었다. 전극은 세 차례씩 특정 주파수로 전기 파동을 흘려보내 가급적 많은 혀의 감각 신경세포를 자극했다. 납작한 부분은 불빛이 들어오는 스위치가 달린 성냥갑 크기의 작은 전기 상자와 붙어 있었다. 유리, 미치, 커트는 장비가 겨냥하는 목표물 가운데 하나인 교뇌pons라고 하는 뇌간의 부위에서 반은 농담조로 이름을 따서 그것을 폰스PoNS라고 불렀다. 폰스는 휴대용 신경조절 자극기Portable Neuromodulation Stimulator의 줄임말이다. 신경가소적 뇌를 자극하면서 신

스스로 치유하는 뇌

경세포의 발화를 수정하고 바로잡는다.

연구진은 론에게 장비를 입에 물고 가급적 똑바로 서도록 했다. 그런 다음 부드러운 신호로 통증 없이 혀와 감각 수용체를 자극했다. 가끔 따끔거리기도 했고 자극을 거의 눈치채지 못할 때도 있었는데, 그러면 연구진이 다이얼을 조정했다. 얼마 뒤에 그들은 그에게 눈을 감으라고 했다.

20분짜리 세션을 두 차례 하고 나자 론은 곡조를 흥얼거릴 수 있게 됐다. 네 차례 했을 때는 노래를 다시 부를 수 있었다. 그 주가 끝날 때 그는 〈올드 맨 리버〉를 힘차게 불렀다.

가장 주목할 사실은 거의 30년간 증상이 꾸준히 나빠져갔던 론이 급속하게 좋아진 점이었다. 여전히 다발성 경화증이었지만 이제 그의 뇌 회로는 한결 좋게 기능하고 있었다. 그는 연구소에 월요일부터 금요일까지 두 주 동안 있으면서 장비를 입에 물고 연습하고 쉬고 다시 연습했다. 첫 주에 하루 여섯 차례 세션을 했다. 연구소에서 네 차례, 집에서 두 차례 했다. 전자 음성 테스트 결과 엄청나게 좋아졌다. 연속적인 흐름으로 소리를 이어갈 수 있었다. 다른 다발성 경화증 증상들도 좋아지기 시작했다. 처음 지팡이를 짚고 뒤뚱거리며 들어왔던 사람은 떠나던 날 연구진을 위해 탭댄스를 추었다.

나는 론이 로스앤젤레스의 집에 돌아오고 나서 두 달 뒤에 그를 만났다. 론은 좋아진 성과를 확고히 하기 위해 계속 연습하려고 장비를 집에 가지고 왔다. 이제 목소리를 되찾은 그는 힘차게 말을 쏟아냈다. 나는 가끔 그의 말을 알아들을 수 없어서 좀 천천히 말해달라고 부탁해야 했다.

"28년 동안 노래를 하지 못했다가 갑자기 다시 할 수 있게 된다는 것이 어떤 건지 한번 상상해보세요. 20분 세션을 네 차례 하고 나서 내가 곡조를 노래하고 음을 서로 엮을 수 있게 되었다는 것에 놀라서 감정을 주체하지 못했습니다. 그들이 나에게 그것을 입에 물고 흥얼거리고 소리를 내보라고 했습니다. 내 목소리에 힘이 실리는 것이 점차 느껴졌습니다. 다음 날 유리가 '그 지팡이는 필요 없겠어요' 하고 말했습니다. 그래서 버렸습니다. 셋째 날에 나는 어떤 도움도 없이 설 수 있었고, 눈을 감고도 똑바로 섰습니다. 내가 떠나던 날에는 두 옥타브를 노래할 수 있었습니다. 나는 베이스 바리톤이었고 대중 앞에서 '낮은 E'까지 노래하는데, 〈애니 겟 유어 건〉을 노래할 때 F까지 올라갔습니다. 그것도 아주 우렁차게 말이죠! 내 소리가 하도 커서 연구소 사람들이 손으로 귀를 막아야 했습니다. 이제 매일 밤 개와 산책을 나가면 아내가 나를 따라잡기 힘들 만큼 빠르게 걷습니다."

그러고 나서 그가 내게 말했다. "우리가 꼬박 한 시간째 이야기하고 있다는 거 알아요?"

"당신이 나보다 더 젊은이 같군요." 마침내 내가 말했다. "당신의 목소리는 나이보다 수십 년 젊게 들려요."

그가 잠깐 생각하다가 말했다. "어쩌면 당연해요." 그가 웃었다. "나는 30년 동안 목소리를 사용하지 않았으니까요."

혀는 뇌로 통하는 지름길

나는 이 글을 쓰면서 입에 폰스를 물고 있다. 자극은 치유를 촉진할 뿐만 아니라 집중력도 높이는 것 같았기에 장비의 위력을 확인하고 싶었

스스로 치유하는 뇌

다. 신호가 내 혀 밑 300미크론에 도달하여 그곳에 있는 감각 신경세포들을 깨운다. (미크론은 1/1,000밀리미터다.) 신경세포가 적당한 자극을 받으면 마치 혀에 음식을 올려놓고 감각을 느낄 때처럼 자체적인 전기 신호를 발화시켜 뇌로 보낸다. 연구진은 수년에 걸친 연구 끝에 이런 온화한 전기 자극기로 200헤르츠 주파수로 세 번 신호하고 멈추고 세 번 신호하는 리듬으로 자극하여 감각 신경세포가 건드려질 때 반응하는 것과 가장 가까운 발화 패턴을 만들어냈다.[1]

그런데 왜 하필 혀를 자극할까?[2] 그것은 연구진이 알아냈듯이 혀가 뇌 전체를 활성화하는 지름길이기 때문이다. 혀는 몸에서 가장 예민한 기관 가운데 하나이다. "육식동물이 지표면을 돌아다니기 시작했을 때 가장 먼저 땅과 접촉한 지점이 혀와 코끝이었습니다. 둘 다 환경을 탐사하기 위해 면밀하게 접촉하도록 설계되었습니다. 곤충에서 기린에 이르기까지 많은 동물들이 혀를 활발하게 사용합니다. 고도로 정확하게 움직일 수 있어서 뇌가 혀와 강력한 연관관계를 발달시켰습니다." 유리의 말이다. 아기들은 구순기에 물건을 입에 집어넣고 혀로 감각함으로써 세상을 이해하려 한다. 혀에는 48개 다른 종류의 감각 수용체가 있다. 혀끝에만도 14개가 있어서 촉각, 통증, 미각 등을 감지한다. 이런 감각 수용체는 전기 신호를 신경섬유와 뇌에 보낸다. 유리의 분석으로는 혀끝에 1만 5,000개에서 5만 개의 신경섬유가 있어서 거대한 정보의 고속도로를 만든다.[3] 장비는 혀의 앞쪽 3분의 2 지점에 위치한다. 여기에는 혀의 수용체에서 들어오는 감각 정보를 받는 두 개의 신경이 연결되어 있다. 하나는 혀신경으로 촉각 정보를 받는다.[4] 다른 하나는 안면신경의 한 갈래로 미각 정보를 받는다.

이 신경들은 뇌간과 직접적으로 연결되는 뇌신경계의 일부이다. 혀

뒤쪽 5센티미터 뒤에 있는 뇌간은 뇌로 들어가고 나가는 주요 신경들이 모이는 지점이다. 뇌에서 운동, 감각, 기분, 인지, 균형을 처리하는 부위들과 가깝게 연결되어 있다. 그래서 뇌간으로 들어가는 전기 신호는 나머지 많은 뇌 부위들을 동시에 켤 수 있다. 장비를 사용하면 400~600밀리초 뒤에 뇌파가 안정되고 뇌의 모든 부위가 재활동에 들어가 함께 발화한다는 것이 매디슨 연구진이 행한 뇌 스캔과 EEG로 확인되었다. 여러 뇌 문제들은 연결망이 함께 발화하지 않거나 일부가 제대로 발화하지 않아서 일어난다. 그러나 뇌 스캔을 해도 정확히 어떤 회로가 제대로 기능하지 않는지 알아내지 못하는 경우가 많다. 가소성 때문에 뇌는 미시적 수준에서는 저마다 살짝 다르게 배선된다. 그래서 뇌 스캔으로 어떤 환자의 어떤 부위에 손상이 있음이 확인되어도 그 부위에서 무슨 일이 일어나는지 100퍼센트 확신할 수 없다. "혀 자극은 뇌 전체를 활성화하므로 비록 어디가 손상되었는지 볼 수는 없지만 장비가 뇌 전체에 작동한다는 것을 압니다." 유리의 말이다.

연구진은 환자의 뇌를 자극하고 나면 그가 잃어버린 기능을 되찾도록 돕는 운동을 개발한다. 환자들은 항상 적절한 운동을 하면서 장비로 뇌를 자극했다. 론은 콧노래를 부르라는 말을 들었다. 균형 문제가 있는 사람은 눈을 감고 밸런스볼 위에 서도록 했고, 걷는 것이 문제인 사람은 트레드밀에서 걷고 달리도록 했다.

서양 임상의들은 관심이 없었지만 유리 다닐로프가 큰 관심을 보인 혀와 관련한 흥미로운 사실이 있다. 수천 년 동안 중국 의학과 동양 의학에서는 진단을 내릴 때 혀가 몸 바깥에서 볼 수 있는 내부 기관이라는 이유로 아주 중요하게 여겼다.

중국인들은 우리 몸에 경락이라고 하는 에너지 통로가 있고 '기氣'라고 하는 에너지가 그곳으로 흐른다고 믿는다. 그중 핵심적인 경락인 '지배 혈관'과 '중추 혈관'이 혀에서 만난다.[5] 무술인, 태극권 수련자, 단전호흡 수련자는 두 에너지 통로를 합쳐서 수행력을 향상시키려고 혀를 입천장에 자주 댄다. 경락은 신체 표면에서 경혈로 드러난다. 중국 의학에서 사용하는 경혈은 수천 년 동안 바뀌지 않았는데, 최근 들어 몇몇 경혈이 혀에 있다는 주장이 제기되었다. 이런 경혈은 이제 홍콩에서 외상성 뇌 손상, 파킨슨병, 뇌성마비, 뇌졸중, 시각 문제, 기타 신경질환을 치료하는 데 사용되고 있다.[6] 침술가들은 바늘 대신에 전기 자극(전기 침술)을 사용하는 경우가 많다. 연구소에서 개발한 장비도 어쩌면 일종의 전기 침술로 볼 수 있다.

유리, 미치, 커트를 만나다

유리 다닐로프는 198센티미터의 거구로 머리를 완전히 밀었고 몽골인 특유의 광대뼈가 툭 튀어나온 인물이다. 그는 시베리아에서 가장 오래된 도시 중 하나인 이르쿠츠크에서 태어났다. 극지방 지질학자였던 부모와 함께 스탈린이 세운 굴라크 도시 노릴스크로 이사 가면서 그는 어린 시절의 10년을 북극권에서 보냈다. 그곳 주민의 절반이 굴라크에 있었고 10만 명의 죄수들이 근처에 묻혀 있다. 노릴스크는 세계 최북단 산업도시로 꼽힌다. 뱉은 침이 땅에 닿을 즈음 얼어붙을 정도로 추위가 매서운 곳이다. 유리는 온도계의 최저 지점인 섭씨 영하 65도 이하의 날씨에 바깥에 서 있었던 적도 있다고 했다. 스물두 살에 대학을 졸업하자 소비에트 군대는 그를 북극권 도시인 무르만스크로 보내 2년간 근무시켰다. 가끔 그의 부대는 NATO군 극지방 부대와 국경을 마주하고 훈련하기도 했다.

동양 의학에 대한 유리의 과학적 관심은 어릴 때부터 시작되었다. 시베리아에서 자라면서 "중국인들과 홍차, 중국 약초를 흔하게 보았고, 우리는 일상생활에서 중국 의학과 침술을 사용했습니다." 젊었을 때 그는 피부에서 전기적 활동의 변화를 감지하여 경혈의 위치를 알아내는 기계를 발명했다. 그는 침술을 이용하여 자신의 치통과 두통을 치료했다.

유리는 유능한 신경과학자가 되어 시각 신경과학 분야에서 러시아 최고 연구소라 할 수 있는 파블로프 생리학 연구소(소비에트 과학 아카데미 소속)에서 일했다. 그는 생물물리학에서 학위를 받았고(덕분에 오늘날 그가 공학자들과 일하고 있다) 파블로프 연구소에서 신경과학 박사학위를 받았다. 그의 최고 전문 분야는 시각 신경과학이다. 그는 뇌가 가소적임이 인정되기 오래전부터 뇌의 시각계의 신경가소적 속성에 대해 연구했다. 우연의 일치로 1975년 그가 러시아어로 처음 번역한 논문이 현재 그가 일하고 있는 매디슨의 연구소를 설립한 폴 바크-이-리타의 논문이었다. 또 전기 자극을 사용하여 수면을 비롯한 여러 문제들을 치료하는 일에도 익숙했다. 서양에는 알려지지 않은 전기 수면 기계는 소련 전역의 수백 개 병원에서 사용되었다.

그가 파블로프 연구소에서 일을 시작했을 때 그곳에는 과학자 500명을 포함하여 2,000명이 있었고, 엄격하고 지적인 분위기로 유명했다. 그러나 공산주의가 몰락하고 경제 위기가 밀어닥치면서 서른 차례나 예산이 삭감되어 위엄 있는 연구소는 거의 몰락하다시피 했다. 실험, 장비, 전기, 실험실 동물, 의약품 구입비, 월급까지 끊겼다. 1990년대 초 그는 연구소를 떠나 미국의 16개 대학을 돌며 신경가소성 강의를 했고, 잠깐 일했다. 나중에 그가 러시아로 돌아와 보니 연구소가 텅 비어 있었다. 그가 12년을 매달려 만든 장비, 작업한 동물들, 실험에 필요한 돈, 모든 것이 다 사라졌다.

유리가 1992년에 미국에 왔을 때 그와 같은 사람은 없었다. 그는 긴 머리를 뒤로 묶은 유능하고 깐깐한 신경과학자였으며, 요가·명상·태극권 같은 동양의 수련과, 러시아 특수부대와 스탈린 경호원들이 하는 러시아 무술에도 정통했다. 15년 뒤 그는 이런 수련의 측면을 폰스와 함께 활용하면 신경가소성이 망가진 환자들과 뇌 손상 환자들의 뇌를 '재설정'하도록 돕는 데 무척이나 유용할 수 있다는 것을 발견했다.

매디슨 연구소에서 유리는 환자들과 함께 연구하며, 장비의 장점과 약점을 파악하여 공동 개발자인 미치와 커트에게 정보를 넘겨준다.

미치는 생의학공학자이자 팀에서 연구를 조율하는 사람이다. 유리와 다른 임상의들의 연결점이며, 연구의 과학적, 기술적 측면을 담당한다. 그가 맡은 일은 피부를 통해 정보를 어떻게 입력받는지 이해하는 것이다.

미치는 또한 동양 무술 유단자로 태권도 사범이며 매일 마음챙김 명상을 한다. 그는 냉전에 미국 측으로 참여하기도 했다. 소련이 스푸트니크를 쏘아 올리자 미국이 수학과 과학의 영재를 특별 선발하여 교육시킨 아이 가운데 한 명이었다. 그는 미 해군에서 복무하며 러시아 수송선, 잠수함, 구축함, 통신을 추적하는 일을 했다. 미치와 유리는 서로를 이해했다. 절제되고 우아하고 목소리가 부드러운 캘리포니아 출신의 미치와 현실적이고 진지한 북극권 출신의 유리는 극단적인 대조를 이루면서도 서로에게 끌렸다. 미치는 대학을 졸업하고 러시아어를 조금 배워 영어로 소개되지 않은 논문들의 초록을 읽기 시작했다.

미치는 원래 첨단 전자기계 공학자였다. 생물학 수업은 듣지 않았다. "나는 살짝 오만했습니다." 그의 말이다. "세포니 물컹물컹한 재료니 하는 말랑한 과학을 대체 누가 필요로 한답니까? 나는 공학자예요! 우리는 세상을 지배할 겁니다!" 하지만 1981년에 교통사고를 당해 척추가 골절되고 배꼽 아래가 마비되면서 그의 태도가 바뀌었다. "병원에 누워 다리에 아무런 감각도 느끼지 못하자 겁이 났습니다. 나는 신경이 어떻게 작동하는지 몰랐어요." 간호사가 그에게 『그레이 해부학Gray's Anatomy』을 주었다. "그 책은 나의 성경이 되었고, 회로에 대한 나의 전문 지식을 생물학 체계에 적용하면 어떨까 하는 관심이 생겼습니다."

1987년 그는 완전히 회복하여 폴 바크-이-리타의 연구소에서 일했다. 폴은 참신한 아이디어로 큰 그림을 설계하는 사람이었고, 미치의 일은 그것을 실행하는 것이었다. 그가 폴과 함께 일하면서 처음으로 맡은 과제는 감각 가소성 프로젝트의 하나로 척수를 다쳐 음경의 감각을 잃어버린 하반신 마비 환자를 위한 콘돔 개발이었다.[7] 콘돔에는 성교에서 일어나는 마찰을 감지하는 '촉각 압박 센서'가 있어서 감지한 자극을 전극에 전달하고, 전극은 감각이 남아 있는 신체 부위를 자극하여 뇌에 신호를 보낸다. 그들은 성교의 즐거움을 잃어버려 사기가 꺾인 사람들이 성적 흥분을 되찾도록 도울 수 있기를 바랐다. 그들의 소망대로 효과가 있었다.

세 번째 인물 커트 카츠마렉은 전기공학자이다. 1983년부터 연구소에 있었으니 폴 바크-이-리타와 가장 오래 일했다. 그는 현재 위스콘신 대학 생의학공학부의 수석 과학자로 있다. 날씬한 체형의 커트는 50대 초반으로 짙은 금발이며 성실하고 진지하다. 어린 시절 시카고 북부에서 자라면서 전자 기기를 설계하고 수리하고 개선하는 것을 좋아했다. 그는 텔레비전 수리점에서 오랫동안 일했다. 지금도 오래된 전자 기기를 고치는 것이 취미다.

커트는 25년 동안 복잡한 정보를 담을 수 있는 합성 전자 신호를 만들어 피부의 감각 수용체를 자극하고 이어 뇌로 보내는 방법을 연구했다. 바크-이-리타, 미치 등과 함께 일하면서 그는 카메라를 통해 시각 정보를 혀로 전달하고 다시 뇌로 전달하여 앞을 보지 못하는 사람이 볼 수 있도록 하는 장비를 개발했다(『기적을 부르는 뇌』에서 설명했다). 그들은 144개의 전극 배열을 사용하여 혀에 정보를 제공하는 법을 배웠고, 전극의 연속적인 발화를 파상 패턴으로 조율하는 법을 알아냈다.[8] 그들은 어떤 파동 패턴은 러시아 수면 기계처럼 사람들을 잠들게 하고 어떤 패턴은 암페타민이나 리탈린을 복용할 때처럼 주의력을 끌어올린다는 것을 알아냈다.[*]

커트는 팀에서 계산과 날카로운 분석을 책임진다. 개념을 가져다가 작동 가능한 장비로 만들어내는 재능이 탁월하다. 그는 전기 자극을 활용하여 피부를 통해 뇌에 정보를 전하는 방법에 관한 한 아마도 세계 최고의 권위자이다. 이런 과정을 가리켜 그는 "전기-촉각 자극"이라고 부른다. 그의 장기적 프로젝트는 자신이 배운 모든 것을 총동원해서 전기-촉각 장비 제작을 위한 가이드라인을 마련하는 것이다. 그러나 지금은 폰스를 개발해서 계속 고치고 개선하는 일에 매달리고 있다. "사람들이 지팡이를 짚고 여기 들어왔다가 지팡이 없이 나가길 원합니다." 그의 말이다.

---

[*] 피셔 월러스나 알파-스팀에서 개발한 두개 전기 자극(CES) 장비들은 이런 자극을 머리에 가하는 기기들이다. 러시아 수면 기계를 응용한 것으로 미국 식품의약국이 불면증, 불안, 우울증 치료에 안전하다고 승인할 계획이다. 1991년부터 시장에서 판매되고 있다.

장비의 초기 역사

유리의 작은 사무실 벽에는 사람들이 맨 처음 두고 간 지팡이가 하나 있다. 5년 동안 장애에 시달렸다가 이곳에 왔고 나중에 춤을 추면서 집으로 돌아간 셰릴 셜츠의 지팡이다. 유리의 사무실은 원래 연구소 창설자 폴 바크-이-리타의 사무실이었다. 셰릴이 어떻게 회복했는지, 바크-이-리타가 뇌가 가소적임을 어떻게 깨달았는지에 대한 개인적인 이야기는 『기적을 부르는 뇌』에서 상세히 소개했다.

1959년 예순다섯 살이던 폴의 아버지 페드로가 뇌졸중으로 얼굴과 몸 절반이 마비되고 말을 하지 못하게 되었다. 의사는 폴의 형 조지에게 그가 회복할 가망성이 없다고 말했다. 의대생이었던 조지는 아직 의학 공부를 많이 하지 않아서 뇌가 변하지 않는다는 교조(教條)적인 생각을 배우지 못했다. 그래서 그는 선입견 없이 아버지를 치료하기 시작했다. 집중적이고 점증적인 뇌 훈련과 동작 훈련을 2년 동안 매일 하자 페드로는 완전히 회복되었다. 그가 일흔두 살에 산악 등반을 갔다가 사망하자 폴은 아버지를 부검했고, 뇌간의 핵심적인 한 경로에 있는 신경세포의 97퍼센트가 파괴된 것을 보았다. 폴은 깨달음을 번뜩 얻었다. 아버지가 행한 훈련이 뇌를 재조직하고 재배선하여 뇌졸중으로 손상된 부위 주위에 새로운 처리 부위와 연결을 만든 것이다. 즉, 노인의 뇌도 가소적이라는 의미이다.

폴의 연구 분야는 시각이었다. 그가 신경가소성을 처음 적용한 것은 보지 못하는 사람을 보도록 도와주는 장비를 개발한 것이었다. "우리는 눈으로 보는 것이 아니라 뇌로 봅니다." 그는 눈이 그저 "데이터 포트"임을 강조하여 말했다. 눈의 수용체인 망막은 주위의 전자기 스펙트럼(이 경우는 빛)에서 들어오는 정보를 방전 패턴으로 바꾸어 신경을 통해 뇌로 보낸다. 뇌에는 상이나 그림이 없다(마찬가지로 소리, 냄새, 맛도 없다). 그저 전기화학적 신호 패턴만 존재한다. 폴은 망막과 피부를 비교, 분석하여 피부도 상을 감지할 수 있다고 판단했다. 사실 우리는 아이들에게 알파벳을 가르칠 때 손으로 만지도록 한다. 피부의 촉각 수용체는 그 정보를 방전 패턴으로 바꾸고, 그런 다음 뇌로 보낸다.

폴은 카메라가 달린 장비를 개발했다. 카메라가 상을 포착하여 컴퓨터로 보내면 화소(컴퓨터 화면의 그림을 구성하는 작은 점)로 변환하고, 이 정보는 혀에 올리는 작은 전극 판에 전달되었다. 론 허스만이 사용했던 장비의 원형原型으로 폴은 그것을 "촉각-시각 장비"라고 불렀다. 각각의 전극은 하나의 화소처럼 기능했다. 장비를 착용한 사람이 카메라를 어떤 상에 겨냥하면 몇몇 전극은 작은 펄스의 통제된 전기 자극을 발화하여 빛을 나타내고, 자극이 적은 전극은 회색을 나타내고, 일부 전극은 발화하지 않아서 어둠을 나타냈다. 카메라 앞에 있는 상이 혀에 놓인 것이다. 폴과 연구진은 혀를 "데이터 포트"로 사용하기로 했다. 혀는 죽은 피부층이 없고 축축해서 전도체로 손색이 없다. 게다가 신경이 워낙 많아서 폴은 혀가 고해상도의 상을 뇌로 전달할 수 있으리라 생각했다.

태어날 때부터 맹인이었던 사람들이 이 장비를 사용하여 약간의 훈련으로 움직이는 물체들을 어렴풋이 볼 수 있었다. 그들은 '베티'와 '트위기'의 얼굴을 구별했고, 전화기 앞에 놓인 꽃병 같은 복잡한 상도 '볼' 수 있었다. 맹인이 촉각-시각 장비를 사용하여 원근법을 감지하고 심지어 농구도 했다. 폴은 이런 과정을 "감각의 대체"라고 불렀다. 뇌의 가소성을 보여주는 멋진 예였다. 촉각을 처리했던 뇌의 회로가 스스로를 재구성하여 뇌의 시각피질과 연결되었기 때문이다.

그러나 촉각-시각 장비는 맹인이 볼 수 있게 도와주는 새로운 방법을 제공한 것 이상의 일을 했다. 원칙적으로 뇌가 감각 경험을 통해 재배선될 수 있음을 보여주었다. 감각은 뇌를 재배선하는 직접적인 경로가 되었다.

2000년 1월에 미치가 심각한 감염에 걸려 균형 체계가 손상되었다. 현기증이 일었고 똑바로 서지 못했다. 그는 시각 장비가 균형 문제에 사용될 수도 있지 않을까 생각했다. 폴도 여기에 동의했다. 그들은 카메라 대신 가속도 센서를 사용하기로 했다. 공간에서 동작과 위치를 감지할 수 있는 자이로스코프 비슷한 기기이다. 그것을 모자에 부착하고 위치에 관한 정보를 컴퓨터와 혀 장비에 보내 미치에게 공간에서의 위치에 관한 정보를 제공했다. 그가 몸을 앞으로 숙이면 전극이 그에게 부드러운 자극을 주었고, 그러면 그는 샴페인 거품이 혀에서 앞으로 흐르는 듯한 감각을 느꼈다. 그가 몸을 옆으로 기울이면 거품은 옆으로 흘렀다.

그들의 첫 환자는 셰릴 쉴츠였다.[9] 5년 전에 그녀는 항생제를 복용했다가 전정기관(귀에 있는 균형 기관)의 97.5퍼센트가 손상되는 심각한 장애를 얻었다. 그녀는 방향감각을 잃었고 똑바로 서려면 뭔가를 붙잡아야 했다. 겨우 30대 초반이었지만 그녀는 지팡이를 짚고 연구소로 찾아왔다.

장비를 입에 넣자 셰릴은 곧바로 방향감을 찾았고 차분해졌다. **촉각**을 처리하는 뇌간의 부위로 곧바로 갔던 혀의 정보가 **균형**을 처리하는 뇌간의 다른 부위(전정핵)로 넘어간 것이다. 그녀가 장비를 처음 썼을 때는 겨우 1분 동안이었고, 장비를 벗고 몇 초 동안은 서 있을 수 있었다. 다음에는 2분 동안 시도했고 잔류 효과는 40초 지속되었다. 잔류 효과는 연습과 훈련을 하면서 점점 늘어났다. 며칠, 몇 달, 그러다가 장비를 사용

스스로 치유하는 뇌

한 지 2년 반이 되자 그녀는 더 이상 장비를 쓸 필요가 없었다. 셰릴의 뇌는 훈련을 통해 새로운 회로를 개발했다. 완전히 치료된 것이다. 여기까지가 『기적을 부르는 뇌』에 소개된 이야기이다.

그러나 셰릴의 이야기는 거기서 끝나지 않았다. 그녀는 자신의 회복에 크게 감동하여 학교로 돌아가 재활 전문가가 되기로 했다. 그녀는 바크-이-리타 연구소에서 인턴으로 일했다. 거기서 맡은 일은 자신에게 도움을 주었던 장비 사용법을 사람들에게 훈련시키는 일이었다. 그녀는 자신의 첫 환자가 누가 될지 상상도 하지 못했다. 셰릴이 치료되고 나서 폴이 내게 끔찍한 이메일을 보냈다. 참혹한 개인적 소식이 있다고 했다. 그는 계속해서 기침을 했고, 담배를 입에 대지도 않았지만 폐암에 걸렸고, 암세포가 뇌까지 전이되었다는 진단을 받았다. 시스플라틴으로 항암 치료를 받았고, 직장에 복귀했다. 그러나 항생제가 셰릴의 균형을 망가뜨린 것처럼 항암치료가 폴의 균형을 망가뜨렸다. 폴은 본인이 발명한 장비를 사용하여 자신을 훈련시키는 일을 셰릴에게 부탁했다. 그는 균형 문제를 치료했고 다시 일을 시작했다. 그러나 2005년 12월에 그가 내게 편지를 보냈다. "암이 재발했어요. 갈수록 기력이 떨어집니다." 그는 2006년 11월에 죽기 직전까지 일했다. 신경가소성이 널리 인정받기 1년 전이었다.

죽은 조직, 요란한 조직, 그리고 장비에 대한 새로운 생각

폴이 마지막으로 발표한 논문 중에 「2퍼센트만 남은 신경 조직으로 기능을 회복하는 것이 가능한가?」[10] 하는 논문이 있었다. 여기서 그는 자신의 연구를 검토하고 인간과 동물에 관한 문헌들을 살펴보면서 한 가지 흥미로운 우연의 일치를 보았다. 그의 아버지 페드로는 대뇌피질에서 뇌간을 거쳐 척추로 내려가는 신경의 97퍼센트를 잃었다. 의사들은 셰릴의 전정기관의 97.5퍼센트가 망가졌음을 보여주었다. 다른 출처들의 증거도 겨우 2퍼센트만 남아 있는 신경 조직으로 잃어버린 기능을 회복하는 것이 가능하다고 말했다. 폴은 아버지의 경우 재활을 통해 "부상을 입기 전에는 회복된 기능과 이런 관계가 아니었던 기존의 경로가 탈은폐된 것 같다"라고 보았다. 탈은폐로 신경가소적 재배선을 설명한다.

그러나 폴과 유리, 연구진들은 셰릴이 균형에 어려움을 보인 것은 신경 조직의 손실 때문만이 아니라 그녀의 전정계가 대단히 요란해진 것과도 관계가 있다고 생각했다. 손상된 신경세포가 혼란스럽고 무작위적인 신호를 내보내 아직 남아 있는 건강한 조직에서 들어오는 유용한 신호를 감지하지 못하도록 방해한 것이다. 장비는 셰릴에게 공간에서의 그녀의 위치에 대한 보다 정확한 정보를 제공함으로써 건강한 신경세포에서 들어오는 신호를 강화했다. 시간이 흐르면서 뇌가 이런 회로를 신경가소적으로 강화하여 잔류 효과가 일어났다.

3장에서 논의했듯이 신호-잡음 비율이 좋지 못한 '요란한 뇌'는 많은 형식의 뇌 손상에 적용된다. 남아 있는 손상된 신경세포는 꼭 '침묵'하는 것이 아니라 그저 정상적인 신호와 비율과 리듬이 다른 신호를 여전히 내기 때문이다. 뇌에서 이런 일탈된 신호는 그것과 연관된 건강한 신경세포의 기능을 '망칠' 수 있다. 뇌가 손상된 신경세포를 잠재우지 않으면 혼란스러운 입력이 계속해서 들어온다. 공학의 용어로 말하자면 셰릴은 신호-잡음 비율이 좋지 못했다. 그녀의 연결망에서 나오는 신호가 뇌의 다른 배경 잡음에 묻히지 않고 감지될 만큼 충분히 강하지 못했다는 뜻이다. 요란한 뇌는 정상적인 기능을 수행할 수 없고 곧 기능을 멈춘다. 그러고 나면 '학습된 비사용'이 일어난다.

장비를 쓰기 전과 후에 자신의 뇌를 경험하는 기분이 어땠는지 설명해달라고 부탁하자 셰릴은 이렇게 말했다. "항상 머릿속에서 일관된 잡음이 있었어요. 들을 수 있는 소리가 아니라 잡음이요. 혼란을 들을 수 있다면 아마 이렇지 않을까 싶습니다. 그리고 나의 뇌는 무엇을 해야 할지 몰라서 정말 혼란스러웠습니다. 서 있는 것, 똑바로 있는 것, A에서 B 지점까지 가는 것에 모든 기력이 소모되었습니다. 마치 어마어마하게 많은 사람들이 한꺼번에 이야기하는 방 안에 들어와 있는 기분이었습니다. 머릿속에서 느껴지는 기분이 그랬어요. 장비를 쓰자 그 방에서 나와서 바닷가에 서 있는 기분이었습니다. 평온하고 고요해요. 기분이 무척 좋습니다. 다시 돌아온 것 같습니다."

그러는 동안 신경과학자 유리는 여러 생각에 골몰했다. 셰릴이 장비를 쓰자 깊은 명상의 상태(신경조절에 뒤따르는 것으로 신경가소적 치유에 큰 도움이 되는 편안한 상태)에 들어서는 것처럼 보였다. 뜻밖이었다. 게다가 균형 문제로 연구소를 찾은 다른 사람들도 장비를 쓰고 나서 여러 예상치 못한 좋은 반응들을 보기 시작했다. 원래 목표는 균형이었지만 수면, 멀티태스킹, 집중력, 동작, 기분도 좋아졌다. 뇌졸중이나 외상성 뇌 손상 같은 문제를 겪는 환자들에게도 효과가 있었다. 균형 문제로 연구소에 온 파킨슨병 환자 몇 명은 장비를 쓰고 나서 파킨슨병의 동작 문제들이 줄어든 것 같다고 했다.

연구진은 처음에 셰릴이 쓴 장비('브레인 포트'라고 불리게 되었다)가 그녀의 뇌에 흐르는 '샴페인 거품' 자극을 통해 공간에서의 그녀의 위치에 대한 정확한 정보를 제공했고, 바로 이런 정보가 손상된 조직이 내보내는 부정확한 신호를 뒤덮음으로써 그녀의 요란한 뇌를 잠재웠을 것이라고 가설을 세웠다. 정확한 정보가 남은 2.5퍼센트의 건강한 조직에 입력을 제공하고, 조직을 훈련시키고, 더 강한 연결을 만들도록 돕고, 어쩌면 다른 뇌 부위를 동원하여 균형 처리를 떠맡도록 했을 것이라 보았다. 전기 자극은 귀중한 정보를 전달하는 매개체였다.

유리는 이단적인 생각을 했다. 어쩌면 전기 자극이 치료에 중요한 부분을 제공한다고 보았다. 공간에서의 그녀의 위치에 대한 정보만이 치료 효과를 갖는 것이라면, 왜 그녀가 직선이 그려진 벽을 쳐다볼 때나, 옆으로 기울어질 때마다 누군가 손가락으로 그녀의 어깨를 건드릴 때 균형 문제가 좋아지지 않았을까? 그리고 어떻게 장비가 그토록 많은 다른 뇌 문제들도 개선시켰을까?

유리는 에너지 자극 자체가 도움이 되는 것이라고 생각하기 시작했다. 러시아 수면 기계가 에너지 자극으로 불면증을 치료하듯이 말이다.[11] "유리는 혀에 가해진 전기 자극이 변화들을 이끌어냈다는 생각을 옹호했습니다." 미치의 말이다. 거의 비슷한 무렵에 다른 실험실의 다른 집단이 장비에 대한 실험을 했다. 한 집단은 원래 장비를 사용하고, 대조군은 공간에서의 위치에 대한 정보가 아니라 무작위적 전기 신호를 내는 장비를 사용하여 서로 비교하는 실험이었다. 무작위 자극은 유용한 정보를 제공하지 않는다는 가정이었다. "아니, 그것은 좋은 대조군이 될 수 없어요." 유리가 이의를 제기했다. "전기 자극만으로도 도움이 될 테니까요." 과연 그랬다.

스스로 치유하는 뇌

이 실험으로 유리는 이런 생각을 했다. 혀의 감각 수용체에서 시작한 전기 자극은 충격(스파이크)을 뇌간의 균형계의 신경세포로 보낸 것에 멈추지 않았다. 균형계의 신경세포들은 나머지 뇌간 전체에, 그리고 다른 뇌 부위에도 전기 충격을 보내고 있었다. 그래서 수면, 기분, 운동, 감각을 조절하는 부위들이 전부 활성화된 것이다. 이런 가설은 피험자가 장비를 사용하는 동안 그의 뇌 전체를 스캔함으로써 확인되었다. 뇌의 대부분이 발화되었다.

이런 결과는 장비가 다른 장애나 뇌 문제들을 어떻게 도왔는지 설명해준다. 특히 유리가 장비를 활용하여 균형에 관한 정보를 사용하면서 적절한 정신적, 육체적 자극과 운동을 병행했을 때 효과적이었던 이유를 설명해준다. 장비는 다른 종류의 뇌 손상도 완화시켜줄지 모른다. 누가 알겠는가? 일상적인 학습에 도움이 될지도. 열심히 연구에 매진하던 폴의 제자들은 갑자기 자신들이 얻은 통찰력과 발견으로 다목적 뇌 자극기를 개발할 수 있겠다는 생각을 했다. 그렇게 만든 것이 앞에서 소개한 폰스다. 이 장비는 사용자의 공간 위치에 대한 정보를 제공하는 것이 아니라 계속적인 자극을 제공한다.

유리는 폰스처럼 뇌에 대단히 낮은 자극을 주는 다른 종류의 자극기들을 알고 있었다. 미주신경 자극(VNS)은 왼쪽 미주신경(목에 있는 경동맥에 가까운 뇌신경) 주위에 전극을 감아 장비가 겨냥하는 부위 가운데 하나인 뇌간의 고립로핵으로 자극을 보낸다. 가끔 우울증에 효과를 보였지만 그러려면 수술로 심박동기를 가슴에 이식해서 전기 자극을 가동해야 했다. 심부 뇌 자극(DBS)은 파킨슨병 환자나 우울증 환자에게 사용된다. 직접적으로 관련되는 회로를 겨냥하는 것으로 어느 정도 성공적이다. 그러나 이 경우 외과의가 뇌 깊은 곳에 전극을 이식해야 한다. 폰스는 아이가 막대사탕을 물듯 그냥 입에 물고 있으면 된다.

이제 다른 질환을 가진 환자들을 모아 이 새 장비가 그들에게 효과가 있는지 알아보자.

2. 세 가지 재설정:
파킨슨병, 뇌졸중, 다발성 경화증

파킨슨병

안나 로슈케Anna Roschke는 23년째 파킨슨병을 앓고 있다. 현재 여든 살로 첫 증상은 50대 후반에 나타났다. 의사가 더 이상 도와줄 방법이 없다고 하자 치료를 위해 독일에서 위스콘신으로 왔다. 그녀는 걷지도 균형을 잡지도 못했고, 떨림이 심해서 우유를 잔에 따르면 항상 흘렸다. 말이 느려졌고, 대화의 흐름을 이어가지 못했다. 항암제를 개발하는 분자생물학자로 일하는 아들 빅토르가 말했다. "상태가 나빴어요. 몸을 떠는 것은 최악의 증상이었습니다. 의사들은 처방제 복용량을 조정하는 것으로 질병을 어느 정도로 통제하고 있었지만 이 시점에서 병에 대해 할 수 있는 일이 더 이상 없다고 했습니다. 방법이 바닥난 겁니다." 안나는 진행성 질환 초기 진단을 받은 사람치고는 한동안 잘해냈지만, 손자 손녀들을 위해 빵을 구워준다던가 하는 사소한 일들을 할 수 있었으면 좋겠다고 생각했다. 그러나 몸이 자주 뻣뻣하게 굳어 대부분의 시간을 창문가에 앉아 밖을 내다보거나 멍하니 텔레비전을 보며 지낼 수밖에 없었다.

연구진은 장비가 도움이 될 수 있겠다고 생각했다. 균형 문제를 겪는 사람들을 뇌 스캔하면 놀랍게도 파킨슨병에서 과도하게 활성화되는 뇌 부위인 창백핵이 장비를 사용할 때 발화되었기 때문이다.

장비를 두 주 사용하고 나자 안나는 말하고 걷는 능력을 되찾았고 떨림이 줄어들었다. 더 이상 보행 보조기가 필요하지 않았고 "꽤 정상적으로 걸을 수" 있었다. 빅토르가 말했다. "가장 두드러지는 점이었어요. 어머니의 말도 확연하게 좋아졌습니다. 몸을 떠는 것을 제외하면 우리가 보기에는 정상적인 사람 같았습니다."

그녀는 장비를 규칙적으로 계속 사용했다. 빅토르가 다음에 방문했을 때 그는 80세 노모가 식탁 위에 서서 꼼꼼하게 부엌 천장을 칠하는 것을 보았다. "소름이 끼쳤어요." 그는 어머니가 얼마나 활동적이고 싶었는지 알고는 웃었다. 그동안 균형과 동작이 얼마나 망가졌었는지 생각하면서 그가 말했다. "놀라워요. 어머니가 넘어지지 않고 일할 수 있게 되었다니." 이제 그녀는 낮에 공원에 가고, 편안하고 재빨리 이곳저곳 돌아다니고, 아이들을 위해 쿠키를 굽는다.

그녀는 여전히 파킨슨병을 앓고 있지만, 증상이 워낙 좋아져서 병을 잊고 산다. 빅토르가 말했다. "장비에 대해 회의적이었어요. 나는 과학자이고 과학적 자료만 믿는 사람입니다. 그러나 장비의 효과를 보고, 특히 어머니의 협응과 인지력이 눈에 띄게 좋아진 것을 보고는 놀라운 기술을 믿게 되었습니다."

뇌졸중

메리 게인스Mary Gaines는 맨해튼에 산다. 금발과 붉은 뺨, 커다란 눈을 가진 매력적인 쉰네 살이다. 2007년 그녀는 22년간 근무했던 사립학교 교장이었다. 미국 태생이지만 어릴 때 유럽에서 자라 프랑스어, 이탈리아어를 했고 독일어와 플라망어도 조금 했다. 그녀가 쉰 살도 되지 않았을 때 뇌에서 혈관이 터져 중증 뇌졸중이 일어났다. 처음에는 일련의 '경미한 뇌졸중'으로 시작했다. 팔과 다리가 무거워진 것을 느꼈고, 이어 섬광을 보기 시작했다. 파트너 폴이 그녀를 병원으로 데려갔다. "뉴욕 장로교 병원에서 MRI 기계에 누워 있을 때 커다란 뇌졸중이 왔습니다." 그녀가 말했다. 전형적인 좌반구 뇌졸중으로 그녀의 오른쪽 몸이 허약해졌고 말도 타격을 받았다. "나는 말하지도 쓰지도 읽지도 기침하지도 소리를 내지도 못했습니다. 벙어리가 되었습니다."

그녀는 또한 생각하는 데 어려움을 겪었고, 불필요한 정보를 거르지 못했으며, 감각의 부화를 경험했다. 주변 소음에 민감해져서 대화를 알아듣지도 못했다. 뇌가 건강하면 주의를 쏟을 가치가 있는 정보를 자동적으로 가려낸다. "뇌졸중이 일어난 뒤로 나는 무엇이 위험한지 판단하기 위해 모든 소리, 모든 그림자, 거의 모든 냄새 하나까지 의식적으로 판단해야 했습니다." 시각 처리가 느려져서 자동차 옆에 타면 교통 패턴이 어떻게 되는지 이해하지 못했다. "항상 따라잡으려고 애써야 했습니다." 무엇이 안전하고 무엇이 위험한지 몰라서 그녀의 신경계는 늘 싸움-도주 상태에 있었다.

그녀는 난로 스위치를 켜고 끄는 것 같은 아주 단순한 동작도 하지 못했다. 단순한 과제에도 지쳤고 사회적으로 고립되었다. 그녀는 실어증(말을 못하는 것)과 구음 장애(소리를 제대로 내지 못하는 것) 치료를 위해 헬렌 헤이스 병원에서 언어 재활 치료를 시작했다. "나는 앉아서 다른 사람들이 말하는 것을 들었는데, 그들이 무슨 말을 하는지 이해하지도 따라가지도 못했습니다." 여섯 달 휴가가 끝나고 직장에 복귀하려 했지만 할 수 없었다. "그냥 이대로 죽을 때까지 살아야 하나 보다 생각했습니다."

장애를 안고 4년 반 동안 나아지려고 노력했지만 대부분의 결손이 그대로였다. 그러다가 여동생이 살고 있는 매디슨 지역의 연구소에 대해 들었다. 2012년 1월, 그녀는 두 주 시간을 내서 그곳에 갔다. 오랫동안 병을 앓아 유명한 병원에서 주류 치료를 받아왔던 많은 이들처럼 그녀도 처음에는 회의적이었다.

"둘째 날에 변화를 느끼기 시작했고, 나는 그것을 혼자서만 알고 있었습니다." 그녀가 내게 말했다. "나는 이렇게 느꼈어요. '정말이었으면 좋겠어. 하지만 나는 지금 상상하는 거야.' 그런데 둘째 날에 점심을 먹으러 나갔다가 마치 빗이 뇌를 쓸어내린 듯한 기분이 들었어요. 더 이상 나는 얽히고 꼬인 느낌이 들지 않았습니다." 생각하고 자극을 가려내기가 힘들었던 것이 사라졌다. 싸움-도주 반응이 꺼지기 시작했다. 갑자기 주변시가 돌아왔고 실시간으로 시각을 처리할 수 있었다. "교통의 흐름이 내 쪽으로 오는지 멀어지는지 구별할 수 있었습니다. 셋째 날에는 기력이 돌아왔습니다. 그리고 세상에! 나는 저기 맞은편에 앉은 사람에게도 말할 수 있었고 그의 말을 들을 수 있었습니다. 어찌나 황홀하던지. 마음을 가라앉혀야 했습니다. 안 그러면 사람들이 나를 미쳤다고 생각할 테니까요. 그 장비는 내 삶을 바꿨습니다."

매디슨에서 두 주를 보내고 나서 그녀는 장비를 갖고 집에 와서 매일 세 번에서 다섯 번 사용했다. 2012년 3월, 그녀가 장비를 집에서 사용한 지 두 달이 되었다. 그녀는 아주 가끔만 멈칫거리며 내게 말했다. "아직 해야 할 일이 많지만, 최고로 좋은 것은 '흐름'을 갖고 뭔가를 할 수 있다는 겁니다. 다시 자연스럽게 할 수 있어요. 일상의 활동이 즐겁고 그저 살아 있는 것이 좋아요." 전에 그녀는 신문 기사 하나 읽기도 어려웠지만 이제 "원하는 것은 무엇이든 읽을 수 있습니다"라고 말한다.

메리의 회복은 그녀의 삶을 바꾸었지만 완전하지는 않았다. 지금도 여전히 편두통에 시달린다. 멀티태스킹을 다시 하게 되었지만 전만큼 오래 하지는 못한다. 전만큼 일처리 속도가 빠르지도 않다. 그녀는 처음에는 연구진의 제안대로 계속해서 폰스를 사용할 생각이었지만, 자신이 얻은 소득이 매일 훈련하지 않고도 유지되는 것을 보고는 여섯 달 뒤에 사용을 멈췄다. "이제 요가와 명상을 하고 산책, 청소, 정원 가꾸기, 요리를 열정적으로 합니다. 나의 최고 기쁨은 자유입니다. 매 순간 자유를 즐깁니다."

다발성 경화증

네브래스카 대학 의료센터의 물리치료 부서에서 연구를 맡고 있는 맥스 커즈Max Kurz는 생물역학과 운동 제어를 전공했다. 그는 매디슨 연구소 밖에서 장비와 관련한 연구를 처음으로 진행한 사람이었다. 유리, 미치, 커트는 다른 연구 그룹도 다양한 부류의 다발성 경화증 환자들을 대상으로 자신들과 똑같은 결과를 내는지 알아볼 필요가 있었다. 커즈의 연구에는 재발-완화형 경화증 환자와 진행형 환자가 모두 포함되었다. 여덟 명의 피험자가 매일 두 차례씩 2주 동안 클리닉에 와서 훈련을 받았고, 그런 다음 장비를 집으로 가져가 12주 동안 사용했다. 대부분이 지팡이를 짚었고 한 명은 보행 보조기에 의존했다.

"우리가 환자들에게서 본 변화는 주목할 만한 것이었습니다." 커즈의 말이다. "동작이 정말 빨랐어요. 우리가 보통 클리닉에서 보는 것보다 더 빠르더군요. 지팡이를 짚고 왔던 일곱 명 모두가 더 빠르고 오래 걸을 수 있고, 난간을 잡지 않고도 계단을 오르고 내립니다. 그야말로 확실한 변화였습니다." 사람들은 균형 감각과 걷는 것만 좋아진 것이 아니라 다른 다발성 경화증 증상들도 좋아졌다. 보다 전반적인 치유 과정이 일어나고 있다는 뜻이었다. "환자들은 방광 제어 능력이 좋아졌고 잠을 잘자게 되었다고 보고했습니다." 그가 내게 말했다. "우리가 치료하지 않았는데도 달라진 겁니다." 휠체어에 앉아 지내던 한 환자는 의자에서 침대로 옮겼고, 침대에서 구르고 무릎으로 일어서고 앉으며, 혼자서 균형을 잡을 수 있게 되었다. "보통은 그 같은 부류의 환자들에게서 일어나지 않는 변화입니다."

"한 여성은 떨림이 아주 심했고 머리와 팔을 한시도 가만두지 못했습니다. 그 증상이 사라졌습니다." 어떤 처방약도 그녀의 떨림을 완화시키지 못했다. "그녀가 처음 왔을 때는 걸음걸이가 전혀 조화롭지 못했어요. 지팡이를 짚고 걸었는데 이제 버렸습니다. 그녀는 걷게 되었고 수업이 끝날 때는 뛰어다녔습니다. 두 주 만에 줄넘기도 하더군요. 믿어지나요? 균형 문제로 고생하는 사람이 장비로 훈련하더니 줄넘기도 할수 있게 되었다는 것이. 세상에는 도저히 설명할 수 없는 일들도 있습니다!"

그가 말한 여성은 킴 코젤리츠키Kim Kozelichki였다. 그녀는 증상이 악화되는 것이 멈췄고 이어 급격히 좋아졌다. 킴은 출중한 테니스 선수로 장학금을 받고 대학에 진학했다. 다발성 경화증이 그녀에게 닥친 것은 스물여섯 살, 그녀가 매니저로 활동하던 때였다. 다발성 경화증은 서서히 발병했다. 먼저 발가락이 따끔거렸고, 손으로 확산되었다. 이어 발과 손, 목, 등에 신경병성 통증이 나타나기 시작했다. 다음으로 다발성 경화증은 그녀의 균형에 타격을 가했다. 그래서 걸핏하면 벽에 부딪히고 걸을 때 발을 끌기 시작했다. 복시와 삼중시triple vision가 나타났다. 테니스 코트에서 공을 향해 라켓을 휘두르면 한 발 이상 차이가 났다. 그녀는 피아노도 쳤었는데 포기해야 했다. 머리 떨림이 심해서 늘 거절의 뜻으로 고개를 흔드는 것처럼 보였다. 무릎이 안쪽으로 휘기 시작했고 결국에는 지팡이에 의지해야 했다. 멀리 갈 때는 강력계 형사인 남편 토드가 그녀를 휠체어에 태우고 밀었다. 피로감이 극심했고 실시간으로 생각하거나 기억하거나 사건을 처리하는 능력이 사라지면서 일을 그만둘 수밖에 없었다. MRI 스캔으로 다발성 경화증 병변이 그녀의 뇌와 척수 전역에서 발견되었다.

킴의 임상 간호사가 그녀에게 커즈 박사의 연구에 참여하도록 권했다. 운동선수와 음악가는 점진적인 연습에 대해 잘 알기 때문에 대부분 좋은 환자가 된다. 킴이 말했다. "폰스를 사용하고 이틀 만에 균형이 좋아졌어요. 이제 벽에 부딪히지 않고 힘이 붙은 느낌입니다. 다시 정상으로 돌아온 것 같아요. 이 질병에 이 정도면 정상이죠." 장비를 사용하자 트레드밀에서 난간을 붙잡고 시속 1.6킬로미터 속도로 걸을 수 있었다. 2주 만에 속도를 4킬로미터로 끌어올렸다. 그녀는 폰스를 집에 가져가서 하루 두 차례 20분씩 사용했다. 균형을 잡는 훈련 한 번, 걷거나 집안일을 하면서 한 번 사용했다. 4주째가 되자 그녀는 난간을 잡지 않고 시속 5.6킬로미터로 걸었다. "후련하네요!" 11주 뒤에는 토드가 테니스 코트에서 던져주는 공을 칠 수 있었다. "그녀가 어찌나 빠르게 공을 되받아치던지 몸을 숙여서 피해야 했습니다." 토드의 말이다.

1년이 지난 지금 그녀는 지팡이 없이 걷고 피아노도 다시 친다. 모든 것이 다 좋아진 것은 아니다. 피로감과 인지 문제가 끈질기게 남아서 일은 여전히 할 수 없다. 그러나 기능이 훨씬 좋아졌고 통증이 확연히 줄어 희망이 생겼다. 그녀와 토드는 이제 영화관에 가고 외식도 하고 산책하고 삶을 함께 즐긴다.

3. 균열이 간 도공들

제리 레이크

폰스가 퇴행성 질환이면서 진행성 질환인 파킨슨병과 다발성 경화증 환자들에게 도움을 주자 연구진은 뇌 손상을 입은 사람도 도울 수 있을지 궁금했다. 그래서 그들은 관습적 치료로 효과를 보지 못한 외상성 뇌 손상 환자들을 연구하고 싶다는 공고를 냈다.

마흔여덟 살의 임상 간호사 제리 레이크는 추운 2월 자전거를 타고 있었다. "6년 전부터 자전거를 타고 출근했어요. 도로에 눈이 조금 쌓여 있었어요. 하지만 나는 날씨가 어떻든 상관없이 항상 자전거를 탔죠. 교차로에서 멈췄다가 페달을 밟고 가려는데 차 한 대가 오는 것이 보였습니다. 방향 지시등도 켜지 않고 곧장 내 쪽으로 방향을 틀더군요. 나는 재빠르게 멈췄고 자전거가 뒤집혔습니다. 그 이후로 어떻게 된 건지 모르겠습니다. 차가 나를 치지는 않았지만, 나는 도로 옆에 누워 있었고 헬멧이 망가졌습니다."

사고 전 주말에 그녀는 35마일을 달렸고, 그리고 나서 아들과 함께

한 시간을 또 달려 매년 여름에 함께 참가하는 500마일 자전거 경주를 준비했다. 집중적인 훈련을 하지 않을 때도 제리는 매주 75마일에서 100마일을 달렸다. "머리를 식히는 방법이었어요." 그녀는 짧은 갈색 머리에 에너지가 넘치는 당차고 다부진 여성이다. 자신의 집안을 가리켜 "에너지 중독자, 무기력함을 모르는 사람들"이라고 말한다. 그녀는 조산사 훈련을 받았고, 일리노이주 샘페인에서 분만을 돕는 일을 했다. 일을 하고, 네 아이를 돌보고, 셰익스피어를 가르치는 남편 스티브 레이번과 시간을 보내지 않을 때는 캠핑과 하이킹을 즐겼다. 그녀는 1년 열두 달 자전거를 탔다.

사고를 당하고도 그녀는 용케 출근했다. 동료가 그녀의 상태를 보더니 응급실로 데려갔다. 제리는 구역질하며 토했고 명료하게 생각하지 못했다. 헬멧의 금이 오른쪽 귀 뒤로 난 걸 보아 아마도 두정엽과 후두엽 부위에 충격을 받은 듯했다. 오른쪽 어깨와 오른쪽 엉덩이에 타박상이 있었다. 의사는 뇌진탕으로 진단하고 진통제 처방을 내려 집으로 보내고 쉬도록 했다. 그때가 수요일이었다. 그녀는 며칠 연속으로 잠을 잤다. 토요일에 주말 호출을 받았다. 남편은 그녀가 직장에 가는 것을 바라지 않았지만, 제리는 "파트너가 일하고 있는데 호출을 피하면 안 돼요"라고 말하며 일하러 갔다.

"근무를 마친 조산사가 보고하기 시작하는데 하나도 이해가 되지 않았어요. 그냥 무슨 말인지 알아듣지 못했습니다. 나는 울음을 터뜨렸습니다. 주말 내내 싸움-도주 상태에 있으면서 몹시 불안했습니다."

그녀는 조용한 소리에도 과민한 반응을 보이기 시작했다. 접시와 식기가 달그락거리는 소리에 놀라 식사를 할 수 없었다. 그리고 놀람 반응이 시작되면 멈추지 못했다. "옆에서 누가 소리를 내면 당혹스러운 일이 벌어졌어요. 나는 걷잡을 수 없이 씰룩거리고 흐느끼기 시작했습니다. 그것을 멈추려면 잠을 자는 수밖에 없었습니다." 그녀는 빛에도 과하게 반응해서 컴컴한 방에 틀어박혀 지냈다. 그녀의 뇌가 더 이상 소음, 동작, 빛, 기타 산만한 자극을 전혀 걸러내지 못하는 듯했고, 그녀가 걸러내려 하면 극심한 두통에 시달렸다. 멀티태스킹은 불가능한 일이었다.

이어 그녀는 근육 제어 능력을 잃었다. 뇌 오른쪽에 큰 손상을 입었는데 그곳은 왼쪽 몸의 운동을 지배한다. 제리는 물건을 떨어뜨렸고 몸 왼쪽 근육 사용에 가장 심각한 문제를 드러냈다. "왼쪽 팔과 다리가 씰룩거렸고 떨림이 일어났습니다."

월요일에는 그녀의 얼굴이 감각을 잃었다. 남편은 혹시 뇌 안에서 느린 출혈이 일어나지 않았을까 염려되어 그녀를 다시 응급실로 데려갔다. 의사는 외상성 뇌 손상으로 진단했지만 그녀는 그들이 자신을 심각하게 여기지 않는다는 기분이 들었다. "의사 말이 과호흡 때문에 내 얼굴이 마비되었다고 했는데, 나는 그렇지 않다는 것을 알았어요. 마비는 감정이 격양되기 전에 이미 일어났으니까요. 하지만 그들은 내 말을 듣지 않았어요. 간호사는 내가 앞으로 여섯 달 동안 복잡한 수학을 하지 못할 거라고 했고, 의사는 내가 진정하기를 바라며 기도하겠다고 했습니다. 남편은 내가 그렇게 화를 내는 모습은 본 적이 없다고 말했습니다."

복잡한 수학이 문제가 아니었다. 제리는 끔찍한 하락을 겪으면서 모든 인지 기능을 잃고 말았다. 말하려고 할 때 단어가 나오지 않거나 숨을 제대로 못 쉴 때가 가끔 있었고, 엉뚱한 단어가 튀어나오기도 했다. 균형 감각을 잃고 항상 뒤로 넘어졌고 몸을 가누지 못했다.

시각도 무너졌다. 그녀는 왼쪽에 놓인 물건을 보지 못했고, 왼쪽에 있는 사물들을 향해 걸어가기 시작했다. 깊이를 인식하는 능력을 잃어 입체감 있는 세상을 보지 못했다. 자동차 조수석에 타는 것은 그녀에게 소름끼치는 일이 되었다. 다른 차들이 어디에 있는지 파악할 수 없었기 때문이다. "나는 차들이 우리를 들이받으러 온다고 생각해서 내내 비명을 질렀어요. 모든 것이 우리 위에 있는 것처럼 보였습니다." 제리를 차에 태우고 어디로 갈 때면 창문에 커튼을 치고 뒷좌석에 태워 눈을 감게 했다.

걸을 때는 땅의 위치를 감지하지 못했다. 자기가 지금 경사면에 있다는 것을 느끼지 못했으므로 발을 헛딛지 않도록 옆에서 "내리막!" 혹은 "오르막!" 하고 알려줘야 했다. 양탄자 무늬와 페이지의 글자가 움직이는 것처럼 보였다. 양쪽 눈을 정렬시키는 체계가 작동하지 않았으므로 초점을 맞추지 못했고 사물이 겹쳐 보였다(외상후 시각 증후군이라고 불리는 것이다). 복시를 교정하기 위해 프리즘 안경 처방을 받았지만, 그녀는 여전히 초점을 맞추지 못했다.

대담하고 침착했던 운동선수는 이제 의기소침했고 자신의 감각, 동작, 혹은 감정적 반응을 통제하지 못했다. 제리의 사무실에서 근무하던 산부인과 전문의는 그녀의 평소 회복력을 알고 있었기에 이렇게 무너져가는 그녀를 보고 놀라서 서둘러 신경과의사를 만나보라고 했다. 의사는 뇌진탕후 증후군으로 진단했다. 일반적으로 뇌진탕보다 더 심각한 질환이다. 증세가 오래 지속된다는 뜻이기 때문이다. 의사는 그녀에게 집에 머물며 여섯 달 동안 쉬라 했고, 그녀는 그렇게 했다.

여섯 달 뒤에 신경심리학자가 그녀에게 사람들 사진을 여러 장 보여주었다. 제리는 똑같은 얼굴을 반복적으로 보고도 자신이 이미 본 것을 알아채지 못했다. 사람 얼굴을 구별하고 알아보는 능력을 잃은 것이다.

신경심리학자는 그녀에게 1년간은 직장에 돌아갈 생각을 접으라고 했고, 1년 후에 경과를 보고 결정하자고 했다.

집에 있자니 그녀는 무너져 내리는 기분이었다. 음식을 만들지도 빨래를 하지도 못했고, 자신을 돌보는 남편에게 괜한 짐이 되는 것 같았다. 비록 남편은 "조금의 흔들림도 없었지만" 그녀는 자신이 더 이상 가정에서 역할이 없는 것처럼 느껴졌다. "나는 항상 모든 아이들을 챙기는 엄마였어요. 시끌벅적한 소음을 좋아했고, 혼란에 잘 대처했고, 아이들의 친구들을 알았죠. 엄마가 이렇게 허약한 존재가 되었으니 무슨 일이라도 생기면 완전히 쩔쩔매고 울기나 하고 며칠 동안 잠만 자겠지요."

1년이 지나 신경심리학자를 다시 찾아간 그녀는 아무것도 나아진 것이 없다는 말을 들었다. "당신은 우반구에 영구적인 손상을 입었고 전두엽의 수행 기능이 엉망입니다. 당신은 의료 관련 일은 물론이고 어떤 종류의 일도 다시는 할 수 없습니다. 몸의 기능을 잃었어요. 대부분의 회복은 첫 해에 일어나고 어쩌면 둘째 해에 약간 더 일어나기도 합니다." 이제 치료의 모든 것은 그녀의 뇌를 고치는 것이 아니라 문제를 안고 살아가는 방법을 배우는 것에, 혹은 문제를 '보완'하고 한계를 피하는 방법을 찾는 것에 맞춰져야 했다. "의사의 말은 현 상황을 받아들이라는 것이었어요." 그녀의 말이다. 이후 몇 달 동안 많은 임상의들이 똑같은 말을 했다. 그녀의 상태가 영구적이라고 했다.

의사들은 뇌진탕을 '경증 외상성 뇌 손상'과 같은 말로 사용할 때가 많다. 경증 외상성 뇌 손상 진단을 받은 대부분의 사람들은 석 달 안에 예전 수준의 기능을 회복한다.[12] 그러나 우리는 사후에 증상이 사라지고 난 뒤에야 손상이 경증인지 아닌지 판단할 수 있다. 가끔은 환자가 좋아졌다고 느낄 때에도 아직 위험에서 벗어난 것이 아니다. 특히 뇌진탕을 반복적으로 겪으면 곧 살펴보겠지만 장기적 문제들로 이어지는 근원적인 발병 과정이 시작된다. 경증 외상성 뇌 손상 증상들이 석 달을 넘기면 제리의 경우처럼 '뇌진탕후 증후군'과 외상성 뇌 손상으로 진단이 수정된다. 외상성 뇌 손상은 현재 젊은 사람들의 주요 장애, 사망 요인이다.[13]

뇌진탕은 경증 외상성 뇌 손상이라고 불리고 스포츠에서 흔하게 발생하므로 대수롭지 않게 생각하는 사람들이 많다. 정신적 기능이 일시적으로 중단되거나 변경될 뿐이며, 선수가 "괜찮아" 하면서 경기에 복귀한다면 심각한 손상이 없다고 여긴다. 그러나 미국 미식축구 협회 선수들과 다른 선수들을 대상으로 한 최근 연구를 보면, 반복적인 뇌진탕은 조발성 알츠하이머병, 기타 기억 문제, 신경학적 문제, 우울증 발병을 19배나 높일 수 있다고 한다.[14] 경증 외상성 뇌 손상이 수차례 일어나면 '만성 외상성 뇌병증'이라고 하는 뇌의 퇴행 과정이 일어날 수 있다. 이것은 뇌진탕을 자주 겪는 미식축구 선수들한테만 일어나는 것이 아니다. 로빈 그린Robin Green과 토론토 대학의 동료들이 보여주었듯이 외상성 뇌 손상 환자들은 가끔 증상 회복을 경험하지만, 뇌에서 일어나는 퇴행 과정 때문에 결국 시간이 흐르면 악화된다.[15]

사람들이 뇌진탕 증상에 크게 우려하지 않는 또 하나의 이유는 뇌진탕 직후 응급실에서 CT 스캔이나 MRI를 찍었을 때 대체로 정상으로 판정된다는 점이다. 조직이 손상되었는데도 정상으로 나오는 경우가 있다. 머리가 공간에서 이동하다가 물체와 충돌하면, 가속하던 뇌는 두개골 안쪽의 벽에 부딪히면서 갑자기 속도가 줄어든다. 이어 반대로 튀어 두개골 맞은편에 부딪힌다. 이런 타격을 받으면 신경세포는 화학물질과 신경전달물질을 분비할 수 있고, 과도한 염증, 전기 신호 전달 방해, 뇌세포 손상과 죽음, 대사 억압으로 이어질 수 있다.

뇌진탕의 영향은 충격이 가해진 부위에만 국한되지 않는다. 망치로 창문을 깨면 가격 부분만 금이 가는 것이 아니듯 말이다. 거대한 에너지는 뇌 곳곳으로 전달된다. 신경세포의 세포체뿐만 아니라 신경세포를 연결하는 축삭에도 영향이 미칠 수 있다. 축삭의 손상은 '확산 텐서 영상'이라고 하는 새로운 종류의 스캔으로만 확인이 가능하다. 축삭은 다른 뇌 부위들을 연결하므로 여기가 손상되면 여러 부위들에 문제가 일어날 수 있다. 최초의 타격이 일어난 부위가 어디든 간에 감각, 동작, 인지, 기분 등 많은 기능들이 타격을 받게 된다. 뇌의 다른 부위를 다친 사람들이 이상하리만치 비슷한 증상들을 보일 수 있는 이유도 어쩌면 이것으로 설명할 수 있다.

제리가 캐시를 만나다

어느 날 제리의 언어치료사가 말했다. "이보다 더 이상할 수 없는 일이 일어났어요. 당신과 똑같은 부상을 당한 여자가 방금 환자로 왔었는데, 나는 당신이 사무실로 들어오는 줄 알았네요." 새로운 환자의 뇌 손상은 보다 최근에 일어났고, 제리보다 1년 뒤에 치료사를 찾은 것이었다. 치료사는 두 사람이 만나서 서로를 돕도록 권유했고, 그들은 그렇게 했다.

캐시 니콜-스미스Kathy Nicol-Smith는 일리노이주 샘페인에 사는 중년의 임상병리사로, 일을 마치고 운전하던 중 다른 차가 그녀의 차를 두 차례 들이받았다. 먼저 뒤에서 부딪혔고, 곧이어 옆에서 다시 받았다. 캐시는 머리를 다쳐 편타성 손상을 입었고 기억 상실증에 걸렸다. 그녀도 제리처럼 외상성 뇌 손상 진단을 받았다. 사고 직후 여러 증상을 보였고 시간이 흘러도 나아지지 않았다. 심한 두통에 시달렸고, 잠을 많이 잤고, 빛에 민감해져서 대낮에도 눈을 감아야 했다. 물건을 잡거나 제대로 걷지 못했고, 협응 문제와 균형 문제에 말하는 데도 어려움을 겪었으며, 자신이 공간 어디에 있는지, 땅의 경사가 바뀌는지도 알지 못했다. 기억에 문제가 있어서 요리만 했다 하면 태웠다. 입체시를 잃어 "모든 것이 평평하게 보였고" 복시를 겪었다. "누가 내 안경에 바셀린을 발라놓기라도 한 것처럼 모든 것이 커다란 하나의 얼룩으로 보였습니다." 그녀는 읽지도 집중하지도 못했고, 심지어 텔레비전을 볼 수도 없었다. "나의 뇌는 어떤 것도 따라잡지 못했습니다."

캐시에게는 또 하나 끔찍한 문제가 있었다. 사고를 겪고 얼마 지나지 않아 든든한 조력자였던 남편이 췌장암 진단을 받았다. 넉 달 뒤에 남편은 죽었다.

제리와 캐시는 정기적으로 만나기 시작했다. 제리의 말이다. "나는 그녀의 기운을 북돋우려고 애썼습니다. 그녀는 상실에 상실을 겪으면서 나보다 훨씬 더 많은 일을 감당해야 했어요. 우리는 눈과 손의 협응을 되찾고 손의 근력을 키우려고 도자기 수업을 듣기 시작했어요. 우리는 스스로를 '균열이 간 도공들'이라고 불렀습니다. 도자기는 멀쩡하지만 도공들은 여기저기 갈라졌다는 뜻이죠." 그러는 동안 제리는 인터넷으로 뇌 손상에 대해 이것저것 찾아보았다.

그녀는 웹 검색을 통해 매디슨 연구소를 알게 되었다. 자신의 신경과 의사이자 캐시도 진찰했던 찰스 데이비스Charles Davies와 상의했다. 데이비스는 유리와 이야기를 해보겠다고 했다. 오랜 기다림 끝에 연구소로부터 제리와 캐시를 초대하고 싶다는 연락이 왔다. 제리는 병을 앓고 있는 여든일곱의 아버지를 만나러 가기로 이미 약속이 되어 있었다. 자신은 어쩔 수 없지만 캐시 혼자서라도 가야 한다고 고집했다. "캐시가 간지 이틀 뒤에 전화를 했는데, 그녀의 목소리로 알 수 있었어요. 그녀의 말이 달라졌습니다. 유창했고 억양이 있었어요. 한때는 나처럼 톤과 감정이 결여된 밋밋하고 머뭇거리는 목소리였는데, 갑자기 새로운 목소리로 이러는 겁니다. '제리, 당신도 여기 왔어야 해요. 정말 놀라워요.' 나는 믿기지 않는 일이 그녀에게 일어났다는 것을 알았습니다."

론처럼 캐시도 지팡이를 짚고 왔다가 지팡이 없이 나갔다.

2010년 9월, 제리가 남편의 부축을 받으며 연구소를 찾았을 때 그녀는 허약해진 몸을 이끌고 복도를 망설이듯 천천히 걸었고 팔을 좀처럼 흔들지 않았다. 한때 활달했던 이 여성은 프리즘 안경을 쓴 채 겁에 질리고 의기소침한 생쥐처럼 보였다. 허리 위는 뻣뻣했고 아래는 불안하게 흔들거렸다. 서는 자세는 동등하게 야심적이고 오래된 두 힘이 맞선 결과다. 하나는 꼿꼿하게 두 발로 서는 인간의 자세다. 수백만 년 진화의 결과로 등과 허리에 관절을 펴는 근육 체계가 갖춰지고 직립하도록 조절하는 신경계가 마련된 덕분이다. 또 하나는 훨씬 오래된 힘인 중력이다. 대부분의 걷기는 앞으로 넘어지는 것을 통제함으로써 이루어진다. 이는 계속적인 뇌간의 피드백이 있어야 어긋나지 않는 복잡한 과정이다. 미치는 제리를 처음 보았을 때 그녀의 뇌가 "릴리 톰린이 전화교환수로 나오는 콩트에서 릴리가 화가 나서 플러그를 죄다 뽑아버린 전화교환대와 비슷하게 돌아간다"라고 생각했다. 예비 진단은 확산성 축삭 손상을 수반한 외상성 뇌 손상이었다.

연구진은 제리의 전과 후의 모습을 촬영했고, 나는 영상을 꼼꼼하게 살펴보았다. 처음 연구소에 왔을 때 그녀는 균형을 잡을 수 없어 넘어지기 직전의 모습을 보였다. 발이 불안하게 땅을 딛고 있어서 걸을 때면 계속해서 균형을 잃었다. 팔은 갑작스럽게 45도 각도 옆으로 내밀어서 마치 넘어지지 않으려는 필사적인 몸부림으로 날개를 퍼덕이는 듯했다. 걸음을 옮길 때마다 그녀가 느끼는 두려움이 긴장된 얼굴에 나타났다. 발을 뗄 때는 그녀의 모습을 보면 마치 발가락이 접착제로 바닥에 붙어 있는 듯했다. 겨우겨우 발을 뗀 제리는 뒤꿈치를 들어 앞으로 옮기지 못하고 뒤꿈치가 바깥쪽으로 돌아 헛딛거나, 아니면 다른 발의 경로로 끼어들어 자세가 좁아져서 넘어지려 했다. 매 걸음마다 발목이 옆으로 돌기 시작했다. 방향을 바꿀 때는 균형을 잡으려고 벽을 향해 손을 뻗었는데, 그러는 동안 양발이 서로 부딪혔다. 위를 쳐다보면 뒤로 넘어졌다.

그들은 동적 보행 지수Dynamic Gait Index를 사용하고 표준화된 장애물 코스를 걷게 하여 제리를 검사했다. 그녀는 위로 넘어야 하는 구두상자 앞에서 아예 멈췄다. 성큼성큼 상자를 넘는 것이 아니라 (마치 허리 높이의 담장을 오르듯) 옆으로 완전히 돌아서 가까스로 넘어지지 않고 넘었다. 내려가는 계단에서는 자신감 없이 양손으로 난간을 꼭 붙들고 한 발 떼고 쉬고 다시 한 발 떼는 식으로 걸었다. 연구진은 바닥과 옆이 움직이도록 특수하게 설계된 "흔들리는 전화박스"에 그녀를 들어가게 해서 균형감을 알아보았다.

제리는 많은 외상성 뇌 손상 환자들이 그렇듯 네 종류의 처방약을 복용했다. 그녀 말로는 "그저 물 밖으로 머리를 들고 있으려고" 그랬다고 한다. 각성제도 있고 진정제도 있었다. 아침에는 "두 시간 일할 수 있는 에너지를 확보하려고" 리탈린을 복용했다. 항우울제를 복용하면 불안이 가셨다. 아티반은 그녀가 수면 문제를 해결하기 위해 시도했던 여러 약 중 하나였고, 렐팍스는 편두통 때문에 복용했다. 그녀는 신경계가

스스로 치유하는 뇌

스스로 조절하는 능력을 잃어버려 통제 불가능한 상태에 빠진 전형적인 환자였다.

첫날에 제리는 자기를 맡았던 의사들이 좋아지지 않을 것이라고 했었다고 유리에게 말하면서 흐느껴 울었다. 사고가 난 지 5년 반이 흘렀는데 아무런 진전도 없었다. 그녀의 뇌는 유리와 미치가 기초적인 검사를 하는 과정에서 지친 나머지, 그의 지시를 따르고 질문에 답하기도 힘들어 했다. 남편은 그녀가 더 버틸 수 없겠다고 보고 그만 집으로 데려가야 하지 않을까 생각했다. 그녀는 유리가 미치에게 "이것은 내가 생각했던 것과 다른데요" 하고 말한 것을 기억했다. 그들이 자신을 집으로 돌려보낼까 겁이 났던 것이다.

제리가 장비를 입에 물자, 유리가 정확한 사용법을 알려주었다. 완벽하게 똑바로 서야 했다. 그래야 목이 꺾이지 않고 뇌간으로 전달되는 혈액이 막히지 않는다. 그는 그녀의 엉덩이 위치를 확인했고, 무릎에 대해 까다롭게 굴었고, 어깨와 머리 사이의 거리를 측정했다. 그런 다음 그녀에게 혀를 장비에 대고 일어서서 눈을 감은 채 20분간 있으라고 했다. 그녀는 앞을 보지 못하면 항상 넘어졌기 때문에 겁이 덜컥 났다. 20분을 꼬박 서 있을 자신이 없었다.

그는 장비를 작동시켰고, 그녀는 눈을 감았다. 그녀의 몸이 흔들리면 옆에서 누군가가 팔이나 어깨를 건드려 그녀가 공간에서 자신이 어디에 있는지 파악하도록 했다. 셰릴이 사용했던 장비와 달리 폰스는 그녀의 공간 위치에 대해 알려주지 않았다. 마음이 차분해지기 시작했다. 장비를 사용하고 13분가량 지나면 보통 그렇게 된다. 그녀는 자신이 흔들려도 누가 더 이상 건드리지 않는다는 것을 알았다. 그리고 놀랍게도 20분이 되어 그들이 말했다. "시간 다 되었습니다."

그녀는 장비를 풀고는 거의 정상적인 걸음걸이로 걸었고 균형에 문제가 없었다. 방을 나와 왼쪽으로 도는데 넘어지지 않고 어깨 너머로 무리 없이 볼 수 있다는 사실에 깜짝 놀랐다. 영상에서 제리는 "방금 고개를 돌렸어" 하고 소리쳤고, 남편은 눈물을 흘렸다. 그녀의 목소리는 다채롭고 노래 같고 활기가 넘쳤다. 단어를 또렷하게 발음할 수 있었다. 구음 장애가 사라진 것이다. 항중력근이 작동했고, 느낌표처럼 똑바로 섰고, 가슴이 부풀고 우아하게 움직였다.

그러자 그녀는 끔찍한 혼란에 휩싸였다. 이런 변화가 이렇게 금방 일어날 수 있는 걸까? 5년 반 동안 안고 있던 장애가 이렇게 빨리 뒤집힐 수 있다고? 차분히 생각하다가 그녀는 장애가 확실히 물러나고 있다는 것을 깨달았다. "그냥 밖에 나가서 달리고 싶어!" 그녀가 말했다. 이틀 뒤에 그녀는 정말로 트레드밀에서 달렸다.

"놀라웠어요." 제리의 말이다. "그들이 내게 삶을 다시 돌려주었습니다. 스물네 시간도 못 되어 나는 다시 갈 수 있다고 결코 생각지 못했던 곳들을 돌아다녔습니다. 이건 꿈에도 생각해보지 못했던 일입니다. 사고가 일어나기 전 48년 동안 내가 알았던 사람으로 돌아간 듯한 기분이 들어서 새로운 신경 경로를 만들려면 편히 쉬어야 한다는 것을 깜빡했습니다. 위스콘신으로 떠날 때만 해도 나는 밤에 열한 시간에서 열두 시간을 잤고 낮에도 한두 시간을 잤습니다. 그런데도 기력이 없었죠. 첫날 여덟 시간을 자고 6시 반에 일어났는데 피로가 가셨습니다. 몇 년 만에 처음으로 나의 뇌가 몸과 같이 깨어났다는 기분이 들었습니다."

그녀는 그날 아침에 일어나 창밖을 내다보았다. "내가 소리를 지른 줄 몰랐는데 그랬나 봐요. 남편이 샤워를 하다 말고 달려왔어요. 내가 말했습니다. '저기 호수를 봐! 호숫가가 하나의 선이 아니야! 나무들이 있고

그 뒤로 다른 나무들이 있어. 그 말은 그 사이에 만^灣이 있다는 뜻이지!'
나는 그동안 내가 본 세상이 얼마나 평평했는지 몰랐어요. 그러다가 갑
자기 깊이를 다시 볼 수 있게 된 겁니다. 전에는 호수를 찍은 사진을 보
는 기분이었는데, 지금은 입체영화는 시시할 정도예요. 내 눈이 3차원
입체였습니다! 사람들을 얼굴로 다시 알아보게 되었습니다." 이런 변화
의 대부분은 첫 48시간에 제리에게 일어났고, 이틀도 못 되어 그녀는 더
이상 프리즘 안경을 쓰지 않아도 되었다.

닷새 뒤 제리는 재검사를 위해 연구소 복도를 다시 찾았다. 이제 그녀
는 동작이 날렵했고 빠르게 흠잡을 데 없이 으스대며 미소를 지으며 걸
었다. 척추 위쪽과 몸통이 유연하게 돌았고 팔을 과거 우아한 운동선수
시절처럼 힘차게 흔들었다. 구두상자 앞에서 그녀는 머뭇거리지도 거들
떠보지도 않고 곧장 위로 넘어갔다. 장애물 코스를 재빠르게 돌파했다.
난간을 붙잡지 않고 계단을 민첩하게 오르고 내렸다. 한 발로 섰다. 그러
더니 밖으로 나가 가까운 언덕으로 가서는 아이처럼 뛰어다녔다.

제리는 매디슨에서 일주일을 보내고 나서 집으로 돌아갔고, 연구진이
준 휴대용 장비로 매일 20분씩 여섯 차례 훈련을 했다. 생각하고 인식하
고 결정하는 능력을 인지력 속도라 한다. "인지력 속도가 하루가 다르
게 빨라졌고, 머리가 흐릿한 것이 걷혔습니다. 하루를 이렇게 수월하게
보내다니 믿어지지 않았습니다. 에너지가 남아돌아서 무엇을 해야 할지
모를 지경이었어요!" 그녀는 스티브가 운전하는 차를 타고 손녀 에바
를 보러 갔다. 에바가 태어나기 전에 자동차 사고가 나서 얼굴을 알아보
는 능력을 잃었었기 때문에 "아이를 처음 보는 기분이었습니다"라고 말
했다.

"영광스러운 석 달"이 이어졌다. 제리는 직장으로 돌아가게 되리라

확신했다. 유리는 세릴을 치료한 경험으로 보건대 제리가 1년 반은 장비를 사용하기를 원했다.

제리보다 몇 주 앞서 매디슨을 찾아가서 역시 획기적 진전을 보았던 캐시는 샘페인에 있는 집으로 돌아갔다. 그녀도 마찬가지로 매일 여섯 차례 장비를 사용하며 신경가소적 성장을 자극했다. 두 차례는 뇌의 균형 회로를 향상시키기 위해 매트 위에서 발끝으로 서거나 한 발로 서서 장비를 사용했다. 두 차례는 동작 향상을 위해 트레드밀에서 걸으며 사용했고, 두 차례는 뇌의 잡음을 잠재우기 위한 명상을 하면서 사용했다. 결과는 놀라웠다. 거의 모든 증상이 사라졌다. 그녀는 책 읽는 즐거움을 다시 찾았고, 단어를 보는 데 아무 문제가 없었다. 복시와 평면시가 사라졌고, 균형 문제가 향상되었다. 여러 일을 동시에 하는 것도 가능했다. 추수감사절에는 열두 명분의 식사를 준비했다.

석 달이 지나자 제리의 남편 스티브가 두 명의 균열이 간 도공들을 차에 태워 매디슨으로 갔다. 다시 진찰하고 장비를 제대로 사용하고 있는지 확인하기 위해서였다. 유리는 그들의 뇌가 요란한 발화를 잠재웠고 새로운 신경가소적 연결을 만들기 시작했지만, 아직 완전하게 나은 것은 아니라고 설명했다. 앞서 세릴이 그랬듯이 그들도 시간을 두고 잔류 효과를 강화할 필요가 있었다.

퇴보

2010년 12월 27일, 재검사를 하러 연구소로 가던 제리, 캐시, 스티브는 연구소 바로 앞 유니버시티 애버뉴에서 정지 신호에 정차했다. 그순간 뒤에서 차가 그들을 전속력으로 들이받아 그들의 차가 완전히 망가졌다. 그들을 친 차를 운전했던 사람은 휴대폰을 들여다보느라 신호등이 빨간색인지 녹색인지 솔직히 몰랐다고 경찰에게 말했다.

"두개골 맨 아래쪽에서 칼로 찌르는 통증을 느꼈습니다." 제리의 말이다. "스티브가 말하기를 내가 그에게 다친 것 같다고 말했다더군요. 캐시는 그때 입에 폰스를 물고 있었어요! 캐시가 뇌 부상을 입은 것이 바로 이와 똑같은 사고였습니다. 나는 그녀가 천천히 숨을 쉬도록 도우려고 애썼습니다. 그들이 우리를 응급실로 데려갔습니다."

캐시의 균형 문제, 단어 찾는 어려움, 어지럼증, 아주 오랫동안 자야 하는 문제들이 모두 되살아났다. 제리의 증상들도 며칠에 걸쳐 점차 악화되었다. 말이 퇴행했고, 단어를 찾는 데 다시 곤란을 겪었다. 균형이 무너졌고, 더 이상 달리지 못했고, 복시가 다시 일어났고, 깊이를 보는 능력을 잃었다. 수면의 질이 악화되어 아침에 일어나도 피곤하고 기운이 없었다. 생각의 어려움도 되살아났다. 무엇보다 최악은 두통이 석 달 만에 다시 찾아왔고, 끔찍한 편두통을 겪은 것이다. 2011년 1월 그녀는 증상이 나빠져서 응급실에 갔다. 의사들은 또다시 뇌출혈을 우려했지만 그렇지는 않았다. 그러나 이런 퇴보는 외상성 뇌 손상이 부분적으로 치유된 환자가 다시 다칠 때 전형적으로 일어나는 것이었다.

유리는 제리와 캐시에게 처음부터 다시 시작해야 한다고 말했다. 매일 20분씩 여섯에서 일곱 차례 명상하면서 장비를 사용하도록 했다. 정신적 훈련이나 몸을 쓰는 운동은 그들의 연약한 뇌가 감당하기에는 무리였다.

모든 신경가소성 연구소에는 이런 때를 대비하여 자체 정신과의사를 보유하고 있어야 한다. 확실히 뇌 손상 환자나 신경질환을 겪는 환자 대부분은 인지 문제, 감정 문제, 동기부여의 어려움을 겪는다. 뇌가 제대로 작동하지 않는데 어떻게 그렇지 않을 수 있겠는가? 다행히도 매디슨 연구소에서 캐시와 제리는 또 한 명의 소비에트 이민자, 냉소적이지만 다정한 알라 서보틴Alla Subbotin을 만났다. 그들은 이제 이 러시아-미국 팀이 어떻게 자신들과 두 번이나 다친 자신들의 뇌를 자극하고 밀어붙여 새로운 이 재앙에서 벗어나도록 할지 알게 될 참이었다. "알라는 경이로워요. 하늘이 내게 준 선물이자 코치로, 나는 그녀가 필요합니다." 캐시의 말이다. "느긋하고 친절하지만, 해야 하는 일은 꼭 하게 하죠. 여기 사람들은 다들 엄격해요! 그리고 유리는 세상에서 가장 짓궂고 가장 사랑스러운 사람이에요. 그는 나와 제리를 무척 걱정했습니다."

계속해서 캐시가 말한다. "당신도 알겠지만 그들은 포기하는 법이 없어요. 끝까지 당신이 살아가는 모습을 지켜보죠. 마술은 그곳에서 나 같은 사람을 위해 일어납니다. 유리는 당신이 성공하기를 원해요. 그리고 당신이 제대로 하지 못하면 나무랍니다. 당신이 울면 힘껏 껴안아주고 흥분해서 "오 캐시!" 하고 말하는 사람입니다. 삶을 되돌려 받는 일은 감정적으로 무척 짜릿한 일이니까요. 그들은 이 일이 고된 작업이란 것을 깨닫게 해주면서도 치어리더이자 코치로서 돕습니다. 하지만 그러려면 당신은 그것을 정말 간절히 원해야 합니다."

제리의 진전은 꾸준했다. 2월 말에 그녀는 장비를 사용하여 몇 시간 명상하고 나서 다른 기능들을 조심스럽게 연습하기 시작했다. 예컨대 폰스를 입에 물고 돌아다니거나 이메일을 읽었다. "3월이 되자 회복의 속도가 믿기지 않게 가파르게 상승했습니다. 기분이 좋았죠." 그녀가 말했다. 이제 다시 달렸고, 다시 40마일 자전거를 탔다. 그녀는 이제 두 번째 사고를 당하기 전의 수준까지 회복했다.

5월 초에 제리와 다시 연락했다. 그녀는 몹시 들떠 있었다. "아들이 이번 주말에 결혼했어요. 나는 저녁 7시부터 자정까지 손님들을 맞이하고 모두와 춤을 추었습니다. 여덟 달 전이었다면 아들의 리셉션에 가지 못했을 겁니다. 집에 가서 자야 했으니까요." 그녀는 말을 잇지 못했다. "울 것 같아요. 당신에게 이 기분을 어떻게 설명해야 할지 모르겠어요."

몇 가지 문제들은 여전히 남았다. 뇌진탕을 반복적으로 겪으면 치료가 훨씬 어려워지는 경우가 많다. 그녀는 뇌 손상을 입기 전보다 쉽게 피곤을 느낀다. 그러나 500마일 자전거 경주 가운데 380마일을 마쳤고, 운전을 다시 하며, 파트타임으로 자원봉사 일을 하고, 외상성 뇌 손상 환자에게 신경심리 테스트를 행하는 일을 돕고 있다.

캐시도 좋아지고 있어서 매일 5킬로미터를 걷고, 움직이지 못해 늘어났던 체중 22킬로그램을 뺐다. 잠을 잘 자고, 명료하게 생각하며, 더 이상 잠음이나 감각에 압도되지 않는다. 비록 한 가지 이상의 일을 하면 낮잠을 자야 할 때가 많고, 받아들일 수 있는 정보가 제한적이지만 말이다. "그러나 나의 뇌가 말 그대로 멈춰버렸을 때와는 다릅니다. 이제 삶을 다시 찾았어요." 그녀는 아직도 매일 장비를 사용해야 하지만 처음 시작했을 때의 절반 정도면 된다. 잔류 효과가 강화되고 있다. 그녀가 셰릴처럼 꾸준히 2년 정도 더 사용하면 장비를 완전히 끊을 수 있을지 지금으로서는 판단하기 이르다. 그러나 셰릴이 장비를 끊기까지 2년 반이 걸렸고, 캐시와 제리는 뇌 손상을 한 번이 아니라 **두 번** 입었다.

캐시는 제리와 자주 연락하고 지낸다. "물론입니다. 지금도 도자기를 만들어요." 그녀의 말이다.

4. 뇌는 약간의 도움으로
어떻게 스스로 균형을 잡을까

뇌간 조직이 소실된 여성

오늘 매디슨 연구진은 수 보일스Sue Voiles와 작업하고 있다. 수는 뇌간의 일부가 소실되었고, 연구진은 그녀의 남은 조직에게 소실된 조직이 한 때 맡았던 일을 하도록 훈련시킬 수 있는지 알아보는 중이다. 겨우 마흔 네 살밖에 되지 않은 그녀는 보행 보조기를 짚고 연구실을 찾아왔다.

수는 서른다섯 살 때 필체와 균형감이 이상하게 나빠지기 시작했다. 뇌 스캔으로 확인해보니 뇌혈관이 비정상적으로 커지는 희귀한 해면 기형이었고 혈관 하나는 새고 있었다. 9년 뒤에 신경외과의사가 그녀에게 하루빨리 수술을 받지 않으면 죽을 수 있다고 했지만, 의사는 수술을 받아도 장애를 안고 살아갈 위험이 크고 결과를 장담할 수 없다는 말도 했다. 수는 학교 선생이었고 돌봐야 할 두 아들이 있었다. 그녀는 수술을 선택했다. 나는 그녀의 기능성 자기공명영상(fMRI)을 살펴보았다. 엄지 발가락 정도 크기의 부위에서 뇌 조직이 제거된 것이 보였다. 그녀는 목숨은 구했지만 더 이상 정상적으로 걷지 못했고 얼굴, 균형, 말, 시각을

스스로 치유하는 뇌

통제하지 못했다.

연구실에서 나는 유리와 미치가 수의 기본 기능을 알아보는 검사를 하는 것을 지켜보았다. 그들은 그녀를 '흔들리는 전화박스'에 들어가게 한 다음 얼마나 오래 똑바로 서 있을 수 있는지 확인하여 균형감을 검사했다. 이어 표준화된 장애물 코스를 걷게 하여 그녀의 걸음걸이를 검사했다. 그 다음 fMRI 기계에 눕히고 균형감을 잃는 기분이 들게 하는 가상현실 비디오를 보여주면서 그녀의 뇌 활동을 살펴보았다.[16] 그녀가 어떻게 머리를 받치는지, 웃는지, 눈으로 물건을 따라가는지 촬영했다. 모두 뇌신경이 제어하는 활동들이다.

유리는 이제 수에게 첫 번째 과제를 내주었다. 장비를 입에 넣고 20분간 똑바로 서서 균형을 잡으라고 했다. 방의 조명을 약하게 해서 명상에 어울리는 차분한 분위기를 만들었다. 그는 장비를 가동시켰다. 첫 번째 목표는 신경조절을 통해 그녀의 뇌를 재설정하고 요란한 회로를 끄는 것이다. 그녀는 금세 차분해졌고, 얼굴에 긴장이 풀렸고, 균형감이 좋아졌다.

유리는 그녀에게 자세를 정확히 취하도록 했다. 에너지가 제대로 흘러서 그녀가 서 있는 동안 명상의 상태에 접어들도록 하고 싶었기 때문이다. 그녀는 마치 머리를 줄에 매달아 살짝 들고 있는 것처럼 서야 했다. 목이 구부러져서 뇌간으로 가는 혈류가 막히지 않도록 어깨를 내렸다. 횡격막으로 숨을 쉬고, 몸에 긴장한 부분이 있는지 살피고, 긴장을 풀려고 애썼다. 무릎은 잠김 상태(제대로 펴지거나 구부러지지 않고 한 가지 자세로 고정되는 것_옮긴이)가 되지 않아야 했고, 골반 정렬을 바르게 해야 했다. 4,000년 역사를 가진 동양의 수련은 명상에 필요한 긴장 완화에 가장 좋은 자세를 확립했고, 유리는 이 자세를 하면 신경계가 올바른 상태에 놓여 장비의 효과가 극대화된다는 것을 알았다.

다음 날 수는 트레드밀에 올랐다. 시속 800미터의 속도로 시작했다. 유리는 점점 속도를 빠르게 해서 시속 2.4킬로미터, 그리고 그 이상으로 올렸다. 하루 전만 하더라도 보조기에 의존해야 했던 여성을 말이다. 그녀는 이제 그만했으면 좋겠다는 애처로운 표정으로 유리를 쳐다보았다.

"완전히 기진맥진할 정도여야 해요. 그게 내 일입니다." 그가 말했다.

"허리가 아파요." 그녀는 말을 하려고 입에서 장비를 꺼냈다.

"아프지 않으면, 피곤하지 않으면, 우리는 제대로 하고 있지 않은 겁니다." 그는 그녀의 자세가 흐트러지는 것을 보더니 말했다. "올바르지 않아요."

그녀는 씩씩거리고 헐떡거렸다. 얼굴 표정이 "정말로 애쓰고 있다고요" 하고 말했다.

"얼렁뚱땅 넘어가고 싶어요?" 그는 그렇게 말하며 양손을 위로 쳐들고 눈썹을 찌푸려 몸으로도 표현했다. 그는 허튼수작을 용납하지 않았고, 북아메리카 특유의 사탕발림을 몰랐다.

유리는 도움이 되고자 조바심을 냈다. 이런 신경가소적 접근은 동작 하나하나에 집중하는 대단히 적극적인 노력이 필요하다고 설명했다. 그는 그녀를 트레드밀에서 내려오게 하고는 엉덩이를 더 많이 움직이며 걷는 법을 직접 보여주었다. 보조기에 의존하는 대부분의 사람들이 그렇듯이 그녀의 자세도 보조기로 인해 신경가소적 변화를 겪어 앞으로 구부정하게 걸었다.

"지금 당신의 몸은 하나의 거대한 장애물입니다. 몸을 부분적으로 움직이는 법을 배워야 해요." 그가 말했다. "가장 소중한 것이 머리라고 생각하고 상체를 고정시키고 하체로만 움직여봐요." 그는 태극권 비슷한 자세를 시범으로 보여주어 그녀의 뻣뻣해진 몸에 활기를 불어넣으려고 했다.

"그녀가 하는 동작들은 다 정상인데, 조합이 안 되고 있어요!" 그가 내게 말했다. "안정적인 몇몇 순간을 보면 충분히 가능하다는 뜻입니다. 그녀가 걷는 세 걸음 가운데 하나는 정상이죠. 그러니까 정상적으로 걸을 수 있다는 뜻입니다. 나는 계속해서 그녀를 시험합니다. 더 어렵게 만드는 거죠."

"좋아요!" 그가 트레드밀에서 걷는 그녀를 향해 소리쳤다.

"나는 까칠해야 해요." 그가 내게 말했다. "부드럽게 대하면 나빠지기 시작합니다. 그러니까 못되게 굴어야죠. 그녀는 질질 끌고 있어요. 발꿈치를 충분히 들지 않는다는 말입니다. 각도를 바꿔야해요." 그는 기계 발판을 높이고 소리를 질렀다. "질질 끄는 소리는 듣고 싶지 않아요! 무릎을 들어요, 수! 발을 끌지 말고! 발걸음을 더 길게! 부드럽게 착지해요!"

수의 잃어버린 조직을 만회하는 과정은 더딜 것이다. 론 허스만이 노래하는 목소리를 금세 되찾은 것보다 훨씬 오래 걸릴 것이다. 론은 건강한 조직이 남아 있었고 다만 올바르게 기능하지 않았던 것뿐이었다. 그러나 수는 조직이 소실되었으므로 다른 뇌 부위가 기능을 떠맡도록 재배선하는 데에 훨씬 오래 걸린다. 그녀가 보행 보조기를 영원히 놓게 될지는 시간이 말해줄 것이다.

마침내 트레드밀 세션이 끝났다.

"오늘 훌륭한 실험실 쥐였어요." 그가 말했다.

"그랬나요? 고마워요." 그녀는 활짝 웃으며 느릿느릿 말했다.

유리가 설명하는 장비의 원리

서양 의학은 각각의 질병이 다르게 진행되므로 치료도 달라야 한다고 믿는 경향이 있다. 그렇다면 장비는 다발성 경화증, 파킨슨병, 외상성 뇌 손상, 만성통증처럼 서로 다른 질병들의 증상에 어떻게 도움이 되는 것일까?

"좋은 이론보다 더 실용적인 것은 없어요." 유리는 소비에트 과학 아카데미의 좌우명을 인용하는 것으로 대답했다. 그는 장비가 스스로 알아서 수정하고 조절하는 뇌의 체계를 작동시켜 '항상성'을 유지하도록 만드는 것이라고 믿는다. 앞에서 언급했듯이 항상성이라는 용어는 생명 체계가 스스로를 조절하고 내부 환경을 유지하는 능력, 외적 내적으로 방해하는 요소들이 많음에도 안정적인 상태를 유지하는 능력을 가리키기 위해 19세기 프랑스 생리학자 클로드 베르나르가 맨 처음으로 서양 의학에 소개했다. 따라서 항상성은 체계가 가장 잘 돌아가도록 진화한 최적의 상태에서 벗어나도록 몰아가는 요소들에 맞선다. 예컨대 인간의 체온은 37도이고 우리 몸은 이 상태에서 가장 잘 기능한다. 체온이 너무 오르면 우리 몸은 그 온도로 돌아가려 한다. 그러지 못하면 죽을 수도 있다. 간, 신장, 피부, 신경계 같은 많은 장기들은 모두 우리의 항상성에 기여한다.

신경 연결망도 나름의 항상성 기제를 갖는다. 이 신경 연결망이 저마다 다른 기능을 수행한다는 것을 깨달을 때 가장 확실하게 와 닿는다. 중추신경계에서 **운동계 신경세포**는 일반적으로 뇌에서 근육으로 정보를 전달하여 근육을 움직이도록 만든다. **감각계 신경세포**는 일반적으로 신체 부위에서 들어오는 감각 정보를 처리한다. 운동계와 감각계 신경세포를

일차적 신경세포라고 부르며, 둘 다 전기 신호를 통해 정보를 전달하는 일에 관여한다.

연합신경세포interneuron라는 것도 있다. 이것의 주요 임무는 이웃하는 신경세포들의 발화 활동을 조절하는 것이다.[17] 연합신경세포는 항상성 비슷한 조절 기능을 할 수 있다. 다른 신경세포에 전달되는 신호가 최적의 시간에 최적의 수준이 되도록 해서 다른 신경세포를 압도하거나 미미하게 자극하지 않고 유용하게 쓰이도록 한다.

"연합신경세포가 작동하는 방식의 좋은 예는 망막의 광수용체입니다." 유리의 말이다. 광수용체가 처리해야 하는 빛의 양은 어두컴컴한 방 안의 빛에서 화창한 해변의 빛에 이르기까지 엄청난 범위에 이른다. 빛은 '럭스'라고 하는 단위로 측정된다. 거실의 텔레비전 앞 불빛은 15럭스 정도 되고, 화창한 여름날 해변에 쏟아지는 빛은 최고 15만 럭스이다. 눈에 있는 각각의 광수용체는 그처럼 넓은 범위를 처리하도록 진화하지 않았지만, 연합신경세포의 도움으로 여기에 적응할 수 있다.[18]

감각 신경세포로 들어오는 신호가 너무 약해서 감지하기 어렵다면, 연합신경세포가 신경세포를 쉽게 발화하도록 자극하고 들어오는 신호를 증폭시킨다. 반대로 신호가 지나치게 강하면 연합신경세포는 감각 신경세포의 발화를 억제해서 신호에 덜 민감하게 반응하도록 만들 수 있다. 연합신경세포는 또한 신호를 더 날카롭고 명확하게 만드는 일도 한다.[19] 궁극적으로 연합신경세포와 연결망은 동공 주위의 작은 근육들에 신호를 보내 빛의 양에 따라 필요한 만큼 크기를 조절하도록 만든다. (그러므로 동공의 크기 변화는 연합신경세포 피드백이 작동한다는 시각적 예가 된다.) 그러나 항상성을 유지하도록 재조정하는 것은 동공만이 아니다. 연합신경세포 연결망의 대부분도 마찬가지로 이렇게 한다.

뇌 질환은 보통 연합신경세포에 타격을 준다. 몇몇 뇌 질환에 걸리면 세포는 그대로 남아 있지만 특정 신경전달물질을 적절하게 만들어내지 못한다. 또 뇌졸중이나 뇌 손상을 입으면 세포가 죽는다. 어떤 상황이든 연합신경세포 체계가 남아 있는 뇌의 항상성을 유지하도록 돕는 능력을 망가뜨릴 수 있다. 신호가 너무 약해서 뇌가 중요한 정보를 놓칠 수 있고, 신호가 너무 강해서 뇌의 연결망 전체로 퍼져 필요 없는 신경세포까지 자극할 수 있다. (우리는 소리, 빛, 동작에 지나치게 민감하게 반응하는 제리에서 이런 사례를 보았다.) 신호가 너무 길어져서 뒤따르는 신호와 뒤엉켜 요란한 뇌가 되기도 한다. 가끔은 회로가 지나치게 민감해져서 꺼지지 않는 경우도 있다(여러 만성통증 증후군에 걸리면 사소한 동작 하나도 몇 시간이나 며칠 동안 지속되는 통증을 야기할 수 있다).* 강한 신호가 지나치게 길어지면 연결망은 포화 상태가 된다. 연결망이 '포화' 상태가 되면 입력되는 신호를 제대로 처리하지 못해서 정보를 놓치고 구별하지 못한다. (만성통증 환자의 거의 대다수가 느끼는 극심한 피로감은 아마도 이것과 연관되며, 작은 활동에도 엄청난 노력이 소요된다. 환자의 뇌가 과부하에 걸린 느낌이 이렇게 설명된다.)

항상성이 교란되면 억제와 흥분의 균형이 깨지고, 생명 체계는 넓은 범위의 입력을 조절할 수 없다. 그 결과 환자는 들어오는 신호에 무방비

---

* 신호가 지나치게 강해지는 또 하나의 예로 3차신경통이라고 하는 만성통증 증후군이 있다. 대체로 얼굴과 연결되는 뇌신경인 3차신경이 혈관의 침범을 받거나 압박되어 작은 부위에 급성통증이 일어나는 것으로 시작한다. 시간이 흐르면서 신경이 반복적으로 압박되면 과민한 상태가 된다. 신호가 지나치게 강하면 뇌의 연결망 곳곳으로 퍼지고, 그 결과 얼굴의 아주 작은 동작도 얼굴 전체에 극심한 통증을 야기한다. 장비는 급성통증을 바로잡지는 않지만, 추정컨대 연합신경세포를 활성화하여 통증의 확산을 막도록 함으로써 급성통증이 만성통증으로 바뀌는 것을 극적으로 되돌려 즉각적인 효과를 낼 수 있다.

로 휘둘린다. 캄캄한 곳에서 손전등이 비추는 작은 불빛에도 괴로움을 느껴 눈을 가려야 한다. 그들은 어떤 자극에는 혼란을 느끼고 과민 반응을 보이지만, 어떤 자극에는 아무렇지 않은 경우도 있다. 이런 일이 운동 회로에서 일어나면 근육을 제어하는 능력이 제한된다.

유리는 폰스 장비가 그토록 다른 종류의 질병들에 효과를 보이는 이유는 항상성을 조절하는 신경세포 연결망의 전반적인 기제를 활성화시키기 때문이라 생각한다. 뇌의 항상성을 활용하는 것을 자기치료의 새로운 방법으로 강조하는 것이 그의 독특한 점이다.

그는 장비가 별도의 전기 스파이크(신호)를 연합신경세포 체계로 보내 질병 때문에 스파이크를 스스로 만들지 못하게 된 연합신경세포에 스파이크를 일으키는 것이라고 믿는다. 이로써 흥분과 억제의 균형을 조절하는 능력을 잃었던 연결망은 다시 회복된다.

매디슨 연구소의 또 하나 놀라운 점은 200명을 치료했는데도 부작용을 발견하지 못했다는 것이다. (유리는 처음에 부작용이 있는지 알아보려고 폰스를 직접 몇 시간 사용했고, 이후에도 행여 부작용이 있다면 자신이 탄광의 카나리아가 되려는 마음에서 매일 30분에서 1시간 장비를 사용한다.) "12년을 연구하면서 우리는 긍정적인 결과들만 보았습니다." 유리의 말이다. 뇌를 정상 기능으로 되돌리는 긍정적인 결과들만 있었다는 점은 장비가 연결망으로 하여금 항상성을 통해 스스로 교정하도록 한다는 생각과 일치한다.

"수많은 별도의 전기 충격을 연결망에 주입하면 자기조절과 자기치료의 과정이 시작됩니다. 뇌간은 뇌와 척수, 소뇌의 경로와 여러 뇌신경들이 오가는 교차점입니다. 우리는 **모든 것**과 연결되는 뇌 부위에 수많은 스파이크를 전달합니다. 서로 다른 구조물들이 최고로 밀집된 뇌 부위로, 뇌간 구조물들의 절반은 스스로 조절하는 자율신경계와 다른 항상성 조절 기관을 담당합니다."

따라서 뇌간과 그곳의 연합신경세포를 겨냥하는 것은 몸의 여러 곳의 항상성 조절을 목표로 삼는 것이다. 여기에는 셰릴의 경우 문제가 된 균형과 시각의 측면들을 조절하는 항상성 기제, 압박되면 삼차신경통이라고 하는 만성통증 증후군이 일어나는 뇌신경의 항상성 기제가 포함된다. 뇌간에는 거대한 자율신경계(싸움-도주 상태인 교감신경계와 차분하게 가라앉히는 부교감신경계) 통제소가 있다. 심장박동, 혈압, 호흡이 여기서 스스로 조절된다. 위장관과 소화를 관장하고 조절하는 미주신경이 뇌간에 있다. 이곳이 자극되면 부교감신경계가 켜지면서 사람이 차분해진다. 각성 수준을 조절하고 수면-각성 주기에 영향을 주며 뇌의 나머지 부분에 힘을 불어넣을 수 있는 망상활성계도 뇌간에 있다(자세한 것은 3장을 보라). 유리는 미주신경과 망상활성계의 자극 덕분에 장비를 사용하는 대부분의 환자들이 밤에 더 잘 자고 낮에 정신이 더 활발하다고 느낀다고 믿는다.*

(론이 통제하지 못해서 애를 먹었던) 목소리와 삼킴을 담당하는 부위는

---

* 장비에 의한 미주신경 자극은 파킨슨병 증세가 좋아지는 것을 설명할 수도 있다. 최근에 파킨슨병 이해에 돌파구를 마련한 신경과학자 하이코 브라크의 연구는 파킨슨병의 발병을 병원균이 미주신경과 연결된 위장관의 신경으로 들어와 뇌간으로, 그리고 폰스가 자극하는 바로 그 핵으로 올라가는 것으로 설명한다. 이 이론은 파킨슨병 환자들이 그토록 많은 자율신경 증상들과 위장관 증상들을 겪는 이유도 설명한다. 이런 현상은 파킨슨병을 기저핵에 국한시켜 설명하는 표준적 이론으로는 설명되지 않는다. C.H. Hawkes et al., "Review: Parkinson's Disease: A Dual-Hit Hypothesis," *Neuropathology and Neurobiology* 33(2007): 599-614; H. Braak et al., "Staging of Brain Pathology Related to Sporadic Parkinson's Disease," Neurobiology of Aging 24(2003): 197-211을 보라.

스스로 치유하는 뇌

뇌간 아래쪽에 있는 숨뇌medulla다. 따라서 뇌간을 겨냥하는 것은 자기조절을 담당하는 핵심 지점을 공략하는 것이다.

뇌간(그리고 근처에 있는 소뇌)은 뇌의 다른 중요한 부위들과 연결된다. 동작을 지배하는 부위들(그래서 장비는 파킨슨병, 다발성 경화증, 뇌졸중 환자에게 도움을 줄 수 있다)과 더 고차적인 인지 기능을 담당하는 부위들(그래서 사용자는 집중력과 주의력, 멀티태스킹이 좋아진다), 그리고 기분 중추와도 연결되어 있다.

유리는 이렇게 설명한다. 운동피질이 손상되면 운동 연결망의 일부 부위에서 스파이크가 줄어든다. 사람이 제대로 움직이려면 근육과 팔다리에서 뇌로 계속적인 피드백이 들어와야 한다. 그래야 몸이 공간 어디에 있는지 뇌가 '알고' 동작을 필요에 맞게 조정할 수 있다. 이런 '감각-운동 루프'는 통합된 회로를 이룬다. 뇌가 손상되면 몸에서 뇌로, 다시 몸으로 들어가는 감각-운동 루프에서 스파이크의 흐름이 불균형하거나 엇나가거나 끊기거나 지나치게 약해진다. 예를 들어 움직이려면 100밀리초에 100개의 스파이크가 있어야 하는 근육이 10개의 스파이크만 받으면 수축이 느리고 약해져서 제대로 기능하지 못한다. 제리를 치료하기 전에 연구진은 그녀의 뇌에서 근육에 도달하는 스파이크의 수를 기록했다. 한바탕 빠르게 몰아치듯 도달하는 것이 아니라 훨씬 느리게 도달했다. 유리는 초당 도달하는 스파이크 수가 적기 때문에 근육에서 다시 연결망으로 들어가는 감각 입력도 약해지고 느려져서 결국 회로의 운동 부위와 감각 부위 모두가 초당 지나치게 적은 스파이크를 전달하게 된다고 생각한다. 이런 상황에서 환자는 물리치료로 도움을 받기 어렵다.

그러나 장비가 추가적인 수백 개의 스파이크를 위축된 감각 회로와 운동 회로로 전달할 수 있으면 제어된 동작을 시작할 수 있다. 장비를 사용하고 난 뒤에 제리의 근육을 검사한 결과, 뇌에서 오는 스파이크가 정확한 숫자로 정확한 시간에 도달하는 것으로 나타났다.

스파이크가 회로의 운동 부위로 가면서 팔다리가 더 많이 움직이고 그로 인해 감각 부위가 활성화된다. 감각 부위는 팔다리의 움직임을 더 분명하게 접수하고 더 많은 스파이크를 운동계 신경세포로 다시 보내 피드백을 받는다. 이렇게 해서 선순환이 일어난다.

이런 결과는 또 다른 이유로 여러 다른 증상들을 좋아지게 하는데, 경직된 국재론localizationism의 관점에서 뇌를 사고하는 데 익숙한 임상의들에게는 놀랍게 보일 수도 있다. 국재론은 정신적 기능이 국한된 부위에서 미리 정해진 모듈에 따라 수행된다고 여기며, 여러 정신적 기능이 손상되면 각각에 대해 서로 다른 개입이 필요하다고 생각한다.

그러나 대부분의 정신적 기능은 고립된 장소가 아니라 넓게 퍼진 연결망에서 일어난다. 손가락 하나를 구부려 컴퓨터 자판을 누르는 기본적인 기능조차도 (동작의 계획에 관여하는) 전두엽 부위, 더 뒤쪽에 있는 (개별 동작을 담당하는) 운동피질 부위, 뇌 중심 깊은 곳에 위치한 (타이핑을 하려면 손가락을 앞으로 내밀고 자판을 누르고 올리는 일이 필요하므로 이런 동작들을 자동적으로 결합하는 일을 하는) 부위, 그리고 말초신경을 가동한다. 단순한 하나의 동작이 이 정도다. 이런 거대한 연결망을 기능계라고 부르는데, 단순한 동작 하나를 하려 해도 그것을 뒷받침하는 거대한 기능계가 필요하다.

유리에 따르면 가령 뇌졸중이 운동피질에 일어나 동작하는 데 필요한 기능계의 한 부위가 손상되면 타격은 운동피질에만 국한되지 않는다. 운동피질은 다른 많은 뇌 부위들과 연결되므로 동작을 뒷받침하는 **기능**

스스로 치유하는 뇌

연결망 전체가 타격을 받고, 연결망 전체에 걸쳐 신호가 어느 정도 약해진다. 다시 말해 운동피질에서 죽은 조직은 그것과 연결된 살아 있는 조직에 영향을 미쳐 모든 요소들을 다 약화시킨다. 이런 사실은 뇌 문제를 전체적으로 보지 않고 국재론으로 접근하는 현 관점에서 충분히 강조되지 않는다. 죽은 조직에만 집중하고 그와 연결된 산 조직에 어떤 효과가 미치는지는 무시한다. 뇌 부정맥 이론에서 강조되는 사항인데도 말이다.

그러나 임상의들은 손상이 연결망 전체로 확산되는 것을 매일 본다. 파킨슨병, 뇌졸중, 다발성 경화증, 외상성 뇌 손상 환자들은 뇌의 서로 다른 부분에서 병증이 시작됨에도 불구하고 균형, 동작, 수면 문제, 그리고 사고와 기분 문제를 자주 보인다. 균형을 잃은 파킨슨병 환자는 균형 문제가 있는 다발성 경화증 환자와 아주 비슷하게 보일 때가 많다. 최초의 발병 부위가 다른데도 넓게 퍼진 연결망으로 병증이 이차적으로 확산되어 다양한 기능들을 방해하기 때문이다.

매디슨 연구진의 천재적인 발상은 전기적으로 연결망을 자극하는 것과 재활 훈련을 병행하여 **기능계 전체**를 깨우려 한다는 점이다. 뇌 문제가 어떤 것이든 상관없이 거의 모든 환자들에게 감각의 잡음을 잠재우고 균형, 동작, 운동 감각을 자극하는 운동과 정신적 훈련을 하도록 한다.

성공적으로 뇌를 자극하는 다른 방법들이 있다. 『기적을 부르는 뇌』에서도 상세하게 설명한 경두개 자기 자극과 심부 뇌 자극이 있는데, 폰스는 많은 상황에서 장점이 있다. 경두개 자기 자극은 자기장 코일이 감긴 비침습적 장비를 사용한다. 머리 바깥에서 작동시키면 뇌의 3센티미터 안쪽 부위를 자극하는데 꼭 직접 관련되는 기능 연결망을 자극하는 것은 아니다. 파킨슨병 환자에게 종종 사용하는 심부 뇌 자극은 관련되는 연결망을 활성화하지만, 그러기 위해서는 침습적 뇌수술로 전극을 이식해야 한다. 유리, 미치, 커트는 비침습적인 폰스를 사용하면 심부 뇌 자극이 파킨슨병 환자에게 겨냥하는 하나의 목표 부위인 창백핵을 자극할 수 있다는 것을 뇌 스캔을 통해 보여주었다. 그들은 파킨슨병을 앓았던 안나를 그런 식으로 도왔다.

유리가 보기에 관련되는 기능 연결망을 활성화하는 가장 좋은 방법은 환자에게 정상적으로 그런 연결망을 활성화하는 행동을 하도록 하면서(예컨대 균형 문제가 있는 사람에게는 균형 운동을 시키는 식으로) 자연적인 스파이크를 추가로 보충해주는 것이다.

폰스를 사용할 때 인위적인 전기 자극은 혀의 표면에서 일어나는 것이 유일하다. 혀 속 300미크론 깊이에 있는 감각 신경세포들은 자극을 받으면, 뇌신경을 통해 뇌간과 기능 연결망 전체로 정상적이고 자연적인 신호를 보낸다. 따라서 맨 처음 혀에 인위적으로 가해지는 저용량 전기 자극을 제외하면 연결망의 모든 신경세포는 장비에서 나오는 전기가 아니라 **다른 신경세포에 의해 연쇄적으로 자극되는 것이다.** 신경세포는 평소처럼 신호를 연결망에서 이웃하는 신경세포로 넘겨준다. 추가로 주입하는 이런 스파이크는 도움이 된다. 질병으로 손상되면 어떤 연결망은 제대로 기능하기에 충분한 자연적인 스파이크를 생성하지 못한다. 사용하지 않는 신경세포 연결망은 약해지거나 다른 정신적 기능에 활용된다. 기능 연결망에서 스파이크가 더 많이 돌면 다시 활성화되고 신경가소적 성장 과정이 시작된다. 시냅스가 유지되고 숫자가 늘어난다. 이런 모든 활동이 외부에서 주입하는 스파이크로 촉진된다. 전기 자극은 체계를 조절하고 균형을 맞추고 최적화하며, 그 결과 환자가 운동을 통해 위축된 회로를 다시 깨우는 것이 수월해진다.

가소적 변화의 네 가지 유형

200명의 환자를 치료한 경험과 가소적 변화가 나타나는 시간에 대한 지식을 바탕으로 유리는 폰스를 사용할 때 일어나는 가소적 변화의 네 가지 유형을 확인했다.

첫 번째 유형은 몇 분 내에 일어나는 반응으로 론의 목소리가 좋아진 것, 제리가 균형감을 다시 찾은 것이 그 예이다. 본인은 변화를 잘 알아차리지 못하지만 13분 무렵이면 숨을 다르게 쉬기 시작한다. 이어 장비를 사용하고 나서 두 시간 동안 어떤 인지적 활동이나 운동을 하든 몰라보게 효과가 좋아진다. 이런 빠른 변화는 유리가 "기능의 신경가소성"이라고 부르는 것의 산물이다. 이토록 금방 나타나는 이유는 증상들을 일으키는 흥분-억제 체계의 생리적 불균형이 바로잡히기 때문이다. 론의 '연축성 발성장애'는 성대 근육의 신경세포가 손상되어 계속적으로 발화한 것이 원인이었다. 폰스는 이런 과도한 신경세포를 억제하고 항상성을 활성화함으로써 장애를 되돌렸다. 몇 년이나 시선에 문제가 있었던 수는 몇 분 만에 눈으로 대상을 따라갔고, 얼굴의 균형이 좋아졌다. 이런 유형의 가소적 변화는 **증상들**을 해결한다.

두 번째 유형은 **시냅스의 신경가소성**이다. 폰스를 사용하면서 운동을 며칠에서 몇 주 하고 나면 신경세포 사이에 새롭고 오래 가는 시냅스 연결이 만들어진다. 유리는 아울러 시냅스의 크기가 커지고, 수용체의 수가 늘어나고, 전기 신호가 강화되고, 축삭의 전도 효율이 좋아질 수 있다고 믿는다. 론은 지팡이를 버리는 데 며칠이 걸렸고, 제리는 5일 만에 달리기를 다시 시작했다. 첫 며칠 동안 일어나는 공통적인 변화로는 수면이 좋아지고, 또박또박 말하게 되고, 균형과 걸음걸이가 안정화된다. 이런 유형의 가소적 변화는 바탕이 되는 연결망의 병리를 바로잡는다.

세 번째 유형의 변화는 **신경세포의 신경가소성**이다. 시냅스뿐만 아니라 신경세포 전반에 걸쳐 변화가 일어난다고 해서 유리가 그렇게 부른다. 한 달 정도 회로를 활성화하고 나면 이런 변화가 일어난다. 과학 문헌에 따르면 28일 동안 꾸준하게 활성화된 신경세포는 새로운 단백질과 내부 구조물을 생성하기 시작한다. 제리는 자전거를 다시 타기까지 두 달이 걸렸고, 시력을 완전히 정상으로 회복하는 데 넉 달이 소요되었다. 12월에 있었던 두 번째 사고로 시력이 악화되었는데, 넉 달 뒤에 안과의사가 프리즘 안경을 처방에서 삭제했다. 캐시는 정상적인 말을 되찾기까지 석 달이 걸렸다. 파킨슨병을 앓았던 안나는 장비를 사용하고 석 달이 되어 오른손의 떨림을 극복했고, 여섯 달이 지나자 왼손의 떨림이 멈췄다.

네 번째 유형의 변화는 **체계의 신경가소성**이다. 이것은 여러 달에서 몇 년까지 걸리는 일이다. 이 단계가 되면 장비에 더 이상 의존할 필요가 없다. 앞서의 모든 가소적 변화가 안정화되고 새로운 연결망이 확고하게 자리를 잡은 뒤에야 이런 변화가 일어난다. 체계가 완전하게 기능하고 스스로 문제를 고쳐간다. 장비 없이 말이다. 셰릴은 장비를 여섯 달 사용하고 나서 잔류 효과가 하루 종일 지속되는 것을 보고는 사용을 중단했다. 그러나 4주 만에 원래 있던 증상들이 모두 돌아왔다. 새로운 신경가소적 변화가 아직 안정화되지 않았다는 뜻이다. 그래서 1년을 다시 사용했고, 두 번째로 사용을 중단했다. 이번에는 넉 달 괜찮다가 서서히 나빠졌다. 2년 반을 사용하고 나서야 그녀는 완전히 치유되었음을 알았고, 장비를 끊어도 재발하지 않았다. 그녀는 "체계의 신경가소적" 변화에 이른 것이다. 이제 그녀는 회복한 연결망에 자급적인 연결망을 새로 갖추게 되었다. 유리는 장비를 중단 없이 2년간 사용하면 비진행성 뇌 손상에 안정적인 잔류 효과를 구축할 수 있다고 자주 말한다.

유리는 장비가 신경 줄기세포(뇌에 있는 아기 세포와 전구체인 신경 전구세포)를 자극하여 결과를 내는 것일 수도 있다고 생각한다. 손상된 회로 수선에 도움을 줄 수 있는 줄기세포는 제4뇌실이라고 하는 뇌간의 교뇌에 인접한, 체액으로 채워진 강腔에서 발견되었다. 신경 줄기세포는 전반적인 세포 건강에도 기여한다.*

폰스를 통한 개입을 내가 제안했던 치유의 단계들로 나눌 수 있다. **신경자극**은 항상성의 향상, 즉 **신경조절**로 이어져서 연결망의 균형을 잡는다. 신경조절은 환자의 과민한 반응을 금세 줄이고, 각성 수준을 조절하는 뇌간의 망상활성계를 재설정하여 수면 주기를 안정시키는 것으로 보인다. 이것은 **신경휴식**으로 이어져서 회로가 쉬면서 에너지를 보충할 수 있다. **신경자극**이 계속되는 가운데 에너지가 보충되면 이제 환자는 정신적 훈련과 운동을 통해 휴면 상태의 회로를 깨울 수 있다. 항상성이 바로 잡히고 뇌가 조절되고 휴식으로 충분한 에너지가 공급되어 뇌의 리듬이

---

* 저강도 레이저(4장을 보라)와 폰스 모두 뇌에 에너지를 제공하지만 작용하는 생물학적 차원은 다르다. 저강도 레이저 빛은 두개골을 통과하면서 경로에 있는 모든 개별적인 세포에 빛을 투여하고 영향을 미친다. 빛은 만성 염증을 뚫고 손상된 조직에 우선적으로 에너지를 제공한다. 따라서 현재 우리가 아는 바로는 레이저 빛은 주로 뇌 부위 전체의 전반적인 세포 건강에 작용한다. 이와 달리 폰스는 "함께 배선되어" 서로 연결되어 있는 기능 연결망에 작용한다. 따라서 주로 신경세포의 특정한 연결망 기능을 향상시킨다. 폰스와 저강도 레이저는 뇌의 다른 차원에서 작용하므로 둘 모두에서 효과를 보는 사람들이 있다. 뇌 손상, 수술후 감염, 뇌졸중, 수막염, 아마도 다발성 경화증과 특정 종류의 우울증 같은 감염과 관련되는 문제라면, 먼저 저강도 레이저로 뇌세포 환경을 정상으로 돌리고 난 다음 폰스를 사용하여 연결망을 정상화하는 것이 좋다.
그렇긴 하지만 나는 레이저를 사용해도 항상성을 바로잡는 효과가 일어난다고 생각한다. 예컨대 소리에 극도로 민감했던 개비의 증상이 몰라보게 좋아졌는데, 항상성 효과이다. 어쩌면 그녀의 손상된 세포가 회복되어 저절로 일어난 것일 수도 있다. 그녀는 레이저 치료를 하면서 연결망을 활성화하는 온갖 종류의 정신적 훈련과 재활 운동을 했기 때문이다. 빛이 경로에 있는 손상된 연합신경세포 체계를 활성화하여 치유함으로써 손상된 기능계의 신경조절이 일어났을 수 있다.

회복되어야 비로소 환자는 대부분의 뇌 손상과 질병에서 발견되는 학습된 비사용을 극복할 기회가 생긴다. 마지막으로 환자는 학습과 **신경분화**를 할 준비가 된다. 이 모든 단계의 결합이 최적의 신경가소적 변화를 끌어낸다.

장비를 얼마나 오래 사용해야 하는지는 질병이나 증상에 달려 있다. 진행성 유형의 다발성 경화증이나 파킨슨병은 매일 새로운 손상을 야기하므로 장기간 사용해야 하고 어쩌면 평생 사용할 수도 있다. 유리의 말대로 "다발성 경화증은 쉬지 않는다." 진행성 질병의 환자는 연결이 확고하게 자리 잡기 전에 사용을 멈추면(예컨대 여행을 가야 해서 장비를 집에 두고 가는 경우) 진전이 멈추거나 증상이 돌아올 수 있다는 것을 안다. 자가면역 염증 질환인 다발성 경화증을 앓았던 가수 론 허스만은 염증 요인이 있는 심각한 관절염으로도 고생해서 무릎과 어깨 관절 수술을 여러 차례 받았다. 의사들을 만나 치료를 받는 중에 아내도 수술을 받아서 그녀를 돌보느라 정신이 없었던 그는 폰스를 사용할 시간이 없었다. 그러자 목소리가 다시 나빠졌다. 폰스는 사용하는 동안에는 그의 **증상**을 호전시키고 요란한 연결망을 재설정했다. 하지만 근본적인 염증 **병리**와 **발병** 요인(다발성 경화증 관련 염증의 원인)을 해결하지 않았으므로 사용을 멈추자 다시 요란한 상태의 뇌로 돌아갔다. 그래서 가급적이면 뇌의 **전반적인** 세포 건강과 **특정한** 배선 문제를 모두 해결하는 것이 중요하다.[*]

폰스가 어떤 증상은 좋게 하지만 어떤 증상에는 그렇지 못한 이유는 아직 확실하게 밝혀지지 않았다. 요란한 연결망에서는 효과가 극적이고 빠르다. 제리, 캐시, 메리, 론 모두 무척이나 오래 지속되었던 장애 증상

---

[*] 다발성 경화증 치료에서 식단을 조절하거나 독소를 제거하는 방법은 몸 전체에 염증을 일으킬 수 있는 전반적인 세포 문제를 해결하려는 시도다.

들이 확연히 좋아진 것을 경험했다. 지금으로서는 폰스 장비가 현재 처방약보다 근본적인 진행성 질병들을 더 잘 치료한다고 주장하지 않는다. 하지만 처방약이 하지 못하는 여러 장애 증상들을 없애면서 알려진 부작용도 아직은 없다. 장비는 또한 최악의 여러 신경질환과 신경 손상이 그저 근본적인 질병의 진행 때문만이 아니라 질병으로 신경계가 교란되어 '잡음'이 생겨나고 학습된 비사용이 들어서기 때문이라는 것을 우리에게 알려준다.

거친 입담을 자랑하는 소설가 노먼 메일러Norman Mailer는 『나 자신을 위한 광고Advertisements for Myself』라는 책에 이렇게 썼다. "인간은 존재의 매 순간 더 나은 존재로 성장하거나 더 못한 존재로 퇴보한다. 항상 더 나은 삶을 살거나 조금씩 죽어간다." [20] 나는 이와 비슷한 일이 뇌에서도 일어나지 않을까 생각한다. 요란한 신경 연결망에서 건강한 활동이 사라지면 그냥 휴면 상태로 접어들지 않는다. 연결망은 해체와 혼란에 휘말린다. (또한 요란한 연결망은 제대로 기능하지 못하므로 건강한 연결망에서 일어나듯 다른 정신적 기능이 그것을 넘겨받기도 어렵다.) 뒤집어 생각하면 우리가 요란한 신경 연결망에 항상성을 다시 찾아줄 수 있다면 가차 없는 증상의 진행을 늦출 수 있다.

진행성이 아니라면 장비가 더 이상 필요치 않은 수준까지 지속되도록 잔류 효과를 강화하는 것이 가능해 보인다. 그러나 진행성 질병이라면 오랜 기간, 어쩌면 평생 장비를 사용해야 할 수도 있다. 아직 뭐라고 단정하기는 이르다. (그리고 최근 몇몇 뇌진탕의 경우에 밝혀졌듯이 우리가 진행성이라고 생각하지 않았던 질병이 실제로 진행성으로 드러나기도 한다.) 수 보일스의 경우도 있다. 뇌간의 상당 부분을 잘라냄으로써 목숨을 건진 수의 경우는 진전이 느렸다. 균형감이 좋아져서 이제 도움 없이 설 수 있다. 교회에서 자리에 기대지 않고 똑바로 설 수 있다는 것을 최근에 알았다. 이동할 때는 여전히 보행 보조기가 필요하지만 얼마 전 놀랍게도 보조기 없이 현관 앞 차도까지 걸어가기도 했다. 전직 운동선수인 수는 거의 2년째 매일 장비를 사용하고 있다.

새로운 지평

"우리가 얼마나 정신이 없는지 상상도 못할 겁니다." 유리는 밀려드는 작업에 지쳐서 말했다. "모든 환자가 우리에게 새로운 연구거리를 줍니다!" 연구진은 장비가 그들이 상상도 못했던 문제들에 효과를 보이는 것을 발견하는 중이며, 그 모두를 연구해야 한다는 부담을 느낀다. 다목적 뇌간 항상성 교정기를 갖는 것은 쉬운 일이 아니다.

다발성 경화증 파일럿 연구를 발표했고[21] 오마하에서 현재 다발성 경화증 연구가 진행 중인 가운데, 그들은 뇌졸중, 파킨슨병, 외상성 뇌 손상 연구를 준비하고 있다. 미 육군에서 최근에 외상성 뇌 손상 군인들과 장비에 대해 연구하기 시작했고, 오마하에서 두 번째 연구로 뇌종양으로 수술을 받고 뇌 손상을 입은 아이들을 돕는 방안을 찾고 있다. 밴쿠버에서는 척수 손상에 장비를 사용하는 연구를 시작했고, 러시아에서는 파킨슨병, 뇌졸중, 뇌성마비, 이명(귀 울림), 청력 손실에 사용하는 방안을 연구하고 있다. 연구진은 개인적으로 좋아진 사례도 목격했다. 사람들이 효과를 본 증상들은 균형 장애와 관계되는 편두통, 안진(눈으로 따라가는 문제), 화학요법을 받은 후 뇌 손상, (3차신경통을 포함한) 신경병성 통증, 근긴장 이상, 진동시(물체가 흔들려 보이는 시각 장애), 연하장

스스로 치유하는 뇌

애(삼키는 것이 어려움), 척수소뇌성 실조증(소뇌가 쇠약해져서 동작을 제어하지 못하는 진행성 질병), 멀미 증후군(차를 타면 멀미를 하고 땅에 내리면 계속적으로 흔들림을 느끼는 것), 일반적인 균형 문제다. 연구진은 장비가 자폐 스펙트럼 장애(소뇌에 타격을 줄 때가 많고 균형과 감각 통합 문제가 두드러진다), 신경병증, 간질, 본태성 떨림, 뇌성마비, 수면 장애, 일부 학습 장애, 파킨슨병 외에 (알츠하이머병을 포함한) 신경퇴행성 질환, 노화와 관련된 균형 문제를 겪는 사람에게 기능을 향상하도록 도울 수 있다고 생각한다.

그렇다고 그들이 장비를 만병통치약으로 생각한다는 말은 아니다. 하지만 엇나간 뇌 연결망을 조율하거나, 스스로 조율하도록 돕는 방식으로 필수적인 항상성 회로를 신경가소적으로 강화하는 장비는 폭넓게 사용될 수 있다. 특히 다발성 경화증 환자에게 효과가 큰데, 만성통증을 잠재울 수 있기 때문이다. 새로 발견된, 전기가 뇌에 미치는 효과이다. 과학자들은 미주신경(폰스가 직접 자극하는)에서 **신경염증성 반사**를 확인했고, 최근에 미주신경에 전기 자극을 가해 류머티즘 관절염(다발성 경화증 비슷한 자가면역 질환으로 어떤 처방약도 듣지 않았다)을 치료했다. 신경염증성 반사와 그것이 어떤 원리로 과도한 면역계를 거의 곧바로 잠재우는지는 책 뒤쪽의 후주에서 상세하게 설명했다.[22]

일부 의사들이 폰스 장비에 대해 회의적인 것은 쓰임새가 특정하지 않아 보이기 때문이다. 폰스는 너무도 많은 뇌와 몸 체계에 영향을 미친다. 최근 몇 세기에 서양 의사들은 인간의 몸을 갈수록 더 작은 요소들로 분해하여 이해하려고 했다. 기관, 그다음에는 세포, 다음에는 유전자, 분자 등으로 말이다. 이렇게 단위가 작아질수록 질병을 설명하고 치료에 단서를 줄 가능성이 높아진다고 믿었다. 신경학에서 이런 접근법은 뇌 곳곳에 퍼진 전기적 파장을 주로 다루는 전기생리학자보다 화학자와 유전학자를 우위에 두었다. 이런 접근법에서 각각의 질병은 아주 작은 결함을 정밀하게 공략하는 특정 화학물질이나 마법의 탄환으로 치료하는 것이 가장 좋다는 믿음이 나왔다.

스스로 조절하는 뇌의 항상성 체계의 거대한 연결망을 자극하는 것으로 보이는 장비는 뇌 질환에 사용하기에는 지나치게 분산적으로 보일 수 있다. 우리는 각각의 질병이 별도로 처리되기를 원한다. 그렇기에 거대한 연결망이 스스로 균형을 맞추도록 돕는다는 다목적 개입이란 발상은 왠지 사기나 위약 처방으로 무시되기 쉽다. 몸이 전체로 기능하므로 전체로 다루어야 한다고 믿는 생기론자들과 질병은 한 부위에 타격을 가하는 문제라고 믿는 국재론자들이 수천 년간 다툼을 벌였다. 지금은 국재론자들이 우위에 있지만 사실은 양측 모두 중요한 통찰이 있다. 장비는 비록 뇌의 많은 곳을 소환하지만, 결국은 수용체, 신경세포, 혀의 시냅스와 같은 대단히 작은 부위가 반응하는 특정성과 주파수를 대단히 국소적으로 분석한 결과물이다.

그리고 장비는 총체적이고 대단히 동양적인 방식으로 몸이 스스로 돕도록 하기 위해 대단히 서양 과학적인 발상과 방법을 사용한다. 치료 과정의 일부로 항상성을 끌어들이고 자기조절을 권장한다. 이런 관점에서 보자면 치유를 위해 자연스럽게 과학을 활용하는 것처럼 보인다. 항상성, 자기조절은 그저 살아 있는 생명체가 하는 여러 일들 가운데 하나가 아니다. 혼란 속에서 질서를 유지하는 것으로 생명의 본질이다. 항상성은 얇은 껍질 속에 있는 아주 작은 생명체와 그 주변의 생기 없는 무생물을 구별 짓는다. 그리고 살아 있는 우리와, 질서를 유지하는 능력을 잃었을 때 닥칠 혼란을 구별 짓기도 한다. 그러면 우리의 몸은 혼란으로 돌아가고 무생물이 된다. 따라서 자기조절(항상성을 통한 치료)은 아주 반갑고 친숙하고 매력적이다. 우리가 가끔씩만 행하는 것이 아니라 우리가 건강하게 살아 있는 한 늘 행하는 것이기 때문이다.

참고문헌 및 주

1   현재 그들은 144개의 전극을 3열 3행의 16개 섹터로 나눈다. 발화의 첫 순간에 16개 섹
     터의 맨 위 왼쪽 전극이 일제히 작동하고, 그런 다음 오른쪽으로 파동이 이어진다.

2   J. C. Wildenberg et al., "Sustained Cortical and Subcortical Neuromodulation
     Induced by Electrical Tongue Stimulation," *Brain Imaging and Behavior* 4 (2010):
     199-211; Y. Danilov et al., "New Approach to Neurorehabilitation: Cranial Nerve
     Noninvasive Neuromodulation (CN-NINM) Technology," *Proceedings of SPIE* 9112
     (2014): 91120L-1-91120L-10.

3   여러 신경들이 혀와 연결되어 있다. 유리에 따르면 각각의 혀신경(혀의 양쪽에 하나씩 있
     다)에 1만~3만 3,000개의 촉각 섬유가 있다(총 2만~6만 6,000개). 대다수가 혀끝에 집중
     적으로 분포되어 있다. 또 다른 신경은 안면신경의 한 갈래인 고삭신경chorda tympani
     으로 미각과 통각을 처리한다. 여기에는 3,000~5,000개의 촉각 섬유가 있다(양쪽에 있으
     므로 총 6,000~1만 개). 전부 더하면 2만 6,000~7만 6,000개의 섬유가 혀에 있다. 폰스는
     섬유 전체가 아니라 혀의 앞쪽 1제곱인치 부위만 자극한다. 유리는 장비가 자극하는 섬
     유를 1만 5,000~5만 개로 추정한다. 참고로 청각 신경에는 3만 개의 섬유가 있다. A. T.
     Rasmussen, "Studies of the Eighth Cranial Nerve of Man," *Laryngoscope* 50 (1940):
     67-83.

4   3차신경의 한 갈래다.

5   B. Frantzis, *Opening the Energy Gates of Your Body: Qigong for Lifelong Health*
     (Berkeley, CA: North Atlantic Books, 2006), p.100.

6   J. G. Sun et al., "Randomized Control Trial of Tongue Acupuncture Versus Sham
     Acupuncture in Improving Functional Outcome in Cerebral Palsy," *Journal of
     Neurology, Neurosurgery and Psychiatry* 75, no.7 (2004): 1054-57; V. C. N. Wong et
     al., "Pilot Study of Positron Emission Tomography (PET) Brain Glucose Metabolism
     to Assess the Efficacy of Tongue and Body Acupuncture in Cerebral Palsy," Journal
     of Child Neurology 21, no.6 (2006): 455-61; V. C. N. Wong et al., "Pilot Study of
     Efficacy of Tongue and Body Acupuncture in Children with Visual Impairment,"
     Journal of Child Neurology 21, no.6 (2006): 455-61.

7   F. Borisoff et al., "The Development of a Sensory Substitution System for the Sexual
     Rehabilitation of Men with Chronic Spinal Cord Injury," *Journal of Sexual Medicine* 7,
     no.11 (2010): 3647-58.

8   파동은 전극의 배열에 따라 발화하는 시점을 차이 나게 함으로써 만들 수 있다. 장비에
     150개의 전극이 있다고 하자. 25개씩 여섯 그룹으로 나누고, 각각을 5열 5행으로 맞추고,

각각의 전극의 발화 시점을 조정한다. 가운데 열에 있는 25개 전극이 먼저 발화하고, 그 다음으로 위아래 열의 전극이 발화하고, 마지막으로 바깥쪽 열의 전극이 발화하는 식으로 파동 패턴을 만들 수 있다. 혹은 바깥쪽 열부터 시작해서 가운데 열로 향하는 패턴을 만들 수도 있다.

9 Y. P. Danilov et al., "Efficacy of Electrotactile Vestibular Substitution in Patients with Peripheral and Central Vestibular Loss," *Journal of Vestibular Research* 17 (2007): 119-30; B. S. Robinson et al., "Use of an Electrotactile Vestibular Substitution System to Facilitate Balance and Gait of an Individual with Gentamicin-Induced Bilateral Vestibular Hypofunction and Bilateral Transtibial Amputation," *Journal of Neurologic Physical Therapy* 33, no.3 (2009): 150-59; Y. Danilov and M. Tyler, "Brainport: An Alternative Input to the Brain," *Journal of Integrative Neuroscience* 4, no.4 (2005): 537-50. 시각 장비에 대해서는 P. Bach-y-Rita et al., "Vision Substitution by Tactile Image Projection," *Nature* 221, no.5184 (1969): 963-64를 보라.

10 P. Bach-y-Rita, "Is It Possible to Restore Function with Two-Percent Surviving Neural Tissue?" *Journal of Integrative Neuroscience* 3, no.1 (2004): 3-6.

11 전기 수면 기계는 러시아에서 불면증에 수면제 대신 널리 사용되었다. 유리의 친구이자 동료 발레리 P. 레베데프Valery P. Lebedev가 수면 기계 과학의 선구자였다. 수면 기계는 5~25헤르츠의 주파수를 사용하여 수면을 유도하고, 최고치인 75~78헤르츠의 주파수로 마취를 유도한다. 레베데프의 연구는 러시아어로 되어 있다. V. P. Lebedev, *Transcranial Electrical Stimulation, Experimental and Clinical Research: A Collection of Articles* (St. Petersburg: Russian Academy, Pavlov Institute of Physiology, 2005), vol.2 를 보라. 피셔 월러스의 자극기 같은 여러 두개 전기 자극(CES) 장비들이 북아메리카에서 사용되고 있는데 러시아 기술을 토대로 한 것이다. CES 장비들은 불면증, 불안, 우울 증 치료에 미국 식품의약국의 승인을 받을 예정이다.

12 M. A. McCrea, *Mild Traumatic Brain Injury and Post-Concussion Syndrome: The New Evidence Base of Diagnosis and Treatment* (New York: Oxford University Press, 2008), p.ix.

13 같은 책, p.3.

14 A. Schwartz, "Dementia Risk Seen in Players in N.F.L. Study," New York Times, September 29, 2009; K. M. Guskiewicz et al., "Association Between Recurrent Concussion and Late-Life Cognitive Impairment in Retired Professional Football Players," *Neurosurgery* 57, no.4 (2005): 719-26. 이런 뇌들의 사진은 "Images of

Brain Injuries in Athletes," *New York Times*, December 3, 2012, http://www. nytimes.com/interactive/2012/12/03/sports/images-of-brain-injuries-in-athletes. html?ref=sports를 보라.

15 C. Till et al., "Postrecovery Cognitive Decline in Adults with Traumatic Brain Injury," *Archives of Physical Medicine and Rehabilitation* 89, no.12, supp. (2008): S25-34.

16 J. C. Wildenberg et al., "High-Resolution fMRI Detects Neuromodulation of Individual Brainstem Nuclei by Electrical Tongue Stimulation in Balance-Impaired Individuals," *NeuroImage* 56, no.4 (2011): 2129-37.

17 G. Buzsáki, *Rhythms of the Brain* (New York: Oxford University Press, 2006), p.77.

18 유리에 따르면 시각 신경과학자들은 우리가 처리하는 빛의 범위가 열한 개 로그 단위에 걸쳐 있는 것으로 본다. 그러나 인간의 개별적인 광수용체는 고작 두 개의 로그 단위만 처리하도록 진화했다. 그런데도 우리가 열한 개 단위의 범위에서 신호를 감지할 수 있는 것은 연합신경세포 덕분이다. 항상성 기능을 하는 연합신경세포의 집합은 대단히 역동적인 방식으로 연결되어 있는 다른 신경세포들을 흥분시키거나 억제할 수 있어서 시각 연결망의 범위를 평균적인 시각 환경에 최적으로 맞춘다. J. Walraven et al., "The Control of Visual Sensitivity: Receptoral and Postreceptoral Processes," in L. Spillman and J. S. Werner, eds., *Visual Perception: The Neurophysiological Foundations* (Toronto: Academic Press, 1977), pp.81-82, 88-90; O. Marín, "Interneuron Dysfunction in Psychiatric Disorders," *Nature Reviews Neuroscience* 13 (2012): 107-20; A. Maffei and A. Fontanini, "Network Homeostasis: A Matter of Coordination," *Current Opinion in Neurobiology* 19, no.2 (2009): 168-73을 보라.

19 신호가 연결망에서 지나치게 멀리 확산되지 않도록 억제하는 것이다. 연합신경세포는 측면 억제lateral inhibition라고 하는 과정을 통해 신경세포의 신호가 분산적이 되는 것을 막거나 근처의 신경세포에 과도한 영향을 미쳐 신호를 교란시키지 못하도록 한다. 연합신경세포는 또한 피드백을 통해 신경세포가 신호를 보낸 직후에 그것을 끌 수도 있다. 이로써 그것과 연결되어 있는 다른 신경세포에 연쇄적으로 타격을 가하는 일을 막을 수 있다. (그렇지 않으면 우리가 보는 이미지가 지나치게 길게 지속되거나 우리가 듣는 소리가 실제로 일어난 것보다 길게 들릴 것이다.) 이런 기능을 가리켜 유리는 일련의 스파이크가 끝날 때 뇌가 마침표를 찍는 것이라고 말한다.

20 N. Mailer, *Advertisements for Myself* (New York: Berkley, 1959), p.355.

21 M. Tyler et al., "Non-invasive Neuromodulation to Improve Gait in Chronic

Multiple Sclerosis: A Randomized Double Blind Controlled Pilot Trial," *Journal of Neuroengineering and Rehabilitation* 11 (2014): 79.

22 신경염증성 반사는 신경과의사 케빈 트레이시Kevin Tracey와 울프 안데르손Ulf Andersson이 최근에 발견했다. 그들은 미주신경에 전기 자극을 가하여 중증 류머티즘 관절염 환자를 빠르게 치료했다. 보스니아 모스타르에 살고 있던 환자는 관절염으로 손과 손목, 팔꿈치, 다리에 오랫동안 극심한 통증을 겪었다. 연구진은 폰스처럼 스파이크를 미주신경에 주입시키는 작은 조율기 같은 장비를 이식했다. 조율기의 전극 선이 미주신경에 직접 닿도록 했다. 전기 자극을 가하자 환자는 임상적 차도를 보였다. 장비는 환자가 면역계를 억제하려고 복용했던 약물들을(만만치 않은 부작용이 있다)이 하지 못했던 일을 해냈다.

미주신경은 뇌간에서 가슴을 거쳐 복부까지 몸속 여기저기를 방랑자처럼 돌아다니므로 그런 이름(미주vagus는 그리스어로 '방랑자'라는 뜻이다_옮긴이)이 붙었다. 소화, 심박동수, 방광 제어 등 여러 신체 기능들을 조절한다. 미주신경의 왼쪽 겉가지는 주요 기관에서 들어오는 감각을 받으며, 뇌의 신호를 주요 기관에 전달하는 역할도 한다. 또한 최근에 발견된 신경염증성 반사도 조절한다.

염증은 사이토킨이라고 하는 분자의 생성을 자극한다. 사이토킨은 감염을 물리치도록 돕는 물질이지만, 염증이 만성적으로 자리를 잡으면 세포 조직에 독소가 된다. 류머티즘 관절염은 다발성 경화증처럼 면역계가 자신의 세포를 외부 침입자로 여겨 공격하는 자가면역 질환이다. 사이토킨은 연골과 관절에 축적되어 통증을 일으키고 조직을 파괴한다.

케빈 J. 트레이시, 마우리시오 로사스-발리나Mauricio Rosas-Ballina, 동료들은 신경염증성 반사(와 신경 요소들, 면역 요소들)가 미주신경에서 어떻게 작용하는지 설명한다. 이 반사로 들어오는 신호가 염증 수준을 감지하는데, 지나치게 높으면 여기서 나가는 신호가 염증 반응을 끌 수 있다. 작용 원리는 이렇다. 미주신경이 T세포(혈액 속을 돌아다니는 면역세포)에 신호를 보내 아세틸콜린(일반적으로 뇌에 신호를 보내는 데 사용되는 화학물질)이라고 하는 신경전달물질을 만들도록 하여 염증을 조장하는 사이토킨 분자의 생성을 중단시킨다.

뇌가 이런 신경염증성 반사를 통해 면역계에 영향을 준다는 발견은 중요한 의미를 갖는다. 다발성 경화증, 외상성 뇌 손상, 치매, 자폐증, 우울증, 일부 학습 장애 등 다양한 뇌 질환들(그 밖에 염증성 장 질환, 많은 형태의 심장병, 죽상동맥경화, 암, 당뇨병, 모든 자가면역 질환들은 물론이고)이 상당한 염증 관련 요소들을 동반하기 때문이다. 불행히도 현재 염증과 면역계를 억제하는 약물은 위험하고 죽음을 초래할 수도 있으며 실패할 때가 많다.

폰스를 혀에 대면 자극이 뇌간에 있는 고립로핵(미주신경이 들어오는 입력을 전달하는 바로 그 부위)의 신경세포 집합으로 간다. 폰스가 미주신경의 신체 조절 작용을 돕는다는 정황이 많다. 예를 들어 환자의 혈압이 지나치게 낮으면 폰스가 혈압을 정상으로 올린다. 지나치게 높으면 알아서 정상으로 낮춘다. 어떤 사람은 장비를 사용할 때마다 창자가 움직이기 시작하는 것을 느낀다고 했다. 장비가 아마도 미주신경을 통해 위장관을 조절한다는 표시다. 다발성 경화증 환자는 폰스를 사용하면 방광 제어가 종종 좋아진다. 신경염증성 반사의 발견은 획기적인 진전이다. 명상, 최면, 기공체조, 요가 호흡 같은 심신의학의 형식들은 마음을 신경가소적으로 사용하여 신경염증성 반사가 일부 형식의 염증 질환들을 치료하도록 훈련하는 것일 수 있다. M. Rosas-Ballina and K. J. Tracey, "The Neurology of the Immune System: Neural Reflexes Regulate Immunity," *Neuron* 64 (2009): 28-32; U. Andersson and K. J. Tracey, "A New Approach to Rheumatoid Arthritis: Treating Inflammation with Computerized Nerve Stimulation," *Cerebrum*, Dana Foundation, March 21, 2012, http://www.dana.org/news/cerebrum/detail.aspx?id=36272를 보라.

스스로 치유하는 뇌

8

소리의 다리

음악과 뇌의
특별한 관계

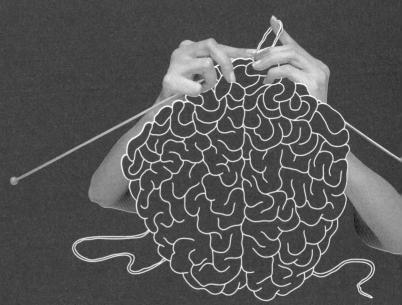

소크라테스: 그래서 내가 말했네.
글라우콘, 음악 교육은 그 어떤 것보다 강력한 도구라네. 왜냐하면
리듬과 화성은 영혼의 깊은 내면으로 침투하여
강력하게 붙들어 매기 때문이지.

플라톤, 『국가』

1. 난독증 소년이 불운을 되돌리다

2008년 봄, 모르는 여성이 내게 전화를 걸어 자신의 아들을 살린 폴 마돌Paul Madaule에 대해 이야기했다. 그녀의 아들 사이먼은 세 살 때 불안한 징후를 드러냈다고 한다. 이름을 불러도 반응하거나 대답하지 않았다. 공을 굴리면 되받아 굴리지 않았다. 아이는 기고 걷는 것이 느렸고 동작이 투박했고 발달이 늦었다. 어머니인 나탈리는 아이를 심리학자에게 데려갔는데, 그가 자폐 스펙트럼 장애일 **수도 있다**고 말했다고 한다. 다른 임상의는 아이가 몇몇 "자폐증 비슷한 증상"을 보인다고 말했다. 나탈리는 이런 진단을 의심했다. 작업치료사가 나탈리에게 폴 마돌을 만나보라고 권했다.

마돌은 사이먼이 자폐증의 "지엽적" 증상을 보인다고 말했다. 아이가 주요 발달 문제들을 보인다는 데 동의했지만, 핵심적인 자폐증 증상인 다른 사람의 마음을 상상하지 못하는 증상은 **없었다**. 나탈리는 마돌과 작업하면서 아이가 완전히 달라졌다고 말했다. 위축되었던 아이가 이제

사람들과 교류하기 시작했고, 동작과 말이 유연해졌고, "엄마와도 처음으로 진정한 대화"를 나누게 되었다고 했다.

그러나 마돌의 방식은 아주 특이했다고 그녀가 고백했다. 주류의 의사들이나 같은 문제가 있는 아이를 둔 부모에게 마돌의 방식을 이야기했을 때 다들 자신의 말을 믿지 않았다고 했다. 자폐증 비슷한 증상을 보였던 아이가 그것을 떨쳐낸 이야기를 회의적으로 보거나 관심을 보이지 않았다.

나는 마돌이 정확히 무엇을 했는지 그녀에게 물으면서 그녀가 터무니없게 들리는 무엇을 말하리라고 직감했다. 그녀는 마돌이 음악을 사용했다고 말했다. 주로 모차르트 곡이었는데 그대로 사용하지는 않고 이상하게 수정해서 사용했다. 또 그녀의 목소리를 녹음한 것도 수정해서 사용하여 아들의 뇌를 재배선했다고 말했다. 그러자 아들이 듣고 말하는 능력이 몰라보게 좋아졌을 뿐만 아니라 소리와 무관한 많은 정신적 기능들도 할 수 있게 되었다고 했다. 그것은 소리 에너지를 사용하여 뇌로 가는 다리를 만들고 자신의 언어를 말하게 하는 음악 의약품이었다.

5년이 지난 지금 나탈리는 아들이 "반에서 학업 성적이 제일 좋고, 달력에 보면 일정이 빼곡할 만큼 친구들도 많고, 친절하고 사려 깊고 사회적 교류를 적극적으로 즐긴다"라고 소개했다. 동작 문제가 사라져 빼어난 수영 실력을 갖췄으며 축구와 크리켓 선수이자 가라테 금메달리스트였다. "폴과 그의 직원들의 작업 덕분에 우리의 삶이 여러 면에서, 실로 엄청나게 달라졌습니다. 그를 만나지 않았더라면 내가 과연 무엇을 했을지 모르겠습니다." 그녀는 잠시 망설이다가 말했다. "거기에 대해서는 생각하고 싶지 않군요."

폴 마돌은 내가 사는 토론토 거리에 살았다. 도로에서 한참 들어가 골목이 끝나는 곳에 있는 1880년대 오래된 빅토리아식 주택으로 나무 담장이 쳐져 있고 작은 공원 크기의 식물원으로 둘러싸여 있었다. 그는 그곳이 흰개미들로 들끓고 하수도관이 밖으로 나온 낡아빠진 하숙집일 때 매입했다. 그 지역은 쓰레기 매립장으로 사용되었었다. 그는 조용한 방 하나에 이사를 들어갔다. 하숙인이 한 명씩 나갈 때마다 친구와 함께 공간을 손보고 되살렸다. 남아 있는 하숙인들로부터 받은 방세로 방을 하나씩 고쳤다. 아내 린의 도움을 받아 수년간 빈 부지를 되살렸고 숨겨진 낙원으로 가꾸었다. 그는 아이들과의 작업에서든 개인적 삶에서든 보물을 구해내는 재주가 남달랐다.

마돌은 잘생긴 프랑스인으로 짙은 머리카락, 크고 서글서글한 갈색 눈, 프랑스인 특유의 균형 잡힌 이목구비, 지중해 화가를 떠올리게 하는 얼굴뼈를 가졌다. 그는 겸손하고 예리하고 남의 말을 잘 듣는 임상의이다(발달 장애, 과민 아동을 돕는 사람에게 꼭 필요한 특성이다). 조용하고 느리고 기계적이지 않은 동작으로 그가 방에 있으면 차분해진다. 존재감이 강력하지만 상대방을 지배하거나 스스로를 과시하지 않는다. 그와 함께 있으면 그의 집중력이 얼마나 깊고 넓은지 느낄 수 있다. 예술가의 집중력이다. 하지만 그가 여러분을 보고 있어도 불편하다거나 강압적인 기분이 들지 않는다. 인간에 대한 사랑이 가득 담긴 시선으로 바라본다. 그러나 뭐니 뭐니 해도 그의 가장 두드러지는 특징은 깊고 아름답고 자신감 있고 낭랑하고 차분한 목소리이다.

그러나 항상 그랬던 것은 아니었다.

폴은 1949년 카스트르라고 하는 프랑스 남쪽 외딴 마을에서 심각한 학습 장애를 안고 태어났다. 아동 뇌 문제에 대한 이해가 부족했던 시대와 장소였다. 폴의 부모는 알아들을 수 없는 단조로운 어조로 웅얼거리는 아이를 데리고 심리학자, 정신과의사, 언어치료사 등 1960년대 프랑스에서 찾을 수 있는 모든 종류의 전문가들을 찾아다녔다. 폴은 항상 사람들에게 말을 반복해달라고 부탁해야 했다(관습적인 청력 검사에서는 그의 귀는 정상이었다). 학교에서 4년을 낙제했다(자격이 안 되었는데 진학한 해도 있었다고 했다). 그는 '난독증' 진단을 받았다. 그가 발음하지도 이해하지도 못했던 난독증이라는 말은 읽는 법을 배우는 데 어려움이 있는 가장 흔한 학습 장애를 가리키는 말이다. 그는 b와 d, p와 q, 숫자 6과 9를 거꾸로 읽었다.

그러나 그의 난독증은 읽는 문제보다 훨씬 심한 타격을 주었다. 그는 스스로 말하기를 "오리처럼" 걸었다. 공간 감각이 떨어지고 제대로 집중하지 못해서 기둥에 부딪혔다. 많은 학습 장애 아동들처럼 그도 또래들로부터 놀림을 받았고 심지어 선생들도 그의 어설픈 동작을 놀렸다. 체육 선생이 그의 동작을 흉내 내며 살찐 거위une oie grasse라고 불렀다. 난독증 세계의 신고식이었다.

지금 내 앞에는 프랑스어로 된 작은 분홍색 소책자가 놓여 있다. 폴의 10학년 주간 성적표다. 한 주가 끝날 때마다 선생이 그의 과목 성적과 학급 순위를 표에다가 기록했다. 소책자를 훑어보는데 두 가지가 눈에 띈다. 그의 품행과 노력 점수는 항상 합격점이었다. 과목 성적은 낙제점이었다. 합격에 턱없이 못 미쳤다. 첫 주에 수학 1/20, 언어 3/20, 스페인어 4/20, 영어 8/20으로 나왔다. 학급 순위는 25명 가운데 25번째였고 매주 꼴찌였다. 그는 매주 성적표를 들고 집에 가서 부모의 서명을 받으며 참담함을 느꼈다. 많은 학습 장애 아동들이 그렇듯 잘 모르는 부모는 아이가 게으르다고 생각했다. 성적표를 들고 가는 날은 소리 지르고 문을 쾅 닫고 우는 일이 예사로 벌어졌다. 그는 나중에 이렇게 썼다. "모두에게 지옥과도 같았다."

폴은 점차 자신감을 잃었고 매년 학업에서 뒤처지면서 의기소침해졌다. 직업학교에 갈까도 생각했지만 동작이 투박해서 나사 하나도 돌리지 못했다. 사회적인 면에서는 생각이 빨랐지만 말로 옮기지 못하거나 더듬거렸다. 10대 때에는 침실에 틀어박혀 같은 노래를 몇 시간이고 들었다. 그가 좋아한 표현 수단은 그림이었다. 특히 현대 거장들의 미술을 사랑했다.

그는 10학년을 낙제했다. 단 하나의 과목도 통과하지 못했다. 4년 연속 낙제했고 학우들보다 세 살이나 많아서 졸업 시험을 다시 볼 수도 없었다. 결국 그는 포기하고 학교를 그만두었다.

칼카 수도원에서의 우연한 만남

열여덟 살에 학교도 직장도 없는 그는 외로웠다. 남는 게 시간이니 집에서 10마일 떨어진 한 베네딕트 수도원에 자전거를 타고 자주 갔다. 그곳에는 예술가들이 있었다. 그는 자신도 예술가가 되기를 희망했다. 예술을 하며 살아가는 자신의 모습을 상상했다. 칼카 수도원이라고 하는 곳에서 그는 평화를 찾았다. 어느 날 폴을 평소 눈여겨보던 마리 신부가 그에게 한 의사가 수도원에 와 있는데 난독증에 대해 이야기했다고 말했다. 신부는 의사가 설명한 증상들이 폴의 증상과 대단히 흡사하더라고 했다.

스스로 치유하는 뇌

알프레드 토마티스Alfred Tomatis 의사는 독특한 상황에서 수도원으로 왕진 요청을 받았다. 대부분의 수도승들이 아팠고 극심한 피로와 아무도 설명하지 못한 증상들에 시달린 것이다. 네 시간만 자고도 거뜬했던 건강한 수도승 90명 가운데 70명이 하루 종일 무기력한 상태로 방에 누워 있었다. 의사들이 연이어 수도원을 찾았고 각자 권고사항을 말했다. 어떤 의사는 잠을 더 자라고 했는데, 잠을 잘수록 피로는 더 심해지기만 했다. 소화 분야 권위자들은 12세기 이후로 채식주의를 고집하던 수도승들에게 육식을 하도록 했다. 상태가 더 나빠졌다.

마지막으로 이곳을 찾은 의사가 토마티스였다. 그는 귀, 코, 목을 전문적으로 다루는 이비인후과의사였으므로 그의 방문은 당혹스럽게 보였다. 하지만 그는 진단을 내리는 재능이 탁월하기로 유명했고, 심신의학에 관심이 많았다. 토마티스는 수도원의 작은 방에 장비를 설치하고는 한 수도승에게 아픈 형제들을 검사하는 법을 가르쳤다. 그는 폴도 만나기 전에 우선 검사부터 받도록 했다.

폴이 들어간 수도승의 방에는 전자 기계들로 가득했다. 청력 검사를 하기 위한 것으로 보였다. 그는 헤드폰을 썼고, 오른쪽 귀에서 신호음을 들으면 최대한 빨리 오른손을 들고 왼쪽 귀에서 들으면 왼손을 들라는 말을 들었다. 그다음에는 여러 쌍의 신호음을 듣고 어느 소리가 더 높고 더 낮은지 말하라는 지시를 받았다. 폴이 이미 받아본 적 있는 청력 검사와 비슷했다.

그러나 토마티스가 한 것은 청력 검사hearing test가 아니었다. 그는 듣기 검사listening test를 했다. 그는 '듣기'를 수동적이 아니라 적극적인 경험으로 보았다. 뇌가 귀로 들어오는 것에서 무엇을 추출하고 해독해야 할지 결정하는 문제였다. 검사가 끝나자 수도승은 폴에게 그래프를 주고는 수도원 공원에 가서 의사를 만나보라고 했다.

 "토마티스요." 토마티스가 자신을 소개했다. 마흔일곱 살이었고, 다년간 요가로 수련한 사람답게 대단히 똑바로 섰다. 넓게 벌어진 가슴, 면도한 머리(당시로서는 드물었다), 우스꽝스럽게 뾰족한 귀를 가졌다. 한마디로 위압감을 주는 인상이었다. 그러나 그의 목소리는 차분하고 조용하고 따뜻했고 위안을 주듯 소곤거렸다. 반짝이는 눈망울로 폴이 진정한 보살핌을 받는다는 느낌을 갖게 했다. 폴은 그의 목소리가 "스스로에 대해 자신감을 갖게 한 목소리, 내가 곧바로 편안함을 느껴 다른 사람에게 솔직하게 털어놓아도 되겠다는 생각을 갖게 한 목소리"라고 했다.

 토마티스는 검사 결과를 훑어보고는 폴과 함께 공원을 걸으며 예술, 그의 가정생활, 성욕, 종교, 희망과 꿈에 대해 많은 질문들을 했다. 폴의 끔찍했던 학교생활의 어려움을 제외하고는 모든 주제를 끄집어냈다. 그는 솔직하게 폴과 다른 견해를 드러냈지만, 항상 자신의 관점이 중요하다는 느낌을 갖도록 했다.

 마침내 토마티스는 폴에게 그가 평생 시달렸던 증상들인 "사소한 짜증나는 문제"의 의미를 그가 알아듣기 쉽게 설명했다. 폴은 읽고 스스로를 표현하는 어려움, 극심한 수줍음, 짜증, 불안, 서툰 동작, 불면증, 미래에 대한 불안을 난생 처음으로 이해하게 되었다. 토마티스는 이런 문제들이 서로 어떻게 맞물리는지도 설명했다. 그가 겨우 폴의 듣기 검사만 했단 걸 생각할 때 믿기지 않은 일이었다. 폴은 생각했다. "그는 **나에게** 처음으로 말을 걸어준 사람이야. 다른 사람들은 자기가 아는 누군가와 말하지." 토마티스는 폴에게 파리에 있는 자신의 클리닉에 와서 치료를 받으라고 했고, 어머니 목소리를 녹음해서 오라는 알쏭달쏭한 말도 했다.

파리의 토마티스 사무실에서 폴은 헤드폰을 쓰고 몇 주에 걸쳐 매일 듣기로 시작하는 치료를 받게 된다는 말을 들었다. 처음에는 지직거리고 알아들을 수 없는 정전기와 쇳소리에 전자적으로 처리한 모차르트가 살짝 가미된 소리만 들렸다. 토마티스가 폴에게 듣기를 하는 동안 원하는 것은 무엇이든 해도 좋다고 해서 그는 그림을 그렸다. 매주 다른 종류의 듣기 검사를 했고, 그런 다음 토마티스를 만났다.

며칠이 지나자 서서히 폴은 지직거리는 소리 너머에서 단발적인 단어들을 들었다. 그것은 저 멀리 다른 세상에서 들리는 듯했다. 그러고 나서는 한 구절, 심지어 한 문장이 튀어나오는 것 같았다. 몇 주차에 접어들었을 때 그는 자신의 듣기가 나아지고 있음을 깨달았다. 소리를 듣는 능력이 좋아졌고 증상들이 줄어들기 시작했다. 그러던 어느 날 그는 돌연 쇳소리 나는 어떤 음반에서 지금까지 들었던 소리가 어머니의 목소리였음을 깨달았다.

4주가 끝났을 때 그는 다른 사람이 되어 있었다. 이런 변화가 어떻게 일어났는지, 그저 소리 에너지에 불과한 것이 어떻게 그가 뇌를 재배선하도록 도왔는지 이해하려면 다년간의 연구가 필요하다.

알프레드 토마티스의 간략한 이력

알프레드 토마티스Alfred Tomatis는 1919년 12월 말에 프랑스에서 태어났다. 예정일보다 두 달 반 일찍 나왔고 체중이 1.35킬로그램에도 미치지 못했다. 오늘날 의사들은 '조산아'를 살리는 능력을 자랑처럼 여긴다. 그러나 조산아 입장에서는 따뜻한 양수로 들어찬 자궁이라는 자연 낙원에서 바깥세상으로 나와 인공적인 인큐베이터의 윙윙거리는 소음, 병원의 불빛, 몸속 곳곳에 연결된 번쩍이는 금속과 튜브를 안고 사는 것이란 몹시 고된 일이다. 토마티스는 뇌가 이런 모든 침입적인 감각들을 처리하고 거르고 버틸 만큼 충분히 발달하기 두 달 반 전에 이런 상황을 맞았다. 자연의 발달 시계는 정확해서 많은 감각 기능들이 평균적으로 출산 예정일 두 주 전에 이런 외부 현실에 대비할 수 있는 상태에 도달한다. 하지만 귀는 예외다. 임신 중반이 되면 귀의 부위들은 완전한 크기에 이르고 기능을 가동하게 된다.

토마티스는 이렇게 썼다. "내가 확고하게 믿는 직감은 내가 세상에 태어나던 순간에 일어났던 상황과 사건, 감각, 느낌, 의식적·무의식적 사고, 기본 욕구, 은밀한 욕망이 나의 유년기에 지울 수 없는 흔적을 남겼고, 그것이 나의 연구와 이론에 밀접하게 결부되었다는 것이다."[2] 토마티스가 세상에 일찍 나왔을 때의 정황은 평생 그를 따라다니며 괴롭혔다. 그가 태어났을 때 스무 살이던 이탈리아 피에몬테 출신의 그의 아버지 움베르토 단테는 카리스마 있는 오페라 가수로 훗날 유럽 최고의 목소리 가운데 하나로 꼽힌다. 당시 그의 어머니는 10대였다.

나의 출생은 예기치 못한 것이었고 열여섯 살이던 어머니가 전혀 원한 바가 아니었던 것으로 보인다. …… 가족 모두에게 문제를 일으켰고, 당연히 그들은 예정에 없던 이 아기를 가급적 조용히 빨리 처리하려고 했다. 일단 임신 사실을 남들 눈에 띄지 않게 하려고 배를 압박했다. 당시에는 빳빳한 고래 뼈로 든든하게 받친 코르셋이 요긴하게 사용되었다.[3]

토마티스는 임신 사실을 숨기려는 이런 시도가 조산을 부른 원인이었고, 그로 인해 대단히 이상한 외상후 증상이 자신에게 생겨났다고 믿었다.

이런 압박은 내가 태어나고 첫 40년 동안 몸에 딱 붙는 옷을 입고 벨트를 몸이 두 동강 나도록 꽉 조이고 좁은 폭의 신발을 신고 살아야 했던 것에도 틀림없이 영향을 미쳤다. 밤이면 나는 담요 여덟 장을 포개서 덮지 않으면 잠을 자지 못했다. 춥지 않아도 나는 내 주위 세상을 압박해서 어머니 자궁에 있을 때 겪었던 필수적인 상황을 똑같이 재연해야 했다.

이런 증상은 독특한 신경증으로 볼 수도 있겠지만, 조산하거나 자폐 스펙트럼이 있는 사람에게 낯선 것이 아니다. 일례로 자폐증을 가진 저자 템플 그랜딘Temple Grandin은 몸에 깊은 압박을 받으면 편안해진다고 말했고 마음의 안정을 위해 "압박 기계squeeze machine"[4]를 만들었다. 토마티스는 자폐증은 아니었지만 자폐증 환자와 조산한 사람이 경험하는 보다 이례적인 열망과 비슷한 면을 가졌다. 그러나 자신이 압박을 갈망하는 근원을 마침내 이해하고 나서는 이런 필요에서 벗어났다.

토마티스는 어머니와의 소통이 결코 쉽지 않았다. 친밀함을 느끼려는 모든 시도가 거부당했다.[5] 그의 가족은 니스에 살았는데, 가수인 아버지는 일 때문에 1년의 반을 집에 들어오지 않을 때가 많았다. 어린 알프레드는 태어나고 나서 줄곧 건강이 좋지 않았고 소화 장애를 앓았다. 한 의사가 집에 와서 알프레드를 진찰했지만 증상을 이해하지 못했다. 의사의 "내가 반드시 대답을 찾아낼 겁니다"라는 말에 알프레드는 감명을 받아 의사가 되기로 결심했다.

어린 알프레드는 아버지를 이상적으로 떠받들었다. 하지만 그가 집을 비울 때가 많아서 멀리서 존경했다. 어느 날 움베르토가 알프레드에게 말했다. "내가 이 문제를 곰곰이 생각해봤는데 좋은 의사가 되고 싶다면 파리에 가야 한다. 하지만 거기 아는 사람이 없으니까 네가 모든 것을 직접 해야 해. 그렇지만 삶이 어떤 건지 배우게 될 테고, 틀림없이 너에게 도움이 될 거다." [6]

알프레드는 겨우 열한 살이었지만 아버지가 좋아하리라는 생각에 파리로 떠났다. 기숙학교에서 외로운 시절을 보냈다. 학업에 실패하자 그는 자신이 큰 소리로 읽을 때 수업을 가장 잘 배운다는 것을 알았다. 그는 독하게 공부했다. 밤늦게 잠자리에 들고 새벽 4시에 일어났다. 이런 면에서는 일중독자 아버지를 빼닮았다. 그는 자주 모차르트 곡을 들으며 공부했다.

3학년 때 그는 학업과 관련한 거의 모든 상을 수상했다. 고등학교에서는 철학자 장-폴 사르트르가 그의 선생이었다. 이어 알프레드는 과학 과정 두 개를 마쳤다. 모두 일등으로 졸업했고 그 가운데는 소르본 대학도 포함되었다. 그가 의대 공부를 시작했을 때 제2차 세계대전이 일어나 그도 징집되었다. 전쟁 초기에 그의 부대 전체가 독일군과 이탈리아군에 포로로 잡혔다. 그는 성공적인 탈출 계획을 도왔고, 문서 배달원으로 프랑스 레지스탕스에 합류했다. 낮에는 강제 수용소에서 한 의사를 도왔다. 연합군이 노르망디에 상륙하고 난 뒤에 그는 프랑스 육군 항공대에 배속되어 귀, 코, 목 치료 연구(이비인후과)를 시작했다. 음악과 소리를 무척이나 사랑했던 그의 아버지의 영향을 엿볼 수 있다.

토마티스의 첫 번째 법칙

어려서 걸출한 학업 능력과 단호한 근면성을 발휘했던 토마티스는 성년기에 접어들면서 천재성을 보이기 시작했다. 전쟁이 끝난 후 의학 학위를 마치고 육군 항공대에서 고문 의사로 일했다. 그곳에서 그는 청력계를 이용하여 중요한 관찰을 했다. 비행기 공장 노동자들이 4,000헤르츠라는 특정 주파수 범위에서 청력을 잃었다. 그는 소음이 직업 건강에 미치는 위험을 처음으로 입증한 사람이었다. 그는 또한 제트 엔진, 총소리, 폭발음으로 인한 청력 상실이 운동 장애와 심리적 문제로 이어진다는 것도 알아냈다. 귀는 아직 밝혀지지 않았지만 몸과 어떤 식으로 연결되는 것이 분명했다.

거의 비슷한 시기에 그는 오페라 가수들을 치료하기 시작했다. 주로 목소리를 통제하는 데 어려움을 겪게 된 아버지 친구들이었다. 당시 가수들은 이비인후과의사를 찾아갔다. 정통적인 의학적 견해는 목소리를 무리하게 사용하여 후두의 일부인 성대가 망가져서 이런 문제가 생기는 것으로 보았다. 스트리크닌(독성물질)을 주사하여 성대 근육을 조이는 것이 일반적인 치료였다. 유럽 최고의 바리톤 가운데 한 명이 성대가 늘어나 토마티스를 찾았다. 그는 비행기 공장 노동자들에게 했던 것과 똑같은 검사를 해서 마찬가지로 4,000헤르츠 주파수 범위에서 청력이 약해진 것을 발견했다. 토마티스는 후두가 노래를 부르는 데 필수적인 기관이라는 공인된 이론에 의문을 품기 시작했다. 그가 밝혀냈듯이 중요한 것은 귀였다.

그는 오페라 가수들이 내는 소리의 볼륨을 알아보기 시작했다. 기계를 사용하여 데시벨을 측정해보니 일반적으로 가수들이 절반쯤 힘을 주고 부르면 80에서 90데시벨을 냈고, 전력을 다하면 130에서 140데시벨까지 나왔다. 가수로부터 1미터 떨어진 곳에 있는 장비가 130데시벨을 감지했으므로 그는 가수의 두개골 안에서 귀를 직접적으로 타격하는 볼륨은 150데시벨이라고 추산했다. (참고로 그가 항공대에서 측정한 카라벨르 제트 엔진 볼륨은 132데시벨이었다.) 특정 주파수가 되면 머리 안에서 울리는 소리의 강도 때문에 가수가 노래를 부르다가 귀가 멀게 된다. 그들이 노래를 서투르게 부르는 것은 서투르게 듣기 때문이다.

1940년대 말에 토마티스는 후두가 노래를 부르는 핵심 기관이라는 세간의 통념을 계속해서 반박했다. 그는 통념과 달리 저음의 가수들은 고음의 가수들보다 후두가 더 크지 않다는 것을 밝혀냈다. 인간은 파이프오르간처럼 더 큰 튜브가 더 낮은 음을 내는 식으로 돌아가지 않는다. 우렁찬 테너 가수는 800헤르츠에서 4,000헤르츠까지의 주파수로 노래하는데, 바리톤과 베이스 가수도 마찬가지다. 유일한 차이는 바리톤과 베이스는 더 낮은 음을 들을 수 있어서 더 낮은 음을 낼 수 있다는 것이다. 그는 "사람은 귀로 노래한다"라는 도발적인 말로 이를 요약했다. 이 말은 많은 사람들의 비웃음을 샀다.

그러나 소르본 대학의 과학자들이 그의 연구를 검토하여 국립 의학 아카데미와 프랑스 과학 아카데미에 제출했을 때, 그들은 이렇게 결론 내렸다. "목소리는 귀가 들을 수 있는 주파수만을 포함할 수 있다." 이것은 "토마티스 효과"로 명명되었고, 그의 법칙의 제1항이 되었다.

토마티스의 다음 프로젝트는 '좋은' 노랫소리와 '나쁜' 노랫소리의 차이를 알아내는 것이었다('좋다'는 것은 많은 사람들이 위대한 가수로 인정하는 소리이다). 그는 한 사람의 목소리의 모든 주파수를 그림으로 나타낼 수 있는 '소리 분석기'라고 하는 기계를 만들었다. 그는 가수들을 대상으로 이 장비를 사용하여 장애를 가진 아이들을 돕는 데 기초가 되는 발견을 했다.

이 프로젝트는 예기치 않게 시작되었다. 토마티스는 오페라 가수들과 작업하는 동안 1921년 세상을 떠난 세계에서 가장 유명한 오페라 가수 엔리코 카루소Enrico Caruso의 음반을 구할 수 있는 데까지 다 모았다.[7] 그는 카루소 음반을 소리 분석기로 자세히 검토하면서 그의 노랫소리가 말하는 소리만큼인 1만 5,000헤르츠까지 올라가리라 기대했다. 그런데 놀랍게도 카루소의 목소리는 겨우 8,000헤르츠까지만 올라갔다(나중에 검토해 보니 대부분의 뛰어난 가수들은 7,000헤르츠까지 올라갔다). 카루소의 목소리는 두 시기로 나뉜다. 먼저 1896년부터 1902년까지 아주 훌륭한 시기가 있었고, 1903년부터 그가 건강이 나빠질 때까지 그보다 훨씬 나은 "눈부시게 아름다운" 시기가 이어졌다. 토마티스는 두 번째 시기에서 그의 목소리가 주파수 관점에서, 그리고 2,000헤르츠 이하의 **모든** 소리 주파수에 대해 객관적으로 **덜 풍성하다**는 것을 발견했다. 그는 카루소가 두 번째 시기에 낮은 주파수를 제대로 듣지 못했다고 추정했다.

후속 연구로 1902년 초에 카루소가 얼굴 오른쪽에 수술을 받았다는 사실이 밝혀졌다. 이 수술로 그의 유스타키오관(가운데귀와 목구멍 뒤쪽을 연결해주는)이 타격을 받았던 모양이다. 토마티스는 유스타키오관이 막히면 카루소처럼 낮은 주파수에 반응하는 능력이 떨어진다는 것을 알았다. 결국 수술로 인해 카루소는 부분적으로 귀가 멀게 되었고, 새로운 음역만 들을 수 있게 되어 그 아래 질이 다소 떨어지는 낮은 음은 내지 못하게 된 역설이 벌어졌다고 이해했다. 토마티스는 이렇게 썼다. "카루소가 낮은 주파수의 근음과 대조되는 배음이 풍부한 필수적인 높은 주파수 음들을 듣게 한 필터의 혜택을 본 것 같다."[8] 낮은 음들(일반적으로 높은 음들의 지각을 방해하는)을 듣지 못해서 소리 내지 못하게 된 카루소는 아주 높은 배음들을 더 풍부하게 지각했다. 토마티스는 카루소가 어쩔 수 없이 아름답게 노래하라는 선고를 받았다고 농담 삼아 자주 말했다.

토마티스의 두 번째, 세 번째 법칙

이어 토마티스는 목소리가 손상된 가수들을 도우려고 새로운 기구를 만들었다. '전자 귀'라고 이름 붙였고, 토마티스의 치료의 기초가 되었다. 마이크, 일부 주파수는 차단하고 일부 주파수는 강조하는 앰프와 필터, 그리고 헤드폰으로 구성되었다. 연주자가 마이크에 대고 노래하거나 말하면 헤드폰을 통해 필터링된 자신의 목소리를 들을 수 있었다.

그는 어려움을 겪는 가수들이 높은 주파수를 제대로 듣지 못한다는 것을 발견했다. 그래서 그들이 카루소의 귀로 자신을 들을 수 있도록 전자 귀의 필터를 설정했다. 다시 말해 낮은 주파수를 차단시켜 더 높은 음들을 잘 들을 수 있도록 했다. 그러자 가수들이 토마티스의 기계에 대고 노래할 때 그들의 목소리가 몰라보게 좋아졌다. 여기에서 그는 두 번째 법칙을 확립했다. "손상된 귀에 소실되거나 손상된 주파수를 올바르게 들을 수 있는 가능성을 돌려주면 이런 주파수가 목소리 발성에서 곧바로 무의식적으로 회복된다." 다시 말해 듣기를 "고침"으로써 목소리를 치유할 수 있다. 그는 가수들이 여러 주에 걸쳐 매일 몇 시간씩 '카루소의 귀'를 통해 자신의 목소리를 듣는 훈련을 하도록 했다. 훈련으로 인해 그들이 제대로 듣고 노래하는 능력이 기계 사용을 멈추고 나서까지 지속되었다. 여기서 그의 세 번째 법칙이 나왔다. 귀를 적절한 주파수에

　스스로 치유하는 뇌

노출시키는 식으로 훈련하면 듣기(뇌)와 목소리에 영구적인 효과를 미칠 수 있다는 잔류의 법칙이다. 토마티스는 이것이 일종의 뇌 훈련임을 알았다. "우리가 귀라고 알고 있는 감각 기구는 말하자면 대뇌피질의 외적 속성이다."[9] (7장에서 나는 뇌 훈련의 이런 영구적인 효과를 잔류 효과라고 불렀다. 함께 발화하는 신경세포들은 함께 배선되어 뇌에 지속적인 변화를 새기기 때문이다.)

토마티스는 또한 좋은 듣기가 활력을 불어넣는 것도 관찰했다. 그는 전자 귀를 특히 목소리가 불완전한 가수에게 사용했을 때 "예외 없이 모두가 행복감이 늘어나는 것을 느꼈다. 가수가 아닌 많은 사람들도 마치 노래를 부르는 기분이 들었다고 내게 털어놓았다."[10] 높은 주파수의 차단막이 걷히자 사람들은 오페라 가수처럼 가슴을 부풀렸다. 더 꼿꼿하게 섰고, 더 깊게 호흡했고, 더 많은 활력을 느꼈고, 자신의 목소리를 더 잘 들었다. 이 모두가 자발적으로 벌어진 일이었다. 높은 주파수가 막히면 그들은 활기를 잃은 목소리로 말했고 구부정하게 걸었다. 목소리가 단조로워 알아듣기 어려웠고 듣는 사람의 진을 빼기도 했다.

토마티스는 귀가 균형감뿐만 아니라 자세와도 밀접하게 연결된다는 것을 알아보았다. 독특한 **듣기 자세**가 있다. 클래식 음악을 들을 때 자주 발견되는 자세로, 대부분의 사람들은 오른쪽 귀가 살짝 앞으로 쏠린다. 머리도 마찬가지다. 이런 듣기 자세는 몸의 전체적인 근육긴장과 연관된다. 사람이 활기차고 기민해 보인다. 건강한 사람의 신경세포가 완전히 꺼지는 법이 결코 없는 것처럼, 이완된 근육도 완전히 늘어지지 않는다. 토마티스는 귀에서 들어오는 입력이 수직성과 몸 전체의 근육긴장에 영향을 준다고 주장했다. 어떤 종류의 음악을 들으면 사람들은 **일어서서** 춤추고 싶어진다. 좋은 듣기가 활력을 불어넣는다는 관찰은 그에게 높은 주파수가 뇌에 활력을 준다는 생각을 하게 했다. 그는 이렇게 요약했다. "귀는 뇌에 연결된 배터리이다."

청각적 줌 ZOOM

토마티스는 맹렬한 속도로 계속 발견을 이어갔다. 그는 사람들이 전자 귀를 통해 카루소처럼 들으면 나폴리 억양으로 r을 발음한다는 것을 알아챘다. 카루소가 나폴리 출신임을 알게 된 토마티스는 번뜩이는 아이디어가 떠올랐다. 억양도 사람들이 듣는 주파수의 한 기능이라는 생각이었다. 테스트를 통해 프랑스인들은 100~300헤르츠, 1,000~2,000헤르츠, 이렇게 두 범위로 듣는다는 것을 알아냈다. 영국식 영어로 말하는 사람들은 더 높은 하나의 범위 2,000헤르츠에서 1만 2,000헤르츠까지로 듣는다. 그래서 프랑스인이 영국에서 영어를 배우기가 어렵다. 그러나 미국식 영어는 프랑스어와 더 가까운 800~3,000헤르츠의 주파수로 가동된다. 그래서 프랑스인은 미국식 영어가 한결 쉽다.

머지않아 토마티스는 모국어 화자의 억양을 반영하도록 필터를 설정해서 사람들의 외국어 학습을 도울 수 있었다. 그는 이런 "다른 귀"는 다른 "음향적 지리"에 기반을 두고 있다고 주장했다. 사람이 숲에 있느냐, 넓은 평원에 있느냐, 산이나 바다에 있느냐에 따라 듣는 소리에 상당한 변화가 생긴다. 특정 주파수가 다른 환경에 의해 가려지거나 증폭되기 때문이다. 그가 전자 귀의 필터를 "영어 귀"로 맞추고 영국식 영어를 배우는 프랑스 아이에게 착용하도록 하자 아이의 영어 실력이 향상되었고 무슨 이유인지 다른 과목의 성적도 올랐다. 토마티스는 이런 "다른

스스로 치유하는 뇌

귀"와 언어, 학습, 심각한 학습 장애의 관계로 점차 관심을 돌렸다.

단언컨대 그의 가장 중요한 발견은 귀가 소리를 그저 수동적으로 받아들이기만 하는 것이 아니라 줌렌즈처럼 특정한 소리에 집중하고 다른 소리를 걸러낼 수 있다는 것이었다. 그는 그것을 '청각적 줌'이라고 불렀다. 사람들이 파티 장소에 처음 들어가면 뒤죽박죽 뒤섞인 소음을 듣지만, 살짝 다른 소리 주파수로 일어나는 특정한 대화로 귀를 모을 수 있다. 이렇게 특정한 대화를 들으려는 의식적 의도가 만들어지면, 듣기는 생리적 관점에서 결코 수동적이지 않다. 중이中耳에 있는 두 근육은 특정 주파수에 집중하도록 만들고 갑작스러운 큰 소리로부터 귀를 보호한다. 대부분의 사람에게서 청각적 줌을 가능하게 하는 이런 근육 조정은 자동적이고, 무의식적으로 일어난다. 큰 소리가 일어나면 줌이 반사적으로 차단한다. 하지만 가끔은 부분적으로 의식적인 제어하에 줌이 일어나기도 한다. 예를 들어 대단히 소란스러운 방에서 중요한 대화를 들으려고 집중하려 하거나 외국어를 학습하는 경우가 그렇다.

두 근육 가운데 하나는 등골근이다. 여기가 긴장되면 말소리의 중간 주파수와 높은 주파수를 인식하고 구별하는 것이 늘어나고 높은 주파수를 방해하는 낮은 주파수가 차단된다. 그래서 말소리를 주변 환경과 구별해서 들을 수 있다. 또 하나의 근육은 고막의 긴장을 조절하는 고막장근이다. 이것은 등골근을 보충하는 역할을 한다. 여기가 긴장되면 배경 소음에서 낮은 주파수 소리의 인식이 줄어든다. 중이의 이런 두 근육 모두 말할 때 수축해서 자신의 목소리로 귀가 손상되지 않도록 한다. 이것은 오페라 가수에게만 일어나는 일이 아니다. 아이가 지나가는 기차에 대고 크게 소리칠 때도 일어난다.[11] 토마티스는 이런 근육이 허약해서 제대로 작동하지 않으면, 낮은 주파수의 소리(배경 소음)가 지나치게 많이 들어오고 말의 높은 주파수는 충분히 들어오지 않는다는 것을 확인했다.

말소리에 맞춰져 있는 이런 중이의 근육은 뇌가 조절한다.[12] 메릴랜드 대학의 신경과학자 조너선 프리츠Jonathan Fritz의 연구가 보여주듯이 특정 주파수가 중요한 정보를 전달하면(한 실험에서 곧바로 충격이 뒤따른다는 것을 알리는 음이 그런 예였다) 청각피질에서 그 주파수를 담당하는 뇌 지도 부위가 그것을 더 잘 처리하려고 몇 분 만에 커진다.[13] 주파수가 멈추면 뇌 지도 부위는 원래 크기로 다시 돌아가기도, 때로는 지속되기도 한다. 따라서 청각적 줌에는 신경가소적 요소가 있다.

만성 중이염으로 고생하는 아이들은 귀 근육의 근긴장이 저하되어 있다. **몸 곳곳의** 근긴장 저하는 발달 지체 아이들에게 흔한 일이다. 이런 전반적인 근육긴장 저하는 귀 근육에도 타격을 주므로 특정한 소리 주파수에 집중하지 못한다. 그래서 **무차별적인** 소음, 희미한 소리, 동시다발적인 소리만 들리며 청각피질은 명료한 신호를 받지 못해서 정상적으로 발달할 수 없다. 이것이 폴에게 일어난 일이었다. 그가 들은 모든 소리가 희미했기 때문에 그는 웅얼거리며 말했고 청각적 뇌 지도가 제대로 분화되지 않았다. 자폐 스펙트럼이 있는 많은 아이들은 청각적 줌에도 문제가 있다.

토마티스는 전자 귀를 사용하여 소리를 조작함으로써 청각적 줌을 훈련시킬 수 있다는 것을 깨달았다. 그는 청각적 지도가 미분화된 사람들에게 헐거워진 귀 근육과 관련 뇌 회로를 자극하는 소리 주파수와 이완시키는 주파수를 번갈아 들려주었다. 사람들은 이렇게 수정된 음악을 들으며 뇌 지도를 섬세하게 **분화시키는** 훈련을 했고, 그와 함께 배경 소음에서 말을 구별하기 시작했다.

입 왼쪽으로 말하는 폴

토마티스는 또 하나의 중요한 임상적 발견을 했다. 우리 모두가 매일같이 보면서도 보지 못하는 것이다. 그는 거의 모든 인간이 주로 입 한쪽으로 말한다는 것을 발견했다. 듣는 능력에 아무 문제없는 사람은 입 오른쪽으로 말하는 비율이 압도적으로 높고, 그들의 말소리는 오른쪽 귀로 들어간다. 오른쪽 귀와 회로는 노래하는 데도 중요하다. 토마티스가 살펴본 성공한 전문 가수들은 한 명을 제외하고 모두 "오른쪽 귀 우세"였다. 그들의 오른쪽 귀에 소음을 들려주면 그들은 오른쪽으로 자신의 목소리를 듣지 못해서 노래하는 목소리가 퇴화했다.

좌반구는 오른손잡이든 왼손잡이든 대부분의 사람들이 말의 중요한 언어적 요소를 처리하는 부위다. 하지만 각각의 반구는 대부분의 소리 정보를 몸의 **반대쪽** 귀에서 얻는다.[*] 그러니까 좌반구로 들어가는 신경섬유의 대부분은 오른쪽 귀에서 오는 것이다. 따라서 가장 빠르고 가장 직접적으로 좌반구의 언어 부위로 들어가는 신경 통로는 대부분의 사람들에게 오른쪽 귀를 통하는 것이다. 일부 왼손잡이 사람들에게 몇 가지 예외가 나타난다.[**]

토마티스와 폴이 처음 만난 날, 두 사람이 수도원 밖을 걸을 때 토마티스는 폴의 얼굴 왼쪽에 생기가 더 돌고 그가 말할 때 입술과 입의 왼쪽이 더 많이 움직이는 것을 보았다. 그의 왼쪽이 대화에 더 적극적으로 관여했다. 이런 행동은 폴이 왼쪽 귀로 말을 듣는다는 뜻이었다. 소리 신

---

[*]   토마티스에 따르면 오른쪽 귀는 청각 신경섬유의 5분의 3이 좌반구로 이어지고 5분의 2가 우반구로 들어간다. 마찬가지로 왼쪽 귀는 신경섬유의 5분의 3을 우반구로, 5분의 2를 좌반구로 보낸다.

호는 덜 효율적인 우회 경로를 통해 그의 좌반구 언어 부위로 들어가야 했다.[14] 왼쪽 귀에서 우반구로, **그런 다음 옆으로 가로질러 뇌의 중심을 통해** 좌반구로 가야 했다. 이로 인한 0.4초의 지체가 폴이 말을 실시간으로 처리하지 못하는 원인이었다.[15] 그가 생각을 언어로 옮기려고 할 때마다 시간 지체가 일어나서 생각의 흐름이 끊기는 것이다. 입 왼쪽으로 말하고 왼쪽 귀로 듣는 것이 오래 지속되면 발달하는 뇌에 혼란을 초래할 수 있고, 듣기와 무관해 보이는 학습 장애의 원인이 되고 말 더듬는 증상을 일으킬 수 있다.

대부분의 사람들은 어떤 활동은 우반구로, 어떤 활동은 좌반구로 한다. 이를테면 대부분의 오른손잡이는 오른손으로 쓰고, 야구 배트를 오른쪽으로 잡고, 근력·협응·제어가 필요한 활동을 오른손으로 한다. 오른손이 우세하고 좌반구가 제어한다. 그러나 폴은 왼손으로 하는 활동과 오른손으로 하는 활동이 섞여서 나타났다. 왼쪽 귀로 듣는 난독증 사람들에게 전형적으로 나타나는 양측 우세mixed dominance라고 하는 패턴으로, 토마티스는 이것이 뇌 문제를 나타낼 수 있다고 생각했다. 양측 우세 때문에 폴은 오른손과 왼손에 해당하는 뇌 부위를 분화하지 못했고 양손으로 동시에 다른 일을 하는 활동, 예컨대 한 손으로 줄을 튕기며 다른

***

** 말하는 데 문제가 없는 일부 왼손잡이, 예컨대 빌 클린턴 대통령은 입 양쪽을 다 사용하여 말한다. 이 말은 양쪽으로 똑같이 듣는다는 뜻이다. 건강한 오른손잡이의 95퍼센트가 언어의 핵심 요소들을 좌반구에서 처리한다. 나머지 5퍼센트는 우반구에서 처리한다. 왼손잡이의 70퍼센트는 언어의 핵심 요소들을 좌반구에서 처리한다. 15퍼센트는 우반구에서, 15퍼센트는 양쪽 뇌에서 처리한다. 인구의 10퍼센트만 왼손잡이이므로 압도적인 다수가 언어적 활동을 좌반구에서 맡는 셈이다. 우반구에 언어 처리 부위가 있는 소수의 왼손잡이에 대해 현대의 토마티스 요법 시술자들은 오른쪽 귀 듣기 훈련을 하지 않는다. S.P. Springer and G. Deutsch, *Left Brain Right Brain: Perspectives from Cognitive Neuroscience* (New York: W.H. Freeman, 1999), p.22를 보라.

스스로 치유하는 뇌

손으로 지판을 짚는 기타 연주를 하지 못했다. 그와 같은 양측 우세는 전반적으로 서툰 동작, 형편없는 육필, 심지어 책을 읽을 때 눈으로 따라가는 문제에도 영향을 미쳤다. 폴은 왼쪽에서 오른쪽으로 체계적으로 읽지 못하고 문장 중간으로 건너뛰거나 페이지 여기저기를 산만하게 오가는 경우가 많았다. 토마티스는 폴을 오른쪽으로 듣게 하고 그의 양측 우세를 교정하기 위해 전자 귀의 왼쪽 볼륨을 줄여 폴의 오른쪽 귀와 회로를 자극하도록 했다.

폴은 듣는 것만 느린 것이 아니었다. 사람들이 하는 말을 자주 놓쳤는데, 토마티스는 그가 **낮은 주파수를 지나치게 많이** 듣고 높은 주파수는 충분히 듣지 못해서 이런 일이 일어난다는 것을 간파했다. 이유는 여러 가지였다. 우선 폴은 몸 전체에 걸쳐 근육긴장이 확연히 떨어져서 동작이 좋지 못하고 서툴었으며, 빠르게 움직이는 것을 싫어했다. 이 같은 몸의 근긴장 저하는 귀 근육과 청각적 줌에도 타격을 주어 사람 말의 주파수를 구별하지 못했다. 둘째, 폴은 주로 왼쪽 귀로 들었다. 토마티스는 오른쪽 귀와 회로가 왼쪽 귀보다 높은 주파수를 대체로 더 많이 듣는다는 것을 발견했다.[16] 그러므로 폴은 명료한 말보다 배경 소음과 윙윙거림을 더 많이 들었다. 오른쪽 귀와 오른쪽 청각피질이 일반적으로 더 높은 주파수를 처리하므로 오른쪽을 자극하면 폴의 뇌가 말을 더 명료하게 처리하도록 훈련시킬 수 있었다.

귀를 자극하여 뇌를 훈련시키다

토마티스는 듣기 프로그램을 두 단계로 나누었다. 하나는 수동적 단계로 대체로 15일간 이어진다. 환자는 수정된 음악을 집중하지 않고 듣기만 하면 된다. (사실은 지나치게 음악에 몰입하지 않는 것이 중요하다. 몰입은 치료사가 고치려고 하는 낡은 듣기 습관을 부추길 수 있기 때문이다.)

주로 모차르트 음악을 높은 주파수를 강조하는 필터를 통해 수정하여 사용한다. 그래서 마치 휘파람 소리, 쉭쉭거리는 소리처럼 들린다. 아이나 사춘기 환자의 경우, 높은 주파수가 강조된 어머니의 목소리를 여기에 더한다. 처음에는 어머니의 목소리를 알아듣기 어렵도록 필터링해서 딴 세상에서 나오는 깩깩거리는 호각처럼 들려준다. 어머니 목소리를 구할 수 없으면 음악만으로도 충분하다. (수동적 단계에서는 전자 귀에 부착된 마이크를 사용하지 않는다. 아이는 헤드폰을 통해 음악이나 어머니의 목소리를 듣기만 한다.)

보나티스가 "적절한 듣기 모의 장치"라고 정의한 전자 귀는 두 개의 오디오 채널로 구성된다. 하나로는 고주파 음을 강조하고 저주파 음을 줄이도록 필터링된 음악이 출력된다. (고주파는 인간 말소리의 주파수이다.) 다른 하나로는 저주파 음을 내보내 듣기 능력이 떨어지는 사람이 경험하는 것과 똑같은 청취 환경을 조성한다. 듣기 문제가 있는 사람에게 이 채널을 들려주면 귀 근육이 '이완'되고 평소의 듣기 습관이 활성화된다. 항상 고주파 채널과 저주파 채널이 번갈아가며, 음악의 볼륨이 이런 채널의 교체를 일으킨다. 볼륨이 낮으면 저주파 채널이 들리고, 특정 데시벨에 도달하면 고주파 채널이 작동한다. 고주파 채널로 바뀔 때마다 귀 근육과 고주파 듣기를 훈련한다. 저주파 채널로 돌아가면 근육과 관련 신경세포들은 쉰다. 이런 훈련 주기로 듣기 훈련의 수동적 단계가 구성된다.

음악의 볼륨에 따라 채널이 번갈아 작동하면(전기공학자들은 이를 게이

스스로 치유하는 뇌

팅gating이라고 부른다) 듣기에 새로움의 요소가 추가된다. 새로움은 뇌 가 소성을 끌어들이는 강력한 방법이다. 새로운 감각 경험은 뇌에서 주의를 처리하는 부위를 깨워서 신경세포 사이에 새로운 연결이 더 쉽게 생성되도록 한다. 그리고 도파민(과 다른 뇌 화학물질들)이 분비되어 사건을 기록하는 신경세포 사이의 연결을 강화한다. 이런 활동은 뇌가 "저것을 저장해!" 하고 말하는 것이다. 해가 거듭하면서 토마티스는 채널이 번갈아 바뀌는 것이 예측되지 않도록 했다. 뜻밖의 놀람이 뇌 변화의 핵심이기 때문이다. 그는 돌발적 변화가 없는 미리 녹음된 테이프는 그다지 효과적이지 않음을 알았다.

시간이 흘러 필터링이 점차적으로 줄어들어 모차르트와 어머니의 목소리에서 필터링이 완전히 사라지면 수동적 단계가 끝난다.

일반적으로 소극적 단계와 적극적 단계 사이에 4~6주간의 휴식을 둔다. 환자가 수동적 단계에서 얻은 소득을 강화하고 통합하고 연습하도록 하기 위함이다. 훈련의 이 단계에 이르자 폴은 더 잘 들었고 노력은 덜 들었다. 전에 그를 가르쳤던 선생들 모두 그에게 더 노력해야 한다고 말했다. 이제 그의 뇌가 올바른 정보를 받아서 그의 듣기에 '흐름'이 만들어졌으므로 그는 더 잘 듣기 위해 애쓰지 않아도 되었다.

소극적 단계가 끝났을 때 토마티스는 폴에게 집으로 돌아가는 대신 영국으로 가라고 제안했다. 그곳에서 영어를 배우라고 했는데, 듣기 문제가 있는 사람에게 힘든 과제였다. 토마티스는 현명하게도 폴이 새로 얻은 솜씨를 카스트르에서 멀리 떨어진 낯선 환경에서 시험해보도록 한 것이다. 폴은 몹시 들떴지만 당혹스럽기도 했다. 전에 두 차례 영국에서 영어를 배우려고 한 적이 있었는데 실패해서 포기했다. 그러나 이제는 그곳에 가서 의사소통을 할 수 있었고 사람들과 관계를 맺어 1960년대

런던을 마음껏 즐겼다. "모든 것이 놀랄 만큼 쉬웠다. 심지어 영어조차도." 그는 이렇게 썼다.[17]

폴이 돌아오자 토마티스는 새로운 출발을 다지기 위해 또 하나의 놀라움을 준비했다. 그에게 파리 근처 기숙학교에 입학하도록 제안한 것이다. 폴은 10학년을 제대로 마치지 못해서 겁이 났지만, 토마티스는 폴이 2년 만에 대학 진학에 필요한 고등학교 졸업장을 따도록 권하면서 듣기 훈련과 영국에서 지냈을 때만큼 학업에 노력하면 성공할 수 있다고 안심시켰다. 파리 근처 학교였으므로 다음 단계의 훈련을 이어가기에도 좋았다. 적극적 단계에서는 그가 자신을 표현하는 어려움을 집중적으로 다룰 터였다.

적극적 단계가 시작되었다. 말로 자신을 더 잘 표현하는 법을 배우기 위해 폴은 헤드폰을 쓰고 마이크에 대고 말하여 전자 귀를 통해 흘러나오는 자신의 목소리를 들었다. 그의 청각 처리가 놀랄 만큼 향상된 덕분에 처음으로 자신의 목소리를 정말로 들을 수 있었고, 자신의 목소리를 사용하여 청각 처리를 향상시키고 활기를 되찾았다. 그는 면밀하게 집중하여 입과 다른 근육들을 움직이며 단어를 발음하기 시작했다. 말할 때 자신의 입술, 목, 얼굴뼈와 다른 뼈에서 일어나는 진동을 느꼈다. 여러 단어들을 발음하면서 폴은 보다 충만하게 분화된 고유감각 자각(입술, 혀, 그밖의 다른 신체 부위들의 정확한 위치를 파악하는 감각)을 발달시켰다. 펠덴크라이스 수업에서처럼 그는 자각을 사용하여 자신의 뇌 지도를 분화시켰다.

토마티스는 이제 단조로운 어조로 웅얼거리며 말하는 폴에게 모음을 발음하고 문장을 반복하여 말의 흐름을 좋게 하도록 했다. 언어치료사도 이런 훈련을 시켰겠지만, 폴은 전자 귀를 사용하여 필터링된 자신의 목소리를 헤드폰으로 들으며 이렇게 했다. 전자 귀는 목소리의 중간 주파수와 높은 주파수를 강조했고, 덕분에 더 활기차고 강하고 표현적이고 음색이 풍부하게 들렸다. 요가 수행을 하기도 했던 토마티스는 폴에게 똑바로 앉아 숨을 제대로 쉬는 법을 가르쳤다. 그러던 어느 날, 폴은 서점에 들어가서 책 하나를 꺼내 그림들을 훑어보다가 자신이 글을 읽고 이해하고 있다는 것을 깨닫고는 놀랐다.

폴의 읽기, 쓰기, 철자법을 향상시키기 위해 토마티스는 그에게 눈으로 단어들을 의식적으로 따라가며 크게 읽고 전자 귀로 듣도록 했다. 새로 생성된 신경 경로를 강화하고자 폴은 하루 30분 전자 귀를 착용하지 않은 채, 오른손으로 주먹을 쥐고 마치 그것이 마이크인 양 거기 대고 크게 말했다. 이런 단순한 기법은 소리가 폴의 주먹에 반사되어 오른쪽 귀로 들어가게 해서 그가 오른쪽 귀로 듣고 더 높은 주파수에 집중하도록 하는 효과를 냈다.

우려와 달리 기숙학교에서 폴은 친구들을 금세 사귀었고 더 이상 버림받은 영혼처럼 느끼지 않았다. 주말이면 버스를 타고 파리로 와 듣기 훈련을 받았다. 첫 해에 운전면허증을 땄다. 그가 평생 처음으로 합격한 시험이었다. 불가능할 줄 알았던 학교 수업은 그저 어려운 것이었을 뿐이었다. 그는 매일 토마티스가 내준 과제물을 하며 큰 소리로 읽었다. 말의 세계가 열리자 그는 여가시간에 그림을 그리는 대신 시를 썼다. 스무살에 아직도 고등학교에 다닌다는 생각에 창피했던 그는 분발해서 졸업시험을 통과했다. 프랑스 대부분의 학생들은 첫 시도에 실패하는 시험이었다. 이제 토마티스는 폴에게 계획을 물었다. 폴은 자기가 도움을 받았듯이 남들을 도와주는 것이 새로운 목표라고 말했다. 그는 심리학자가 되고 토마티스와 함께 연구하고 싶었다.

기나긴 도제 교육이 시작되었다. 스무 살에서 스물세 살까지 폴은 토마티스의 집(사무실이 있는)에 살았다. 낮이면 폴의 방은 심리학자를 위한 사무실이었고 밤이면 침실이었다. 폴은 대학에 입학하여 토마티스의 클리닉에서 일을 도우며 음악 필터링하는 법, 어머니의 목소리 녹음하는 법, 학습 장애인 돕는 법을 배웠다. 마침내 그는 토마티스 연구진의 일원이 되었다. 토마티스는 폴에게 자신의 사생활을 터놓았고, 그를 가족, 손님들과 함께하는 저녁에 초대했다. 전 세계 오페라 가수, 음악가, 예술가, 과학자, 정신분석가, 철학자, 종교 지도자와 어울리자 대학 생활은 상대적으로 시시하게 보였다. 폴은 명망 있는 파리 소르본 대학교에서 심리학 학위를 받았고 1972년에 자격증을 땄다.

토마티스가 폴에게 내준 첫 과제는 프랑스 남부 몽펠리에에 듣기 센터를 만드는 것이었다. 이후 남아프리카에도 센터를 열었다. 1976년 토마티스가 심근경색이 일어나자 폴은 파리로 돌아와 시술자들을 훈련시키고 토마티스와 공동으로 지도했다. 두 사람은 함께 유럽과 캐나다를 돌았다. 그동안 토마티스는 인간의 언어 발달과 듣기에 관여하는 뇌 회로가 태내에 있을 때 어떻게 형성되는지 설명한 『태아기의 밤La nuit utérine』이라는 책을 썼다. 신경가소성이 아직 신경과학에서 받아들여지지 않았을 때였지만, 토마티스는 이런 선언으로 시작했다. "뇌는 유연하다."

어려서 남들과 거의 소통하지 못했던 폴은 이제 여러 언어로 강의했다. 영어와 프랑스어가 유창했고, 새로 얻은 '귀' 덕분에 스페인어도 금세 배웠다. 한때 자기 몸 추스르는 것도 힘들었던 소년은 토마티스와 함께 멕시코, 중앙아메리카, 유럽, 남아프리카, 미국, 캐나다에 30개 센터

스스로 치유하는 뇌

를 건립했다. 1979년부터 1982년까지 토마티스는 매년 6개월을 토론토에 와서 살며 그곳에 듣기 센터를 설립하는 것을 도왔고, 폴과 심리학자 팀 길모Tim Gilmor를 공동 감독으로 앉혔다. 폴은 토론토가 마음에 들어 그곳에 정착했다. 토론토에서 폴은 프랑스에서 배운 것을 새로운 수준으로 끌어올려 가장 까다로운 유형의 억제된 뇌 발달로 고생하는 사람들을 도왔다.

2. 어머니의 목소리

계단에서 태어난 아이

서른네 살의 영국 사무변호사 리즈는 격렬한 통증에 잠에서 깨어났다. 겨우 임신 29주하고 반이 지났을 뿐인데 진통이 시작된 것이다. 남편은 서둘러 전화로 구급차를 불렀다. 그녀는 계단을 내려가려 했지만 절반쯤 내려왔을 때 아기의 머리가 나왔다. 계단 아래까지 겨우 내려간 리즈는 혼자서 아기를 출산했다. 산통에서 출산까지 15분이 소요되었다. 아기는 저체온증이었고(피부가 차가운 푸른빛 회색이었다) 너무 어려서 혼자서는 제대로 숨을 쉬지 못했다. 그녀는 아이를 잃을 거라 생각했다. 구급차가 왔고, 병원에서 직원들이 아기를 산소 호흡기에 연결시켰다. 둘째날, 그들은 아기가 밤을 넘기지 못할 거라는 말을 들었다. 그들은 밤새 인큐베이터 옆에서 뜬눈으로 보냈다.

아기는 살아남았다. 그러나 그렇게 일찍 태어난 아기는 많은 합병증에 시달릴 가능성이 크다. 내가 '윌'이라고 부를 아기는 산소 부족을 겪었다. 산소 부족은 뇌 손상을 일으킬 수 있다. 윌은 태어나고 첫 두 해의

스스로 치유하는 뇌

60퍼센트 이상을 병원에서 보냈다. 석 달이 되었을 때 탈장 수술을 받았고, 배뇨에 문제가 생겨서 두 번째 수술을 받았다. 수막염이 의심되는 경련이 일어나 두 번이나 병원에 실려갔다. 감염으로 신장 하나를 떼어냈다. 폐렴과 돼지독감에 걸려 고생했다. 항생제를 달고 살았다(이것은 소화에 필요한 건강한 유기체들을 죽이므로 위장관에 부담이 된다). 자궁의 더없이 편안한 행복, 유년기의 느긋한 수면과 따뜻한 포옹 대신에 윌은 계속적인 불편함과 몸의 침입을 견디고 죽음의 고비를 넘겼다. 부모는 무기력하게 지켜보는 수밖에 없었다.

윌은 매일 밤 1시면 깨어나 네다섯 시간 보채는 까다로운 아이가 되었다. 리즈와 남편 '프레더릭'은 2년 반 동안 하루에 잠을 두세 시간밖에 자지 못했다. 윌은 음식을 좋아하지 않았다. 입에서 어떤 감촉이 느껴지는 것도, 손에 끈적거리는 물건이 쥐어지는 것도 싫어했다. 그는 대개 발달 장애 아동들이 그렇듯이 팔을 휘저었다. 대부분의 시간을 탁자나 소파 밑에서 보냈고, 배에 압박을 느끼는 자세를 취했다. 침대에서도 토마티스처럼 두꺼운 담요로 몸을 덮으려고 했다.

윌의 언어 발달도 늦었다. 열 달 만에 그가 처음으로 한 말이 "다다"였는데 결코 아버지를 가리키는 말로 사용하지 않았다. 그는 한 번에 그 단어를 5분 동안 반복하곤 했다. 15개월이 되었을 때 그는 몇 안 되는 단어들을 말했는데 소통을 위한 것이 아니라 "소음"을 내기 위함이었다. 이름을 불러도 반응하지 않아서 귀가 먼 것 같았다. 기거나 걷지도 못했다. 그런데도 부모는 그의 고통이 살짝이라도 누그러지는 것 같으면 다정한 아이라고 생각했다.

15개월째에 윌의 의사가 아이에게 홍역·볼거리·풍진 백신을 접종해야 한다고 말했다. 아이의 면역계가 워낙 허약해서 이런 병에 걸릴 가능성이 크다고 했다. 백신을 맞고 3주 뒤에 아이는 열이 치솟고 의식을 잃었다. 응급실 의사가 수막염을 의심했고, 정맥주사를 놓으려고 할 때 아이의 정신이 돌아왔다. 아이가 심하게 저항해서 여덟 명이 30분 동안 아이를 붙들고 있어야 했다. 리즈는 아이의 눈을 들여다보았다. 마치 이렇게 말하는 듯했다. "왜 그들이 내게 이런 일을 하도록 내버려두는 거죠?"

그날 이후로 아이는 바늘만 보면 겁에 질렸고 어떤 식으로든 구속되는 것을 무서워했다.

이 무렵에 아이는 말하기를 멈추었다. 16개월째부터 윌은 한마디도 하지 않았다. 성격이 바뀌어 사람들을 피했다. 많은 스트레스 가운데 어떤 것이 그의 침묵을 야기했는지 알기 어려웠다. "18개월이 되자 아이는 장난감을 갖고 놀지 않았어요." 리즈의 말이다. "자폐증과 무척 흡사했습니다. 자동차를 보면 뒤집고 바퀴를 굴렸지만, 원래의 목적대로 갖고 놀지는 않았어요. 도저히 이해할 수 없는 강박을 보였습니다. 문이란 문은 죄다 열고 닫는 것을 몇 시간이나 했어요." 아이는 가구 주위를 마구 달렸다. 마치 앞면, 옆면, 뒷면을 동시에 보려는 듯 말이다. 종이를 탁자 위에 올려놓고는 주위를 뱅뱅 돌았다. 평소의 환경에서 벗어난 곳, 가령 쇼핑몰에 가면 새로운 자극을 처리하지 못했다. 공원에서는 미끄럼틀이나 그네에 가지 않으려 했다. 그저 담장 난간을 따라 달리기만 했다.

윌은 자신의 몸의 필요를 읽지 못했다. 자신이 배가 고픈지 목이 마른지 몰랐고, 찬장에 가서 음식을 꺼내거나 음료수를 집는 법이 절대 없었다. 항상 발끝으로 걸었는데, 발달 문제가 있는 아이에게 나타나는 행동

스스로 치유하는 뇌

이다. 발달 초기의 '발바닥' 반사가 남아 있는 것이다. (발바닥 반사는 의사가 발바닥을 쓰다듬으면 엄지발가락이 반사적으로 젖혀지는 것을 말한다. 어린 유아에게 나타나고, 시간이 지나면 사라져야 한다. 그렇지 않으면 뇌 문제가 있다는 표시이다.) 그는 근육긴장 저하로 협응력이 떨어져서 크레용이나 스푼을 잡지 못했다.

아직 말하지 못하는 데다가 자주 주눅이 들었던 그는 끔찍한 방식으로 감정을 분출했다. 정신적으로 몰리면 손이나 팔을 물었고, 근육긴장 저하 때문에 몸을 앞으로 굽혀서 배를 물어뜯어 피가 나기도 했다. 그러고 나면 "감정이 해소되기라도 하듯 한결 차분해졌어요." 리즈의 말이다. "당시 그를 찍은 비디오를 보면 눈에 난 상처가 믿기지 않을 지경입니다."

가족은 발달 전문가를 소개받았다. "그날이 내 인생을 영원히 바꿔놓았습니다." 리즈의 말이다. "대단히 경험 많은 소아과의사로부터 아이가 **뇌 손상에 의한 대단히 심각한 인지 장애**를 갖고 있다는 말을 들었어요. 두 살 반이 되었는데 정신 연령은 6개월이라고 했습니다. 의사는 월과 한 시간을 보냈습니다. 아이에게 찻잔 세트를 주고 차를 만들어보라고 했어요. 아이가 한 일은 컵을 포갰다가 무너뜨린 것이 전부였습니다. 영국 자폐증 테스트도 했는데 자폐증의 징후는 없었습니다. 의사는 아이가 앞으로 좋아지지 **않을** 거라고 했고, 열세 살이 되어도 정신 연령은 두 살에 머물 거라고 했습니다."

리즈는 의사들이 어떻게 월의 예후를 그렇게 확신하는지 의문이었고, 국민건강보험 직원들로부터 "극성맞은 엄마"라는 평판을 들었다. 그녀는 조산아에 대한 글을 닥치는 대로 찾아서 읽던 중 2011년 1월에 샐리 고다드 블라이드Sally Goddard Blythe가 쓴 『반사, 학습과 행동Reflexes,

Learning and Behavior』이라는 책에서 윌과 비슷해 보이는 아이들의 증상을 발견했다. 리즈는 윌의 증상을 자세하게 적어 고다드의 신경생리학 심리학 연구소로 보냈고, 연구소를 설립한 신경심리학자 피터 블라이드Peter Blythe가 리즈에게 연락해서 윌의 모습을 담은 비디오를 가져오도록 했다. 리즈가 그에게 도움을 줄 사람이 영국에 있는지 묻자 그가 이렇게 대답했다. "아니요. 윌을 도울 수 있는 사람이 딱 한 명 있긴 한데, 그 사람은 토론토에 있습니다."

"우리는 캐나다로 갔습니다. 폭설이 내린 3월이었습니다." 리즈의 말이다. 윌은 거의 세 살이 되었는데 18개월째 한마디도 하지 않았다. 아이는 잠을 자지 않았고, 발끝으로 걸었고, 계속해서 좌절하고 한시도 가만있지 않았다.

폴 마돌은 윌을 진찰하더니 그의 문제가 주로 신경학적인 것이라고 확신했다. 대부분이 귀의 전정기관(7장에서 소개한)과 관련되는 것이었고, 균형을 처리하는 뇌 부위와 관련되었다.

토마티스는 귀에 두 가지 다른 기능이 있음을 강조했다. 그가 "듣기의 귀"라고 불렀던 달팽이관은 우리가 들을 수 있는 소리를 처리한다. 20~2만헤르츠에 이르는 소리 스펙트럼을 감지한다. 한편 토마티스가 "몸의 귀"라고 불렀던 전정기관은 주로 20헤르츠 이하의 주파수를 감지한다. 사람들은 이런 낮은 진동 범위의 소리, 가령 16헤르츠와 그보다 느린 것을 "리듬적"이라고 경험한다. 청자가 각각의 파동 **사이의 간격**을 인식할 만큼 충분히 느리기 때문이다. 이런 주파수는 보통 몸의 움직임을 동반한다.

토마티스가 전정기관을 "몸의 귀"라고 부른 것은 그 안에 있는 반고

스스로 치유하는 뇌

리관이 몸의 나침반 기능을 하기 때문이다. 반고리관은 3차원 공간에서의 몸의 위치와 중력이 몸에 어떻게 작용하는지를 파악한다. 세 개의 관 가운데 하나는 수평면의 움직임을, 하나는 수직면의 움직임을, 나머지 하나는 우리가 앞으로 움직이는지 뒤로 움직이는지를 감지한다. 관 속에는 체액에 잠긴 작은 털들이 있다. 머리를 움직이면 체액이 털을 흔들고, 흔들린 털은 뇌로 신호를 보내 특정 방향에서 속도가 높아지고 있다고 알린다. 전정기관의 신호는 신경을 따라 뇌간에 있는 전정핵이라고 하는 특화된 신경세포 다발로 간다. 전정핵은 신호를 처리하고 근육에 명령을 내려 근육을 조절하여 균형을 잡도록 한다. "몸의 귀" 덕분에 인간은 거대한 머리를 가지고 주로 수평적으로 기어 다니는 생명체에서 좁은 발로 꼿꼿하게 서고 넘어지지 않고 걸을 수 있는 존재가 된다.

영국의 전문가들은 윌이 가구 주위를 달리는 이유가 물건을 3차원으로 보지 못해서 주위를 돌며 깊이를 알아내기 위해서라고 생각했다. 폴은 다르게 보았다. 그는 윌의 뇌가 전정기관의 문제로 인해 전정 자극에 "굶주려 있다"고 생각했다. 윌은 주위를 돌면서 자신의 균형 감각을 자극하려 하고 있었다. 일반적으로 반고리관, 발바닥, 눈으로 들어오는 입력(모두가 공간에서의 위치에 대한 중요한 감각 입력이다)이 통합되어 균형 감각이 만들어진다.

일반적으로 아이가 걸으면서 무엇을 보려고 고개를 돌리면, 전정 감각은 아이에게 내 몸이 움직이는 것이지 보는 대상이 움직이는 게 아니라고 알려준다. 그러나 윌은 고개를 움직일 때, 자신이 보고 있는 것이 움직인다고 생각했다. 여기에 매료되고 힘을 얻어 그는 몇 시간이고 지치지 않고 계속 움직일 수 있었다. 그리고 윌은 전정기관의 문제 때문에 마치 흔들리는 배에 타고 있는 것처럼 항상 자신의 몸을 불안정하게 느껐다. 세상이 움직였으므로 자신도 그것과 함께 움직여야 했다.

월이 무거운 물건을 몸에 두고 싶어했던 이유 중 하나는 전정 기능이 좋지 못해서 자기 몸이 공간 어디에 있는지 알지 못했기 때문이다. 균형 체계는 땅에 뿌리를 박고 굳건히 서 있다는 느낌을 주며, 이는 안정적인 자기 인식을 위해 꼭 필요하다. 일찍 태어난 아이는 자궁의 편안한 보호에 에워싸여 보내는 시간을 건너뛴다. 뇌가 불필요한 감각들을 걸러낼 수 있기 전에 세상에 나와서 자극의 공세에 시달린다. 폴은 월이 모든 감각과 경험을 단일한 자아의 일부로 통합하기 위해 "스스로를 다잡기 위한" 하나의 방법으로 몸에 압박을 느끼고 싶어 한다 믿었다. 조산아를 맡는 간호사들은 아기를 담요로 단단히 싸매 안정시킨다. 월은 스스로를 단단히 싸매고 있었다.

월이 다른 사람과 비언어적으로 양방향으로 소통하는 것을 볼 때 그는 다른 사람도 마음을 갖고 있다고 이해한 것이 분명했다. 그 말은 일상적인 정의에 따르자면 월은 자폐증이 아니라는 뜻이었다. 그러나 월은 발끝으로 걷는다거나 과도한 민감성을 나타내는 등 폴이 "자폐증의 지엽적 증상"이라고 부른 것을 보였다. 10주 일찍 태어난 데다 2년의 가혹한 트라우마 시기를 보내면서 폴이 "발달의 실수"라고 부른 것이 나타났다. 그리고 월은 "죽음에 가까워질 때 일어나는 불안과 공포"에 시달렸다. "어른들은 말로 표현할 수 있지만 아이는 그럴 수 없죠. 하지만 나는 틀림없이 아이에게 영향을 미쳤다고 생각합니다." 폴은 월의 뇌의 일부가 어쩌면 "치료 불가능"할 수도 있다는 점에서는 영국 의사들의 진단이 맞다고 보았다. 그러나 그런 진단은 월이 필요했던 시기에 적절한 자극을 받지 못해서 정상적으로 발달하지 못했을 수도 있다는 가능성을 무시했다. 폴은 월의 증상 가운데 어느 것이 뇌세포 죽음에 의한 것이고,

스스로 치유하는 뇌

어느 것이 전반적인 발달 지체로 인한 것인지 알 수 없었다. 그러나 폴은 뇌가 신경가소적이라는 것을 알았으므로 "월의 뇌를 자극해서 어떤 일이 벌어지는지 지켜보자"라는 식으로 접근하기로 했다.

치료를 시작하고 첫 15일은 수동적 단계에 집중했다. 월은 90분간 헤드폰을 통해 필터링된 모차르트 음악과 동요를 읽는 어머니의 목소리를 들었다. 그리고 나서 폴은 월에게 필터링되지 않은 그레고리오 성가를 남성 합창단 목소리로 들려주었다. 성가의 주파수는 강렬한 소리 자극에 이어 그를 편안하게 하기 위함이었다. 성가의 리듬은 차분하고 편안해진 청자의 호흡과 심장박동에 어울렸다. 리즈가 보기에 월은 이런 과정이 자신을 돕는 것임을 거의 즉각적으로 아는 듯했다. 그는 아침마다 전날보다 더 열정적으로 유모차에서 나와 계단을 오르고 문을 열고 들어갔다.

폴은 월이 음악을 듣는 동안 잠을 많이 잘 수 있다고 리즈에게 말했고, 정말로 그랬다. 폴은 첫 주가 지나면 월이 잠을 더 잘 자기 시작할 거라고 예측했다. 여섯째 날에 월은 태어나고 처음으로 한 번도 깨지 않고 잤다.

"믿기지 않은 일이었어요." 리즈가 울면서 말했다. "누군가 이런 일이 일어나서 내 아들의 삶이 바뀔 거라고 말하면, 그게 말이 되냐고 했을 겁니다."

월은 괴히게 필디링된 어머니의 목소리(리즈가 자신의 목소리임을 알아채지 못할 정도였다)를 처음 듣고 어머니를 살피며 그녀와 더 깊이 연결되었다. 그는 더 많은 상호교류를 원해서 어머니 옆에 앉아 함께 활동하거나 어머니를 자기 쪽으로 끌어당겼다. 그녀를 향하던 좌절과 분노가 누그러졌다. "아이는 그게 내 목소리임을 아는 것 같았어요." 하지만 윌은 평생 필터링되지 않은 목소리로만 들었으니 이는 흥미로운 일이었다. 아이들은 어머니의 목소리와 호각 소리를 의식적으로 동일시하지 않지만, 폴과 연구진은 연결을 보이지 않았거나, 제한적·양면적인 연결만 보이던 아이가 자발적으로 어머니를 껴안고 처음으로 눈을 마주보고 다정함을 드러내는 것을 숱하게 보았다. 과민한 아이가 한결 차분해지고, 착한 아이인 척하던 아이가 건강하고 활발한 방식으로 행동하기 시작하고, 대부분의 아이들이 더 잘 듣고 더 잘 말하게 된다. 폴은 이렇게 썼다. "마치 필터링된 어머니의 목소리가 소리와 언어가 소통의 도구인 세상에 태어나고 싶다는 아이의 욕망을 강화하는 것 같다."[18] 어떤 자폐증 아이는 옹알이를 시작하고, 며칠 동안 고음의 소리를 내지르다가, 이어서 말하고 눈을 마주보기 시작한다. 어머니의 목소리로 훈련하는 성인은 긴장감이 줄어들고, 잠을 더 잘 자고, 더 많은 감정(불쾌한 감정과 유쾌한 감정 모두)을 표현하고, 활력을 느낀다.

폴은 윌의 언어에 대해서도 예측했다. "그는 대단히 특정하게 말했어요." 리즈의 말이다. "그가 그러더군요. '넷째 날에 언어가 달라지는 것을 보게 될 겁니다.'" 그리고 넷째 날에 윌은 첫 단어를 말했다. 아이는 바닥에서 필터링된 음악을 들으며 조각그림 맞추기를 하고 있었는데, "사자"라고 말하면서 사자 그림을 끼워 넣었다. 그가 맥락에 맞게 사용한 첫 단어였다. 다음 날에는 숫자 8을 끼워 넣으며 "8"이라고 말했다. 매일 한 단어가 새로 추가되었고, 항상 필터링된 음악을 듣고 있었다. 토론토에서 머문 마지막 날에 치료사 달라 던포드Darlah Dunford가 아이를 그네에 태우고 "자, 준비하고, 간다!" 하고 말하며 아이를 여러 차례 밀었다. 그리고 나서는 "자, 준비하고……"까지만 말하고 아이가 마지막 말을 할 때까지 그네를 밀지 않았다. 아이가 "간다!" 하고 문장을 완성했고, 그녀가 그네를 밀었다.

15일의 치료를 마쳤을 때, 윌은 열 단어를 맥락에 맞게 말했다. 밤새 깨지 않고 잤고, 처음으로 장난감을 제대로 갖고 놀았다. 더 이상 계속 움직이지 않았다. 그리고 배를 물어뜯어 피를 내는 일도 없었다.

어머니의 목소리는 조산아 치료에서 특별한 역할을 한다. 이것은 폴의 기법의 이상한 측면 가운데 하나로, 토마티스가 기법을 처음 개발했을 때는 더더욱 이상하게 보였을 것이다. 이제는 태아가 어머니의 목소리를 알아들을 수 있다는 것이 정설이지만, 자궁 속에서 귀 모양으로 몸을 웅크린 채 자란 태아가 소리를 듣고 어머니의 목소리를 알아듣는다고 토마티스가 처음 주장했을 당시, 의대에서는 태아는 물론 신생아도 아직 자각하지 못한다고 가르쳤다. 1980년대까지도 태아의 신경계가 충분히 완성되지 않았다고 주장했었다. 태어나지 않은 아이는 우둔한 올챙이였다.

1980년대 초에 과학자들(특히 토론토 정신과의사 토머스 버니Thomas Verny)은 태아가 자궁에서 경험한다는 것을 입증하는 연구들을 모았다. 그때까지는 (태아에게 노래를 불러주는 것이 좋다고 믿은) 일부 어머니와 (도널드 W. 위니코트Donald W. Winnicott [19]를 포함하여) 일부 정신분석가들만이 태어나지 않은 아이도 지각하고 느낀다고 주장했다. 출생이 트라우마일 수 있다고 믿었던 프로이트와 오토 랑크Otto Rank는 이런 생각에 동의했다. 토마티스는 소아 신경과의사 앙드레 토마스André Thomas의 연구에서 태아의 각성에 대한 부분을 읽었다. 토마스는 신생아가 대화하는 어른들 사이에서 오로지 자기 어머니의 목소리 쪽으로만 고개를 돌린다는 것을 보여주었다. 이런 행동은 "태내에 있을 때 자신이 자각했던 유일한 목소리"를 알아보는 증거가 틀림없다고 토마티스는 썼다.[20]

  "조산아로 태어난 경험이 내가 알고자 하는 욕구libido sciendi를 자주 자극하고 인도했다." [21] 토마티스의 말이다. 1950년대에 듣기가 어떻게 시작하는지 더 잘 이해하고자 했던 그는 태아가 자궁에서 어머니의 목소리를 듣는 경험이 어떤 것인지 궁금했다. 어머니 몸 안에서 소리를 듣는 경험을 알아내기 위해 그는 인공 자궁을 만들고 체액을 채워 태내의 환경의 소리를 재현하려는 계획을 세웠다. 그는 "자궁"에 방수 마이크를 달았고, 임신한 여성들의 배에서 나는 소리를 안에서 틀었다. 몹시 푸근한 소리였다. 장에서는 체액이 시냇물처럼 졸졸 흘렀고, 어머니가 숨 쉬는 소리는 파도 소리 같았다. 어머니의 심장박동과, 멀리서 희미하게 어머니의 목소리가 들렸다. 그는 이런 소리들이 갑작스럽게 사라져서 조산아가 이른 출생을 심리적 트라우마로 경험한다고 보았다. 토마티스는 어머니의 목소리를 관을 통해 인큐베이터로 흘려보내 조산아를 차분하게 달래도록 제안했고, 유럽 일부 지역에서 이렇게 하고 있다. 그리고 유년기부터 청각에 문제가 있는 사람들을 돕기 위해 자궁에서 듣는 것처럼 필터링한 어머니의 목소리를 전자 귀에서 사용하기 시작했다.

  1964년까지 과학자들은 고막과 귓속뼈가 임신 중반에 이르면 이미 **어른 크기**로 발달함을 알아냈다.[22] 청신경은 그 무렵이면 다 자라서 신호들을 처리하고, 소리를 처리하는 측두엽도 대체로 다 기능한다. 마침내 3차원 초음파 검사와 태아의 심장박동과 뇌파 검사로 태아가 목소리에 반응한다는 것이 확인되었다. 태아가 엄마의 목소리를 다른 목소리와 구별할 수 있음이 최근 연구들로 밝혀졌다. 바버라 키실레프스키Barbara Kisilevsky와 동료들은 예순 명의 임신한 어머니들(평균 임신 38.2주차) 각자의 목소리를 녹음하여 복부 10센티미터 위에서 틀었다.[23] 태아의 심장박동이 늘어났지만, 낯선 사람의 목소리에는 그렇지 않았다. 신생아가 엄마의 목소리를 낯선 사람의 목소리보다 더 좋아하고[24] 마지막 임신 6주에 엄마가 읽어준 이야기를 새 이야기보다 더 좋아한다는 앙드레 토마스의 발견을 최근에 재확인했다.[25] 아기는 태어나고 곧바로 "엄마의 언어", 그러니까 자궁에 있을 때 엄마가 말했던 언어를 다른 언어와 구별했다.[26] 모국어에 반응하는 신경 연결망을 가지고 태어나는 것이다.[27]

토마티스는 태어나지 않은 모든 아이는 태내에 있을 때 귀가 기능하는 넉 달 반 동안 자신이 듣는 유일한 목소리가 자신이 이해하지 못하는 언어를 웅얼거리는 것에 "애착"을 키운다고 믿었다. 누군가가 물었다. "그러나 아이와 엄마 간의 접촉은 주로 신체적인 것이 아닌가?" 그의 대답은 이렇다. "언어도 신체적 차원을 갖는다. 언어는 주위 공기에 진동을 일으킴으로써 일종의 보이지 않는 팔이 되고, 우리는 이 팔로 우리에게 귀 기울이는 사람을 모든 의미에서 '만진다.'"[28]

폴은 이렇게 말했다. "우리는 사람들과 직접적으로 닿지 않는다. 목소리를 통해 닿는다. **소리는 매개체이다.** 뇌는 도구 사용자이고, 목소리는 뇌가 사용하는 도구이다." 태내에 있는 태어나지 않은 아이는 낮은 주파수의 많은 소리들(심장박동과 숨소리 같은 것)을 듣고, 이어 낮지만 가끔 높은 주파수가 끼어드는 엄마의 목소리를 듣는다.

계속해서 폴의 말이다. "우리는 태어나지 않은 아이가 엄마의 좋은 목소리와 '연결'하려고 처음으로 시도하는 모습을 상상한다.[29] 그러나 라디오와 달리 목소리는 항상 '켜진' 상태가 아니며 태아가 그것을 제어할 수 없다. 목소리가 들릴 때까지 기다려야 한다. 그러므로 연결을 취하려는 최초의 동기부여가 생겨난다. 이어 최초의 만족이 일어난다. 이 소리를 다시 듣게 되어 반갑다. 이런 최초의 무언의 '대화'가 듣기를 낳는다. …… 엄마들은 태어나지 않은 아이의 무언의 기다림을 알아차리고 반응한다. 똑같은 노래를 계속해서 부른다. …… 태어나지 않은 아이는 엄마의 목소리가 전하는 메시지를 이해하지 못한다. 아이가 '이해'하는 것은 메시지에 실린 감정이다."

월은 듣기 치료에 제대로 반응했다. 더 잘 잤고, 말했고, 더 가까운 감정의 연결을 만들었고, 자신의 감정을 조절할 수 있었다. 이 무렵에 그는 15일간의 수동적 단계를 마쳤다. 폴은 월의 뇌가 소득을 강화하려면 6주가 필요하다고 말했다. 발달은 계속 이어지겠지만, 처음으로 소통을 시작할 때 좌절도 겪을 것이라 했다. 역설적이게도 이런 변화는 진전하고 있다는 싱후었다.

영국으로 돌아오고 나서 월은 계속해서 좋아졌다. 말할 수 있는 단어가 스물두 개로 늘었고, 수면은 이제 "환상적"이었으며, 식욕이 좋아졌고, 이례적인 많은 증상들이 사라졌다. 그는 더 이상 무거운 것 밑에 몸을 쑤셔넣지도, 탁자 주위를 돌지도, 다양한 각도로 사물을 보지도, 문을 열고 닫지도 않았다. 전에 만지지 않던 장난감도 이제 제대로 갖고 놀았다.

6주 뒤인 2011년 5월, 그들은 토론토로 돌아가서 또다시 15일을 지냈다. 이제 적극적 단계를 시작해야 했다. 월은 필터링된 음악을 다시 들었고, 이번에는 자신이 마이크에 대고 말하거나 노래하면서 필터링된 자신의 목소리도 들었다. 15일을 지내며 어휘가 늘었고, 소통 능력이 좋아졌고, 한결 차분해졌다. 자신의 감정과 생각을 전달할 수 있었으므로 좌절할 때 분노하거나 몸을 물어뜯지 않았고, 리즈가 아이를 설득할 수 있

　　　　　　　　　　　스스로 치유하는 뇌

었다. 역할 놀이를 하며 상상력이 쑥쑥 자랐다. 소리 자극을 받아 깨어난 그의 뇌는 처음으로 냄새도 인식하기 시작했다.

그러나 폴이 예측한 대로 윌은 자주 좌절했다. 두 번째 치료 단계에 접어들고 이삼일 째 소통을 시작했을 때 그는 갑자기 부모가 자신을 곧바로 이해하지 않을 때마다 화를 내고 성질을 부렸다. 소통의 맛을 알게 되자 더 많은 소통을 원했던 것이다. 한 달이 지나자 그의 좌절은 시작했을 때처럼 금세 누그러졌다.

"폴은 아이가 크리스마스 무렵이면 문장을 말하게 될 거라고 했습니다." 프레더릭의 말이다. "그리고 말 그대로 크리스마스 바로 전 주에 그렇게 되었어요."

폴은 리프트LiFT: Listening Fitness Trainer라고 하는 휴대용 전자 귀를 개발했고, 영국으로 돌아가는 리즈에게 주었다. 폴은 스카이프에 접속해서 윌의 프로그램을 필요할 때마다 수정했다. 2012년 말에 영국의 언어 치료사들은 윌의 언어, 말, 이해도가 네 살 아이에 맞는 수준이라고 말했다. 18개월 동안 아이는 폴의 도움으로 4년 이상이 걸리는 언어 발달을 이루어냈다. 네 살 때 아이는 여섯 살 수준의 독해 실력을 보였다. 프레더릭은 윌이 '과학자'라는 단어를 처음 읽었을 때 깜짝 놀랐다. "2년 전만 해도 말도 못하던 아이였는데!" 9월에 영국의 소아과의사가 자신의 진단이 "완전히 틀렸다"라면서 사과했다. 그녀는 윌의 발달에 충격을 받아서 이제 윌과 같은 증상을 보이는 아이들을 듣기 치료에 보내겠다고 했다.

소아과의사가 처음에 내렸던 윌은 좋아지지 않을 거라는 진단은 당연히 뇌가 변하지 않는다는 원칙에 기초한 것이었다. 그녀는 의대에서 그렇게 배웠고 조산아에게도 여전히 그런 원칙이 적용되고 있었다. 많은 조산아들이 목숨을 구했지만, 장기적 통계를 보면 (듣기 치료를 받지 않은) 25~50퍼센트는 인지 장애와 학습 장애, 주의력 문제, 사회적 교류의 어려움을 보였다. 뇌성마비도 많았다. 주류 의사들은 이런 재앙적 결손을 일으킨 것이 틀림없이 뇌세포 죽음이라고 보았다.

그러나 2013년 저스틴 딘Justin Dean과 스티븐 백Stephen Back의 연구는 태내에 있는 양羊이 뇌의 산소 공급 부족 같은 치명적 재앙을 당해도, 신경세포 가지와 신경세포 사이의 시냅스 연결의 수가 줄어들기는 하지만, 뇌세포 전부가 죽지는 않는다는 것을 보여주었다.[30] 산소를 박탈당한 태아는 뇌 부피가 정상보다 작았지만, 그것은 신경세포의 전반적 소실 때문이 **아니라** 신경세포 사이의 연결의 소실 때문이다. 신경세포는 다른 신경세포로부터 신호를 받는 수상돌기 가지의 수가 줄어들고 가지의 길이가 짧아져서 신경세포 사이의 시냅스가 줄어든다. 그래서 제대로 자라지 못한다. 딘과 동료들은 이렇게 정리했다. "우리는 일찍 태어나 살아남은 아이에게서 보이는 인지 장애와 학습 장애는 주로 신경세포 퇴화에서 기인하는 돌이킬 수 없는 뇌 손상 때문이라는 현재 통용되는 견해에 의문을 던지려 한다."[31]

조산은 산소 결핍이 아니더라도 신경세포의 연결을 줄어들게 한다. 일반적으로 임신의 마지막 3분의 1지점에 이르러 신경세포의 가지치기가 가파르게 증가하는데, 바로 이때 대부분의 조산아가 자궁에서 밖으로 밀려나기 때문이다. 문제는 주류의 의사들이 정신적 활동이나 감각 자극을 이용하여 연결이 끊어진 신경세포를 "얽어매고" 제대로 자라도록 돕는 훈련을 받은 적이 없다는 것이다. 그들은 "함께 발화하는 신경세포들은 함께 배선된다"라는 사실을 활용하는 훈련을 받지 못했다. 신경세포를 자극하여 발화하고 함께 배선되도록 하는 방법을 찾으려면 알프레드 토마티스와 폴 마돌 같은 전문가들이 필요했다. 윌은 많은 일상의 경험도 했지만 그것만으로는 불충분하다. 윌은 일상의 경험을 활용하여 신경세포를 발달시키기 전에 내가 설명한 단계들을 거쳐야 했다. 처음 며칠은 적절한 **신경자극**이 필요하다. 이것은 뇌의 부위를 커서 **신경조절**을 일으켰다. 그는 신경자극을 얻어 잠을 제대로 자기 시작했다. 이런 **신경휴식** 상태로 에너지를 축적한 그는 곧 언어 발달과 감각 구별에 거대한 진전을 이룰 수 있었다. **신경분화**의 징후이다.

2013년 6월, 윌은 세 번째로 듣기 센터를 찾았다. 우리는 그네와 그물 침대, 다양한 질감의 장난감들로 가득 들어찬 감각의 방에 있다. 윌은 헤드폰을 통해 필터링된 음악을 듣는다. 짙은 금발, 토실토실한 뺨, 상대방을 무장 해제시키는 매력적인 수다쟁이다.

"안녕하세요!" 아이는 곧바로 환하게 웃고 내 눈을 마주보며 인사한다. 치료사 달라가 로션 통을 들고 바닥의 거울 위에 섰다. 윌에게 묻는다. "우리 몇 번 짤까?"

"일곱 번요!" 아이가 경쾌하게 대답한다. "그 위에서 놀아도 되죠?"

"물론이지." 달라는 아이가 양말 벗는 것을 돕고 로션을 일곱 번 거울에 짠다. 윌은 미끈거리는 바닥에 서서 이리저리 발을 움직인다. 넘어지자 요란하게 웃고는 온몸에 묻은 로션으로 장난을 쳤다. 끈적거리는 질감을 참지 못했던 아이가 말이다. 일어나더니 제자리에서 뛰었다.

윌은 감각 입력, 동작, 균형, 협응을 통합하는 법을 배우는 중이다. 그에게 감각 입력을 통합하는 데 문제가 있었다는 것은 소리 감각과 촉각에 과민하게 반응하고 계속해서 움직여야 하고 협응을 하지 못하는 것에서나 볼 수 있었다.

폴은 말하지 못하거나 미성숙하거나 언어 발달이 느린 아이와 작업할 때, 아이에게 전자 귀를 씌우고 그네에 태워 움직이도록 하면 말이 자극되는 것을 자주 보았다. 전정기관과 달팽이관의 상호작용을 보여주는 대목이다. 그는 동작이 자연스럽게 말을 유도하는 것을 보았다. 어머니들은 아이를 무릎에 올려놓고 가볍게 흔들면서 아이의 전정기관을 자극하여 말을 준비시킨다.

토마티스는 우리가 두 가지 방식으로 소리를 포착한다고 강조했다. 먼저 **공기**는 귓속 통로를 통해 달팽이관으로 음파를 전달한다. 이것을 공기 전도라고 한다. 둘째, 음파는 두개골의 **뼈**를 직접 진동시켜서 소리를 달팽이관과 전정기관으로 전달하도록 한다. 골 전도라고 한다. 토마티스는 골 진도는 낮은 ~~주파수를~~ 특히 길 전달하기 때문에 이것을 통해 전정기관을 자극하는 것이 가장 좋다고 보았다. 그래서 전자 귀의 헤드폰에 작은 진동 장치를 부착해서 두개골에 바싹 붙이도록 했다. 월의 헤드폰에도 골 전도 진동기가 부착되어 있었다. 이로써 그가 사물을 볼 때 "돌아다닐" 필요가 급격하게 줄었다. 더 이상 전정 자극에 굶주리지 않았기 때문이다. 제대로 기능하지 않는 전정기관(그래서 그는 자신이 항상 움직이고 있다는 느낌이 들었다)에 자극을 가해 바로잡자 그는 자신의 몸을 편안하게 느꼈고, 덜 서툴고 더 굳건해졌다.

듣기 센터는 월의 전정 기능을 객관적으로 측정했다. 전정기관이 건강한 사람을 회전의자에 앉히고 빠르게 돌렸다가 갑자기 멈춰 세우면, 눈이 회전 반대 방향으로 여러 차례 빠르게 돌아간다. 이런 정상적인 반사를 '회전후 안진'이라고 하는데, 전정기관이 몸의 움직임을 감지하여 눈에게 바라보는 방향을 다시 조정하라는 신호를 보내는 것이다.[32] 그러나 많은 발달 지체 아이나 자폐 스펙트럼 아이는 회전후 안진이 없다. 달라가 맨 처음 월을 돌리고 멈췄을 때, 그의 눈은 고정된 상태로 있었다. 그러나 이틀 전에 달라가 월을 돌리자 아이가 "이상해요" 하고 말했다. 월의 눈이 처음으로 회전후 안진을 보인 것이다. 전정기관이 작동한다는 징후였다. 월이 이상하다고 한 느낌은 새로운 경험인 어지러움으로 밝혀졌다.

월은 최근에 인두편도를 제거하는 수술을 받아야 했다. 수술은 앞서의 수술의 해결되지 않은 트라우마를 자극하기 때문에 월은 솜씨와 행동이 살짝 퇴행했다. 리즈가 이렇게 말했다. "어제 아이가 미끄러져서 넘어지자 내게 그러더군요. '왜 내가 미끄러지게 그냥 뒀어?'"

"뭔가 잘못되면 그는 엄마를 탓하죠. 나를 탓하지 않습니다." 프레더릭이 모르겠다는 표정으로 말한다.

폴은 "고통 받는 아이의 관점에서 보면 엄마가 모든 고통의 원인입니다. 나에게 생명을 준 사람이 나의 삶의 모든 문제들을 안겨준 것이죠. 그래서 엄마는 부당하게도 몹시 죄책감을 느낍니다. 우리는 상담으로 그 문제를 제거하기 위해 할 수 있는 모든 것을 해요. 그러나 그런 아이를 침착하게 만드는 방법 역시도 **그녀의** 목소리, 엄마의 목소리를 사용하는 겁니다. 이런 상황에서 푸근하게 달래는 효과가 크죠"라고 말했다. 도움을 위해 폴은 월에게 리즈의 목소리를 녹음한 것을 틀었고, 아이는 금세 평온을 찾았다. 필터링된 목소리가 바로잡는 효과는 그만큼 위력적이다. 그의 삶의 문제들이 시작되기 전 자궁이라는 안식처에서 들었던 것처럼 들리기 때문이다.

이틀 뒤 듣기 센터에서 월은 다섯 번째 생일을 맞았다. 이제 월은 상당히 정교한 어휘를 구사한다. 달라가 생일선물로 감각의 방에서 마음에 들어한 장난감이 든 가방 두 개를 가지고 오자 월이 말했다. "**저것은 내가 예상하지 못했는데요!**" 그리고 폴을 힘차게 껴안았다. 그는 식수대에서 물을 마시고 컵을 버리려고 했다. 나란히 놓인 쓰레기통을 보고 한쪽에 쓰인 글을 큰 소리로 읽었다. "재활용 컵은 여기로."

케이크가 나왔다. 아이는 미소를 짓고 소리를 질렀다. "힙, 힙, 후레이! 빅 후레이!" 어린아이의 영국식 억양으로 소리쳤고 춤을 췄다. "흰색 케이크야!" 촛불을 불어 껐다. "우리 나눠서 먹을 거지?" 월은 리즈에게 물으며 케이크를 잘라달라고 넌지시 부탁했다.

리즈가 말한다. "어젯밤에 아이가 '엄마, 아침이면 내가 더 커지는 거지?' 하고 묻더군요. 그래서 '글쎄 거울을 보면 알겠지' 하고 말했죠. 아이는 아침에 거울을 보고 말했습니다. '이것 봐, 목이 더 길어졌어!'" 그는 행복한 아이였다. 리즈, 프레더릭, 폴과 나는 아이가 태어나고 겪은, 아직은 결코 떠올리지 못하는 끔찍한 트라우마를 앞으로 헤쳐가야 한다는 걸 알지만, 지금은 누구도 아이를 신체적으로 제한하려 하지 않았다. 그는 마냥 즐겁고 쾌활하고 사랑스러운 기질을 발휘했고 애정이 흘러넘쳤다.

월은 이제 평범한 사립학교에 다닌다.

폴은 월의 발달에 흐뭇해서 나에게 몸을 기대고 말했다. "신경가소성이 뇌가 언제라도 어떤 나이라도 바뀔 수 있는 능력이라는 데 나도 동의합니다. 하지만 월처럼 일찍 사용할 수 있는 기회가 주어진다면 할 수 있는 일이 그만큼 더 많아져요. 우리가 10년을 더 기다렸다면 아이는 그만큼 손상을 많이 입었을 겁니다. 우리가 그를 도울 수는 있겠지만, 오랜 세월 시달려 감각을 완전히 잃고, 문장을 구사하지 못하고, 자신의 감정과 필요를 표현하지 못하는 아이였겠죠. 이런 모든 경험이 쌓이고 쌓여 아이는 자기 안에 갇히고 말았을 겁니다."

리즈, 프레더릭, 윌, 그리고 그의 어린 동생은 오늘밤 영국으로 돌아간다. 윌의 고향 친척들은 믿기지 않아한다. "그들은 이해를 못하고 있어요. 윌이 필터링된 모차르트, 그레고리오 성가, 엄마의 목소리를 듣고는 삶이 바뀌었다는 것을요. 비현실적인 이야기죠." 리즈의 말이다.

프레더릭이 끼어든다. "우리에게 기적 같은 일이었어요. 하지만 모두 사실입니다. 모든 전문가, (피터 블라이드를 제외한) 의사들이 아이의 뇌가 손상되었으므로 영원히 18개월로 살 거라고 했어요. 그리고 대부분의 사람들은 그 말을 믿었죠. 하지만 그녀는 믿으려 하지 않았습니다." 그는 떨리는 손가락으로 한 살짜리 딸을 안은 리즈를 가리키며 말했다.

나는 건강한 여자애를 무릎에 앉혀 다독이는 리즈를 바라본다. 리즈는 금발에 선한 눈을 가졌다. 멋스럽게 찢어진 청바지를 입었고, 지금 이 순간은 전혀 특별하지 않을 수도 있었던 아이의 행복한 다섯 번째 생일을 맞은 평범한 어머니로 보인다.

3. 밑바닥에서부터 뇌를 재건하다

자폐증, 주의력 결핍, 감각 처리 장애

100년도 넘게 대부분의 신경과학자들은 뇌에 '꼭대기'와 '밑바닥'이 있다고 생각해왔다. 꼭대기와 밑바닥의 경계선을 정확히 어디에 그어야 할지에 대해서는 의견이 갈리지만, 전두피질이라고 하는 뇌의 얇은 바깥층 앞부분이 '최고' 부분이라는 데 대부분의 과학자들이 동의한다. 추리하고, 계획하고, 충동을 제어하고, 긴 시간 집중하고, 추상적 사고를 사용하고, 결정하고, 다른 사람의 사고와 감정을 상상하는 등 '고차적' 인간의 능력을 처리하는 곳이 바로 여기라고 생각했다. 애초에 이런 생각이 자리를 잡게 된 이유는 이 꼭대기 부위가 손상되면 이와 같은 정신적 기능들에 문제가 생겼기 때문이다.

유년기의 많은 정신 질환들이 이런 '고차적' 능력에 타격을 주므로 이런 문제들의 치료는 전두피질 구조에 집중되었다. 그러나 이것은 딱히 효과적이지 않다. 대체로 증상을 제어하거나 감소시키는 것이 목표이며, 어떤 것도 뇌를 치료하거나 문제를 완전히 제거하지 않는다. 이 장에서

스스로 치유하는 뇌

나는 다른 접근법을 사용하여 소리 치료가 밑바닥에서부터 효과를 나타 낸다는 것을 보여주겠다. 소리 치료를 통해 뇌를 더 좋게 배선할 수 있 고, 이런 결과는 평생 이어지는 경우가 많다.

소리 치료가 주목을 받지 못하는 하나의 이유는 치료가 작용하는 뇌 구조물인 피질하 영역이 제대로 이해되지 않았기 때문이다. 뇌의 얇은 꼭대기 층인 피질 아래에 있어서 '하下'라고 부른다. 따라서 해부적으로 더 아래, 그러니까 밑바닥 쪽이다.

불행히도 피질하 영역은 실제보다 훨씬 덜 복잡한 것으로 여겨진다. 여기에는 여러 이유가 있다. 우선 뇌 깊숙이 묻혀 있어서 20세기에 개발 된 기술들이 접근하기 어려운 경우가 많았다. 그래서 피질하 영역의 역 할을 제대로 관찰하고 이해하기 어려웠다. 둘째, 피질하 영역은 인간보 다 단순한 많은 동물들에게서 발견되는 유일한 뇌 구조물이다. 이런 동 물들은 인간처럼 '복잡한' 사고 능력을 갖고 있지 않으므로 피질하 영역 은 단순한 뇌라고 여겨졌다. 진화가 진행되면서 피질하 영역을 둘러싼 얇은 바깥층 피질이 발달했고, 이것은 피질하 영역에 '추가된 것'으로 보였다. 나중에 진화되어 피질을 갖추게 된 동물들이 더 똑똑해 보이므 로 고차적 지능은 진화의 빛나는 위업인 피질에서 비롯되는 것으로 추 정되었다. 인간은 그 어떤 존재보다 피질이 많다. 엄격한 국재론이 통용 되면서 모든 고차적 사고 활동은 오로지 피질에서만 일어난다고 여겨졌 다. 복잡한 사고 활동 수행에 문제가 있는 사람은 그 원인이 피질에 있는 것이 틀림없었다.

이런 추리의 오류는 진화에 의해 발달한 새로운 구조물은 그저 오래 된 구조물에 추가되는 것이며, 발달 후에는 독립적으로 작용한다는 추 정이다. 그러나 실제는 그렇지 않다. 새로운 구조물이 더해지면 오래된 구조물은 적응한다. 새로운 것의 존재가 오래된 것을 바꾸어 둘은 총체적으로 **함께 작용한다.** 인간과 동물을 대상으로 한 최근 연구들은 이런 현상을 아름답게 입증했다. 피질이 진화하고 크기가 커지면서 피질하 구조물도 거대하게 자라고 바뀌었다.[33] 국재론은 유익하지만 지나치게 멀리 나갈 수 있고 실제로 자주 그런다는 것을 여기서도 볼 수 있다. 피질 중심의 관점은 피질하 영역의 기여를 충분히 고려하지 못했다. 피질하 영역의 중요성은 소리를 통해 그곳을 자극하면 유년기에 일반적인 정신질환을 가진 아이들의 '고차적' 정신 능력이 몰라보게 좋아질 수 있다는 사례로 입증된다.

자폐증에서 회복하다

어떤 사람은 윌이 보인 여러 발달 문제들이 자폐증을 의미한다고 생각할 수도 있다. 그러나 그는 많은 임상의들이 자폐증의 핵심적 증상이라고 여기는 것, 즉 다른 사람도 마음을 갖고 있음을 이해하지 못하고, 다른 사람과의 소통에 별 관심을 보이지 않는 증상을 보이지 않았다. 윌은 힘들기는 했지만 항상 다른 사람과 연결되고자 애썼다. 어떤 아이들은 남들과 연결되려는 관심의 부재가 확연히 드러난다. 태어나고 처음에는 있었다가 사라지기 때문이다.

조던 로젠Jordan Rosen은 건강하고 밝은 아이로 그의 두 형제처럼 정상적으로 발달하는 것 같았다. 그의 부모의 유일한 걱정은 대부분의 아이들이 간단한 말을 하기 시작할 때 로젠은 여전히 옹알이 단계였다는 것이다. 계기는 사소한 것으로 어쩌면 우연한 일이었는지도 모른다. 그러나 생후 18개월에 아이는 백신 주사를 맞고 한 주 뒤에 혹독한 장염에 걸렸다. 그러고 나서는 시선을 마주치는 것을 피하고, 이름을 불러도 대답이 없었고, 더 이상 얼굴 표정을 읽지 못하는 것 같았다. 아이는 노는 것을 그만두었고, 남들과 감정적으로 연결되는 능력을 잃었다. 어머니 달린은 아이가 다른 사람들이 마음과 감정을 갖고 있음을 이해하지 못하는 것 같았고, 사람들을 마치 물건처럼 대하는 것을 알아챘다. 좀 더 자라자 아이는 마실 것을 원하면 어머니의 손을 끌어 냉장고에 갖다 댔다. 마치 문을 여는 도구라도 되는 것처럼 말이다. 아이는 냉담해졌고, 부모와 함께 있어도 아무도 없는 것처럼 행동했다. 특정한 노래를 들으면 양손으로 귀를 막고 집안을 뛰어다니며 소리를 질렀다. 화를 터뜨렸고 다루기 힘들고 어떻게 할 수 없었다. 하루 종일 머리를 바닥과 벽에 찧고 달린을 들이받았다. 결국에는 다른 아이를 물어뜯어 어린이집에서 쫓겨났다.[34] 의사들이 아이가 짜증을 얼마나 길고 심하게 터뜨리는지 믿지 않자 달린은 아이의 모습을 촬영했다. 그는 세 살이 되어서도 말을 하지 못했고, 언어 치료도 소용없었다. 의사들은 아이가 말을 못할 수도 있다고 했다. 발달 소아과의사와 토론토의 클라크 정신의학 연구소에 소속되어 있는 자폐증 전문 아동 정신과의사는 자폐증으로 진단했다.

의사 한 명은 이렇게 기록했다. "조던은 언어적·비언어적 소통과 사회적 상호작용에 심각한 장애를 보인다." 이것은 자폐증의 핵심적 증상이다. 또한 "행동과 관심의 수가 확연히 제한적이고 일부 강박적 행동도 보인다"라고 했다. 이 말은 똑같은 것을 계속해서 반복하고 다른 것에는 관심을 보이지 않는다는 뜻으로 역시 자폐증의 핵심 증상이다. 조던은 장난감 블록이나 식기류를 반복적으로 모으고 정렬했다. 몇몇 비디오에 강박적으로 집착했고, 좋아하는 비디오가 계속 나오지 않으면 소리를 질렀다. 그래서 달린은 방금 본 비디오를 되감기 위해 비디오 기계를 또 하나 장만해야 했다.

그의 부모는 어떤 치료도 소용없고 어쩌면 아이를 보호시설에 평생 두어야 할 수도 있다는 말을 들었다. 나는 생후 18개월 전 그의 모습을 찍은 사진들을 보았는데, 내가 보는 것은 눈이 반짝거리는 행복한 아이였다. 이후 사진에서는 그의 눈에서 멍한 표정이나 경계심을 보았다.

자폐증 아이를 둔 부모들의 지원 모임은 희망이 없다는 메시지를 강화했다. 그곳의 누군가가 폴의 듣기 센터를 언급하더니 허황된 꿈이라고 무시했다. "그래도 나는 그것을 알아보았어요." 달린은 절대 주눅 들지 않았다. 어쨌든 그의 아들은 듣지 않았고 말하지 못했고, 많은 자폐증 아이들이 그렇듯이 들어오는 감각 정보에, 무엇보다 소리에 과민하게 반응했다.[35]

조던은 세 살 때 폴과 작업하기 시작했다. 폴은 아이에게 사실상 언어가 없다는 것을 알았다. 그가 사용한 몇 안 되는 '단어'는 소통의 의지 없이 맥락과 무관한 소음으로 사용했다. 어머니의 목소리가 포함된 듣기 치료를 하고 나서 그는 말하기 시작했고 행동이 정상으로 돌아왔다. 이후 수년에 걸쳐 매년 6개월씩 치료를 받았다. 그는 마침내 친구들을 사귀었고, 일반 학교에 진학해 우등으로 졸업했고, 핼리팩스에 있는 대학에 진학했다.

2013년 12월, 나는 조던에게 장기간에 걸쳐 무슨 일이 일어났는지 알아보려고 그를 만났다. 폴은 1990년대 중반에 그를 마지막으로 치료한 이후로 그를 보지 못했다. 조던은 잘생긴 스물세 살 청년이다. 눈이 반짝거리고 나에게 농담하며 장난을 친다. 매력적이다. 얼마 전에 그는 경영과 세계화, 두 개의 학사학위를 받았다. 그는 대학이 자신에게 "최고의

스스로 치유하는 뇌

시간"이었다고 말한다. "다양한 장소와 문화의 사람들을 만나고 주로 함께 놀았다"라며 웃었다. 그는 관계가 자신에게 크나큰 의미가 있고, 핼리팩스에서 사귄 친구들과 계속해서 연락하며, 토론토의 집으로 돌아온 후에도 친구들을 새로 사귀었다고 말한다. "가족들과도 가깝게 지냅니다." 그의 언어는 나무랄 데 없고, 적절하고, 은근히 위트가 있다.

조던은 무역업에 종사하며 전 세계 각계각층의 사람들을 상대한다. 사교 능력과 사람 다루는 솜씨가 필요한 일이다. 나는 그에게 "까다로운 사람들"을 상대해야 하는 일이 있는지 물었다. 그는 비판을 해야 하는 일이 생기면 상대방을 칭찬해서 그의 자존심을 보호해준다고 말한다. 특별히 만만치 않은 사람을 상대할 때는 먼저 그 사람을 친절하게 다루는 방법을 찾으려고 한다. "화를 내는 것은 항상 마지막 수단이죠." 말 그대로 벽에 머리를 찧던 아이의 말이다. 그는 다른 사람들의 마음에 대해 제대로 아는 것이 확실하다.

별 도움이 되지 않았던 언어 치료를 제외하면 듣기 센터는 조던이 자폐증 때문에 받은 유일한 치료였다. 그는 열여섯 살 때 시를 썼는데 거기 보면 이런 구절이 나온다.

의사들은 내가 자폐증이라고 말했어.
마치 내가 껍질 속에 틀어박혀 마음을 닫아걸기라도 하듯.
해결책이 없다면서
나를 정신병원에 가두려고 했어.

조던은 병원 치료 없이 자폐증이 몰라보게 좋아진, 점차 늘어나는 아이들 가운데 한 명이 되었다. 그의 경우에는 **치료**라는 말이 적당하다. 폴은 모든 자폐증 아이들에게 그와 같은 경이로운 결과를 만든다고 주장하지 않는다. 그러나 그가 듣기 치료로 혜택을 받을 것이라고 생각한 자폐증 환자의 대다수가 확연히 좋아지는 것을 보았다. 많은 이들이 여전히 질환의 나머지를 안고 살아가겠지만 말이다.*

'티모시'라고 부를 남자아이는 보다 전형적인 경우이다. 그는 상당히 좋아졌지만 자폐증의 몇몇 증상들이 아직 남아 있다. 조던처럼 그도 처음에는 대체로 건강했다가 18개월에 퇴행이 나타났다. 정상적이었던 정신적·감정적 발달과 언어 발달이 퇴행했다. 그는 사람들과의 관계에 관심을 잃은 듯 보였다. 말하지 않거나 이름을 불러도 반응하지 않았고, 시선을 마주치지 않았고, 정상적인 놀이를 멈추었고, 짜증을 내기 시작했다. 세 살 즈음에는 자기만의 세상에 틀어박혔다. 그의 어머니 샌드라와 남편은 뼈저린 상실감을 느꼈다. "우리는 그저 아이와 관계를 갖고 싶어요." 아이는 자폐증의 핵심적 증상들을 모두 보였으며, 여러 전문 의사들로부터 중증 자폐증 진단을 받았다. 샌드라는 "아이가 정상적인 삶을 살 수 없고, 결코 일반 학교에 가거나 직업 훈련을 받지 못할 것"이라는 말을 들었다.

듣기 센터에서 티모시는 곧바로 안정을 찾았다. 프로그램 첫날에 반복적인 동작을 멈추었다. 둘째 날에는 자폐증 퇴행이 나타난 이후로 가

---

* 폴 마돌이 파악한 바로는 듣기 치료는 자폐증으로 듣기 센터를 찾아오는 아이의 3분의 2에게 도움을 줄 수 있다. 여기서 '도움'이란 조던의 예(자주 있는 일은 아니다), 티모시의 예(보다 전형적이다), 그리고 그 정도는 아니지만 대단히 환영할 만한 향상에 이르기까지 다양하다. 여기서 향상이란 기존의 치료를 더 잘 활용하고 학업, 사교, 가정생활에 더 적극 참여하도록 하여 자기조절과 자각과 독립을 확연히 키워주는 수준을 말한다. 대체로 이른 나이에 치료를 시작할수록 더 좋은 효과가 나타난다. 매년 계속해서 치료를 받으면 도움이 되고, 아이가 먼저 센터에 돌아가고 싶다고 부탁하는 경우가 많다. 한 아이의 말처럼 말이다. "안을 진정시키려면 음악을 다시 들어야 해요."

장 긴 시간인 열 시간을 잤다. 셋째 날, 그의 어머니의 말에 따르면 "아이는 다른 사람처럼 보였어요. 남편이 집에 왔는데 티모시가 다가가서 자폐증 이후로 처음 그를 껴안았습니다". 티모시의 진전은 꾸준했지만 느리고 여러 해가 걸렸다. 그는 1년에 한 번 폴에게서 10시간을 듣고 말로 표현하는 방법을 익혔고, 자라나는 매 단계에서 만나게 되는 새로운 문제, 특히 사춘기 문제를 다루는 법에 도움을 받았다. 듣기 치료는 그저 한 사람을 기계에 연결하는 것이 아니다. 자폐증이나 다른 학습 문제가 있는 사람의 마음에 어떻게 연결해야 할지 이해하는 폴 같은 치료사가 옆에 있어야 한다.

티모시는 누가 도와줘야 수업을 따라갈 수 있는 아이에서 혼자서 수업을 받는 아이가 되었다. 열일곱 살에 우등생이 되었고 심지어 영어과목도 A를 받았다. 말을 하지 못했던 아이에게는 놀라운 성취였다. 좋은 친구도 사귀며 가족으로부터 보다 독립하는 방향으로 나아가고 있다. 중증에서 경증 자폐증이 되었으며, 또래들과 일반 학교를 졸업하고 일자리를 얻는 길을 순조롭게 밟고 있다. 그저 "아이와 관계를 갖고" 싶었던 그의 부모는 원하는 것을 얻었다.

자폐증은 치료가 불가능하다고 생각되지만, 하버드 의대 소아신경과 의사이자 연구자이고 『자폐증 혁명Autism Revolution』의 저자인 마사 허버트Martha Herbert도 자폐증 아이가 몰라보게 좋아진 사례들을 기록했다. "수십 년 동안 대부분의 의사들은 부모에게 자폐증이 아이의 뇌에 유전적 문제가 있는 것이라고 말했다. 그리고 어릴 때의 문제가 평생 이어진다고 생각해야 한다고 했다."[36] 그러나 자폐증은 **역동적 과정**인 경우가 많다. 유전적인 문제만도 **아니고**, 뇌의 문제만도 **아니고**, 한 가지 원인에 의한 것도 **아니고**, 특히 치료가 아주 어릴 때 시작한다면 영영 손쓸 수 없는 것은 더욱 **아니다.**

어떤 경우에 자폐증은 태어나거나 출산 직후에 드러나기도 한다. 그러나 '퇴행성 자폐증'은 처음에는 정신적 발달이 정상적으로 보이다 보통 두 살에서 세 살 사이에 증상들이 시작된다.

자폐증 발병이 치솟고 있다. 50년 전에는 5,000명당 한 명이었다. 2008년 질병통제센터는 88명당 한 명으로 파악했다. 그리고 2010년에는 68명당 한 명이 되었다(남자아이의 경우 42명당 한 명). 의사들의 인식이 높아져서 진단을 더 자주 내리는 것도 이런 증가에 한몫했겠지만, 치료 일선에 있는 많은 임상의들은 갈수록 많은 아이들이 장애를 겪는다고 믿는다. 확실히 유전적 요인(발병에 수 세대가 걸리는)으로 설명하기에는 지나치게 가파른 증가세이다. 허버트가 강조한 대로 "수백 개의 유전자가 자폐증과 연관되어 있다.[37] 대부분은 결정적 효과를 미치지 않는다. 대단치 않은 취약성을 일으키는 정도다. …… 강력한 방식으로 자폐증의 원인이 되는 유전자도 자폐증 환자 수의 일부에만 영향을 준다. 그런 유전자를 가지고도 자폐증이 아닌 사람이 있다."

유전자는 아이를 자폐증의 위험에 빠트리지만, 질병이 되려면 일반적으로 환경적 요인이 동반된다. 이런 환경적 요인의 상당수는 아이의 면역계가 자극되어 항체가 분비되고 만성 염증을 일으켜 생긴 뇌의 타격이다. 많은 자폐증 아이가 면역계 이상과 과민한 면역계를 보인다.[38] 위장관 감염, 염증, 음식 민감도(주로 곡물, 글루텐, 유제품, 설탕), (염증을 수반하는) 천식, 피부 염증 발병률이 높다.[39] 소염제가 자폐증 증상을 감소시키는 것으로 알려져 있다. 물론 화학물질 결핍 같은 염증과 무관한 요인도 있지만, 염증이 결정적 요인으로 보인다. 허버트는 염증을 해결하고 나서 급격하게 좋아진 아이들의 사례를 많이 언급한다. 일례로 많은 염증 증상과 감염을 보였던 케일럽이라는 소년은 퇴행성 자폐증이 일어났지만, 열 살 때 어머니가 식단에서 글루텐을 없애자 자폐증이 사라졌다.

또 다른 스트레스 요인은 독소이다. 마찬가지로 뇌를 자극하고 염증을 일으킬 수 있다. 오늘날 아기들은 자궁에서부터 독소에 노출되고 오염된 상태로 태어난다. 탯줄 혈액에서 평균적으로 200개의 주요 독소 화학물질이 확인되는데,[40] 여기에는 30년 전에 금지된 물질도 포함된다. 직접적인 신경독소도 많다. 독소 화학물질은 신체에 낯설기 때문에 면역계 반응을 유발한다.

염증이 일어난 뇌에서는 신경세포가 연결되지 않는다

자폐증은 한때 생각했던 것처럼 뇌의 질환만이 아니다. 허버트는 자폐증이 뇌의 건강에 타격을 주는 **몸 전체의 질병**을 나타내기도 한다는 것을 보여준다. 몸에서 만성 염증이 일어나면 뇌를 포함한 모든 장기에 영향을 미칠 수 있다. 2005년 존스 홉킨스 의대의 연구진은 자폐증 뇌에 염증이 자주 일어난다는 것을 밝혀냈다. 부검을 통해 피질(뇌의 바깥층)과 뇌의 축삭에서 염증이 확인되었다. 염증은 전정계와 밀접하게 연결되는 피질하 영역인 소뇌에서 특히 두드러졌다.[41] 내가 4장과 5장에서 설명했듯이 소뇌가 생각과 동작을 섬세하게 조율한다는 것을 기억하자. 새로워진 버전의 소리 치료는 소뇌도 자극한다.

상당히 많은 자폐증 아이들이 자궁에 있을 때 뇌세포를 표적으로 삼는 항체를 어머니로부터 받았음을 보여주는 2008년 이후 연구가 다섯 건 있다.[42] 한 연구는 자폐증 아이의 어머니의 23퍼센트가 그와 같은 항체를 갖고 있음을 확인했다.[43] 이와 대조적으로 자폐증이 없는 아이의 어머니는 1퍼센트만이 이런 항체를 보유했다. 과학자들은 무엇이 이런 항체를 생성하는지 알지 못하지만, 어머니가 **자신의** 면역계를 달라지게 하는 감염이나 독소에 노출되었던 것 같다. 이런 종류의 항체를 임신 중인 원숭이에게 주입하자 새끼 원숭이가 자폐증 아이와 비슷한 행동을 보였다.[44] 자폐증 아이들도 혈액에 높은 수준의 항체를 갖고 있다.[45] (항체 생성이 목적인 백신 주사가 아이들의 **하위집단**에 문제가 되는 염증을 일으킬 수 있는지 여부는 논란이 있다. 후주에서 이 문제를 다룬다.[46]) 허버트의 이론은 이런 모든 스트레스와 염증이 뇌에 영향을 주고 신경세포를 망가뜨린다는 것이다.*

만성 염증은 발달하는 신경 회로를 교란시킨다.[47] 뇌 스캔으로 자폐증 아이의 많은 신경 연결망이 '부족하게 연결되었음'[48]과 뇌 앞쪽의 신경세포(목적과 의도를 다루는)가 뒤쪽의 신경세포(감각을 처리하는)와 제대로 연결되지 않았음이 확인되었다.[49] 다른 뇌 부위는 '과도한 연결'을 보이는데,[50] 발작을 일으킬 수 있는 문제로 역시 자폐증 아이에게 일반적으로 나타난다. 부족한 연결과 과도한 연결이 결합되면 뇌가 각 부위

---

* 허버트의 이론은 "형편없는 음식, 독소, 질병, 스트레스의 조합에 유전적 취약성이 더해져서 몸 전체에 부담이 지워지면" 뇌의 지원 체계가 압도된다는 것이다. Herbert and Weintraub, *The Autism Revolution* (New York: Ballantine Books), p.119. 염증은 많은 폐기물을 생성한다. 뇌는 몸의 다른 부분처럼 이런 폐기물과 죽은 세포를 치우고, 그런 다음 신경세포를 재건하고 영양소를 다시 공급한다. 뇌의 신경교세포가 이런 과제를 수행한다. 신경교세포가 압도되면 붓고 신경세포를 제대로 돌볼 수 없다. 그래서 신경세포로 가는 혈액 공급이 줄어들고, 미토콘드리아(4장에서 설명한 세포의 에너지 발전소)가 스트레스를 받는다. 결국 신경교세포의 적절한 돌봄을 받지 못한 일부 신경세포는 '게으름'을 피우기 시작하고 정상적인 신호 전달 기능 수행을 멈춘다. 강조했듯이 신경세포는 제대로 기능하지 않거나 손상되어도 여전히 발화하면서 '잡음'을 내거나 과도한 흥분 상태가 된다. 신경교세포와 신경세포 체계가 압도되면 글루타민이라고 하는 뇌 화학물질이 대량 분비된다. 이것은 신경세포를 지나친 흥분으로 내몰아 과민한 상태, 내 용어로 하면 요란한 뇌를 만든다.

들 사이의 활동을 조율하는 데 애를 먹을 수 있다. 요컨대 자폐증은 유전적 위험 요인과 많은 환경적 요인의 산물이다. 태어나기도 전부터 혹은 태어나고 나서 영향을 미칠 수도 있고, 면역 반응과 염증이 두드러진다. 이런 요인들이 결합하여 발달하는 뇌를 압도한다. 그 결과 신경세포는 제대로 연결되지 않아서 서로 소통하지 못한다.

신경과학자들은 최근 들어 자폐증의 '배선 문제'에 대해 많은 것을 알아냈다. 이로써 자폐증이 듣기에 어떤 영향을 미치는지 설명할 수 있게 되었다. 2013년 7월 대니얼 A. 에이브럼스Daniel A. Abrams와 비노드 메넌Vinod Menon이 이끄는 스탠퍼드 대학 과학자들은 자폐증 아이의 사람 목소리를 처리하는 청각피질 부위가 뇌의 피질하 보상 중추와 부족하게 연결되었음을 알아냈다.[51] 사람이 어떤 과제를 수행하면 보상 중추가 발화하고 도파민을 분비하여 좋은 기분을 일으켜 같은 과제를 반복하려는 동기가 강화된다. 뇌 부위의 연결을 보여주는 특수 MRI를 사용한 연구는 자폐증 아이의 경우 좌반구의 언어 부위(말의 보다 상징적인 면을 처리하는)와 우반구의 언어 부위(운율이라고 하는 말의 음악적·감정적 요소를 처리하는)가 뇌의 보상 중추와 제대로 연결되지 않았음을 발견했다. 즉, 목소리를 처리하는 뇌 부위를 보상 중추와 연결하지 못하는 아이는 말을 즐거운 것으로 경험할 수 없다.

듣기 치료는 자폐증에 어떻게 도움을 줄까

나는 말의 기쁨을 잃어버리면 아이는 부모나 다른 누구와도 유대를 맺는 능력이 심각한 타격을 입는다고 믿는다. 1943년에 자폐증을 처음으로 기술했던 레오 캐너Leo Kanner는 이런 아이들이 사람 목소리에 무관심해하고 말하려는 시도를 하지 않는다는 것을 알아차렸다. 한 부모는 아이에게 "말을 걸어도 표현의 변화가 느껴지지 않았다"라고 말했다.[52] 목소리가 부모-자식의 유대감을 만들고, 목소리에 무관심하면 유대감이 영향을 받는다는 것이 이제 보다 확실해졌다. 2010년의 한 연구는 자폐증이 아닌 아이가 스트레스를 받고 나서 어머니의 목소리를 들으면 옥시토신이 뇌에서 분비된다는 것을 밝혀냈다.[53] 옥시토신은 차분하고 따뜻한 기분을 만들고 온화한 감정과 믿음을 증가시키는 뇌 화학물질로, 부모와 자식의 유대감을 강화시킨다. 부모의 목소리를 들으면 아이는 진정되고 소통의 발달이 증진된다. 그러나 자폐증 아이는 옥시토신 수치가 확연히 떨어진다.[54] (낮은 옥시토신의 원인은 아직 밝혀지지 않았지만, 나는 이것이 부차적인 현상이지 않을까 생각한다. 곧 설명하겠지만 어떤 아이의 경우 청각피질과 뇌의 보상 중추의 연결이 부족해서 민감한 청각을 갖게 되고 듣기를 괴로워할 수 있다.) 원인이 무엇이든 옥시토신 수치가 낮으면 "목소리 유대"가 일어나지 않는다.

하지만 많은 자폐증 아이들이 목소리의 즐거움에 무관심하다고 해서 소리에 무관심한 것은 아니다. 대부분은 소리에 과민하다. 그래서 자주 고통스러워 손으로 귀를 막는다. 아이들의 신경계는 자주 싸움-도주 상태에 접어든다. 왜 이런 반응이 일어나는지, 그리고 음악이 어떻게 어머니와 자폐증 아이의 유대감을 도울 수 있는지 이해하기 위해 진화에서 일어난 몇 가지 핵심 사항을 살펴보는 것이 좋겠다.

신경과학자 스티븐 포지스Stephen Porges는 특정한 소리 주파수 범위가 우리가 안전하거나 위험하다고 느끼는 감각과 연관된다는 것을 보여주었다. 각각의 생물 종마다 다른 포식자가 있고, 이런 포식자가 내는 소리는 먹잇감의 싸움-도주 반응을 켠다. 청각피질과 뇌의 위협 감지 체계 사이에는 직접적인 연결고리가 존재한다. 그래서 예기치 않은 깜짝 소음은 즉각적이고 엄청난 불안을 야기할 수 있다. 종은 또한 포식자가 듣지 못하는 소리 주파수로 소통하도록 진화했다. (수백만 년 동안 인간과 같은 중간 크기의 포유동물을 먹이로 삼아온 파충류는 인간 말소리의 주파수를 감지하지 못한다.)

사람들이 안전하다고 느끼면 부교감신경계가 싸움-도주 반응을 **끈다**. 포지스가 영리하게 입증했듯이 부교감신경계는 또한 중이의 근육과 함께 '사회관계 체계'도 켠다.[55] 사람들로 하여금 듣고 남들과 소통하고 연결하도록 하는 체계다. 부교감신경계가 다른 사람들과의 연결을 돕는 이유는 부교감신경계가 사람 말소리 정도의 높은 주파수에 집중할 때 사용되는 중이 근육을 제어하는 뇌 부위를 조절하고, 목소리 표현과 얼굴 표정에 사용되는 근육을 가동하는 뇌 부위도 조절하기 때문이다. "부교감신경계 모드"로 접어들면 차분하고 침착해지고, **게다가** 연결성이 높아진다.

토마티스는 자폐증, 학습 장애, 언어 지체에 시달리는 많은 아이들, 그리고 다양한 중이염으로 고생하는 아이들이 중이의 근육을 사용하여 낮은 주파수를 줄이지 못하기 때문에 말소리의 주파수에 제대로 맞추지 못한다고 했다. 낮은 주파수가 최고 볼륨이 되면 그보다 높은 말소리의 주파수를 덮어서 소리, 특히 진공청소기나 알람 같은 연속적인 소리에 과민해진다. 인간에게 낮은 주파수의 소리는 포식자를 떠올리게 하므로 불안을 야기한다. 소리에 난타당한 이런 아이들은 싸움-도주 상태에 계속 머물며 사회관계 체계를 켜지 못한다. 이들에게 중이 근육을 제어하는 회로를 훈련시키면 과민함이 줄고 (토마티스의 말대로) 사회관계가 늘어나서 남들과의 애착을 즐거운 경험으로 삼을 수 있다.*

포지스, 토마티스 등의 연구 결과는 자폐증의 핵심적 특징이 다른 마음의 존재에 공감하고 이해하지 못하는 것이라는 이론을 다시 생각할 때가 되었음을 말해준다. 어쩌면 꼭 그런 것만은 아닐 수도 있다. 감각에 계속적으로 시달리는 아이, 항상 싸움-도주 상태에 있는 아이는 사회관계 체계를 켜거나 발달시킬 수 없거나 다른 마음을 알아차리지 못한다. 그들이 다른 마음을 알아차리지 못하는 것은 뇌의 감각 처리에 문제가 있어서 생기는 부차적 현상일 수 있다. 폴의 말대로 감각계의 목적은 "세상을 향해 **손을 내밀면서** 동시에 감각의 세계로부터 **우리를 보호**하는 것이다. 그러나 감각이 지나치게 민감하다면 아예 세상을 차단하는 기제를 발달시킨다".

학습 장애, 사회관계, 우울증

토마티스의 한 제자는 소리가 학습 문제를 고칠 수 있다는 생각에 회의적이었던 의사였다. 그의 그런 태도는 딸의 삶이 위태로운 상황에 빠지자 바뀌었다. 론 민슨Ron Minson은 개인 진료를 하기 전에 덴버의 장로교 의료센터 정신의학 과장과 머시 의료센터 행동과학 부서장으로 있었다.

---

* 포지스는 아이를 보면 소리에 과민한지 아닌지 알 수 있다고 한다. 중이의 근육을 조절하는 '안면신경'인 등골근은 눈꺼풀을 올리고 얼굴 표정을 제어하는 근육도 조절한다. 우리가 상대방 말에 관심을 보일 때는 중이의 근육이 수축하여 상대방이 하는 말의 주파수에 주목하고 눈꺼풀을 크게 뜨고 있게 된다. 그래서 관심을 갖는 것처럼 보인다. 노련한 선생은 얼굴 표정을 읽음으로써 학생이 수업을 듣는지 딴생각을 하는지 알 수 있다. 많은 자폐증 아이들은 이런 회로가 작동하지 않아서 멍해 보인다. 얼굴 근육이 밋밋하고 무표정하다.

유아 돌연사로 아이를 잃은 그와 아내 낸시는 에리카라는 사랑스러운 아이를 입양했다. 행복한 유년시절을 보낸 아이는 초등학교 1학년 때 글자를 발음하는 데 애를 먹었고 거꾸로 말하고 스펠링과 산수를 하지 못했다. 아이는 목소리가 단조로웠고, 다른 사람 말을 알아들으려고 애를 썼고, 상대방이 농담을 하는지 화가 났는지 고집을 피우는지 알지 못했다. 결국 1학년을 낙제했고, 학년이 올라갈수록 연이은 실패를 경험했다.

눈치 빠른 론의 동료가 난독증일 수 있다고 조언하자 그들은 가정교사, 언어병리학자, 특수교육 등 온갖 관습적인 방법을 다 써봤지만 소용없었다. 서툰 주의력을 끌어올리기 위해 리탈린 같은 각성제를 사용하자 아이는 그저 '흥분하기만hyped up' 했다. 에리카는 시무룩하고 우울하고 반항적인 사춘기 전사가 되었다. 심리학 테스트 결과 "아이는 대부분의 시간을 마술적 사고방식에 사로잡힌 판타지 세상에 산다"는 결론이 내려졌다. 항우울제는 우울한 것이 차라리 낫겠다 싶은 부작용을 안겨주었다. 고등학교 때 아이의 독해력은 겨우 5학년 수준이었고, 자신을 도와주려는 부모의 모든 노력을 뿌리쳤다. 학업을 감당하지 못했고, 11학년에는 절망감에 사로잡혀 학교를 그만두었다. 세차장과 패스트푸드점 청소부로 일했지만, 나쁜 근무 태도 때문에 해고되기 일쑤였다. 친구들이 대학 진학을 고민하는 열여덟 살에 그녀는 미래가 보이지 않았다. 학습 장애가 있는 많은 젊은이들처럼 그녀도 삶을 포기했다. 자살 충동을 느꼈다. 론은 유능한 정신과의사였지만, 세상 누구보다 도와주고 싶은 사람에게 자신이 할 수 있는 것이 없었다.

열아홉 살의 에리카는 어느 날 손목을 그으려고 면도칼을 들고 따뜻한 욕조에 들어갔다. 그 순간 자신이 기르던 고양이가 들어와 욕조 턱에 뛰어올라 그녀의 어깨를 핥았다. 에리카는 마음을 고쳐 먹었다.

　이 무렵에 론의 또 다른 동료가 학술대회에 갔다가 폴 마돌이 토마티스로부터 어떻게 도움을 받았는지 이야기하는 것을 들었다. 론은 너무도 이상한 이야기로 들려서 "헛소리"로 치부했다고 말했다. 그러나 에리카의 우울증이 나날이 악화되는 상황이어서 토마티스에 관한 문헌을 찾아보았고 영어로 된 폴 마돌의 「난독증 세계」라는 논문을 발견했다. "논문을 읽고 울었습니다." 론의 말이다. "그 세계에 갇혀 있다는 것이 어떤 것인지 마침내 알게 되었습니다."

　「난독증 세계」(폴이 원래 붙인 제목은 L'univers dyslexié이다)는 그가 스물여덟 살에 쓴 글이지만, 내가 읽은 임상 연구에 관한 논문 가운데 손꼽을 만한 글이다. 그의 임상 논문은 과소평가되었다. 정신의학은 학습 장애를 대수롭지 않게 여긴다. 『정신장애 진단통계 편람』 4판에 보면 '독서 장애'라는 항목에 빈약한 범주들을 포함시키고 있을 뿐이다. 기준을 충족시키려면 표준화된 시험을 거쳐 읽지 못한다는 것을 증명해야 한다. 난독증은 그저 학습 관련 문제일 뿐이라는 말이다.

　폴의 논문은 이런 생각을 일거에 날려버렸다. 이렇게 시작한다.

　　많은 사람들 눈에 난독증은 교실에서나 존재하는 것처럼 보일지도 모르겠다. 독해에 문제가 있는 아이를 지칭하는 꼬리표이기 때문이다. …… 여기서 내 목적은 난독증 아이의 모습, '난독증'이라고 알려진 현상 뒤에 숨겨진 모습에 초점을 맞추는 것이다. 왜냐하면 난독증 아이는 항상, 그러니까 쉴 때도, 집에서도, 친구들과 있을 때도, 혼자 있을 때도, 꿈속에서도 자신의 난독증과 함께 살아가기 때문이다. 난독증 아이는 매 순간이 난독증이다. …… 난독증 아이는 자신을 파악하지 못하므로 세상을 이해하기 어렵다. 자신이 혼란에 빠져 있으므로 다른 사람을 혼란하게 한다. 그는 우리가 '난독증'이라고 기술하는 자신의 내적 세계를 남들에게 투사한다.[56]

이어서 폴은 심리치료사들이 왜 자주 사춘기 난독증 아이에게 속수무책으로 넘어가는지, 난독증 자체가 어떻게 "자신이 무엇을 원하는지 전혀 모르는 현상에 기여하는" 것 같은지, 어째서 "그들과 직접적이고 개방적인 관계를 맺는 것이 불가능할 때가 많은지" 기술한다. 이 책은 다른 면에서는 도움이 되는 교사와 학교 체계가 어떻게 한 아이를 망칠 수 있는지, 부모들이 왜 그렇게 자주 속수무책인지, 난독증을 공허하게 기술하는 진단 체계가 어떻게 이 질환을 무시하는지 설명하고 있다.

난독증은 관련되는 모든 사람을 혼란스럽게 한다. 성실한 교사들조차 이런 아이들을 만나면 "난독증이 되고 dyslexified 혼란을 느끼며 싸움에 지쳐서" 온갖 이유들을 들먹이며 난독증 아이들에게 "게으르고 멍청하고 무례하고 무심하고 따돌림을 당하고 나쁜 영향을 미친다"라고 꼬리표를 붙인다. 그리고 "이런 학생들은 자신의 내적 불만을 주위 사람들에게 전파하기 때문에 또래들의 희생양이 되기 쉽다"라고 치부한다.

폴은 난독증을 언어가 통하지 않는 외국 방문에 비교했다.

외국인은 자신이 무엇을 말하고 싶은지 알지만, 서툴거나 불완전한 방식으로만 자신의 의사를 표현할 수 있다. 부적절한 어휘와 제대로 구성되지 않은 문장은 대략적이다. 세세한 뉘앙스는 불가능하다. …… 그는 상대방 말의 실제 의미가 아니라 자신이 부분적으로 알아들은 바에 따라 행동한다. …… 적절한 단어를 찾고 다른 사람의 말을 이해하려는 노력은 상당한 집중력을 요하는 일이므로 외국인은 곧 생각의 끈을 놓치고 금세 피곤함을 느낀다.

자신감이 무너진다. 새로운 환경을 두려워하고 자꾸 고국이 그립다. 뭐가 어떻게 되는지 몰라서 결국에는 움츠러든다.

그리고 나서 논문은 새로운 사실을 더했다.

많은 난독증 아이들은 자신의 몸속에 사실상 끊이지 않는 불안감을 안고 살아간다. 자신의 몸을 제어하거나 통솔하지 못한다. …… 난독증 아이는 자신의 몸 전체가 난독증이다. 그들은 동작이 자주 어색하고 몸이 방해하거나 제한하는 느낌이 든다. …… 자신의 다리와 팔, 특히 손으로 무엇을 해야 할지 모른다. 자세는 늘어져 있든 긴장하든 유연함과 자연스러움이 없다.

이 모든 것은 "언어가 반드시 없어도 되는" 곳으로 도망가고 싶은 욕망을 불러일으킨다. "난독증 아이에게는 돌아갈 고국이 없다." 친구들의 재치 있는 대화를 따라가지 못한다. 휴가를 가서도 다른 아이들과 어울리거나 게임과 스포츠를 즐길 수 없다. 현실에서 도피하기 위해 꿈, 몽상, 판타지, 얼빠짐의 상상의 세계로 침잠한다. 아직 다 자라지 못한 상태의 사춘기에는 술과 약물의 유혹에 넘어가기 쉽다. 비주류 운동에 빠지기 쉽고 사기꾼에게 걸려들 수 있다. 이런 문제로 인해 난독증 아이는 신경질적이 되거나 깊은 우울에 빠져 자살 충동을 느낀다. 폴은 심리치료사들이 난독증 아이에게 속수무책인 이유가 그들의 주요 도구가 언어적 소통이기 때문이라고 설명한다. 난독증 아이는 자신의 무능을 언어로 옮기지 못한다. 문제를 고치지 않고 성찰하면 오히려 오래된 상처가 벌어진다.

1989년에 론은 에리카에게 음악이 들어가는 프로그램에 대해 들었는데 도움이 될 것 같으니 함께 프로그램을 해보는 게 좋겠다고 말했다. 그는 빌리 톰슨Billie Thompson이 운영하는 피닉스의 소리 듣기 학습 센터로 아이를 데려갔다. 폴도 자주 들러서 운영에 도움을 준 센터다. 당시 에리카는 극심한 자살 충동을 느꼈지만, 정신과의사는 아이의 아버지가 계속해서 옆에 있다면 입원 치료를 하지 않아도 되겠다고 판단했다. "우리는 호텔에 함께 묵었습니다. 3주 동안 그곳에 있으면서 15차례 듣기 세션에 참가했습니다. 나의 바람은 아이가 읽는 법을 배우고 난독증을 이겨내고, **그런 다음 마침내** 우울을 딛고 일어서는 것이었습니다." 론의 말이다.

놀랍게도 아이의 짙은 우울은 거의 **곧바로** 걷혔다. 하루 종일 졸리던 것이 사라졌다. 정신적·신체적 에너지가 나흘이나 닷새 만에 활짝 채워지기 시작했고, 아이는 밝아졌다. 가장 큰 차이는 자신이 생각하고 느끼는 것을 곧바로 표현할 수 있게 되었다는 점이다. (내 용어로 하자면 뇌에 활기를 주는 중추인 망상활성계의 신경자극으로 수면 주기의 신경조절이 이루어졌고, 신경휴식으로 이어져서 아이가 활기를 되찾은 것이다.) 이제 아이는 자신의 기분을 조절하고 학습하고 구별할 수 있었다. 신경휴식 단계는 또한 부교감신경계를 활성화해서 사회관계 체계를 켰다. 덕분에 다른 사람과 관계를 맺을 수 있었다. 론은 에리카가 말을 분명하게 하는 것을 보았다. 그렇게 거침없이 말하는 것은 전에 들어본 적이 없었다. 아이의 변화 속도와 개방적인 태도에 놀랐고 기뻤다. 그는 호텔에서 아이에게 왜 이제까지 자신을 도와주려는 노력을 뿌리쳤는지 물었다. 아이는 이렇게 대답했다. "아버지가 치료로써 행한 모든 것은 내가 무엇을 할 수 없는지 보여줬어요. 그러니 문을 닫아걸었죠. 나는 다른 행성에 살아야 하는 존재 같았고, 여기서는 소속감을 느끼지 못했어요. 죽기만을 기다렸어요."

"아이가 느꼈을 괴로움과 절망에 대해 듣고 내가 말했습니다. '에리카, 미안하구나. 미안해. 나는 몰랐다.' 아이가 말했습니다. '괜찮아요, 아빠. 이해하지 못했잖아요.'"

오래전에 있었던 그날의 대화에 대해 말하면서 론은 흐느꼈다. "지금도 느껴요. 딸을 그렇게 도와주고 싶었는데 그러지 못해서 무기력하고 겁에 질리고 아이에게 화가 났습니다. 그냥 몰랐던 겁니다. 아이가 속으로 비참했다는 것을, 아이를 도우려는 나의 노력이 상황을 악화시키기만 했다는 것을 깨닫자 우리는 전에 없이 단단히 결속되었습니다."

에리카는 아버지만큼이나 솔직하다. "나는 화가 많은 아이였어요. 어렸을 때 다치면 울지 않고 화를 냈어요. 세상 어디에도 속하지 않다고 느꼈습니다." 그녀는 자신이 어떻게 자살 직전까지 갔는지 내게 말했다. 한때 단조로웠던 그녀의 목소리는 이제 풍성하고 따뜻하고 활기차고 매력적이며 표현이 풍부하다. 그녀는 처음으로 헤드폰을 쓰고 쳇소리 나는 음악을 들었던 변화의 나날을 회상했다. "이틀째 되던 날, 호텔에 앉아서 내가 느끼는 감정을 아버지에게 말할 수 있었습니다." 그녀는 아버지에게 처음으로 자신의 말이 진심으로 누군가에게 전달되는 것을 느낀다고 말했다. 평생 한 인간과의 그런 교감은 처음 느껴봤다고 말했다.

에리카의 획기적 진전이 아버지가 자신을 얼마나 사랑하는지 깨달음으로써 촉발된 것이라고 말하고 싶을지도 모르겠다. 얼마나 사랑했으면 치료 내내 아이 옆을 지켰겠는가. 그러나 그것은 실제로 일어난 일에 합당한 설명이 아니다. 에리카는 최악의 시기에도 "부모님의 사랑을 100퍼센트 느꼈다"라고 내게 말했다. 그녀와 아버지는 전에도 여러 차례 연결을 시도했고 실패했다. "전에는 아버지가 나와 함께 말하는 것이 아니라 나를 겨냥해서 말하는 느낌이었어요. 나의 뇌가 다른 사람처럼 소리를 받아들이지 못했으니까요. 그래서 나는 이해하지 못했습니다. 토마티스를 만난 이후에 나는 아버지가 무슨 말을 하는지 이해했습니다. 피닉스에서 사나흘을 보내고 아침에 일어났을 때 더 행복하고 활기찬 기분을 느꼈습니다. 어느 날은 점심 계산서가 얼마나 나왔는지 계산도 했습니다. 계산서가 뒤집혀 있었는데도 말입니다. 산수는 항상 가장 어려운 일이었어요. 스펠링도 그랬고요."

적극적 단계를 마치고 나자 자신감이 치솟았다. 그녀는 처음으로 고정된 일을 갖게 되었다. 미용실에서 접수원으로 일했고 곧 매니저로 승진했다. 통신 강의를 수강하여 고등학교 졸업장을 받았다. 마침내 그녀는 은행에 취직하여 매일 수백만 달러를 거래하며 15년을 근무했다. 오랫동안 일정한 직업을 가졌다. 이제 게걸스럽게 책을 읽는다. 남은 난독증 증상은 피곤할 때면 가끔 글자를 거꾸로 읽는 것이 전부이다.

론이 전혀 예기치 못했던 일은 수면 패턴의 변화였다. 이제 그는 네다섯 시간만 자고 일어나도 상쾌했다. 한결 편안했고 자신의 감정을 더 많이 경험했다. 그동안 억눌렸던 화를 터뜨릴 수 있었다. 30년간 뱃속에 뭉쳐 있던 긴장의 매듭이 풀어졌다. 이런 행복은 딸의 고통이 마침내 끝났음을 확인한 아버지의 안도감이라고 볼 수도 있겠지만 안도감 이상이었다. 변화는 그 이후로도 수십 년을 이어졌기 때문이다. 그는 훗날 "에리카에게서 목격한 모든 것이 정신과의사로서 내가 겪은 임상적 경험 모두에 정면으로 맞섰다. 더욱이 처방약도 쓰지 않고 일어난 일이었다"라고 기록했다.[57] 론 민슨은 프랑스어를 배우기 시작했고 토마티스와 공부하기 위해 유럽으로 떠났다.

주의력 결핍 장애, 주의력 결핍 과잉행동 장애

미국으로 돌아온 론 민슨은 수백 명에게 항우울제와 주의력 결핍 장애ADD 치료에 사용하는 리탈린 같은 각성제 복용을 끊고 소리 치료를 받도록 했다. 그와 아내 케이트 오브라이언Kate O'Brien은 토마티스의 장비를 개량해서 폴이 개발한 리프트와 아주 비슷하게 휴대용으로 만들어 벨트에 차고 다니도록 했다. 그들의 동료 랜덜 레드필드Randall Redfield가 동작, 균형, 시각 훈련을 듣기와 통합한 접근법으로 환자들에게 적용하기 시작했다. 다양한 감각계로 들어오는 입력을 동시에 처리하도록 훈련시켜 뇌를 한층 자극하는 방법이었다. 그들은 프로그램을 '통합 듣기 체계Integrated Listening Systems,' 줄여서 일스iLs라고 불렀다.

론은 다년간 ADD로 찾아온 환자의 80퍼센트를 좋아지도록 도왔고, 처방약을 끊고 부작용에 시달리지 않게 했다고 한다. 몹시 산만하고 **아울러** 충동성과 과잉행동을 보이는 주의력 결핍 과잉행동 장애(ADHD) 환자들도 절반가량이 좋아졌다. 나머지 사람들은 뉴로피드백(부록 3에서 소개한다)이라는 신경가소적 치료로 도울 수 있다.[*]

소리 치료가 ADD에 효과적인 데는 여러 이유가 있다. 폴의 지적대로 좋은 청각적 "주의 지속시간"은 대체로 부적절한 외부 자극에 정신이 팔리지 않고 제대로 오래 듣는 능력이다.[58] 집중력은 "자신의 생각을 듣기 위해 기생적인 정보를 차단하는 능력"이라고 폴이 말했다.[59] 그가 치

료한 아이의 50퍼센트가 주의력 결핍 장애를 나타냈고, 그 아이들은 **또**
한 청각 처리 문제, 학습 장애 문제, 소리에 대한 과민함도 보여 주목하
는 것을 한층 어렵게 했다. 정신의학 교과서는 이런 장애들을 항상 별도
의 것으로 보지만, 현실에서는 함께 일어나는 경우가 많다.

내가 '그레고리'라고 부를 아이는 전형적인 ADHD로 극히 불우한 환
경에서 자랐다. 후에 일스로 도움을 받았다. 그의 생물학적 부모는 메타
암페타민 중독에 빠진 노숙자였다. 어머니는 임신 중에도 보드카를 마
셨다. 그레고리는 주립 보호소에 맡겨졌고, 내가 클로에라고 부를 부부
에게 입양되었다. 그레고리가 세 살이 되었을 때 클로에는 아이가 과잉
행동이라는 것을 알았다. "충동적으로 굴었어요. 개인의 공간을 이해하
지 못했습니다. 그는 다른 아이에게 달려가서 얼굴을 가까이 붙이고는
아주 큰 소리로 이야기했고, 문으로 돌진하고 식탁에 머리를 들이받아
눈이 퍼렇게 멍들었습니다. 사고가 끊이지 않았습니다." 아이는 또한 위
험한 장난을 치는가 하면 한시도 가만있지 않았다. 수업 때 자리에 붙어
있지 않고 다른 아이들을 방해했다. 질문이 끝나기도 전에 대답을 불쑥
하고, 조용하게 놀 줄 몰랐다. 네 살에 접어들자 선생은 "그레고리는 통
제 불능"이라고 매일같이 불만을 터뜨렸다. 산만했으며 남의 말을 안 듣
고 시작한 것을 끝맺지 않았다. 다른 무언가가 그의 주의를 끌었기 때문
이다. 그리고 물건들을 잃어버렸다. ADHD의 모든 행동 증상들을 보였

---

* 교실에서 ADD나 ADHD가 있다고 오인되는 아이들이 많다. 여기에는 심리적 트라우
마 때문에 감정적으로 집착하는 아이, 몹시 놀기 좋아하는 아이, 유난히 창조적이고 지
능이 높아서 쉽게 지루함을 느끼는 아이, 제대로 놀지 못한 아이, 특히 충동을 다스리
는 법을 배우려면 "거친 신체 놀이"를 더 많이 해야 하는 남자아이, 감각 처리
장애(아래에서 살펴볼)가 있는 아이, 청각 처리 장애가 있는 아이, 『기적을 부르는
뇌』에서 소개했듯이 컴퓨터 장비를 지나치게 오래 사용해서 생기는 "유사 ADD" 아
이가 포함된다.

다. ADHD 전문가를 포함하여 여러 의사가 ADHD라고 진단했다. 아이는 각성제 애더럴을 처방받았다.

그러나 클로에는 뇌가 발달하는 아이에게 각성제를 처방하는 것이 못마땅했다. 아주 어린 동물에게 리탈린을 주면 장기적으로 우울증 비슷한 증상이 나타나는 것으로 관찰되었다.[60] 이런 처방약은 아이가 집중하도록 훈련시키는 것이 아니므로 약을 끊으면 문제가 되돌아온다.

클로에는 다른 대안을 찾았다. 그러던 중 모든 종류의 발달 문제를 겪는 아이들을 돕는 치료 센터 키즈 카운트Kids Kount에 대해 알게 되었다. 언어병리학자 안드레아 포인터Andrea Pointer가 작업치료사 섀넌 모리스Shannon Morris와 함께 설립한 키즈 카운트는 일스를 사용하여 200명의 아이들을 치료했다. 그레고리는 일스를 매주 두 번, 석 달에 걸쳐 사용했다. 그러자 그의 ADHD가 호전되었다. 듣기 치료는 그의 문제에 맞게 처방되었다. 먼저 낮은 주파수로 골 전도를 활성화하여 전정기관을 자극하고 부교감신경계를 켬으로써 그를 차분하게 하고 "땅에 뿌리박도록" 했다.

"그가 듣는 동안 일스의 동작과 균형, 시각적 요소를 더하자 그가 주목하는 능력이 확연히 좋아졌습니다." 포인터가 말했다. "동작은 동기부여와 주의에 핵심 요소인 도파민을 생성하도록 합니다. 그러므로 우리는 처방약이 주는 천연 화학물질 반응을 그에게 일으킨 셈입니다."[61]

나는 클로에에게 무엇이 변했는지 물었다. "차분함이에요! 2주 반이 지나자 차분함이 나타났습니다. 가장 큰 차이는 그가 수업 시간에 가만히 앉아서 듣고 지시를 따르게 되었다는 점입니다. 엄청난 변화였어요. 전반적으로 충동성이 한결 덜해졌습니다. 행동하기 전에 멈춰서 자신이 무엇을 하려는지 생각했습니다."

그레고리에게 일스를 하도록 한 것 말고도 클로에가 바꾼 것이 또 있었다. 그녀는 아이가 글루텐과 설탕이 들어간 음식에 몹시 민감하다는 것을 알아챘다. "아들에게 설탕을 주는 것은 코카인을 주는 것과 같아요." 설탕은 그를 한층 더 과민하게 만들었다. 2013년 하버드 연구는 설탕이 아주 많이 들어간 음식,[62] 특히 가공식품이 실제로 코카인이 영향을 주는 뇌 부위를 켠다는 것을 보여주었다. 그는 설탕을 끊고 전반적인 뇌세포 건강을 증진하면서, 주의 회로를 자극하고 훈련시키는 일스도 같이 사용했다.

"일스를 하고 먹는 것에 조심하면서 아들에게 확연한 변화가 일어났습니다." 클로에의 말이다. 그가 일스에서 얻은 도움과 식단 변화로 얻은 도움을 구별하기는 쉬웠다. 식단을 조절하지 않으면 퇴행이 거의 곧바로 나타났다. 일스로 인한 향상은 느리고 꾸준해서 그레고리가 일스를 오래 사용할수록 규칙적으로 사용하지 않아도 잔류 효과가 오래 지속되었다. 그가 매일 훈련하다가 일스 없이 지내면 오래된 행동들이 다시 돌아오기까지 차분함이 나흘 정도 이어졌다. "이제 학교에서 보낸 통지문에 이렇게 쓰여 있어요. '그레고리가 오늘도 잘 지냈어요!' 이제 학교에서 잘 지내고, 더 이상 일스를 규칙적으로 사용하지 않아도 됩니다. 일 년에 한두 차례 힘을 얻으려고 사용하는 정도죠."

소리 치료 이해에 새롭게 기여하다

론 민슨은 알프레드 토마티스의 이론들을 보강하고 특히 주의력과 관련하여 소리 치료가 어떻게 작동하는지에 관한 중요한 혼란을 해결했다.

대부분의 뇌 과학자들은 주의력이 "고차적인 피질 기능"이라고 생각했다. 즉, 뇌의 얇은 바깥층에서 처리된다고 보았다. 뇌의 '꼭대기'에 있는 전두엽이 목표를 세우고 과제를 달성하고 보다 추상적인 사고를 행하도록 하는 것으로 오랫동안 알려져왔다. 전두엽은 주의력을 유지하는 데도 필요하다. 신경과학자들은 주의력에 애를 먹는 것이 전두엽의 문제 때문이라고 추정했다. 뇌 스캔으로 주의력이 더 나은 사람들보다 ADHD가 있는 사람의 전두엽 크기가 작다는 것이 밝혀짐으로써 이런 추정이 힘을 얻었다.[63]

민슨이 혼란 해결에 도움을 준 것은 이것이다. 소리 치료에서 신호는 전두엽으로 곧바로 가지 않는다. 감각 입력 처리에 관여하는 피질 아래의 여러 피질하 영역으로 간다. 그렇다면 그것은 어떻게 주의력을 향상시키도록 도울까?

소리 치료는 위의 그림에 표시된 모든 피질하 영역을 자극함으로써 주의력 문제를 바로잡을 수 있다.

피질하 영역은 소리 치료 때 맨 먼저 자극된다. 특히 동작과 결합할 때 효과적이다. 최근 뇌 스캔 연구로 ADHD인 사람은 (생각과 동작의 **타이밍**을 섬세하게 조율하고 균형에 관여하는) 소뇌의 부피가 줄어드는 것으로 밝혀졌다. ADHD가 악화될수록 소뇌의 크기는 더욱 줄어든다.[64] 하지만 호전되면 커진다. 자신의 차례를 기다리지 못하거나 대답을 불쑥 내뱉는 ADD 아이는 행동의 **타이밍**을 조절하는 데 애를 먹는 경우가 종종 있다. 토마티스의 듣기 치료와 일스는 소뇌에 연결된 전정계는 물론 소뇌에도 영향을 준다. 일스가 행하는 균형 훈련을 더하면 소뇌를 한층 더 자극한다.

소리 치료에서 음악은 긍정적 보상(우리가 무언가를 성취했을 때 쾌락을

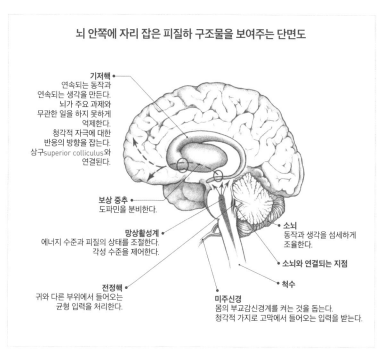

뇌 안쪽에 자리 잡은 피질하 구조물을 보여주는 단면도

기저핵
연속되는 동작과
연속되는 생각을 만든다.
뇌가 주요 과제와
무관한 일을 하지 못하게
억제한다.
청각적 자극에 대한
반응의 방향을 잡는다.
상구superior colliculus와
연결된다.

보상 중추
도파민을 분비한다.

망상활성계
에너지 수준과 피질의 상태를 조절한다.
각성 수준을 제어한다.

전정핵
귀와 다른 부위에서 들어오는
균형 입력을 처리한다.

미주신경
몸의 부교감신경계를 켜는 것을 돕는다.
청각적 가지로 고막에서 들어오는 입력을 받는다.

소뇌
동작과 생각을 섬세하게
조율한다.

소뇌와 연결되는 지점

척수

소리 치료로 조절되는 ADD와 ADHD의 피질하 영역

안겨주는)을 처리하는 뇌 부위와 주목하는 일에 관여하는 피질 부위인 섬엽 사이의 연결을 켜고 강화한다.[65] 이런 사실은 2005년에야 신경과학자 비노드 메넌과 대니얼 레비틴이 fMRI 스캔을 사용하여 밝혀냈다.

음악과 동작으로 전정계를 자극하면 전정계는 마찬가지로 주의 회로의 일부인 또 다른 피질하 영역 기저핵으로 신호를 보낸다. ADHD인 사람은 기저핵이 작다.[66] 일반적으로 기저핵은 뇌가 주요 과제와 무관한 일을 하지 못하게 억제함으로써 집중력을 유지시킨다.[67] 한 가지 일에 집중하려면 다른 일에 주목하려는 유혹을 억제해야 한다. 또한 기저핵의 활동성이 둔화되면 행동이 앞서는 경향이 생겨서 과잉행동과 산만함

이 나타날 수 있다.[68]

귀와 미주신경의 감각 경로는 직접적으로 연결된다. 민슨과 포인터가 설명한 대로 소리 치료는 귓속 통로와 고막에 맞닿아 있는 미주신경을 자극한다.[69] 스티븐 포지스는 미주신경에 많은 가지들이 있음을 보여주었다. 우리는 그것이 어떻게 부교감신경계를 켜서 사람을 안정시키는지 설명했다. 이는 주의력 문제와 발달 문제가 있는 아이들에게 특히 중요하다. 이런 아이들은 대단히 불안해서 싸움-도주 반응을 자주 보이기 때문이다. 그러나 미주신경에는 다른 측면도 있다. 포지스가 "똑똑한 미주신경"이라고 부르는 것으로, 우리로 하여금 면밀하게 주목하고 소통하고 학습을 준비하도록 한다. 적절한 소리 치료로 미주신경을 자극하면 많은 음악 애호가들이 아는 차분하고 초점이 잡힌 상태가 될 수 있다.

음악이 자극하는 또 하나의 피질하 영역은 망상활성계이다(3장을 보라). 망상reticular이라는 말은 그물이나 연결망과 비슷하다는 뜻으로 이곳의 신경세포들이 서로 짧게 연결된 모습이 그물을 닮았다. 망상활성계는 뇌간에 위치해 있다. 모든 감각에서 들어오는 입력을 받고 정보를 처리하여 각성 수준과 주의 수준을 결정한다. 아침에 알람시계가 울리면 망상활성계가 작동하여 피질을 깨운다. 이곳이 "높게" 켜지면 각성이 덜 된 사람, 예컨대 자주 몽롱한 상태에 있는 ADD인 사람을 깨울 수 있다. 바닥에서부터 피질에 전원을 켠다.

피질하 영역은 귀에서 들어오는 신호를 가장 먼저 받는 곳이다. 여기에 문제가 있어서 들어오는 감각을 처리하지 못하면 청각피질이 활동에 필요한 강력하고 명료한 신호를 받지 못한다. 그러나 민슨은 주목하려고 더 열심히 노력하면 어느 정도는 만회된다고 주장한다. (우리는 앞에서 이렇게 피질을 사용하여 피질하 활동을 수행하는 예를 보았다. 존 페퍼는 의식적 걷기 기법으로 전두엽을 사용하여 기저핵이 하는 일을 했다.) 문제는 이런 과정이 극심한 피로감을 일으킨다는 것이다. 론은 이렇게 말했다. "피질하 영역이 제대로 조직되지 않으면 피질하 기능을 수행하기 위해 피질이 갖고 있는 모든 자원을 다 써야 한다. 우리가 하는 일은 피질하 영역을 공략해서 뇌의 조직을 바닥에서부터 개선하는 것이다." 이런 탁월한 통찰은 비단 ADD와 ADHD를 겪는 사람뿐만 아니라 피질하 문제와 연관되는 학습 장애, 감각 문제, 자폐 스펙트럼으로 고생하는 많은 아이들에게도 적용된다.

편람에 나오지 않는 장애: 감각 처리 장애

내가 '태미'라고 부를 아이는 생후 1개월에 극도로 신경질적이 되어 엄마 젖을 물려고 하지 않았다. 아주 가끔 물려고 하면 구역질하고 삼키지 못하고 캑캑거리기 시작했다. 계속해서 울고, 젖을 먹고 나서도 자지 않고, 낮잠도 안 자고, 차분하지 않았다. 몸무게가 늘지 않아 손으로 건드리는 것도 견디지 못했다.

태미의 소아과의사는 성급하게 역류라는 진단을 내렸다. 아이가 음식물을 삼키면 위에서 장으로 내려가지 않고 위산과 섞여 식도로 다시 올라와 산 화상acid burn을 일으킨다는 뜻이다. 의사가 처방약을 주었지만 듣지 않자 아이를 입원시켜 여러 침습적 검사를 실시했다. 작은 가위가 든 튜브를 입을 통해 소화관으로 내려보내 식도와 위장, 소장의 일부를 잘라냈다. 검사 결과 모두 정상으로 나왔다. 그러자 의료진은 코로 급식관을 삽입하여 위장에 연결했는데 불편이 이만저만이 아니었다. 태미는 계속해서 뜯어냈다. 위장병전문의가 어머니에게 말했다. "급식관을 자꾸 뜯거나 젖병을 물지 않으면 유일한 대안은 수술을 통해 관을 복부 앞쪽에 이식하는 방법입니다." 이렇게 해서 수술 날짜가 잡혔다.

태미는 사실 위장관 문제가 아니라 감각 처리 장애였다. 그런 아이들은 (마치 입력되는 감각의 볼륨을 제어하는 능력이 없는 듯) 많은 감각을 지나치게 강렬하게 느끼고, 다른 감각들로 들어오는 정보를 뇌가 통합하지 못한다. 배앓이 하는 아이를 포함하여 먹는 것에 문제가 있는 아이들은 사실 감각 처리 문제로 예민해진 것이다. 이런 문제는 에드거 앨런 포Edgar Allan Poe가 1839년에 쓴 단편 「어셔 가의 몰락The Fall of the House of Usher」에서 완벽하게 포착되었다. 소설의 화자는 로더릭 어셔가 경험하는 질환을 이렇게 설명한다.

로더릭은 자신의 병의 성격에 대한 소견을 다소 장황하게 밝혔다. 체질과 가족력에 따른 것이라고 말했다. …… 그는 감각이 병적으로 예민해서 고통 받고 있다고 했다. 가장 맛없는 음식만이 그럭저럭 넘어간다고 했다. 특정한 천으로 된 옷만 입을 수 있고, 꽃향기는 종류를 막론하고 모두 답답하고, 아주 희미한 불빛에도 눈이 따갑다고 했다. 그리고 특정한 소리, 현악기에서 나는 소리만이 자신을 겁박하지 않는다고 했다.

로더릭이 일부 **특정한 소리**는 견딜 수 있다는 것에 주목하자. 나중에 이 문제를 살펴보겠다.

태미의 의사가 진단을 제대로 못한 이유 하나는, 감각 문제는 증상이 주관적인데 아기들은 자신의 경험을 전달할 말을 못 하기 때문이다. 감각 문제가 먹는 문제로 나타나는 이유는 먹는 것이 그저 음식을 섭취하는 것뿐만 아니라 **감각 정보**를 처리하는 것이기도 하기 때문이다. 먼저 유아는 시각적으로 거대하게 아른거리는 가슴을 본다. 그런 다음 젖이 나오는 엄마 몸의 독특한 냄새를 맡는다. 촉각을 통해 입으로 망울진 젖꼭지를 느끼고 뺨으로 가슴을 느낀다. 이어 모유의 질감을 느끼고, 마지막으로 달콤한 맛을 느낀다. 따뜻한 모유가 입을 통해 위로 내려가는 것을 경험한다. 유아는 이 모든 감각을 동시에 처리해야 한다. 발달하는 뇌는 이런 복잡한 통합을 처음으로 해내야 한다! 신비로운 액체가 몸 안으로 들어가면 만족감을 일으키고 위장관이 수축하고 가스가 차오르면서 갑작스러운 경련이 일어난다. 가스를 방출해야 비로소 편안해진다.

감각 처리 장애가 있는 아이는 안과 밖에서 이런 감각들이 쏟아지는 것을 경험한다. 1979년에 진 에어스Jean Ayres가 감각 통합 문제를 기술한 고전에 보면 이렇게 나온다. "감각은 '뇌를 위한 음식'이라고 생각할 수 있다.[70] 몸과 마음을 지휘하는 데 필요한 지식을 제공한다. …… 음식이 몸에 영양분을 공급하려면 소화되어야 한다. …… 그러나 제대로 조직된 감각 과정이 없다면 감각은 소화되어 뇌에 영양분을 공급할 수 없다." 폴 마돌의 언어로 하자면 서투르게 조직된 감각 과정은 세상으로부터 적절하게 **우리를 보호**할 수 없다.

과민해서 엄마 젖도 빨지 못하는 아이가 병원에 보내져서 바늘과 관이 몸 여기저기를 헤집고 다니는 경험을 상상해보자. 태미처럼 과민한 감각 처리 장애가 있는 아이는 위장관 문제로 온 아이보다 더 많은 검사를 받는다. 항상 검사 결과가 문제없는 것으로 나오기 때문에 다른 검사를 받아야 한다. 예민한 아이에게 이보다 더 오싹하고 소름끼치고 트라우마를 안겨주는 경험이 또 있을까?

그런데도 의사는 이것을 생각하지 못했다. 왜냐하면 불행히도 감각 처리 장애는 정신의학 편람이나 진단 편람에 나오지 않기 때문이다.

태미가 7개월이 되었을 때 덴버에 있는 루시 밀러Lucy Miller의 STAR 센터에서 치료를 받기 시작했다. STAR는 '감각 치료와 연구Sensory Therapies and Research'의 줄임말이다. 론 민슨과 손잡고 클리닉은 아이에게 20회의 소리 세션을 시작했고, 아울러 골 전도 치료, 동작과 감각을 활용한 전통적인 작업 치료를 여러 차례 실시했다. 예컨대 피부를 붓으로 쓸어서 촉각 자극을 가하고, 관절을 부드럽게 눌러 자신의 팔다리가 공간 어디에 있는지 더 잘 파악하도록 했다. 태미는 일주일에 세 차례 좁은 그네에서 움직이며 일스로 음악을 들었다. 이렇게 제어된 소리, 동작, 균형으로 이루어진 섬세한 "삼사의 식단"을 아이에게 제공하면 이들 통합하는 법을 배우리라 희망했다. 동시에 들어오는 감각 입력을 통합하는 일은 상구superior colliculus라고 하는 뇌간의 신경세포 다발에서 일어난다.

태미는 그네 타기를 결코 좋아하지 않았지만 "헤드폰을 쓰자 몸이 편안해졌고, 자리에 앉아서 차분하게 쳐다봤습니다." 그녀의 어머니의 말이다. "자주 잠을 잤는데 그렇게 깜빡 잠이 든 적이 한 번도 없었기에 놀랐어요."

"두 주 반 만에 확연하게 좋아진 것이 눈에 보이더군요." 태미가 젖을 찾는 일이 잦아졌고 아이의 행동이 달라졌다. 스스로를 조절하기 시작했고 차분해졌다. 아이는 이제 1학년이다. "오늘 아이는 더할 수 없이 즐거운 하루를 보냈습니다. 외향적이고 사랑스럽고 똑똑한 아이예요. 자기보다 두 학년 위 수준으로 읽습니다. 아이의 향상은 파격적이었고 지속적으로 이어졌습니다. 먹는 음식도 많고, 질감은 문제가 되지 않는 것 같아요. 자신의 피부에 편안함을 느낍니다." 태미는 나중에 커서도 포가 창조한 인물인, 과도하게 흥분하고 원초적이고 고립된 로더릭 어셔 같은 사람은 되지 않을 것이다. 내가 아는 한 태미는 신경가소적 치료를 받고 좋아진, 세상에서 가장 어린 아이다.

4. 수도승들의 수수께끼 병

음악은 어떻게 우리의 기운과 활력을 높이는가

마무리되지 않은 조각 하나가 남았다. 열여덟 살의 폴 마놀이 위안을 얻으려고 찾았던 칼카 수도원 수도승들의 수수께끼 같은 병 말이다. 토마티스가 도착했을 때 그는 70명의 축 처진 사람들을 보았다. 그는 그들이 "마치 젖은 행주처럼 방에 널브러져 있었다"라고 했다.[71] 그가 알아보니 원인은 전염병 발발이 아니라 신학적 사건이었다. 1962년에서 1965년까지 이어진 제2차 바티칸 공의회는 현대 세계의 변화에 발맞춰 교회가 나아갈 새로운 방안들을 제시했다. 그 무렵 칼카 수도원은 젊고 열성적인 수도원장이 맡게 되었는데, 공의회는 비록 그레고리오 성가를 금지하지 않았지만, 수도원장은 수도승들이 매일 여섯 시간에서 여덟 시간 노래하는 것이 쓸모없다며 폐지시켰다. 이로써 집단적인 신경쇠약이 일어났다.

수도승들은 자주 침묵 서약을 하는데, 성가가 없어지고 나니 자신의 목소리든 형제들의 목소리든 인간의 목소리로부터 전혀 자극을 받지 못했다. 그들은 고기, 비타민, 수면 부족이 아니라 소리 에너지 부족으로 굶주렸다. 토마티스는 성가를 다시 부르도록 했는데, 다들 기력이 너무 떨어져서 노래를 하지 못했다. 그래서 1967년 6월, 그는 그들에게 전자 귀에 대고 노래하고 높고 활기찬 주파수에 맞춰진 필터를 통해 본인의 목소리를 듣게 했다. 축 처진 자세가 거의 즉각적으로 달라져서 보다 꼿 꼿한 자세가 되었다. 11월까지 거의 모두가 정상으로 돌아왔다. 활기를 되찾았고, 베네딕트 수도원의 스케줄에 따라 낮에 오랜 시간 일하고 밤 에 몇 시간만 자는 생활로 돌아갔다. 베네딕트 수도승들은 "스스로에게 '힘을 불어넣기 위해' 성가를 불러왔지만 자신들이 무엇을 하고 있는지 미처 깨닫지 못했다"라고 토마티스가 말했다.[72]

많은 전통에서 음송chant은 활력을 채우는 것으로 여겨졌다. 토마티스 자신도 음송을 함으로써 하루 종일 활력을 유지했다. 그는 "커피 두 잔 마시는 것만큼 좋은 소리가 있다"라고 말했다. 덕분에 그는 밤에 겨우 네 시간만 잤다.[73]

어떤 소리가 말하는 사람과 듣는 사람 모두에게 "활력을 채우고" 정 신을 또렷하게 한다면, 어떤 소리는 말하거나 듣는 사람 모두의 "활력을 빼앗고" 지치게 만든다. (다른 문제는 없지만, 듣기에 문제가 있어서 낮게 웅얼 거리는 목소리를 내어 학생들의 기력을 떨어뜨리고 졸게 만드는 교사들이 있다.)

음송이 효과를 발휘하려면 높은 주파수를 내서 여기에 해당하는 수용 체가 많은 달팽이관을 자극해야 한다. 티베트 불교도들이 "옴" 하고 내 는 음송이 있는데, 보통은 깊고 낮은 소리로 인식하지만, 제대로 부르면 높은 배음(하모닉)을 많이 포함하여 아주 풍성한 소리가 난다. "소리에 생명력을 부여하는 것은 높은 주파수입니다." 폴의 말이다. "활기찬 낮 은 목소리에는 높은 주파수의 하모닉이 풍부합니다. 반면 높은 목소리인데 배음의 폭이 좁고 빈약하면 전혀 매력적이지 않습니다. 낮게 울리는 '옴'은 누구라도 낼 수 있지만, 높은 주파수가 없다면 단조롭게 들립니다." 수도승이 이런 소리를 완벽하게 익히는 데 수십 년이 걸릴 수 있다. 하모닉(높은 주파수)으로 채워진 '옴'은 사실상 화음이다. 높은 주파수를 증폭시키는 석조 수도원이나 아치형 돌 천장의 중세 교회에서 자신의 노래가 울려 퍼지는 것을 듣는 수도승은 거대한 전자 귀 속에 들어앉아 있는 것과 마찬가지이다. 효과는 똑같다.

그레고리오 성가는 활력을 부여하기만 하는 것이 아니다. 동시에 정신을 차분하게 가라앉히는 효과도 있다. 그래서 폴은 자주 듣기 세션의 마무리로 그레고리오 성가를 틀어준다. 그가 틀어주는 성가는 높은 주파수를 강조하다가 낮은 주파수를 강조하기를 재빨리 번갈아가는 식으로 수정된 것이어서 중이 체계를 훈련시키는 효과도 있다. 그럼에도 소리의 전체 스펙트럼을 다 포함하고 있어서 차분하게 굳건하게 하는 효과를 강화한다.

성가의 리듬은 평온하고 스트레스 없는 사람의 호흡과 일치하므로 즉각적으로 진정시키는 효과가 있다. 동조entrainment에 의한 것이다. 동조는 물결이 교차할 때 서로서로 영향을 미치듯 하나의 리듬이 다른 리듬의 주기에 영향을 미쳐 결국에는 일치하거나 근접하는 것을 말한다.*

뇌가 음악으로 인해 자극되면 뇌의 신경세포가 음악에 동조하여 완벽한 일치를 보이며 발화하기 시작한다는 것이 뇌 스캔 연구로 확인되었다. 이런 일이 일어나는 것은 뇌가 세상과 연결되도록 진화하면서 귀가 변환기의 역할을 하기 때문이다. 변환기는 어떤 형태의 에너지를 다른 형태로 바꾼다. 예를 들어 스피커는 전기 에너지를 소리 에너지로 바꾼다. 귓속의 달팽이관은 외부의 소리 에너지 패턴을 뇌가 내부적으로 사용할 수 있는 전기 에너지 패턴으로 바꾼다. 에너지 형태가 바뀌어도 파동 패턴에 담긴 정보는 그대로 보존될 때가 많다.

신경세포가 음악과 일치하여 발화하므로 **음악은 뇌의 리듬을 바꾸는 방법이다.** 소리 신경가소성의 전문가인 노스웨스턴 대학의 니나 크라우스Nina Kraus와 실험실 동료들은 모차르트가 작곡한 세레나데에서 음파를 녹음했다.[74] 그들은 또한 모차르트의 음악을 피험자에게 들려주면서 그의 두피에 전자 센서를 부착하여 뇌파를 기록했다. (뇌파는 수백만 개의 신경세포가 함께 작동하면서 일으키는 전기적 파동이다.) 그런 다음 뇌파 발화 패턴을 확인했다. 놀랍게도 모차르트 음악의 음파와 그것이 유발한 뇌파가 똑같이 보였다. 심지어 그들은 뇌간에서 나오는 뇌파가 그것을 일으킨 원인인 음악과 똑같은 소리를 내는 것도 확인했다!**

신경세포의 동조는 빛과 소리를 포함하여 다양한 비전기적 자극으로도 일어난다. 이런 효과를 EEG를 사용하여 확인할 수 있다. 많은 종류의 감각 자극은 뇌파의 주파수를 급격하게 바꿀 수 있다. 예컨대 광과민성 간질 환자처럼 뇌가 과도한 흥분 상태에 있는 사람이 섬광 조명(1초에

---

* 동조 현상은 1665년에 네덜란드 물리학자 크리스티안 하위헌스(Christiaan Huygens)가 발견했다. 그는 빛이 파동으로 이루어져 있다는 주장을 처음으로 한 과학자이기도 하다. 그는 두 개의 추를 엇갈리게 흔들면 시간이 흐르면서 그가 "묘한 공감"이라고 부른 현상으로 흔들리는 주기가 일치하기 시작하는 것을 보았다. 추가 움직이면서 일어나는 진동의 파동이 서로서로 영향을 미쳐서 이런 일이 일어난다. 마찬가지로 소리굽쇠를 때리면 가까운 곳에 있는 같은 주파수의 다른 소리굽쇠가 서로 붙어 있지도 않은데 진동(소리를 내기)하기 시작한다. 소리굽쇠가 진동하면 공기에 압력의 파동이 일어나고, 공기가 매개체가 되어 소리를 전달한다.

** 실험실 웹사이트 www.soc.northwestern.edu/brainvolts/demonstration.php에서 뇌가 음악에 반응하는 것을 듣고 볼 수 있다. 크라우스와 동료들은 두피에 부착된 센서로 뇌가 만들어내는 전기적 파동을 측정한 다음 증폭시키는 뇌전도 기계(EEG)로 뇌파를 녹음하여 '소리'를 들을 수 있었다. 그들은 이어 EEG에 녹음된 파동을 웨이브 파일(MP3 플레이어나 아이튠스로 음악을 들을 때 사용하는 파일과 아주 비슷한)로 편집했다.

10회 깜빡거리는)에 노출되면 수많은 신경세포들이 일제히 발화된다. 그러면 발작을 일으키고 의식을 잃고 걷잡을 수 없이 몸을 뒤튼다. 음악도 이런 발작을 일으킬 수 있다.[*]

　동조는 무척 확연하게 나타난다. 사람들을 EEG에 연결하고 초당 2.4비트의 왈츠를 들려주면 뇌파의 지배적인 주파수가 초당 2.4회로 스파이크를 일으킨다.[75] 사람들이 괜히 노래의 비트에 맞춰 몸을 흔드는 것이 아니다. 운동피질을 포함하여 뇌의 상당 부분이 비트에 동조되는 것이다. 동조는 사람들 사이에서도 일어난다. 음악가들이 모여 즉흥 연주를 하면 서로의 뇌파가 동조되는 현상이 나타난다. 2009년 심리학자 울만 린덴베르거Ulman Lindenberger와 동료들은 아홉 쌍의 기타리스트를 EEG에 연결하고 재즈를 함께 연주하도록 했다.[76] 각각의 쌍의 뇌파가 동조하기 시작하면서 지배적인 신경세포 발화율이 일치했다. 음악가들이 "함께 그루브를 탄다"라는 것이 바로 이것이다. 그러나 연구를 보면 동조는 음악가들 사이에서만 일어난 것이 아니었다. 개별 연주자들의 뇌 여러 부위들도 함께 동조하는 현상이 나타났다. 뇌의 전반적인 부위, 더 넓은 부위가 지배적인 주파수를 보였다. 결국 앙상블에서 함께 연주하는 음악가들뿐만 아니라 각 연주자의 뇌 속 신경세포의 앙상블도 동료 음악가의 뇌 속의 신경세포 앙상블에 맞춰 연주하는 것이다.

　수많은 뇌 질환이 뇌가 리듬을 잃고 엇박자로, 즉 "비리듬적으로" 발화하면서 일어나는 것이므로 음악 치료는 이런 질환에 특히 유망하다.

---

[*] 올리버 색스는 과학 문헌에서 찾아낸 매일 아침 8시 59분만 되면 발작을 일으키는 남자의 사례를 소개한다. 알고 보니 BBC 9시 뉴스 바로 전에 나오는 교회 종소리가 원인이었다. 특정한 그 주파수의 소리만 발작을 일으켰다. O. Sacks, *Musicophilia: Tales of Music and the Brain* (New York: Alfred A. Knopf, 2007), p.24n(올리버 색스, 장호연 역, 『뮤지코필리아』, 알마, 2012).

음악 치료에 사용되는 리듬은 뇌를 "박에 맞게" 회복시키는 비침습적인 방법이 된다. 크라우스와 다른 과학자들은 한때 가소성이 없다고 여겨 졌던 피질하 영역이 실은 상당히 신경가소적이라는 것을 보여주었다.[77]

신경세포 활동 리듬과 정신적 상태 사이에는 상관관계가 있다. 예를 들어 잠을 잘 때 EEG에 나타나는 지배적인 리듬(가장 진폭이 큰 뇌파)은 초당 1에서 3회 발화하는(1~3헤르츠) 뇌파이다. 깨어 있거나 차분하고 초점이 잡힌 상태에서는 뇌파의 주파수가 올라가서 12헤르츠에서 15헤르츠이다. 문제에 집중하고 있을 때는 15헤르츠에서 18헤르츠가 지배적이고, 고민하거나 초조할 때는 20헤르츠까지 올라간다. 일반적으로 뇌의 리듬은 외부 자극, 각성 수준, 의식적 의도(문제에 집중하거나 잠을 자러 가는 등) 같은 여러 요소들의 조합으로 결정된다. 뇌 안에는 지휘자처럼 이런 리듬의 타이밍을 정하는 "속도 조절기"가 여럿 존재한다. 그러나 우리는 신경가소적 훈련을 통해 뇌의 리듬을 어느 정도 제어할 수 있다. 뉴로피드백(부록 3을 보라)은 뇌의 리듬이 엇나간 사람에게 그것을 제어하도록 훈련시킨다. 그러므로 주의력 문제나 수면 장애, 혹은 전반적으로 요란한 뇌로 고생하는 사람에게 도움이 된다.

그러나 이것은 소리 치료가 아니다. 직접적으로 리듬에 초점을 맞추는 소리 치료는 "상호작용적 메트로놈"이라고 불리며 나는 그것으로 주목할 만한 결과를 보았다. 뇌는 자체적인 내부 시계가 있는데, 몇몇 아이들의 경우 이것이 엇나간다. 어떤 아이들의 시계는 너무 빠르게 돌아가서 감각 자극에 "지나치게 빨리 반응"한다. 다른 사람을 방해하고 충동적이고 짜증을 내고 배려심이 없어 보이지만, 그들의 문제는 사실 타이밍에 있다. 어떤 아이들은 동기부여를 받지 못하고 사회적으로 지적으로 "느리게" 보이는데, 그들의 문제도 타이밍이다. 내부 시계가 너무 느리게 돌아가서 일어나는 문제이다. 듣는 법과 소리에 반응하는 법을 배움으로써 시계를 "박자에 맞도록" 돌려놓으면 몰라보게 좋아질 수 있다. 갑자기 기민해지고 시간이 딱 맞는 것처럼 보인다.

"귀는 뇌에 연결된 배터리"라는 토마티스의 격언은 피질에 "에너지를 채우는" 귀의 힘을 요약하고자 그가 사용한 말이었다. 그는 당시의 과학을 동원하여 이것이 어떻게 가능한지 설명하려고 애썼지만 주로 사변적인 설명이었다. 내가 제안하는 모델에서는 치료 음악의 신경자극이 망상활성계를 재설정한다. 그래서 사람들은 듣기의 첫 단계에서 잠을 많이 자고, 그러고 나면 활기를 되찾는다. 그러나 대니얼 레비틴과 비노드 메넌이 입증했듯이 음악이 기분을 끌어올리는 또 하나의 이유는 뇌의 보상 중추를 켜서 노파민 분비를 증가시키고 이것이 다시 쾌락과 동기부여를 증가시키기 때문이다. 레비틴은 이렇게 썼다. "음악 청취의 보상과 강화 측면은…… 도파민 수치 증가에 따른 것으로 보인다. …… 현재의 신경심리학 이론들은 긍정적인 기분과 감정을 도파민 수치 증가와 연관시켜서 설명한다. 그래서 새로 개발되는 많은 항우울제가 도파민 체계에 작용하는 것이다. 음악은 확실히 사람들의 기분을 좋게 만드는 수단이다."[78]

나는 소리 자극이 뇌 문제를 겪는 사람들의 기운을 북돋우는 또 하나의 이유로, 그들은 뇌 부위가 제대로 연결되지 않아(예컨대 자폐증에서 보았듯이) 신경세포 발화가 어긋난 점을 들고 싶다. 동기화同期化되지 않은 뇌는 요란한 뇌로 무작위적인 신호를 내보내고 항상 에너지를 낭비한다. 과도하게 활동하고 제대로 하는 일은 없어서 사람을 피곤하게 만든다. 음악은 동조를 통해 뇌를 다시 동기화시켜 신경세포가 함께 발화하

스스로 치유하는 뇌

도록 한다. 그 결과 한층 효율적인 뇌가 된다.

  요가에도 관심이 많던 알프레드 토마티스는 좋은 듣기, 말하기, 활력이 모두 똑바른 자세와 밀접하게 연관되어 있다고 믿었다. 활력이 있으면 대체로 더 똑바른 자세를 취하게 된다. 가슴을 부풀려 깊은 호흡이 가능해진다. 우리는 이런 수직적인 움직임을 동물에게서도 본다. 개들은 흥분하면 생기가 돌고 똑바른 자세를 한다. 귀를 쫑긋 세우고 적극적인 듣기 자세를 취하기도 한다.

  음악이 일반적으로 자세를 활성화시키는 효과는 근력 저하로 태어나 자세가 늘어지는 다운증후군 아이들에게서 볼 수 있다. 근육긴장이 떨어지면 말하는 데 문제가 있을 뿐 아니라 자세가 구부정해지고 침을 흘리는 습관도 생긴다. 폴은 수동적 듣기를 사용하여 긴장이 떨어진 중이 근육에 해당하는 뇌 회로를 훈련시킴으로써 많은 다운증후군 아이들의 듣기를 향상시켰다. 이뿐만 아니라 몸 전체에 걸쳐 근육긴장을 더 좋아지게 해서 자세를 바로잡도록 했고, 그 결과 뇌에 더 많은 산소가 공급되어 호흡도 좋아졌다. 침 흘리는 습관이 좋아지거나 멈추었고, 말도 좋아졌다. 이런 모든 효과로 아이는 보다 집중적이고 기민해지고 표정도 확연히 밝아졌다.

  태아 알코올 증후군(산모의 임신 중 과음으로 인해 뇌 손상과 정신 지체를 보이는 소아 질환) 치료의 전문가 킴 바델Kim Barthel은 토마티스로부터 부분적으로 영감을 받아 수정된 음악을 녹음해서 사용했다. 이것을 "치료적 듣기"라고 불렀다. 그 결과 이런 아이들의 활력과 각성 수준, 언어 처리, 기억력, 주의력, 청각적 민감도가 좋아졌다.

  토마티스가 음악의 자극제 효과를 사용한 두드러지는 예를 소개하자면, 그는 유명한 외과의 와일더 펜필드로부터 좌반구 절제 수술을 받은 후 간질 발작이 일어나 목숨을 위협받았던 한 아이를 도왔다. 수술 후에 아이는 거의 말을 하지 못했고 오른쪽 몸이 마비되었다. 열세 살 때 아이가 토마티스를 찾아왔다. 다년간 언어 치료를 받았는데도 아이는 무척이나 어렵게 아주 천천히 말했고, 주의 지속시간이 대단히 짧아서 학업 수행에 지장을 주었다. 토마티스는 아이를 전자 귀에 연결시키고 남은 우반구에 소리로 자극을 가했다. "음악을 들려주고 몇 주 지나자 오른쪽 몸의 활동이 효율적으로 되었고 굳건하게 확립되었다. 말이 음색의 질과 리듬을 되찾았다. 아이는 이제 잘 조절된 목소리로 정상적으로 스스로를 표현했다. 치료를 시작했을 때 따분하고 생기 없는 목소리와는 완전히 달랐다. …… 우리의 환자는 차분하고 개방적이고 쾌활해졌다."[79] 토마티스는 소리 치료가 남아 있는 반구를 깨운 것이라고 믿었다.

소리는 중증 외상성 뇌 손상으로 만성 피로를 느끼는 사람을 도와 활력을 충전하고 잃어버린 정신 능력을 되찾도록 하기도 한다. 스물아홉 살 여자 미러벨은 덴버 근처의 산으로 차를 몰고 있었다. 그녀가 고가도로 아래를 돌 때 18륜 견인 트레일러가 과속으로 내려오다가 브레이크를 놓쳐 다리에서 떨어져서 그녀의 차에 내려앉았다. 그녀는 심각한 외상성 뇌 손상을 입었다. 장애자가 되어 직장을 잃었고, 관습적인 치료와 약을 다 써봤지만 여전히 인지 장애와 과민함에 시달렸다. 그녀는 더 이상 읽지 못했고, 혹독한 기억력과 두통, 우울증, 무엇보다 걷잡을 수 없는 피로를 느꼈다. 미러벨의 말이다. "의사가 말하기를 회복의 첫 세 달이 결정적이라고 하더군요. 그 이후에는 뚜렷한 치유가 일어나지 않는다고 했습니다." 진전 없이 4년이 흘렀다. 그녀는 우연히 론 민슨의 강의를 들었다. 뇌가 손상되면 발달 장애 아이들처럼 기력이 떨어지고 수면, 주의력, 감각, 인지에 문제가 생긴다는 것을 알게 되었다. 일스를 사용한 첫 달에 미러벨은 음악을 듣는 대부분의 시간에 잠을 잤다. 한 달이 지나자 활기를 되찾았고 인지적 솜씨가 되돌아왔다. 그녀는 대학에 가서 과학을 공부했고, 경쟁이 대단히 심한 언어병리학 프로그램에 들어갈 수 있었다.

불가피하게 이런 질문이 떠오른다. "왜 모차르트일까?"

시술자에 따라서는 다른 작곡가와 다른 형식의 음악을 사용하기도 하지만, 대부분의 토마티스 시술자들은 모차르트를 고수한다. 특히 바이올린 곡을 좋아하는데, 높은 주파수가 가장 풍부하게 담긴 소리를 내는 악기이고 귀에 편안하게 들리는 연속적인 소리를 내기 때문이다. 토마티스는 모차르트의 젊은 시절 곡들이 구조적으로 단순하고 아이들에게 더 적합해서 선호했다. 폴이 이렇게 말했다. "처음에 토마티스는 모차르트의 곡만 사용하지 않았어요. 파가니니, 비발디, 텔레만, 하이든을 사용했죠. 하지만 점차 자연선택에 의해 우리는 모차르트만 사용하게 되었습니다. 모차르트는 모두와 어울립니다. 활기를 주고 자극하면서 편안하게 만드는 효과도 있어요. 나는 모차르트 음악이 감정을 조절하는 것처럼 보입니다."

폴이 말을 이었다. "모차르트는 다른 어떤 작곡가보다도 경로를 준비시키고, 신경계와 뇌의 밑바탕을 마련하고 뇌를 배선시키고, 언어 습득에 필요한 리듬, 선율, 흐름, 운동감을 뇌에 제공합니다. 모차르트는 아주 어려서부터 음악 연주를 시작했고, 다섯 살에 놀랄 만큼 복잡한 곡을 썼습니다. 그는 아주 어릴 때 자신의 뇌에 음악의 언어를 배선했기 때문에 그의 언어인 독일어의 리듬이 큰 영향을 미치지 않았습니다. 토마티스는 이것이 모차르트 음악이 보편적인 이유라고 생각했습니다. 특정 언어의 흔적을 보이지 않습니다. 라벨에게는 프랑스어의 흔적이, 비발디에게는 이탈리아어의 흔적이 남아 있는 것과 다르지요. 모차르트는 문화적 리듬, 언어적 리듬을 초월하는 음악입니다."

"모차르트는 우리가 찾을 수 있는 언어 이전의 재료 가운데 최고입니다. 몇몇 사람들 생각처럼 아이들을 더 똑똑하게 만드는 것과는 무관합니다. 운율, 그러니까 말의 음악적 부분, 말의 감정적 흐름이 보다 쉽게 나오도록 도와주는 것이죠. 그래서 모차르트가 좋은 어머니인 것입니다! 어머니의 목소리와 똑같이 하면서도 어머니의 목소리는 개성이 들어가지만, 모차르트는 인류학 연구들이 보여주듯 모든 연령, 인종, 사회적 집단에 보편적으로 작용하니까요."[*]

토마티스는 동료 의사들보다 지나치게 앞서간 나머지 "비의료적 행위"를 하여 직업의 명예를 실추시킨 돌팔이로 묘사된 경우가 너무도 많았다. 어안이 벙벙한 동료들은 의사가 소리를 귀에 흘려보내 뇌 문제를 고칠 수 없다고 주장했다. 그런데도 그는 겁을 집어먹기는커녕 오히려 토마티시즘으로 맞서며 실은 뇌가 귀에 붙어 있는 부속물이지 그 반대

---

[*] 토마티스, 폴, 일스 등이 개별적으로 치료에 사용해온 수정된 모차르트 음악은 1990년대 언론 매체에 소개된, 어머니가 아이에게 필터링되지 않은 모차르트를 들려주면 아이의 지능지수를 높일 수 있다는 주장과는 구별되어야 한다. 이런 주장은 어머니와 아기를 상대로 한 연구에 바탕을 둔 것이 아니라 대학생들이 모차르트를 하루 10분 듣고 공간 추리 시험을 치렀더니 더 높은 점수가 나왔다는 연구에 따른 것이다. 그것도 10분에서 15분만 지속된 효과이다! 과대선전을 제외하면 고트프리트 슐라우그(Gottfried Schlaug), 크리스토 판테브(Christo Pantev), 로렐 트레이너(Laurel Trainor), 실뱅 모레노(Sylvain Moreno), 글렌 쉘렌버그(Glenn Schellenberg)의 각각의 연구에 따르면 악기를 배우는 것과 같은 지속적인 음악 훈련이 뇌 변화로 이어져서 언어 솜씨와 산수 솜씨가 좋아지고 지능지수를 약간 높일 수도 있다고 한다.

가 아니라고 말했다. 엄밀히 보자면 그의 말이 옳았다. 평형포statocyst라고 하는 원시적인 전정기관이 뇌보다 훨씬 앞서 진화했다.

알프레드 토마티스는 2001년 크리스마스에 죽었다. 그는 오늘날 우리가 보고 있는 피질하 영역에 대한 폭발적인 이해를 보지 못했다. 이 같은 이해는 그가 놀라운 결과들을 어떻게 얻었는지 명확하게 밝히는 데 도움을 준다. 그렇다고 비판적인 그의 동료들을 지나치게 몰아붙여서는 안 된다. "기악 음악으로 치료"한다는 생각을 의심하는 것은 어쩌면 음악을 아름다움, 여가와 연관 짓고 병을 통증, 고통과 연관 짓는 우리의 사고 습성에서 비롯된 것일 수도 있다. 음악의 효과는 확실히 예술 형식으로서 음악이 갖는 독보적 특징과 연관되어 있다. 에두아르트 한슬리크Eduard Hanslick가 1854년에 『음악적 아름다움에 대하여Vom Musikalish-Schönen』라는 책에서 썼듯이 기악 음악은 형식과 내용이 구별되지 않는 예술이다. 우리는 특정한 악구가 무엇에 "관한" 것인지 완전히 자신 있게 말할 수 없다. "음악적 악상"(한슬리크는 선율과 리듬을 이렇게 부른다)은 무엇에 "관한" 것도 아니기 때문이다. 마네가 그린 소풍 그림은 소풍에 **관한** 것이다. 기악 음악의 아름다움은 그것이 묘사하는 바깥에서 오는 것이 아니라 음악 안에서 비롯되는 것 같다.

하지만 손에 잡히지 않고 보이지 않는 이 예술은 다른 어떤 것도 건드리지 못하는 마음의 자리에 도달한다. 사실 음악은 대단히 수수께끼이다. 시각을 청각보다 우위에 두고 "보는 것이 믿는 것"인 문화에서 음악이 어떻게 치료적 효과를 발휘하는지 구체적인 설명을 원하는 사람에게는 특히 더 그렇다. 들리는 것은 의심받기 쉽다. 목소리는 일시적이다. 사람들은 "전해들은 말hearsay"을 무시하듯 말하고 "말이야 쉽지talk is cheap" 하며 조롱한다. 소리는 에테르에 순간적으로 존재하고, 많은 사람들에게 "진실한 것, 진리, 영속적인 증거"는 물리적이고 구체적으로 볼 수 있다. 우리는 증거가 보이는 것을 좋아한다. 말 그대로 진리를 그림으로 증명하는 기하학 증거처럼 말이다.

하지만 우리가 어떤 문화에서 태어나든, 우리 모두는 어둠에서 삶을 시작하고 그 안에서 대부분의 실질적인 성장을 한다. 존재와의 첫 번째 접촉은 어머니의 심장박동 진동, 어머니의 숨소리, 단어의 뜻도 모르지만 어머니의 목소리가 만드는 음악, 그 선율과 리듬 속에서 이루어진다. 이것에 대한 갈망은 평생 우리 곁에 머문다.

1   Plato, *The Republic*, trans. Benjamin Jowett (New York: C. Scribner's Sons, 1871), bk.3, 401d[플라톤, 천병희 역, 『국가』, 숲, 2013].

2   A. A. Tomatis, *The Conscious Ear: My Life of Transformation Through Listening* (Barrytown, NY: Station Hill Press, 1991), p.2.

3   같은 책, pp.1-2.

4   T. Grandin, "Calming Effects of Deep Touch Pressure in Patients with Autistic Disorder, College Students, and Animals," *Journal of Child and Adolescent Psychopharmacology* 2, no.1 (1992): 63-72; J. Anderson, "Sensory Intervention with the Preterm Infant in the Neonatal Intensive Care Unit," *American Journal of Occupational Therapy* 40, no.1 (1986): 9-26; T. M. Field et al., "Tactile-Kinesthetic Stimulation Effects on Preterm Neonates," *Pediatrics* 77, no.5 (1986): 654-58; S. A. Leib et al., "Effects of Early Intervention and Stimulation on the Preterm Infant," *Pediatrics* 66, no.1 (1980): 83-89.

5   Tomatis, *Conscious Ear*, p.4.

6   같은 책, p.12.

7   토마티스는 나중에 카루소의 친구 세 명을 통해 이런 추정을 사실로 확인했다. 그들은 카루소가 수술로 오른쪽 귀의 청력이 손상되었기 때문에 카루소와 걸을 때는 왼쪽에 섰다고 말했다. 토마티스는 또 한 명의 위대한 오페라 가수 베냐미노 질리Beniamino Gigli를 분석하여 그도 똑같은 음역의 제한이 있음을 확인했다.

8   Tomatis, *Conscious Ear*, p.53.

9   A. A. Tomatis, "Music, and Its Neuro-Psycho-Physiological Effects. Appendix: 'The Three Integrators,'" translated by Terri Brown, presentation to the thirteenth Conference of the International Society for Music Education, London, Ontario, August 17, 1978. "세 개의 통합자" 이론은 A. A. Tomatis, *La Nuit Uterine* (Paris: Stock, 1981), pp.108-34에 나온다.

10 Tomatis, *Conscious Ear*, p.55.

11 K. Barthel, "The Neurobiology of Sound and Its Effect on Arousal and Regulation," presentation to the Integrated Listening Systems conference, Denver, CO, September 21, 2011, p.9.

12 S. W. Porges, *The Polyvagal Theory: Neurophysiological Foundations of Emotions, Attachment, Communication, Self-Regulation* (New York: W. W. Norton, 2011), p.220.

13 J. Fritz et al., "Rapid Task-Related Plasticity of Spectrotemporal Receptive Fields in Primary Auditory Cortex," *Nature Neuroscience* 6, no.11 (2003): 1216-23; J. C. Middlebrooks, "The Acquisitive Auditory Cortex," *Nature Neuroscience* 6, no.11 (2003): 1122-23.

14 오른쪽 청각 경로가 더 짧은 하나의 이유는 오른쪽 귀가 감시하는 후두의 힘을 떨어뜨리는 반회후두신경recurrent laryngeal nerve 때문이다. 이 신경은 오른쪽보다 왼쪽이 더 길다. 심장이 몸 왼쪽에 있어서 왼쪽 후두신경은 심장과 연결된 주요 혈관들을 우회해야 하기 때문이다. P. Madaule, *When Listening Comes Alive: A Guide to Effective Learning and Communication* (Norval, ON: Moulin, 1994), p.42.

15 Tomatis, *Conscious Ear*, pp.50-51.

16 같은 책, p.52.

17 Madaule, *When Listening Comes Alive*, p.11.

18 같은 책, p.73.

19 D. W. Winnicott, "Birth Memories, Birth Trauma and Anxiety" (1949), in *Through Paediatrics to Psycho-Analysis: Collected Papers* (New York: Basic Books, 1975), pp.174-93.

20 Tomatis, *Conscious Ear*, p.127.

21 같은 책.

22 1670년부터 알려져 온 사실이다. G. B. Elliott and K. A. Elliott, "Some Pathological, Radiological and Clinical Implications of the Precocious Development of the Human Ear," *Laryngoscope* 74 (1964): 1160-71.

23 B. S. Kisilevsky et al., "Effects of Experience on Fetal Voice Recognition," *Psychological Science* 14, no.3 (2003): 220-24.

24 A. J. DeCasper et al., "Of Human Bonding: Newborns Prefer Their Mothers' Voices," *Science* 208, no.4448 (1980): 1174-76.

25 A. J. DeCasper and M. J. Spence, "Prenatal Maternal Speech Influences Newborns' Perception of Speech Sounds," *Infant Behavior and Development* 9, no.2 (1986): 133-50.

26 신생아 언어와 가소성의 전문가들인 문, 라거크랜츠, 쿤은 자궁에서 어떤 언어를 접하면 그것을 알아보는 능력이 생긴다는 것을 보여주었다. C. Moon et al., "Language Experienced *in Utero* Affects Vowel Perception After Birth: A Two-Country Study," *Acta Paediatrica* 102, no.2 (2012): 156-60.

27 B. S. Kisilevsky et al., "Fetal Sensitivity to Properties of Maternal Speech and

Language," *Infant Behavior and Development* 32, no.1 (2009): 59-71.

28 Tomatis, *Conscious Ear*, p.137.

29 Madaule, *When Listening Comes Alive*, pp.82-83.

30 J. M. Dean et al., "Prenatal Cerebral Ischemia Disrupts MRI-Defined Cortical Microstructure Through Disturbances in Neuronal Arborization," *Science Translational Medicine* 5, no.168 (2013): 1-11(168ra7).

31 같은 논문.

32 "회전을 갑자기 멈추면 안진이 반대 방향으로" 일어나는 현상에 대해서는 A. Fisher et al., *Sensory Integration: Theory and Practice* (Philadelphia: F. A. Davis, 1991), p.81을 보라.

33 S. Herculano-Houzel, "Coordinated Scaling of Cortical and Cerebellar Numbers of Neurons," *Frontiers in Neuroanatomy* 4, no.12 (2010): 1-8.

34 조던이 화를 터뜨리는 모습, 폴이 그와 작업하는 모습을 여러분도 볼 수 있다. 듣기 센터의 웹사이트 http://listeningcentre.com/(캐나다식 스펠링은 centre)에 가서 페이지 하단의 링크를 따라가면 비디오 〈The Child That You Do Have〉가 있다.

35 E. Gomes et al., "Auditory Hypersensitivity in Autistic Spectrum Disorder," *Pro Fono* 20, no.4 (2008): 279-84.

36 M. Herbert and K. Weintraub, *The Autism Revolution* (New York: Ballantine Books, 2012), p.5. 또한 M. R. Herbert, "Translational Implications of a Whole-Body Approach to Brain Health in Autism: How Transduction Between Metabolism and Electrophysiology Points to Mechanisms for Neuroplasticity," in V. W. Hu, ed., *Frontiers in Autism Research: New Horizons for Diagnosis and Treatment* (Hackensack, NJ: World Scientific, 2014)를 보라.

37 M. Herbert, "Autism Revolution," presentation at Autism Research Institute Conference, Fall 2012, with slides. 프레젠테이션은 http://www.youtube.com/watch?v=LuMUE5E22AE 23분을 보라. 또한 Herbert and Weintraub, *Autism Revolution*, p.31을 보라.

38 P. Goines and J. Van de Water, "The Immune System's Role in the Biology of Autism," *Current Opinion in Neurology* 23, no.2 (2010): 111-17, 115.

39 H. M. R. T. Parracho et al., "Differences Between the Gut Microflora of Children with Autistic Spectrum Disorders and That of Healthy Children," *Journal of Medical Microbiology* 54, no.10 (2005): 987-91. 자폐증 아이의 70퍼센트가 위장관 감염 증

상을 보인 바 있다. 정상적인 발달 아이의 두 배다. M. Valicenti-McDermott et al., "Frequency of Gastrointestinal Symptoms in Children with Autistic Spectrum Disorders and Association with Family History of Autoimmune Disease," *Developmental and Behavioral Pediatrics* 27, no.2 (2006): S128-36.

40 자폐증 아이를 돌보는 많은 사람들이 독소 화학물질에 노출되는 것을 가급적 줄이자 호전되었다고 보고한다. Herbert and Weintraub, *Autism Revolution*, pp.35, 42, 125. 수많은 새로운 인공 화학물질이 매년 환경으로 들어가고, 대부분은 장기적으로 건강에 미치는 효과를 검사하지 않는다. 독소는 면역계에 부정적 영향을 미치는 것으로 알려져 있다. P. Grandjean et al., "Serum Vaccine Antibody Concentrations in Children Exposed to Perfluorinated Compounds," *Journal of the American Medical Association* 307, no.4 (2012): 391-97을 보라. 또한 S. Goodman, "Tests Find More Than 200 Chemicals in Newborn Umbilical Cord Blood," *Scientific American* (2009) 을 보라.

41 D. L. Vargas et al., "Neurological Activation and Neuroinflammation in the Brain of Patients with Autism," *Annals of Neurology* 57, no.1 (2005): 67-81, 77.

42 Goines and Van de Water, "Immune System's Role"에서 연구들을 개괄한다.

43 D. Braunschweig et al., "Autism-specific Maternal Autoantibodies Recognize Critical Proteins in Developing Brain," *Translational Psychiatry* 3 (2013): e277, doi:10.1038/tp.2013.50.

44 M. D. Bauman et al., "Maternal Antibodies from Mothers of Children with Autism Alter Brain Growth and Social Behavior Development in the Rhesus Monkey," *Translational Psychiatry* 3 (2013): e278, doi:10.1038/tp.2013/47.

45 A. Enstrom et al., "Increased IgG4 Levels in Children with Autism Disorder," *Brain, Behavior, and Immunity* 23, no.3 (2009): 389-95.

46 우리는 모든 의료전문가들이 백신 접종은 위험하지 않고 안전하며 아이에게 해를 끼칠 리 없다고 생각한다고 언론 매체에서 자주 듣는다. 주류 의료계의 입장은 훨씬 더 미묘하다. 미국 질병통제센터는 34페이지짜리 「백신 접종 금기사항과 주의사항 안내문」을 배포한다. 금기contraindication는 개입이 사용되지 않아야 하거나 사용 방법을 바꾸어야 하는 상황을 가리키는 의학 용어다. 예컨대 백신이나 백신 성분에 대해 심각하거나 목숨이 위태로운 반응을 보이는 사람, 면역계 이상이 있거나 특정한 병에 감염된 사람, 전에 거부 반응을 보였던 사람이 여기에 해당한다. 의료계의 전반적인 합의는 백신이 때로는 일부 사람들에게 해롭다는 것이고, 이런 이유로 일부 백신이 시장에서 퇴출되었다. 자폐

증의 경우 핵심적인 질문은 이것이다. 자폐증으로 발달할 수도 있는 아이는 주의사항과 금기사항에 해당하는 예일까, 그리고 이런 아이들만을 따로 연구한 적이 있을까? 허버트 는 『자폐증 혁명』에서 이런 아이들이 어떤 모습인지 서술한다. 이런 하위집단이 백신 접 종과 관련하여 연구된 적이 없다고 말하는 전문가들이 있다. 자폐증과 염증에 관한 한 세 계 최고의 연구소로 꼽히는 데이비스 캘리포니아 대학 MIND 연구소 소장 데이비드 아 마랄David Amaral은 (최근 PBS 특집방송에서) 자폐증 위험이 있는 아이들에 대해 이야 기했다. "이런 아이들에게 백신 접종은 실제로 이들을 자폐증으로 기울게 하는 환경적 요인일 수 있습니다. 나는 작은 하위집단에서 어떤 취약성이 아이들을 특정한 백신 접종 에 대해 위험에 빠뜨리는지 알아내는 것이 몹시 중요하다고 생각합니다." 개인의 프로필 과 병력에 맞춘 백신 개발을 목표로 하는 맞춤형 백신 연구vaccinomics라는 새로운 과 학은 현재 모든 사람들에게 똑같은 백신을 일괄적으로 접종하는 방식은 최선과 거리가 멀고, 어떤 사람에게는 현재의 백신이 효과가 없을 수 있고, 누군가에게는 해로울 수도 있다고 지적한다. M. W. Moyer, "Vaccinomics: Scientists Are Devising Your Personal Vaccine," Scientific American (June 24, 2010), http://www.scientificamerican.com/ article/vaccinomics-personal-vaccine/을 보라. 이 장 앞에서 소개했던 조던 로젠과 '티모시' 모두 18개월에 백신 주사를 맞고 한 주도 못 되어 자폐증 퇴행을 보였다.

47 R. H. Lee et al., "Neurodevelopmental Effects of Chronic Exposure to Elevated Levels of Pro-Inflammatory Cytokines in a Developing Visual System," *Neural Development* 5, no.2 (2010): 1-18.

48 M. A. Just et al., "Cortical Activation and Synchronization During Sentence Comprehension in High-Functioning Autism: Evidence of Underconnectivity," *Brain: A Journal of Neurology* 127, no.8 (2004): 1811-21.

49 S. E. Schipul et al., "Inter-regional Brain Communication and Its Disturbance in Autism," *Frontiers in Systems Neuroscience* 5, no.10 (2011), doi:10.3389/fnsys.2011.00010.

50 R. Coben and T. E. Myers, "Connectivity Theory of Autism: Use of Connectivity Measures in Assessing and Treating Autistic Disorders," *Journal of Neurotherapy* 12, no.2 (2008): 161-79.

51 D. A. Abrams et al., "Underconnectivity Between Voice-Selective Cortex and Reward Circuitry in Children with Autism," *Proceedings of the National Academy of Sciences* 110, no.29 (2013): 12060-65.

52 L. Kanner, "Autistic Disturbances of Affective Contact," *Nervous Child* 2 (1943):

217-50, 231.

53 L. J. Seltzer et al., "Social Vocalizations Can Release Oxytocin in Humans," *Proceedings of the Royal Society: Biology* 227, no.1694 (2010): 2661-66.

54 C. Modahl et al., "Plasma Oxytocin Levels in Autistic Children," *Biological Psychiatry* 43, no.4 (1998): 270-77.

55 S. W. Porges et al., "Reducing Auditory Hypersensitivities in Autistic Spectrum Disorders: Preliminary Findings Evaluating the Listening Project Protocol," *Frontiers in Pediatrics* (미출간). 개입은 뇌가 중이 근육을 조절하는 것을 훈련시켰다. 자폐증 아이들은 필터링된 음악을 듣자 얼굴 표정을 더 많이 드러내기 시작했고 사람들 앞에서 눈을 돌리는 것을 멈추었다. 절반은 소리에 민감한 것이 줄었고, 22퍼센트는 감정 조절이 나아졌다(대조군은 1퍼센트만 나아졌다). 확실히 사회관계 체계가 커지고 있었다. 포지스의 프로그램은 아직 소비자들에게 보급되지 않았다. 음악이 효과가 있는 것은 포지스의 지적대로 "인간의 목소리의 주파수 대역을 그대로 활용"하기 때문이다. Porges, *The Polyvagal Theory: Neurophysiological Foundations of Emotions*, p.250. 중의 발달에 관한 그의 이론은 p.26-27, 250-53을 보라.

56 P. Madaule, "The Dyslexified World," in T. M. Gilmour, P. Madaule, and B. Thompson, eds., *About the Tomatis Method* (Toronto: Listening Centre Press, 1989), p.46. 1978년 토론토에서 열린 '듣기와 학습' 학술대회에서 처음 발표한 것이다. 살짝 수정된 판본은 온라인으로 볼 수 있다. http://www.listeningcentre.com/pdf/01dyslexie.pdf.

57 Ron Minson, "A Sonic Birth," in D. W. Campbell, ed., Music and Miracles (Wheaton, IL: Quest Books, 1992).

58 Madaule, *When Listening Comes Alive*, p.113.

59 같은 책.

60 W. A. Carlezon et al., "Enduring Behavioral Effects of Early Exposure to Methylphenidate in Rats," *Biological Psychiatry* 54, no.12 (2003): 1330-37.

61 N. Doidge, *The Brain That Changes Itself* (New York: Viking, 2007), p.106-7[도이지, 『기적을 부르는 뇌』]; J. Ratey, *Spark: The Revolutionary New Science of Exercise and the Brain* (New York: Little, Brown, 2008), p.136[레이티, 『운동화 신은 뇌』].

62 B. S. Lennerz et al., "Effects of Dietary Glycemic Index on Brain Regions Related to Reward and Craving in Men," American Journal of Clinical Nutrition 98, no.3 (2013): 641-47; M. R. Lyon, *Healing the Hyperactive Brain: Through the New Science* *of Functional Medicine* (Calgary, AB: Focused Publishing, 2000).

63 "해부적 MRI 연구로 부피가 줄어든 것이 밝혀졌다. 오른쪽 전전두피질, 미상핵, 소뇌 반구, 소뇌충부 일부를 포함하는 신경 회로가 교란된 것이 ADHD의 밑바탕이라는 의견에 힘을 실어주는 결과다." F. X. Castellanos and R. Tannock, "Neuroscience of Attention-Deficit/Hyperactivity Disorder: The Search for Endophenotypes," *Nature Reviews* 3, no.8 (2002): 617-28, 620. 미상핵은 기저핵의 일부이다. 러셀 바클리도 뇌 스캔 자료를 검토하여 ADHD인 사람은 오른쪽 전두피질과 기저핵, 소뇌의 부피가 작음을 확인했다. R. A. Barkley, *Attention-Deficit Hyperactivity Disorder*, 3rd ed. (New York: Guilford Press, 2006), pp.222-23.

64 S. Mackie et al., "Cerebellar Development and Clinical Outcome in Attention Deficit Hyperactivity Disorder," *American Journal of Psychiatry* 164, no.4 (2007): 647-55.

65 V. Menon and D. Levitin, "The Rewards of Music Listening: Response and Physiological Connectivity of the Mesolimbic System," *NeuroImage* 28 (2005): 175-84.

66 "유기체는 하나의 지각에 주목하면 다른 입력으로의 주목을 억제한다. 가령 초점을 바꾸거나 운동 반응을 선택하면 다른 가능한 선택들이 억제된다. ……'고리 모양'으로 생긴 기저핵에 핵심적으로 관여하는 전두피질은 억제성 제어에서 중요한 역할을 하는 것이 분명하다. …… 하지만 거대한 억제성 제어 기제가 발견될 수 있는 첫 번째 부위는 기저핵 안에 있다. …… 피질과 기저핵의 '고리'는 주의력과 행동을 조절한다. 기저핵에서 여러 표적 핵으로 나가는 억제성 출력은…… 유기체의 목적이 무엇이냐에 따라 주의력과 행동의 초점을 정하게 된다."
"이로써 기저핵은 인지 제어와 실행 제어에서 주요 역할자로 올라선다. 기저핵의 억제성 기제는 인지에서 피질을 가장 중요하게 여기는 견해에 도전한다. 기저핵은 거의 틀림없이 뇌의 첫 번째 실행 체계를 맡고 있으며, 인지 제어와 실행 제어에 계속적으로 막강한 영향력을 행사한다." L. F. Koziol and D. E. Budding, *Subcortical Structures and Cognition: Implications for Neuropsychological Assessment* (New York: Springer, 2008), p.20. p.197도 보라. P. C. Berquin et al., "Cerebellum in Attention-Deficit Hyperactivity Disorder: A Morphometric MRI Study," *Neurology* 50, no.4 (1998): 1087-93을 보라.

67 Koziol and Budding, *Subcortical Structures*, pp.194-97.

68 D. G. Amen, *Healing ADD* (New York: Berkley, 2001), pp.90-92.

69 R. Minson and A. W. Pointer, "Integrated Listening Systems: A Multisensory

Approach to Auditory Processing Disorders," in D. Geffner and D. Ross-Swain, eds., *Auditory Processing Disorders: Assessment, Management, and Treatment*, 2nd ed. (San Diego: Plural, 2012), pp.757-71.

70 J. Ayres, *Sensory Integration and the Child*, 25th anniversary ed. (Los Angeles: Western Psychological Services, 2005), p.6[진 에어스, 김경미 역, 『감각통합과 아동』, 군자출판사, 2006].

71 Tim Wilson, "A l'Ecoute de l'Univers: An Interview with Dr. Alfred Tomatis," in T. M. Gilmor, P. Madaule, and B. Thompson, eds., *About the Tomatis Method* (Toronto: Listening Centre Press, 1989), p.211.

72 같은 논문.

73 같은 논문, p.223.

74 뇌파 기록은 귀에서 들어오는 신호를 가장 먼저 받는 부위인 뇌간에서 얻은 것이다. 이 기법을 청각 뇌간 반응이라고 한다. N. Kraus, "Listening in on the Listening Brain," *Physics Today* 64 (2011): 40-45; 또한 N. Kraus and B. Chandrasekaran, "Music Training for the Development of Auditory Skills," Nature Reviews Science 11 (2010): 599-605; E. Skoe and N. Kraus, "Auditory Brain Stem Response to Complex Sounds: A Tutorial," *Ear and Hearing* 31, no.3 (2010): 1-23; N. Kraus, "Atypical Brain Oscillations: A Biological Basis for Dyslexia?" *Trends in Cognitive Science* 16, no.1 (2011): 12-13.

75 S. Nozaradan et al., "Tagging the Neuronal Entrainment to Beat and Meter," *Journal of Neuroscience* 31, no.28 (2011): 10234-40.

76 U. Lindenberger et al., "Brains Swinging in Concert: Cortical Phase Synchronization While Playing Guitar," *BMC Neuroscience* 10, no.1 (2009): 22. 영상은 http://www.biomedcentral.com/imedia/2965745562100252/supp2.mpg.

77 E. Skoe et al., "Human Brainstem Plasticity: The Interaction of Stimulus Probability and Auditory Learning," *Neurobiology of Learning and Memory* 109, no.2014 (2013): 82-93.

78 D. J. Levitin, *This Is Your Brain on Music: The Science of Human Obsession* (Toronto: Dutton, 2006), p.187[대니얼 J. 레비틴, 장호연 역, 『뇌의 왈츠』, 마티, 2008].

79 A. A. Tomatis, *La libération d'oedipe, ou de la communication intra-utérine au langage humain* (Paris: Les éditions ESF, 1972), pp.100-102. 폴 마돌이 번역을 맡았다.

에필로그

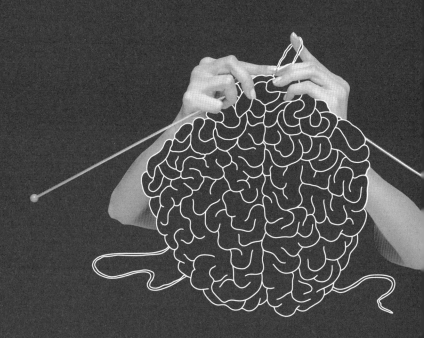

2015년 초에 이 책의 초판이 출판된 이후로 나는 네 개 대륙을 돌며 책에 담긴 아이디어를 전하고 새로운 임상 신경가소적 기법들에 대해 배웠다. 그 가운데 외상성 뇌 손상, 척수 손상, 뇌졸중, 근긴장 이상, 파킨슨병, 학습 장애에 해당하는 기법들을 여기서 소개하겠다.

그러나 그에 앞서 내가 가장 자주 받는 질문에 대해 언급하고 넘어가야겠다. "신경가소성이 신경과학에서 이제 받아들여지고 있다면, 그것을 활용하는 이런 임상적 접근들이 왜 보다 널리 사용되지 않고 주류가 아닌가?" 하는 질문이다.

대답의 일부는 치료가 **정말로** 첨단이면서 동시에 이미 주류일 수는 없다는 것이다. 그러나 신경과학을 좀 더 깊이 들여다보면 "신경가소성"은 그저 연구의 선두에 있는 분야를 가리키는 것만이 아니다. "신경가소적 뇌"라는 개념은 뇌가 어떻게 작동하는지에 대한 우리의 근본적인 이해에 혁명적 변화를 가져왔다. 모든 혁명적 발상이 그렇듯이 신경가소적 뇌도 그것이 대체하는 모델에 도전하는 것이어서 당연히 저항이 있고 이를 극복하는 데에 시간이 걸린다. 실제로 미켈레 빈첸초 말라카

스스로 치유하는 뇌

르네Michele Vincenzo Malacarne(1744~1816)가 가소성을 입증한 실험을 최초로 한 이후로 가소성이 신경과학 내에서 널리 받아들여지기까지 약 200년이 걸렸다. 이제 의학과 의료보험에서 장애를 극복해야 하는 과제가 남았다.

교재로 공부하는 학생들은 과학과 의학이 지식을 차근차근 축적하면서 발달한다는 생각을 갖게 되지만, 위대한 과학 혁명 역사학자 토머스 쿤Thomas Kuhn이 보여주었듯이 교재는 통합된 전체를 제시함으로써 과학 내에서 벌어지는 긴장과 차이를 모호하게 덮는 경향이 있다. 쿤은 과학이 잠잠하다가 소나기 오듯 요란하게 나아갈 때가 많다고 이야기한다. 과학 이론과 관련 법칙, 관례들은 그가 "패러다임"이라고 부르는 것을 이룬다. 어떤 패러다임도 세상의 모습을 완벽하게 기술하지 않으므로 시간이 흐르면 패러다임에서 부적절한 면들이 드러나고, 결국 과학 혁명이 일어나 기존의 패러다임이 새로운 패러다임으로 대체된다. 그리고 혁명이 일어나는 동안 옛 패러다임의 옹호자와 새로운 패러다임의 옹호자 간에 커다란 갈등이 벌어진다.

쿤은 과학 혁명이 일어나고 있을 때 새로운 패러다임을 설명하는 책들은 관심 있는 사람을 대상으로 서술하는 경우가 많다고 이야기한다. 이 책들은 명료하게 쓰이고 전문 용어는 없다. 다윈의 『종의 기원』처럼 말이다. 그러나 일단 혁명이 주류가 되면 새로운 종류의 과학자들이 등장한다. 이런 과학자들은 자신이 물려받은 새로운 패러다임 **내에서** 문제와 수수께끼들을 파고든다. 일반적으로 책 집필보다 전문적인 논문에 주력하고, 주로 같은 분야 사람들과 소통하면서 특수한 전문 용어가 만들어져서 인접 분야의 동료도 쉽게 이해하지 못하는 경우가 많다. 마침내 새로운 패러다임이 새로운 현 상태status quo가 된다. 새로운 현 상태를 옹호하는 과학자들의 일상적 활동은 쿤이 "정상 과학normal science"이라고 부르는 것을 이룬다. 정상 과학은 과학계가 이제 마침내 "세상이 어떤 모습인지 안다"라고 가정하고,[1] 과학자들은 "필요하다면 상당한 대가를 치르더라도 그 가정을 옹호"한다. "정상 과학은······ 근본적으로 새로운 것이 등장하면 기본적인 토대를 무너뜨리게 되므로 자주 억누른다".

물리학자이자 시스템 생물학자인 브루스 웨스트Bruce West(노벨상 수상자 조너스 소크Jonas Salk와 오랫동안 일했던 미 육군 연구청 수학정보과학 부서의 수석 과학자)는 『의학이 잘못되면Where Medicine Went Wrong』이라는 책에서 과학자들을 몇 가지 종류로 분류했다.[2] 먼저 새로운 패러다임을 만들어 나머지 사람들을 뛰어넘는 아인슈타인, 뉴턴 같은 **도약자**leaper가 있다. (쇼펜하우어는 이렇게 말했다. "재능 있는 사람은 남들은 맞히지 못하는 과녁을 맞히고, 천재는 아무도 보지 못하는 과녁을 맞힌다.") 그러나 대부분의 과학 활동은 패러다임 내에서 작업하는 정상 과학과 연관되며, 세 유형의 과학자들이 이것을 주도한다. 먼저 **모색자**creeper가 있다. 기존의 모델로 예측되지만 아직 확립되지 않은 분야의 잠재적 발견들을 탐구하는 사람들이다. **전수자**sleeper는 대부분이 교사들로 "주로 자신들과 남들이 앞서 배운 것을 다음 세대에 넘겨주고" 지식을 조직하고 범주화하는 일에 매달린다. "더 이상 과학을 진전시키는 연구에는 참여하지 않는다." 그리고 마지막으로 **수호자**keeper가 있다. 이들은 잘 설명된 현상의 실험들을 개선하고 다듬고, 기존의 패러다임 내에서 세세한 사항들을 보강한다. "집단으로서 새로운 이론에 항상 반대 의견을 내세우며 어째서 이런 특정 실험이 잘못된 것일 수밖에 없는지 세세하게 반박한다." 그들은 "현 상태의 수호자"이다.

수호자, 전수자, 모색자는 기존의 패러다임에 자신의 삶을 투여하며, 자신의 지적 지위에서 사회적 지위를 끌어내는 경우가 많다. 수호자는 새로운 패러다임에 맞서 좋은 반론을 생각해서 과학에 봉사하기도 하지만, 일차적으로 진리의 추구가 아니라 기존의 패러다임을 옹호하고자 하는 마음이 앞선다. 웨스트가 정리한 유형은 의학에도 존재하며 혁신이 수용되는 방식에 영향력을 행사한다.

의학 훈련을 받지 않은 사람은 뇌는 변하지 않는다는 패러다임이 의료 관습에 얼마나 깊이 침투해 있는지를 이해하기 어려울 수 있다. 이런 패러다임은 여러 세대에 걸쳐 병리학, 뇌의 퇴화, 진단과 예후에 영향을 미쳤고, 보험이 보상하는 치료 범위와 주요 단체들이 후원하는 연구까지도 결정했다.

임상적으로 뇌가 바뀌거나 치유되지 않는다고 생각하면 계속해서 그렇게 된다. 임상의가 뇌졸중 환자에게 6개월 정도는 (붓기와 뇌의 화학적 변화의 해결로) 아주 미미한 차도가 있을 수 있겠지만 그 이후에는 정체 상태에 접어들어 나아지지 않는다고 말하면, 순응적인 환자는 어차피 치료가 무의미하다고 생각해서 나아지려는 노력을 하지 않을 것이다. 그렇게 되면 이미 망가진 그의 뇌 회로는 한층 위축될 가능성이 높다. 뇌는 사용하지 않으면 잃기 때문이다. 따라서 의사의 부정적인 예후는 자기실현적 예언이 된다.

나는 이 책을 위해 자료를 모으면서 반대 경우를 보게 되었다. 의사가 좋아지고 있는 환자를 대하는 경우인데, 신경가소성자로 인해 호전된 환자에 대해 주류 임상의들이 보인 반응은 다양했다. 대부분은 환자 편에 서서 대단한 놀라움과 기쁨을 나타냈다. 그들을 격려하며 환자가 어떻게 호전되었는지 깊은 호기심을 보였다. 그리고 다른 환자들도 그렇게 도움을 준 신경가소성자에게 소개하기 시작했다. 그러나 애통하게도 몇몇 환자들은 의사가 무관심하고 무시하며, 일부는 이렇게 호전된다는 생각에 불편해하는 것 같았다고 했다. 애초에 진단이 잘못된 것이 틀림없다고 단정한 '수호자' 의사가 생각난다. 알고 보니 자신이 신중하게 살펴보고 내린 진단이었다(본인도 놀랐다). 환자에게 자신이 해줄 것이 더 이상 없다고 말한 의사도 있었다. 몇 달 뒤에 그 환자는 분주한 사무실로 돌아갔고, 새로운 치료법으로 좋아졌다고 보고했다. 회의적이던 의사가 객관적인 검사로 환자를 다시 진찰하여 그녀가 정말로 몰라보게 좋아졌음을 확인했다. 의사는 관심을 보이는 듯했지만, 눈으로 시계를 보았고 대기실에 사람이 많다는 것을 알고는 다음 환자를 불러들였다. 진료실을 나가는 환자에게 무엇이 그녀를 치료했는지 묻지도 않았다. 의사는 자신이 방금 보고도 믿지 않으려는 것 같았다. 왜냐하면 "이론에 따르면" 그런 일은 일어날 수 없기 때문이다.

이런 새로운 치료법이 보다 널리 받아들여지는 데 또 다른 장애는 통계의 오용, 그리고 신경학과 정신의학의 발견에서 임상 병력의 중요성을 과소평가하는 것이다.

예기치 못한 획기적인 병력이 보고될 때마다 틀림없이 이렇게 곧바로 소리치는 사람이 있다. "일화야, 그저 일화라고! 무작위 대조군 실험은 어디 갔어!" 이런 비판은 병력과 일화를 혼동하는 것이다. 의학적 서술에서는 오래전부터 일화와 병력을 구별해왔다. 일화는 짧고 흥미로운 보고로 정의되며 길이가 몇 문장에 불과할 때도 많다. 자세한 사항이 많이 생략되어 있어서, 몇 가지 척도로 측정한 점수 말고는 우리가 얻는 정보가 없는 집단 연구 주제와 다르지 않다. 병력은 한 환자에 대해 수백 개의 관찰 사항을 담을 때가 많다. 우리는 환자 전체의 모습은 아니더라도 최소한 살아 있는 한 인간의 상태를 파악하기에 충분한 정보를 의료 기록 중 병력에서 얻는다. 올리버 색스의 말을 인용하자면 "신경학에서 모든 종류의 일반화는 인구 집단을 다룸(집단 연구를 통해)으로써 가능하지만, 구체적인 것, 특정한 것, 개인적인 것도 필요하다. 개별 환자들의 삶에 파고들어 서술하지 **않고는** 어떤 신경 질환의 속성과 영향도 전하는 것이 불가능"하다.[3] 단편적인 기술로는 뇌 질환을 가진 사람을 이해할 수 없다. 다시 전체로 합쳐야 한다. 전체는 부분의 합이기 때문이 아니라, 인간에서는 전체가 항상 부분의 합보다 **크기** 때문이다. 그래서 병력이 필요하다.

이 책에서 내가 짧게 소개한 사례들도 소소한 관심을 노리고 선택한 "그저 일화"가 아니다. 뇌는 변하지 않는다는 원칙을 심각하게 뒤흔드는 변칙이다. 쿤에 따르면 "변칙anomaly"은 기존의 과학 패러다임의 틀 내에서 설명되지 않는 관찰이다. 과학 혁명과 의학의 획기적 진전은 누군가가 변칙을 알아차리면서 시작되는 경우가 많다. 갈릴레오 시대에도 굳건했던 프톨레마이오스의 우주관은 태양과 행성을 포함하여 모든 천체가 지구를 중심으로 돈다고 주장했다. 갈릴레오가 오로지 금성이 태양 주위를 돈다고 가정했을 때만 설명되는 금성의 위상을 관찰했을 때, 그 관찰은 공인된 견해를 반박하는 **변칙**이었다.

사람들이 주요 의료 기관의 의사로부터 결코 나아지지 않을 거라는 말을 듣고 나서도 좋아지려고 노력한다면, 그들 역시 변칙이다. 그들의 중요성은 그런 이들이 얼마나 많은가에 있는 것이 아니라 생각 있는 의사로 하여금 기본적인 전제를 재검토하게 만든다는 점이다. 위대한 신경과학자이자 신경과의사 V.S. 라마찬드란V.S. Ramachandran은 이렇게 말했다. "내가 돼지 한 마리를 여러분 거실에 데려가서 돼지가 말을 할 수 있다고 한다면 여러분은 이렇게 말할 겁니다. '진짜인가요? 어디 보여줘요.' 내가 지팡이를 흔들고 돼지가 말을 시작합니다. 여러분은 이렇게 반응하겠죠. '맙소사! 정말 놀랍군요!' 이렇게 말하지는 않아요. '아하, 그래봤자 한 마리 돼지일 뿐. 다른 돼지들을 더 데려와요. 그러면 내가 믿지요.'"[4]

신경가소적 치유의 여러 단계들이 존재한다는 것을 이해한다면 손상되거나 병에 걸린 뇌도 때로는 좋아질 수 있다는 핵심 주제를 예시하기 위해 이 책에서 나는 주로 세 가지 종류의 증거를 사용했다. 상세한 병력, (치료가 어떻게 작용하는지 보여주기 위한) 기초가 되는 과학적 자료, 그리고 상황이 된다면 그런 접근법을 사용한 집단 연구도 소개했다. 광선치료, 운동과 뇌 같은 분야는 과학적 문헌이 풍부하다. 이와 달리 연구가 거의 되지 않은 분야도 있다. 이런 세 가지 출처의 지식을 조합하여 뇌의 치유가 가능하다는 확고한 주장을 마련하고자 했다. 세 가지 출처는 나름의 강점과 단점이 있어서 모두 다 필요하다.

병력은 정신의학, 신경학, 신경심리학에서 오래전부터 사용해온 방법이다. 평균적인 점수를 가진 집단 연구나 다른 추상적 통계가 간과하는 중요한 구체적 사실들을 밝힐 수 있기 때문이다. 병력은 대단한 기여를 했다. 라마찬드란은 이렇게 설명한다. "신경학에서는 시간의 검증을 견뎌낸 주요 발견들의 대부분이 사실상 한 건의 병력과 입증에 바탕을 두고 이루어졌다고 해도 지나치지 않다." 우리는 폭발 사고로 쇠막대가 전두엽을 관통한 철도 노동자 피니어스 게이지Phineas Gage를 통해 전두엽의 기능에 대해 알게 되었다. 게이지는 목숨은 건졌지만, 머리 부상으로

스스로 치유하는 뇌

안정적이고 공손하고 근면한 사람에서 불안정하고 거짓말하고 충동적으로 구는 사람이 되었다. 이로써 우리는 전두엽이 자제력, 목표를 세우고 지키는 것에 관여한다는 사실을 알았다. HM이라는 환자를 통해서는 기억에 대해 배웠다. HM은 난치성 발작이 심해서 양쪽 해마를 잘라냈다. 그러자 그는 단기 기억을 형성하는 능력을 잃었다(장기 기억은 그대로 유지되었다). 우리는 수십 년간 집단 연구를 통해 배운 것보다 HM에게서 기억에 대해 더 많이 배웠다. 라마찬드란 자신은 몇몇 사례를 연구하여 환상사지의 수수께끼(팔다리를 잃은 사람이 여전히 그것이 존재한다고 느끼고, 통증을 경험하는 것)에 대한 해답을 얻어 치료에 사용했다.

병력은 몇 사람에 대해 수백 개의 관찰을 하는 것이다. 무작위 대조군 실험과 집단 연구는 많은 사람에 대해 몇 가지 관찰을 하는 것이다. 무작위 대조군 실험이 병력보다 효과적인 상황이 있다. 예를 들어 공공보건 당국이 폐렴 환자 중 페니실린의 도움을 받을 사람이 새로 개발된 약에 비해 어느 정도 되는지 알아야 한다고 하자(페니실린 60퍼센트, 새로운 약 30퍼센트 하는 식으로). 무작위 대조군 실험은 인구 집단에서 도움을 받을 수 있는 사람이 몇 퍼센트인지 우리에게 알려준다. 그러나 아픈 환자를 앞에 둔 의사에게 결정적으로 필요한 질문인 "내 앞의 환자가 페니실린을 처방했을 때 도움이 될까?"에는 답을 주지 못한다.

무작위 대조군 실험은 한계가 있다. 실험을 재현하려는 시도가 실패로 끝날 때가 많다. 의학박사 존 이오아니디스John Ioannidis와 동료들은 가장 잘된 무작위 대조군 실험의 결론의 35퍼센트가 재현될 수 없고, 생명과학에서 가장 많이 언급되는 집단 연구들이 재현되지 않는다는 것을 보여주었다.[5] 주요 과학저널 《네이처》는 이것을 "재현의 위기"라고 부른다. 숫자의 신뢰가 우리의 기대에 못 미치는 것이다.

집단 연구와 무작위 대조군 실험의 밑바탕에 깔린 가정은 연구에 참여하는 각각의 개인들이 서로 **같은** 질환이고, 각각의 차이가 상대적으로 무시해도 좋을 정도라는 것이다. 그러나 뇌 질환의 경우에는 그렇지 않을 때가 많다. 손상된 두 개의 뇌가 똑같아 보이겠지만 자세히 검사하면 그렇지 않다. 폭격당한 두 도시가 비행기에서 내려다볼 때에만 똑같아 보이는 것과 같은 이치이다. 똑같은 돌무더기로 보이겠지만, 가까이서 보면 한 도시는 항구와 시장, 기차역이 파괴되었고, 다른 도시는 전력망과 학교, 병원이 파괴되었다. 마찬가지로 어떤 두 차례 머리 부상도 정확히 똑같은 뇌 부위에 타격을 주지 않는다. 경험 많은 임상의들은 자신들이 그저 "장애"를 치료하는 것이 아님을 안다. 그들은 "장애를 가진 사람"을 치료하는 것이다. 한 환자는 뇌 손상을 입기 전에 뇌를 보호하는 요인들이 많았을 수 있다. 지능지수가 높고, 성실하고, 규칙적으로 운동하고, 술과 약물을 하지 않고, 심장병이나 머리 부상의 전력이 없었을 수 있다. 한편 다른 환자는 지능지수가 낮고, 학습 장애가 있고, 충동적이고, 술과 담배에 코카인까지 하고, 익스트림 스포츠 좋아하고, 과거 뇌진탕을 여러 차례 입었을 수 있다. 그런데도 두 환자 모두 "경미한 뇌 손상"이라고 보고 똑같은 예후를 기대한다면, 순진한 의사다.

뇌가 치유될 수 있다는 주장이 "지나치게 좋게 들려서 진실이라고 믿기 어렵다"고 고집하는 사람에게 우리는 이렇게 말할 수밖에 없다. "물론 **당연히** 그럴 것이다. 뇌는 결코 변하지 않는다는 패러다임을 받아들이는 한 말이다." 그와 같은 비판자들은 회의론자인 척할 때가 많지만, 자신들이 배운 패러다임을 의심할 정도로 회의론자는 아니다. 불행히도 이런 반응의 배후에는 예기치 않게 좋아진 사례를 헛된 기대를 부추기는 것으로 보는 시각도 있다. 고정된 뇌 패러다임을 철석같이 믿는 사람에게는 뇌 손상에서 회복되는 것과 관련하여 모든 희망이 다 그릇된 희망이다. 그래서 본인이 잘 알지도 못하면서 서슴지 않고 환자와 의사가 이런 치료를 시도하지 못하게 말린다.

내가 서문에서 분명히 했듯이 희망이 없는 상황에 희망을 불어넣는다고 해서 모든 질병이 항상 좋아질 수 있다는 말은 아니다. 뇌의 치유가 **가능하다**는 말은 뇌가 **언제든지** 치유될 수 있다는 말과는 다르다. 내가 주장하는 바는 뇌가 우리가 이해하는 것보다 훨씬 더 피부, 뼈, 간, 그 밖에 치유될 수 있는 기관들과 비슷하다는 것이다. 피부가 치유될 수 있다는 주장이 모든 화상에서 나을 수 있다는 말은 아니다. 어떤 치료도 모든 사람을 다 도울 수는 없다.

나는 나아질 수 없다는 말을 들었던 이 책에 나오는 사람들이 어떻게 좋아졌는지 "역으로 되짚어봄으로써" 많은 것을 배울 수 있다고 생각한다. (독자들은 2016년에 CBC에서 방송된 책의 다큐멘터리에서 이들의 사례를 보고 들으며 각자 관찰할 수 있다.) 신경가소적 치유의 단계를 나눈 하나의 이유는 모든 신경가소적 개입이 모든 질병에 효과가 있지는 않기 때문이다. 하지만 이제 우리는 어떤 치유 단계가 막혔는지 확인하고 뇌가 치유 과정을 재개하도록 도울 수 있다. 이런 새로운 분야에서 정확히 얼마나 많은 사람들이 이런 치료로 도움을 받을 수 있는지 말하기는 아직 시기상조이다. 그러나 다음과 같은 변화의 조짐은 확인되고 있다. 신경학에서는 아주 최근까지도 일부 질환에 대해 허무주의가 팽배해 있어서 "진단 후 안녕"이라는 말이 돌았다. 전문의가 와서 진단하고 환자에게 나쁜 소식을 전했는데, 환자는 치료가 불가능하므로 두 사람은 다시 볼 일이 없었다. 새로운 시대가 열리면서 이런 많은 질환에 대해 우리가 시도할 수 있는 접근들이 많아졌다. 이제 우리는 가끔은 "또 봅시다" 하고 말할 수 있다.

따라서 그릇된 희망을 품는 것을 우려하는 사람에게 나는 우리가 우려해야 하는 것이 그릇된 희망이 전부였으면 좋겠다고 말한다. 앞에서도 내가 썼듯이 우리는 그릇된 절망도 우려해야 한다. 그리고 그릇된 희망과 그릇된 절망 둘 다 해악을 끼치는 악의 쌍둥이 같지만 똑같지 않다. 그릇된 희망이 끼치는 해악은 익숙하고 심각하지만 뇌의 문제에 관해서는 **일시적인** 경우가 많다. 치료가 비효율적이어서 환자가 곧바로 잔인한 현실로 돌아가는 경우가 그렇다. 그러나 환자가 앓고 있는 질병이 이런 새로운 치료의 도움을 받을 수도 있는 것이라면, 할 수 있는 일이 없다고 의사가 잘못 말함으로써 끼치는 해악은 보다 충만한 삶의 기회를 **영원히** 잃게 하는 것이다.

뇌와 뇌 문제의 복잡함을 생각하면, 그리고 유전이 야기하는 엄청난 변이와 서로 다른 삶의 경험이 신경가소적 뇌를 저마다 다른 방식으로 형성한다는 것을 생각하면, 개인의 예후가 어떻게 될지 불확실할 때가 많다. 바로 이렇게 질병의 결과처럼 중요한 문제들이 불확실할 때 우리는 감정과 감정적 태도에 휘둘려 철학자 스피노자의 말처럼 희망과 공포(나는 절망을 추가하고 싶다) 사이를 오가게 된다. 이런 성향은 주류 의사, 연구자, 신경가소성자 모두에게 영향을 미칠 수 있고, 환자와 가족에게도 당연히 그렇다. 모두들 치료가 효과를 거둘 수 있다는 확신과 시도해봐야 소용없다는 절망 사이를 오간다.

이런 이유로 환자에게 미리 "이 치료는 분명 도움이 될 겁니다" 하거나 "효과가 없을 겁니다" 하고 명확히 말하려는 유혹이 들기도 한다. 하지만 의사가 자신의 치료법에 지나치게 몰입하는 것은 허무주의만큼이나 어리석을 수 있다. 환자에게 필요한 것은 특정 치료를 옹호하는 사람이 아니라 문제가 불확실할 때 기꺼이 판단을 유예하고 가능한 모든 선택을 용감하게 시도하는 사람이다.

다행히도 일반적으로는 의사가 환자에게 자신이 제시하는 치료법이 어떻게 작용하는지 설명하고 나서 (도움이 된다고 생각하면) "한번 해볼 만한 가치가 있다고 생각하지만, 효과를 보장할 수는 없습니다" 하고 말하는 것으로 충분하다. 이제껏 아무것도 할 수 없다는 말을 들은 사람에게는 그 정도로도 의욕을 불러일으키기에 충분하다.

이제 내가 여기저기 여행하면서 배우기 시작한 새로운 신경가소적 기법들에 대해 간략하게 소개하겠다. 신경가소적 치유의 단계들의 일부나 전부를 시작하거나 돌파하는 방법들이다.

척수 손상은 유타 주 솔트레이크 시티 근처에 있는 외래 병원 뉴로웍스의 전문 분야이다. 그곳의 산과 전문의 데일 헐Dale Hull과 물리치료사 잰 블랙Jan Black은 신경가소성 원칙을 척수로 확장하고 있다. 헐은 마흔 네 살 때 트램펄린에서 뒤로돌기를 하다가 목이 부러져서 사지마비가 왔다. 목 아래쪽 전체가 마비되어 감각을 일체 못 느꼈고 대소변을 조절하지 못했다. 그런 부상을 당한 사람은 대개 회복될 수 없고 남은 평생 누군가의 보살핌을 받아야 한다는 말을 듣는다.

헐은 펠덴크라이스 훈련을 받은 잰 블랙과 3년 반 동안 작업하고 나서 이제 걷고 팔과 다리의 동작을 거의 다 찾았다. 여전히 저리고 통증이 느껴지고 대소변 장애가 일부 남아 있지만 말이다. 학습된 비사용이 척수에 영향을 미치므로 뉴로웍스는 개인에게 맞춘 강도 높은 운동을 대부분의 병원보다 훨씬 많이 처방한다. 헐과 블랙이 행하는 작업은 신경가소적 치유의 단계에 따른 것으로 신경자극과 신경조절을 사용하여 손상된 "요란한" 척수의 불균형을 바로잡는다. 어떤 척수 손상도 똑같지 않으므로 모두가 헐처럼 차도를 보이지는 않지만, 대부분의 사람들은 관습적인 치료를 받을 때보다 훨씬 좋아지며, 뉴로웍스는 다른 사지마비 환자들도 걷는 법을 배우도록 도왔다.

근긴장 이상은 불수의적 동작, 경련(지속적인 근육 수축), 떨림, 비정상적 자세를 일으키는 운동 장애로 북아메리카에서 50만 명이 고통받고 있다. 근긴장 이상은 파킨슨병, 뇌졸중, 뇌성마비에서도 아주 흔하게 나타난다. 호아킨 파리아스Joaquin Farias 박사(그는 의학 박사 외에 신경심리학 재활과 스포츠 의학에도 학위가 있다)는 근긴장 이상과 관련되는 신경 운동 장애를 위해 신경가소적 치료를 개발했다. 현재 토론토에 살고 있는 그는 스페인 카르타헤나에서 태어났고, 일찌감치 플루트, 피아노, 하프시코드를 연주하는 전문 음악가가 되었다. 스물한 살 때 그는 악기에 손가락 짚는 것을 조절하는 데 애를 먹기 시작했다. 음악가 경력에 치명적일 수 있는 '국소' 근긴장 이상이었다. 파리아스는 유전적인 장애로 치료가 불가능하다는 말을 들었다. 하지만 자신을 치료하는 방법을 찾았고, 이어 다른 500명을 도왔다. 여기에는 외과의사, 내과의사, 신경과의사, 의료 서비스 종사자, 그리고 300명이 넘는 음악가들도 포함된다.

근긴장 이상은 여러 형태를 취한다. 어떤 사람은 '안검경련blepharospasm'이라고 해서 빈번하고 극적이고 치명적이고 걷잡을 수 없는 눈 깜빡거림과 찡그림을 보인다. 근긴장 이상이 목에 나타나는 후방사경retrocollis이 되면 머리가 저도 모르게 위험하게 뒤로 젖혀진다. 근긴장 이상이 후두에 타격을 주면 말하는 것이 어려워진다. 총체적인 근긴장 이상은 팔, 다리, 복부, 후두, 눈꺼풀 모두에 타격을 줄 수 있다. 근

스스로 치유하는 뇌

긴장 이상은 화학적 소인이나 유전적 소인이라는 주장이 있지만 아직까지 제대로 이해되지 않았다. 미국 국립 신경질환뇌졸중 연구소 웹사이트는 "근긴장 이상을 예방하거나 진행을 늦추는 처방약은 없다"라고 말한다. 치료는 징후에 따라 처방하는데, 극단적이고 침습적인 경우가 많다. 예컨대 뇌에 전극을 이식하거나 근육을 자르거나 심지어 안검경련 환자의 눈꺼풀을 깜빡거리지 못하도록 스테이플러로 뼈에 고정시키기도 한다. 가장 일반적인 치료는 보톡스 주사로 근육을 약화시켜서 수축하지 못하게 하는 것이다.

파리아스는 많은 근긴장 이상에 대해 극적이고 대체로 영구적인 호전을 가져오는 비침습적 치료를 개발했다. 그는 근긴장 이상은 '쇼크'가 일어나서 뇌의 전전두피질에 타격을 주는 것이라고 주장한다. 어른의 경우 전전두피질은 피질하 영역에서 생성되는 원시 반사(신생아 반사라고 부르기도 한다)를 제어하고 조절하는 부위다. 예를 들어 음악가나 외과의사는 손에 부적절한 원시 반사를 일으키는 동작을 해서 의도하는 동작을 수행하지 못하게 된다. 그러는 동안 적절한 회로는 휴면 상태가 된다.

신생아들은 특정한 상황에서 자동적으로 일어나는 잘 알려진 '원시' 반사가 많은데, 이것은 자라면서 점차 사라진다. 예를 들어 아기를 똑바로 눕히면 비대칭성 긴장성 목 반사('펜싱 반사'라고 부르기도 한다)가 일어난다. 한쪽 팔을 옆으로 쭉 뻗어 시선을 그쪽으로 돌리고 다른 쪽 팔은 귀를 향해 올린다. 원시 반사는 빠른 반응이다. 엄마의 팔에서 떨어진다는 것을 인식하면 아기는 신속하게 손을 뻗어 붙들려고 한다. 재빠른 동작을 위해 신경계는 반사에 맞서는 모든 대항근의 긴장을 줄인다.

파리아스는 각각의 근긴장 이상을 면밀히 들여다보다가 우리가 자라면서 보통 사라진다고 의사들이 믿었던 이런저런 원시 반사의 표현임을 깨달았다. 몸의 다른 부위에서 일어나는 근긴장 이상은 서로 다른 원시 반사를 반복적으로 일으키고 패턴을 신경가소적으로 강화한다. 근긴장 이상은 또한 동작을 적절하게 감각하는 능력을 잠재운다. 파리아스가 이런 기민한 관찰을 할 수 있었던 데는 그가 받은 동양 무술, 요가, 기공체조 훈련과 펠덴크라이스의 작업이 어느 정도 영향을 미쳤다.

그는 문제가 되는 반사를 차단하는 여러 기법들을 개발했다. 대항근을 자극해서 반사를 차단하기도 하고, 혹은 보다 적절한 동작이나 반사를 자극해서 부적절한 원시 반사와 경쟁시킴으로써 차단하기도 한다. 파리아스는 손을 쓰는 기법이나 음악으로 반사를 잠재운다. 그리고 사람들에게 그것을 사용하는 법을 가르친다. 그가 행하는 여러 극적인 사례들을 그의 웹사이트 fariastechnique.com에서 볼 수 있다.[6]

파리아스는 파킨슨병 환자들과의 작업을 막 시작했다. 파킨슨병 환자는 떨림과 근긴장 이상을 보이는 경우가 많다. 나는 두 차례 세션 만에 수십 년간 파킨슨병을 앓았던 한 환자가 지팡이 없이 걷는 것을 보았다. 파리아스가 손을 쓰는 기법을 사용하여 환자의 떨림과 다리, 복부의 여러 근긴장 이상을 급격하게 줄이는 것을 보았다. 이것은 일부 파킨슨병 증상은 항상 도파민 저하의 직접적인 산물이 아니라 뇌의 돌이킬 수 있는 부적응 반응임을 보여준다. 이 환자는 더 많은 훈련이 필요하지만, 첫 세션을 받고 두 달이 지났을 때 내게 이렇게 말했다. "병이 더 나빠질 수도 있겠지만 나는 두 달 동안 걷는 영광을 누렸습니다." 빠르게 걷기가 존 페퍼에게 그랬듯이 그녀의 뇌에도 신경성장인자를 촉진한다면 앞으로 훨씬 좋아질 수 있을 것이다.

파리아스는 심리적 트라우마가 어떤 식으로 근긴장 이상과 연관되어 있다는 점도 강조한다. 그렇다고 근긴장 이상이 심인성 증상이나 히스

스스로 치유하는 뇌

테리 증상이라고 주장하는 것은 아니다. 심리적 트라우마는 뇌 전체에 걸쳐 반응들을 일으켜 어떤 회로는 켜고 어떤 회로는 끌 수 있다. 예를 들어 파리아스는 근긴장 이상으로 한쪽을 쳐다보는 한 환자가 아기들이 머리를 한쪽으로 돌리는 비대칭성 목 반사를 다시 경험하는 것임을 알 아챘다. 파리아스는 그와 작업하다가 그가 과거에 신체 공격을 당한 적 이 있었고 공격당할 때 자동적으로 옆을 돌아보았다는 것을 알게 되었 다. 파리아스는 정신적, 신체적 트라우마가 전전두 기능을 끄는 '뇌 쇼 크'를 야기할 수 있다고 믿는다. 원시 반사를 조절하는 전전두피질이 타 격을 받으면 근긴장 이상(나는 이것을 서투른 신경조절의 한 형식이라고 말한 다)이 일어나고, 시간이 흐르면서 신경가소적으로 강화되어 갈수록 나빠 진다. 파리아스는 '쇼크' 상태에 있고 학습된 비사용으로 위축된 뇌 부 위를 신경자극함으로써 이를 원상태로 되돌린다. 그런 다음 환자를 집 으로 보내 적절한 동작을 연습하고 개선하여 신경분화가 일어날 수 있 도록 한다.[*]

지속적인 원시 반사로 일어나는 문제는 학습 장애와 감각 장애, ADD, 자폐증, 뇌 손상, 발달 지체를 악화시킬 수도 있다. 오스트레일리아, 러 시아, 미국, 영국의 임상의들이 유아기 상태의 지속적인 원시 반사를 되

---

[*] 파리아스는 스페인 등지의 신경과의사들의 도움으로 환자 100명의 다양한 뇌 스캔 자 료를 살펴보았다. 그러나 그의 이론에 결정적이었던 것은 피질과 피질하 영역 모두의 활동을 보여준 한 환자의 스캔이었다. fMRI 스캔 전후로 근긴장 이상이 나타난 가운 데, 전전두피질 영역의 기능은 떨어졌고 소뇌(근긴장 이상과 연관성이 없다는 의견이 많은 피질하 영역)는 과도한 활동을 보였다. 훈련을 받자 전전두피질이 다시 켜졌고 소뇌 기 능이 정상으로 돌아왔다. 이런 발견으로 파리아스는 원시 반사를 정상적으로 억제하 는 전전두 기능을 중단시키는 '쇼크'가 있다고 생각하게 되었다. 쇼크로 원시 반사가 나타날 수 있음을 입증하려면 다른 환자들에서도 이런 스캔이 확인되어야 한다. 근긴 장 이상 환자의 몇 퍼센트가 치료의 도움을 받을 수 있는지는 아직 모르지만, 파리아 스가 다룬 수많은 환자들 사례로 볼 때 많은 사람들이 신경가소적 요인이고 치료로 좋 아질 수 있다는 것은 예상할 수 있다.

돌리는 많은 기법들을 개발했다.

앞서 보았듯이 뇌진탕과 외상성 뇌 손상도 여러 신경가소적 접근에 반응을 보일 수 있다. 코그니티브 FX는 유타 주 프로보에 있는 클리닉으로 신경과학자 마크 앨런Mark Allen과 임상 신경심리학자 앨리나 퐁Alina Fong이 개발한 방법에 기초하여 뇌진탕과 외상성 뇌 손상을 신경가소적으로 치료한다. 그들은 미식축구 슈퍼스타 톰 브래디와 다른 운동선수들을 치료함으로써 주목을 받았다. 지금은 많은 다른 종류의 환자들도 돕고 있다. 치료는 딱 일주일 동안 '신병 훈련소' 방식으로 진행된다.

앨런과 퐁은 기능성 자기공명영상(fMRI) 스캔을 수정하여 기능성 신경인지영상(fNCI)이라고 부르는 방법을 사용한다. 표준적인 fMRI는 사람이 정신적 과제를 수행할 때 어느 뇌 부위가 활성화되는지 보여주지만, 뇌진탕과 외상성 뇌 손상으로 제대로 돌아가지 않는 정확한 부위를 파악하는 데는 그렇게 도움이 되지 않는다. '정상적인' 뇌를 대상으로 한 fMRI 연구는 많지만, 어떤 연구도 정량적 관점에서 '정상'을 체계적으로 측정하지 않았다. 앨런과 퐁의 첫 번째 독창적 기여는 정신질환, 약물 남용, 신경학적 문제가 전혀 없는 많은 사람들을 대상으로 여섯 가지 공인된 신경심리학 테스트를 실시하면서 fMRI 스캔을 한 것이다. 겨우 여섯 가지 테스트지만 각각의 테스트는 여러 많은 정신적 기능들을 평가했다. (예컨대 논리력 테스트는 독해, 기억, 추상적 사고를 평가한다.) 이것으로 앨런과 퐁은 과제를 수행 중인 '정상적인' 뇌의 모습이 어떤 것인지 자료를 바탕으로 파악하게 되었다. 이어서 그들은 뇌진탕과 외상성 뇌 손상을 입은 사람들을 검사했다. 새로 개발한 fNCI 스캔을 통해 피험자의 99퍼센트가 정확한 뇌 부위에서 비정상성을 보인다는

스스로 치유하는 뇌

것을 알아냈다. 표준적인 스캔은 대부분의 뇌진탕에 별 도움이 되지 않으므로 fNCI는 거대한 약진이다.

앨런과 퐁은 또한 뇌 손상을 입은 사람이 일상적인 인지 과제 수행에 애를 먹을 때 어떤 뇌 부위는 둔화된 활동을 보이고(휴면 상태) 다른 뇌 부위는 과도한 활동을 보인다는 것도 알아냈다. 그들은 과도한 활동의 부위가 제대로 작동하지 않는 뇌 부위를 떠맡거나 보상하려고 지나치게 열심히 애쓴다는 것을 알아냈다. 그래서 환자는 쉽게 지치고 실수를 곧잘 하며 두통을 앓는다.

뇌는 하나의 인지 기능을 수행하는 방법이 여러 가지일 때가 많다. 새로운 주소로 차를 몰고 가는 사람은 지도(시각-공간 뇌 처리가 가동되는)를 이용할 수도 있고 주요 지표물(시각-형태 인지가 가동되는)을 살펴서 방향을 잡을 수도 있다. 하나의 체계가 손상되면 다른 체계가 이를 넘겨받아 만회할 수 있다. 암 화학요법, 뇌졸중, 주의력 결핍 장애, 학습 장애, 운동 장애로 뇌 손상이 일어난 사람은 모든 만회 수단을 총동원한다.

앨런과 퐁은 어느 부위가 제대로 작동하지 않는지 정확히 알기 때문에 뇌, 동작, 균형, 시각, 기타 훈련을 사용하여 기능이 저하된 부위를 정확히 겨냥하고, 상황이 악화될 수 있으므로 이미 과하게 활동하는 부위는 지나치게 자극하는 것을 피한다.

'신병 훈련소' 주간이 끝날 때 뇌를 스캔하면 전에 기능 저하를 보인 부위들이 정상 수준으로 활성화되었고 과도한 활동 부위들은 누그러져서 더 이상 열심히 애쓸 필요가 없다는 것이 확인된다. 대부분의 뇌진탕은 fNCI가 정상화되어 뚜렷한 임상적 향상과 일치하는 결과를 보인다.

이렇게 fNCI에 바탕을 둔 치료법은 신경조절의 멋진 사례이다. 이런 환자들은 처음에 활동이 저하된 회로에서 학습된 비사용이 나타난다.

그러다가 적절하게 겨냥된 신경자극을 받으면 과도한 활동을 보이는 부위의 부담을 던다. 이어서 뇌는 신경조절 상태가 된다. 수면이 내체로 좋아진다(신경휴식의 징후이다). 치료 전에 행한 EEG를 보면 뇌파 훈련에 반응하는 조절되지 않는 요란한 뇌를 보여줄 때가 많다.

앨런과 퐁이 사용하는 뇌 훈련은 신경과학자 마이클 머제니치와 동료들이 개발한 것으로 '브레인HQ'라고 불린다. 브레인HQ는 여러 주요 정신적 기능들을 포함한다. 국립보건원에서 동시다발적으로 진행한 정상적인 노인들의 연구를 보면 브레인HQ 프로그램을 잠깐 훈련하고 좋아진 결과가 10년 지속되었고, 일상생활에서 유용하게 써먹을 수 있는 것으로 나타났다.[7] 뇌 훈련의 이점을 결정적으로 보여주는 테스트이다.

이 책에 나오는 다른 치료들처럼 코그니티브 FX의 효율성도 기술의 덕분만은 아니다. 각각의 치료는 임상적으로 개별 환자의 필요에 맞춰진다. 나는 많은 외상성 뇌 손상 환자들을 클리닉에 소개했는데, 거의 모두가 치료를 받고 좋아졌다. 그중 한 명은 아주 어릴 때 손상을 입었다. 2015년 3월까지 세 차례 뇌진탕을 당했고, 가장 최근의 사고는 다섯 달 전에 일어난 열여섯 살 운동선수를 만났다. 그녀는 뇌진탕후 증후군에 시달려 계속되는 두통, 균형 문제, 집중력 문제, 기억 문제, 피로, 소리에 과민함, 멀티태스킹 불가능, 우울증으로 고통 받았다. 코그니티브 FX에서 훈련을 마쳤을 때 그녀가 내게 말했다. "내 삶을 다시 찾는 데 도움이 되었어요. 정상적인 나로 돌아온 기분이 듭니다." 그녀는 기분이 나아졌고, 두통이 사라졌으며, 집중력과 인지력 모두 좋아졌다. 그녀가 처음에 찍은 fNCI 스캔을 보면 활동이 둔화된 부위와 과도한 부위가 나타났다. 치료를 받고 난 뒤에 모든 부위가 정상화되었다. 그녀와 같은 증상을 보인 대다수 환자들도 비슷하게 좋아졌다. 보다 심각한 외상성 뇌 손상 환자들은 그렇지 않다. 아울러 다발성 경화증, 뇌성마비, 뇌졸중, 학습 장애로 인해 인지 문제를 겪었던 일부 환자들도 증상이 좋아진 것을 보았다.

고품질의 뇌 훈련은 계속해서 개발되고 있다. 셀필드Cellfield는 발명가 디미트리 카플리진Dimitri Caplygin이 난독증 치료를 위해 오스트레일리아에서 개발한 컴퓨터 기반 프로그램이다. 셀필드는 읽기의 시각적 측면과 청각적 측면을 처리하는 뇌 연결망에 강도 높은 신경자극을 가하는 식으로 작동한다. 평균적으로 난독증 학생이 10시간 동안 셀필드 프로그램을 훈련하면 독해 능력이 2학년에 상당하는 수준만큼 올라간다. 영어 버전과 프랑스어 버전이 나와 있다. 또 하나의 뇌 훈련 방법은 얼마 전 작고한 이스라엘 발달심리학자 루벤 포이어스타인Reuven Feuerstein이 시작한 전통에서 나왔다. 포이어스타인의 제자 도널리 마커스는 학습 장애와 외상성 뇌 손상이 있는 사람들을 위한 자체적인 훈련을 개발했고, 미국 항공우주국의 비판적 사고 프로그램도 만들었다. 그녀는 각각의 개인에 맞춘 훈련 프로그램으로 작업한다. 그녀의 작업은 외상성 뇌 손상 환자의 가장 예리한 기록으로 꼽히는, 시카고 드폴 대학의 인공지능 교수 클라크 엘리엇Clark Elliott이 쓴 『내 뇌 안의 유령The Ghost in My Brain』이라는 책에 나온다. 마커스의 뇌 훈련은 엘리엇 교수의 회복에 결정적이었다.

검안학도 뇌를 재배선하는 일에 사용될 수 있다. 대부분의 외상성 뇌 손상은 (제리 레이크의 예에서 보았듯이) 어떤 식으로든 시각 처리를 왜곡시킨다. 도널리 마커스는 '마인드-아이 커넥션' 클리닉에서 최신 신경과학을 자신의 분야에 적용하는 혁신적인 검안의 데버러 젤린스키Deborah Zelinsky와 함께 일한다. 망막에는 빛에 민감한 세포가 간상세포와 원추세포만 있는 것이 아니라 서로 다른 기능을 가진 여러 종류의 세포들이 있다.[8] 내가 시카고 북쪽에 있는 젤린스키 박사의 사무실을 찾았을 때, 그녀는 광학렌즈를 사용하여 빛을 다른 망막 세포와 뇌 회로로 보냄으로써 감각 필터링을 바꾸는 방법을 내게 보여주었다. 이렇게 하면 뇌간과 시상하부(4장에서 보았듯이 눈과 연결되는)가 신체 화학, 감각 통합, 심지어 청각 처리도 더 잘 조절하도록 영향을 줄 수 있다. 젤린스키 박사도 엘리엇 교수의 회복에서 중요한 역할을 했고, 외상성 뇌 손상뿐만 아니라 학습 장애, 인지 장애 환자들과 자주 작업한다.

일부 외상성 뇌 손상 환자에게 도움이 될 수 있는 관련 기법 두 가지를 설명하는 것으로 마무리할까 한다. 프랑스에서 발달한 접골요법과 두개요법은 시술자가 손을 사용하여 환자의 머리를 대단히 부드럽게 만지는 식으로 치료한다. 이런 치료의 효과는 네 가지 방식으로 설명할 수 있을 것 같다. 첫째, 머리에 타격이 가해지는 부상을 당하면 목도 다치는 경우가 대부분이다. 둘째, 부록 2에서 매트릭스 리패터닝을 논의하면서 보겠지만 강도 높은 부상은 머리에서 에너지 분포의 변화를 일으키는 경우가 많고("에너지 낭포"라고 부르기도 한다), 이것이 이런 치료로 해소될 수 있다. 셋째, 부교감신경계를 켜서 신경계의 신경조절을 일으킬 수 있다. 넷째, 뇌에서 만들어지는 찌꺼기의 정상적인 순환과 배출을 가로막는 연조직의 문제를 없애는 데 도움을 줄 수 있다. 이런 방식은 이 책과 부록에서 소개한 다른 치료들을 보충할 수 있다. 비록 새로운 것은 아니지만 언급하는 이유는 뇌에도 두개골 옆에 림프계가 있다는 것이 2015년에 밝혀졌기 때문이다. 덕분에 이제야 이런 손을 쓰는 기법이 다섯 번째 방식으로 어떻게 도움을 줄 수 있는지 이해하게 되었다. 다섯째,

뇌의 림프 순환을 더 잘되게 하고,[9] 뇌가 독소를 배출하도록 도움으로써 신경세포와 신경교세포의 전반적인 건강을 회복시킨다.

나는 길게는 8년이라는 시간을 두고 이 책의 본문과 부록에서 소개한 방법들을 연구했다. 방금 소개한 방법들은 채 1년이 되지 않았지만, 신경가소적 치유의 단계라는 관점에서 마찬가지로 충분히 설명된다고 본다. 이것들은 짧은 시간에 내가 만난 여러 새로운 방법들의 일부일 뿐이다. 어쩌면 우리는 치유 과학에서 거대한 변혁의 순간, "임상적 신경가소성"이라고 부를 수도 있는 새로운 분야가 생겨나는 시대에 있는지도 모른다.

노먼 도이지
토론토, 캐나다
2016년 1월

참고문헌 및 주

1   T. S. Kuhn, *The Structure of Scientific Revolutions* (1962; reprinted, enlarged Chicago: University of Chicago Press, 1970), p.5[토머스 새뮤얼 쿤, 김명자·홍성욱 역, 『과학혁명의 구조』, 까치, 2013].

2   B. J. West, *Where Medicine Went Wrong: Rediscovering the Path to Complexity* (Toh Tuck Link, Singapore: World Scientific Publishing Co., 2006), pp.124 – 26.

3   O. Sacks, *On the Move: A Life* (Toronto: Knopf, 2015), p.173[올리버 색스, 이민아 역, 『온 더 무브』, 알마, 2016].

4   V. S. Ramachandran and S. Blakeslee, *Phantoms in the Brain* (New York: William Morrow and Company, Inc., 1998), p.xiii[빌라야누르 라마찬드란·샌드라 블레이크스리, 신상규 역, 『라마찬드란 박사의 두뇌 실험실』, 바다출판사, 2015].

5   S. Ebrahim et al., "Reanalyses of Randomized Clinical Trial Data," *Journal of the American Medical Association* 312, no.10 (2014): 1024 – 32, 1027; J. P. A. Ioannidis, "Why Most Published Research Findings Are False," *PLoS Medicine* 2, no.8 (2005): 696 – 701.

6   http://www.fariastechnique.com을 보라.

7   G. W. Rebok et al., "Ten-Year Effects of the Advanced Cognitive Training for Independent and Vital Elderly Cognitive Training Trial on Cognition and Everyday Functioning in Older Adults," *Journal of the American Geriatrics Society* 62, no.1 (2014): 16 – 24.

8   D. Zelinsky, "Neurooptometric Diagnosis, Treatment and Rehabilitation Following Traumatic Brain Injuries: A Brief Overview," *Physical Medicine and Rehabilitation Clinics of North America* 18 (2007): 87 – 107.

9   K. Alitalo et al., "A Dural Lymphatic Vascular System That Drains Brain Interstitial Fluid and Macromolecules," *Journal of Experimental Medicine* 212, no.7 (2015): 991 – 99.

부록

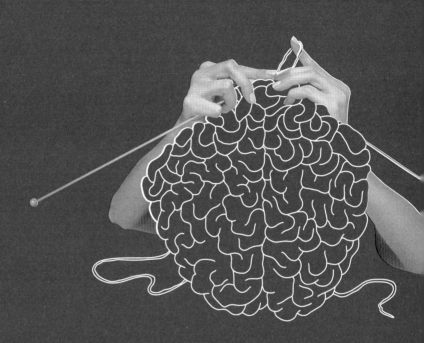

외상성 뇌 손상과 뇌 문제에 대한 전반적인 접근

이 책에서 나는 종종 하나의 질환을 하나의 치료와 연관시켜서 설명했다. 그러나 원칙적으로 적절한 접근법은 장애를 가진 사람을 고려하고 그에게 가장 필요한 신경가소적 치유의 단계들을 고려하는 것이다. 예를 들어 나는 이 책 곳곳에서 뇌졸중과 뇌 손상에 대해 여러 다른 접근들을 소개했다. 뇌 손상만 하더라도 저강도 레이저, 폰스, 소리 치료 모두 몇몇 환자들에게 도움이 되었다. 부록 2와 3에서 소개할 매트릭스 리패터닝과 뉴로피드백, 에필로그에서 소개한 치료법들 역시 외상성 뇌 손상 환자들을 도울 수 있다. 이런 새로운 분야의 미래는 신경가소적 치유의 모든 단계를 활성화하기 위해 개개인의 필요에 맞춰 신경가소적 치료와 다른 치료를 어떻게 결합할지 학습하는 것에 달려 있다.

예컨대 7장에서 보았듯이 신체적 운동과 정신적 훈련을 폰스를 통한 전기 자극과 결합하는 방법이 있다. 4장에서 살펴본 개비의 재활 치료는 운동(정신적 요소도 있는 태극권)과 광선치료를 통합했다. 로빈 그린은 인지 자극과 물리적, 사회적 자극을 결합하면 몇몇 환자에게서 외상성 뇌 손상에 따른 뇌의 수축이 줄어든다는 것을 보여주었다.[1] 그린과 동료들이 마이클 머제니치가 개발한 뇌 운동으로 실험한 다른 예비 연구를 보면 뇌 운동이 외상성 뇌 손상 치료에서 나름의 역할을 하는 것 같다. 에드워드 토브의 연구진은 척수 부상 이후 사지마비가 온 여성을 치료하기 위해 바이오피드백 사용과 강제 유도 치료를 차례로 실시했다. 마찬가지로 발달 장애 아이들은 듣기 치료, 펠덴크라이스 요법, 뉴로피드백, 심리요법 등 여러 접근법으로 좋아질 수 있다. 자폐증 아이는 염증이 두드러지고 과민한 경향을 보이므로 저강도 레이저와 폰스가 도움을 줄 수 있다. 인지 문제가 있는 사람이 하나의 신경가소적 접근에 부분적인 반응을 보인다면, 다른 방식을 추가하는 것이 도움이 되는지 알아보는 것이 좋다.

나는 가능하면 전반적인 뇌 건강을 좋게 하는 관점에서 생각하는 편이다. 정량적 뇌전도 검사QEEG를 통해 환자가 '요란한 뇌'인지 알 수 있다. 노련한 뉴로피드백 시술자가 할 때가 많은데, 검사 결과는 반드시 환자를 직접 만난 적이 있는 전문가가 해석해야 한다. 그냥 기계에 나오는 정보를 읽는 것이 아니기 때문이다.

내가 소개한 발견들은 얼치기가 아니라 신경가소성 분야에 중요하게 기여한 사람들이 제작한 장비를 사용했다. 그러나 결과를 끌어낸 것은 누구도 대신할 수 없는 경험 많은 임상의들이었다. 내가 소개한 치료들은 자체적인 여러 도구를 갖춘 새로운 임상 분야를 이룬다. 모든 것이 모두에게 효과가 있지는 않다. 가장 이상적인 것은 개별 환자의 상태를 제대로 이해하고 여러 방법을 써야 할 때 무엇을 먼저 시도하는 것이 좋을지 환자에게 알려줄 수 있는 의료인과 작업하는 것이다. 뇌를 재배선하는 일은 인내심이 필요하고, 점진적으로 좋아지는 경우가 많으므로 하나의 기법을 포기하기 전에 상담해야 한다. 그러나 하나의 접근법을 수

년간 배운 신경가소성자가 다른 접근법에도 반드시 정통한 것은 아님을 기억하자.

뇌졸중, 통증, 학습 문제, 정신력 감퇴, 기타 뇌 문제와 정신질환에 대한 추가적인 치료법과 훈련 기법은 『기적을 부르는 뇌』에서 소개했다. 자신이나 사랑하는 사람을 위해 신경가소적 접근을 찾는 독자들은 두 권을 함께 읽으면 신경가소성 적용의 이해가 보다 풍부해진다. 추가적인 정보는 나의 웹사이트 normandoidge.com에 올려놓았다.

부록 2

외상성 뇌 손상을 위한 매트릭스 리패터닝

매트릭스 리패터닝matrix repatterning은 무척이나 창의적인 캐나다 임상의 조지 로스George Roth가 개발한 치료법이다. 이 방법은 일부 외상성 뇌 손상 환자와 머리 부상 환자에게 크나큰 도움을 줄 수 있다. 이 책에서 소개한 다른 방법들을 시도하기 전에 최초의 개입으로 활용해도 좋다. 때로는 뇌가 자발적인 신경가소적 치유에 들어가는 데 방해가 되는 문제들을 제거할 수 있다. 어떤 때는 지속되는 외상성 뇌 손상으로 고통 받는 환자를 호전되도록 돕기에 충분해 보이며, 다른 접근법과 결합할 때 효과적으로 작용하는 경우도 있다.

조지 로스는 자연요법 의사이자 척추지압사이며 프랑스 접골요법을 진지하게 배웠다. 그는 에너지가 어떻게 머리로 들어가서 외상성 뇌 손상을 일으키는지에 대해 수많은 중요한 임상적 발견들을 했다.

머리가 타격받으면 에너지가 몸으로 들어간다. 충격은 몸 전체와 뇌, 두개골로 퍼진다. 에너지 전달이 일어나기 위해 직접적인 접촉이 반드시 있어야 하는 것은 아니다. 폭탄이 터질 때 일어나는 충격파는 에너지를 분출하여 심장과 머리를 망가뜨린다.[2] 자동차 사고를 당하면 이런 에

너지 전달이 피부와 뼈는 물론 체액으로 들어찬 신체 기관에도 타격을
준다.

뼈와 다른 신체 조직은 이런 타격을 받아 에너지를 흡수할 때 구조가
바뀌고 전기 에너지를 전달하는 방식이 바뀐다는 연구가 있다. 모양이
바뀌면서 전도성이 바뀌는 구조물을 압전piezoelectric 구조물이라고 한다.
(그리스어로 piezo는 '압박press'이라는 뜻이며 '압력'이라는 개념과 관련된다.)
로스에 따르면 머리가 부상을 당해 엄청난 에너지를 흡수할 때 압전 변
화가 뇌의 전기적 환경을 바꾸고, 그 결과 신경세포가 신호를 제대로 보
내지 못하게 된다. 전기적 관점에서 보자면 뇌 주위의 조직들, 특히 뼈와
결합조직이 좋은 전기 전도체에서 흐름을 가로막는 저항기가 되는 것이
다. 로스는 이것이 많은 뇌 손상 증상들을 일으킨다고 믿는다.

전류나 자기장을 골절된 뼈에 대면 치유가 촉진된다는 사실이
1840년대부터 알려져왔다. 캐나다의 정형외과의들은 뼈가 심하게 부러
졌거나 부러진 양끝이 멀리 떨어져 있어서 서로 붙어서 스스로 낫도록
하지 못할 때 이런 방법을 흔히 사용한다. 전류의 도움으로 골절상을 치
료하는 경우가 전 세계적으로 10만 건 된다. 자기장도 손상된 조직을 치
유할 수 있고 물리치료사들이 자주 사용한다. 뼈 자체에서 전류가 방출
되므로 전류는 일반적으로 뼈가 스스로 치유하는 과정의 일부로 본다.

로스는 압전 압력과 자기장 모두를 사용하여 두 가지 방식으로 정상
적인 흐름을 회복시킨다. 뼈에 압력을 가하면 전기 전도가 달라진다는
압전 실험에 근거하여 그는 부상을 입어 모양이 일그러진 뼈를 부드럽
게 쥐면 압전의 속성을 바꾸기에 충분한 압력이 생긴다는 것을 알아냈
다. 이로써 손상된 뼈는 다시 한 번 전기 저항기에서 전도체가 된다. 나
는 이것을 여러 차례 목격했다. 뼈를 부드럽게 쥐면 저절로 정상적인 모

양으로 돌아간다(이것은 측정할 수도 있고, 엑스레이나 사진으로 확인할 수도 있다). 뼈에서 약한 지점들이 사라진다.

손에서도 신경과 근섬유 때문에 측정할 수 있을 정도의 전기장이 발생하는데, 로스는 이것을 자기장으로 사용한다. 혹은 전자기 펄스 발생기를 손상된 조직 근처에 점차적으로 사용하면서 손으로 부드럽게 눌러 치유 과정을 가속화할 수 있다.

수년간 나는 그의 많은 외상성 뇌 손상 환자들이 이런 치료를 받는 과정을 지켜보았다. 대개는 끈질기게 이어진 두통, 흐릿한 정신, 현기증, 수면 문제나 멀티태스킹 문제, 기타 여러 증상들이 부분적으로 혹은 완전히 해결되었다.

로스의 환자들 중에는 여러 차례 뇌진탕을 입은 사람이 많았다. 전형적인 예가 정부 부서 관리자로 일하는 마흔네 살의 호세였다. 2012년 8월, 그는 비가 내리는 가운데 나들이용 테이블 위에 서서 방수포 줄을 묶다가 그만 미끄러져서 나무 갑판에 머리를 찧고 말았다. 하키 시합과 자동차 사고를 포함해서 그가 겪었던 다섯 차례 뇌진탕 가운데 하나였다. 두통, 피로감, 현기증, 과민함, 심각한 인지 문제, 정보 흡수나 멀티태스킹의 어려움 같은 전형적인 증상들이 나타났다. 그는 하루에 열여섯 시간이나 잠을 잤다.

증상이 계속되자 신경과의사는 뇌진탕후 증후군이라고 진단을 내렸다. 호세는 직장을 쉬었고 여섯 달 동안 장애인으로 살았다. 많은 치료와 처방약을 시도했다. 결국에는 그의 신경과의사가 기다리는 것 말고는 방법이 없다고 말했다. 호세는 전에도 끈질긴 기다림 끝에 이겨냈지만, 이번에는 꼼짝도 못했고 우울했다. "이번 것은 영원히 계속되었습니다." 그가 내게 말했다. "로스 박사를 찾아갔을 때 나는 그야말로 필사적이었어요."

　로스는 호세의 몸을 진찰했고 머리 부상의 신경학적 징후들을 발견했
다. 눈으로 사물을 따라가는 문제, 청력 손상, 양쪽 다리에서 '과도한' 반
사를 확인했는데, 마지막 징후는 동작을 조절하는 뇌의 신경세포가 손
상되었다는 뜻이다. 나는 호세가 여섯 주에 걸쳐 로스와 여섯 차례 세션
을 받고 난 후에 그를 만났다. 그는 처방약을 끊었고, 다른 치료들을 중
단했으며, 직장에 복귀할 수 있었다. 머리가 흐릿한 증상이 사라졌고 신
경학적 징후들이 좋아졌다. 그가 한 차례 세션을 더 받자 두통이 사라
졌다.

　"흥미롭게도 로스 박사가 나의 머리를 건드린 곳은 극심한 통증이 일
어나는 바로 그 부위였습니다. 내가 말해주지도 않았는데 말입니다. 나
의 머리를 만진 사람은 그가 처음입니다. 보건의도 신경과의사도 물리
치료사도 그렇게 하지 않았습니다." 호세의 말이다.

　추정하자면 호세는 부상으로 인해 요란한 뇌에 시달려 그와 같은 증
상들을 보였고, 로스는 자신의 기법을 통해 호세의 뇌가 정상적인 전기
전도를 회복하게 함으로써 스스로 신경조절을 하도록 만들었을 것이다.
신경세포의 발화를 정상적으로 돌려놓는 론의 능력은 내가 심각한 간질
이 있는 사춘기 소녀를 만났을 때 극적으로 확인되었다. 원인은 확실하
지 않지만 그녀는 어릴 적 머리 부상으로 간질이 일어났다고 했다. 간
질이 워낙 심해서 조율기를 머리에 이식했다. 장비는 뇌에 신호를 보내
발작을 중단시키도록 만들어졌다. 그녀가 발작이 온다고 느끼면 장비를
켤 수도 있었다. 그러나 이것은 부분적으로만 소득이 있었다. 매트릭스
리패터닝 세션을 몇 차례 받고 나자 그녀의 발작이 눈에 띄게 줄었다.

　일부 환자들이 다른 치료를 하기 전에 매트릭스 리패터닝을 받으면

좋다고 내가 생각하는 이유는 전반적인 에너지 흐름이 막히면 다른 치료가 효과를 발휘하지 못할 수도 있기 때문이다. 머리 부상은 또한 치매, 간질, 일부 파킨슨병의 위험을 높이므로 머리를 다쳤다면 매트릭스 평가를 받아보는 것이 현명하다. 나는 로스가 부상 직후 극심한 머리 외상을 겪은 사람들을 치료하는 것도 보았다. 그들은 치료가 지체되었을 때보다 훨씬 빠르게 회복했다. 그런 효과를 보고 있자니 언젠가 매트릭스 리패터닝이 병원 응급실에 일상적으로 보급될 날이 오지 않을까 기대된다.

부록 3

ADD, ADHD, 간질, 불안,
외상성 뇌 손상을 위한 뉴로피드백

뉴로피드백은 정교한 형식의 바이오피드백으로 이 책에서 소개한 많은 질환들에 다용도로 사용할 수 있는 치료이다. 최근에 미국 소아과학회로부터 ADD와 ADHD 증상 치료에 저빙약만큼이나 효과적인 것으로 인정받았다. 뇌 훈련의 형식이므로 부작용이 거의 없다. 특정 종류의 간질 치료에도 승인되었고, 다른 여러 질환들에 효과가 있다. 몇 가지만 들자면 특정 종류의 불안, 외상후 스트레스 장애, 학습 장애, 뇌 손상, 편두통, 자폐 스펙트럼에 타격을 주는 민감성이 있다. 신경가소적 치료이지만 제대로 알려지지 않은 것은 신경가소성이 널리 이해되기 전에 선구적으로 개발된 치료이기 때문이다.

  우리가 앞에서 보았듯이 신경세포는 수백만 개가 함께 발화하면서 뇌파를 만든다. 뇌파는 20세기 초중반부터 측정되기 시작했고 초당 일어나는 파동의 회수로 측정된다. 서로 다른 뇌파는 의식적 각성의 수준 및 의식적 경험의 유형과 상관관계가 있다. 예를 들어 뇌전도 검사(EEG)를 하면 잠을 자거나 뇌 손상을 입었을 때 대단히 느린 서파가 나타난다. 꿈을 꾸거나 반쯤 깬 상태에 접어들면 뇌파가 빨라지고, 이어 눈을 뜨고 차

스스로 치유하는 뇌

분하고 초점 잡힌 상태가 된다. 무척 초조할 때면 뇌파가 빨라진다.

배리 스터먼이 고양이에게서 우연히 발견한 관찰은 EEG에 연결시킨 동물이 자신의 뇌파를 훈련시키는 법을 배울 수 있음을 보여준다. 스터먼은 미국 항공우주국을 위해 실시한 초기 연구에서 우주비행사의 간질을 막기 위해 이런 "자기 훈련" 기법을 사용했다. 간질은 뇌가 지나치게 많이 발화하는 것이다. (우주비행사들은 로켓 연료에 노출되면 간질을 일으켰다.)

일반적으로 뉴로피드백 세션은 사람을 EEG(뇌파를 탐지하는 비침습적인 방법)에 연결시키고 컴퓨터 스크린으로 뇌파를 보여준다.

ADD나 ADHD가 있으면 대체로 차분하고 초점 잡힌 뇌파(낮은 베타파)가 적고 대부분의 사람들이 잠들 때 보이는 뇌파(세타파)가 많다. 교사가 멍한 눈으로 창문 밖을 바라보는 듯한 학생을 보고 "조니, 내 말 듣고 있어, 아니면 자는 거야?" 하고 말할 때, 조니는 실제로 잠들기 직전으로 자기도 어쩔 수 없다. 그의 뇌의 일부에서 높은 세타파가 방출된다. ADD를 위한 뉴로피드백 세션에서 환자는 스크린으로 자신의 뇌파를 보면서 차분하고 초점 잡힌 상태와 연관되는 뇌파는 늘리고 졸음과 충동성과 연관되는 뇌파는 줄이도록 훈련을 받는다. 비록 전자 장비를 사용하지만, 나는 뉴로피드백이 펠덴크라이스 요법과 동일한 원리로 작동한다고 믿는다. 두 방법 모두 자각의 수준을 끌어올려 신경계의 변화와 신경분화를 유도한다. (다르게 말하면 펠덴크라이스가 제자들에게 동작 수행의 느낌을 파악하는 감각 자각을 세심하게 다듬도록 훈련시켰을 때, 그는 그들이 스스로의 감각이 제공하는 피드백을 더 많이 활용하도록 훈련시키고 있었다.)

뉴로피드백과 '저에너지 뉴로피드백 체계'라고 하는 관련 개입에 대한 몇 가지 입문서를 후주에서 소개했다.[3]

1   L. S. Miller et al., "Environmental Enrichment May Protect Against Hippocampal Atrophy in the Chronic Stages of Traumatic Brain Injury," *Frontiers in Human Neuroscience* 7 (2013): 506.

2   Y. Chen et al., "Concepts and Strategies for Clinical Management of Blast-Induced Traumatic Brain Injury and Posttraumatic Stress Disorder," *Journal of Neuropsychiatry and Clinical Neurosciences* 25 (2013): 103-10.

3   J. Robbins, *A Symphony in the Brain: The Evolution of the New Brain Wave Biofeedback* (New York: Grove Press, 2000)[짐 로빈스, 이구형 역, 『뉴로피드백, 두뇌의 자기 치유』, 지성사, 2013]; M. Thompson and L. Thompson, *The Neurofeedback Book: An Introduction to Basic Concepts in Applied Psychophysiology* (Wheat Ridge, CO: Association for Applied Psychophysiology and Biofeedback, 2003); S. Larsen, *The Healing Power of Neurofeedback: The Revolutionary LENS Technique for Restoring Optimal Brain Function* (Rochester, VT: Healing Arts Press, 2006); S. Larsen, *The Neurofeedback Solution: How to Treat Autism, ADHD, Anxiety, Brain Injury, Stroke, PTSD, and More* (Toronto: Healing Arts Press, 2012).

스스로 치유하는 뇌

감사의 말

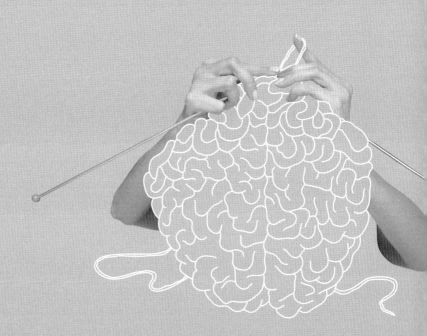

이 책을 절반쯤 썼을 때 나의 훌륭한 편집자 제임스 H. 실버먼James H. Silberman과 나는 우리가 예기치 않게 책의 내용을 대단히 개인적으로 검증하고 있음을 알아차렸다.

제임스는 심각한 뇌졸중에 걸려 왼쪽 팔과 다리에 타격을 입었다. 대체로 그렇듯이 그도 재활병원을 나오면서 최소한의 후속 조치만 받았고, 그가 신경과의사에게 '좋아지겠죠' 하고 희망을 표시하자 의사로부터 행여 대단히 미미한 향상이 일어나더라도 현혹되지 말라는 말을 들었다. 의사는 금세 정체 상태에 접어들고 더 이상 나아지지 않는다고 했다. 제임스는 그 말을 받아들이지 않았고 의사를 바꾸기로 마음먹었다. 하긴 그는 내가 거의 15년 전 『기적을 부르는 뇌』를 쓸 때 신경가소성의 임상적 가능성을 누구보다 먼저 알아본 일반인이었다.

이후로 1년 반 동안 그는 이 책의 나머지 장들을 편집했을 뿐만 아니라 책에 소개된 기법들(아울러 토브의 '강제 유도 치료' 같은 앞서의 책에 소개된 기법들까지)을 열심히 활용했다. 장마다 신경가소적 치유의 다른 면을 파고들었으므로 거의 모든 치료를 시도했다. 결국 제임스는 이 책을 편집한 것만이 아니라 책에 나오는 내용을 몸소 체험했다. 의사가 예측한 것과 달리 그는 정체를 겪지 않았고, 향상되고 뇌가 변화하는 과정이 둔화되기는커녕 가속화되었다. 이 책을 마무리하는 동안 짐은 잃어버린 기능의 대부분을 회복했다. 편집을 마쳤을 때는 처음으로 도움을 받지 않고 혼자서 걸었다.

따라서 이 책은 속표지에 썼듯이 제임스 H. 실버먼의 책이다. 그의 보살핌, 재주, 현명한 조언, 독자의 필요와 관심에 대한 세심한 고려가 모든 페이지에 담겨 있다. 추진력과 인내심을 절묘하게 겸비한 그는 수차례 원고를 읽고 또 읽었고, 과학 설명을 단순화하거나 나의 목소리를 지우지 않으면서 더 명료하고 쉽게 다가가는 글이 되도록 했다. 그는 뇌졸중을 겪고 나서도 자기 일에 대한 전문가적인 태도가 조금도 달라지지 않았다. 그가 배운 모든 것이 그를 이상적인 신경가소적 제자로 만들었고, 그의 훈련과 뇌 자극을 통해 사고 전만큼, 아니 오히려 전보다 더 지적으로 왕성하고 날카로워졌다. 우리가 이 책을 시작했을 때 나는 가소성을 연구하는 전문가였고, 그는 내가 아는 지식을 언어로 옮기는 것을 돕는 사람이었다. 우리가 책을 마칠 무렵에는 그는 내가 가르친 것을 몸소 실천함으로써 경험적인 전문가가 되어 있었고, 나는 옆에서 그를 해석할 때가 많았다. 물론 우리 두 사람은 뇌졸중이 결코 일어나지 않았기를 바라지만, 뇌졸중으로 우리가 그것을 몸소 검증해보는 기회가 되었다는 데서 묘한 도덕적 아름다움을 본다.

책의 앞머리에 실은 히포크라테스의 말에도 나오지만, 회복은 의사와 환자뿐만 아니라 말 그대로 옆에서 도와주는 사람도 있어야 한다. 제임스의 경우는 그의 아내 셀마 사피로가 그런 사람이었다. 셀마의 헌신적인 노력과 도움이 없었다면 이 책은 아직도 나오지 못했을 것이다. 이 책에서 내가 소개하고자 했던, 남을 돕기 위해 창의성과 헌신을 발휘한 사람을 몇 명 언급하자면, 토브 클리닉의 에드워드 토브와 물리치료사 진 크래고, 펠덴크라이스 시술자 레베카 가디너, 레이저 치료사 프레드 칸과 조애나 말리노프스카가 짐의 신경가소적 회복에 크나큰 도움을 주었다.

자신들의 이야기를 들려준 모든 신경가소성자, 그들의 동료, 피험자, 제자, 그리고 누구보다 환자와 가족들에게 고마움을 전한다. 모든 이의 사연이 책에 길게 소개될 수는 없었지만, 하나같이 연구에 꼭 필요한 부분들이었다. 너무도 많은 것을 가르쳐준 나의 환자들에게 감사한다.

아서 피시Arthur Fish는 내가 뇌의 작동을 더 잘 이해하려면 신경가소성, 에너지, 신체가 연결되어야 한다는 독특한 생각을 처음 제기했을 때부터 이 프로젝트를 믿고 지지해주었다. 원고의 일부를 읽고 멋진 의견들을 제시했고, 옆에서 나를 부추겨 내가 집필과 연구와 생각에 몰두하게 만들었다.

패트릭 패럴Patrick Farrell은 긴 작업 과정의 중간에 합류했는데 과학사와 문헌에 놀라운 열정을 발휘하여 이상적인 도우미 역할을 했다. 나의 조수로서 원고 편집과 자료 조사를 도왔고, 무엇보다 각각의 장을 읽고 대단히 사려 깊고 세심한 반응들을 보여 이 책에 기여했다.

나는 드물게도 성실함과 지적으로 열린 자세를 겸비한, 그리고 내게는 행운이게도, 서로에 대한 속 깊은 호의를 가진 소중한 동료들과 진지한 대화를 나누면서 많은 도움을 받았다. 시릴 레빗, 코린 레빗, 보데크 젬버그, 재클린 뉴웰, 월러 뉴웰, 조프리 클라필드, 미라 클라필드, 보니 피시, 필립 키리아쿠, 조던 피터슨, 태미 피터슨, 린 라스무센, 케네스 하트 그린, 섀런 그린, 찰스 핸리, 마거릿 피츠패트릭 핸리, 존 모스코비츠, 클리포드 오윈, 도나 오윈, 토머스 팽글, 로레인 스미스 팽글, 로렌스 솔로몬, 패트리샤 애덤스가 바로 그들이다. 열렬한 지지를 보여준 키릴 소콜로프와 케이트 맥클루어 소콜로프에게도 고마움을 전한다. 캐나다인들이 대부분인데 모범이 된 의사들도 몇 명 있다. 에스테라 베키어, 배리 사이먼, 클레어 페인, 알렉스 타노폴스키는 각자의 방식으로 내가 우리의 현 의료 패러다임의 강점과 한계에 대해 생각하도록 했다. 아비데 모트마엔-파르 박사와는 정기적으로 만나서 마음과 에너지, 몸, 근막fascia에 대해 대화를 나누었고, 덕분에 내가 가능하리라 결코 생각하지 않았던 치유 방법들을 이해하게 되었다. 미국의 의사 동료들 대니얼 J. 시겔, 메리엄 싱어, 마크 소렌슨, 에릭 마커스, 리처드 브라운, 유진 골드버그도 고맙다. 엘런 커틀러 박사로부터 나는 몸 전체의 건강과 몸의 에너지 체계에 대해 너무도 많은 것을 배웠다. 그녀는 자신이 생각하는 것 이상으로 내게 큰 힘이 되었다.

재클린 뉴얼, 마이클 마주렉, 제럴드 오언, 태미 피터슨, 조던 피터슨은 원고를 읽고 대단히 유용한 의견을 제시했다. 조던과 나는 정기적으로 만나 신경과학과 마음에 대한 대화를 거의 10년째 나누고 있다. 미국 신경과학자 마이클 머제니치, 에드워드 토브, 스티븐 포지스와도 소중한 만남을 계속 이어가고 있다. 신경과의사-신경과학자 칼 프리브램과는 몇 차례 만나지 않았지만 며칠에 걸쳐 심층적이고 핵심적인 대화를 나누었다.

바버라 도이지는 굳이 말하지 않고도 내게 치유의 존재가 어떤 것인지 가르쳐주었다. 덕분에 나는 그런 능력을 가진 사람들을 쉽게 알아볼 수 있었다. 아래의 사람들 모두 몸 전체를 이용하여 신경계를 자극하는 방법을 말없이 가르쳐주는 교사들이다. 제이슨 그로스먼은 타의 추종을 불허하는 독특한 교사로 작고한 조지 굿하트 박사의 작업을 내게 알려준 사람이다. 굿하트 박사는 중국의 에너지 의학과 서양 의학을 결합하여 응용운동학applied kinesiology을 개발한 위대한 임상의로, 나는 운 좋게도 굿하트 박사와 동료 데이비드 리프가 보인 시범에서 치료를 받기도 했다. 주디스 네일리, 조지 로스, 데이비드 슬라보트스키, 말라 골든은 접골요법과 신체에 바탕을 둔 다른 기법들이 신경계에 영향을 미치는 힘을 입증해보였다. 시푸 필립 모는 태극권이 어떻게 뇌와 신경계를 재설정할 수 있는지 보여주고 그 과정에서 에너지의 역할을 알게 했다.

아래의 사람들은 각자의 방식으로 내게 심신의학에 대한 가르침을 주었다. 어니스트 로시, 윌리엄 오핸론, 클레어 프레더릭, 에릭 반힐, 로버트 키드, 데이비드 그랜드, (펠덴크라이스의 작업을 내게 알려준) 매리언 해리스, 데이비드 제마크-버신, 주디스 댁, 호아킨 파리아스, 로버트 해리스, 모라나 페트로프스키, 레슬리 게이츠, 헤이케 라슬, 프랜신 샤피로, 닐 샤프, 존 레이티, 아일린 바크-이-리타, 프레드 갈로. 그리고 리언 슬로먼, 에이츠 태닌, 브라이언 슈바르츠, 마크 월시, 애닛 굿먼도 도움을 주었다.

이 책에서 뉴로피드백에 대해 상세하게 서술하지는 않았지만, 나는 뉴로피드백 훈련을 받았고 과학자들과 임상의들의 지도를 받거나 수업을 듣고 그들의 저술을 읽으면서 뉴로피드백이 어떻게 뇌를 바꾸는지에 대해 많은 것을 배웠다. 존 피니크, 모세 펄, 세번 피셔, 에드 햄린, 린다 톰슨, 마이클 톰슨, 렌 오크스, 재클린 기스번이 바로 그들이다. 아울러 고무적인 저술과 연구로 내가 새로운 주제에 눈을 뜨게 해준 이언 맥길크리스트, 자크 판크세프, 올리버 색스, 로베르트 슐라이프, 에반 톰슨,

알바 노에, 앨런 N. 쇼어, 레너드 F. 코지올, 데버러 일리 버딩, 토마스 라우, 엘코논 골드버그에게 감사의 말을 전한다.

출판 쪽 사람들을 언급하자면, 열성적으로 도와준 스털링 로드 리터리스틱의 에이전트들에게 감사의 말을 전한다. 처음부터 이 프로젝트를 함께 논의하고 협상한 크리스 칼훈, 전 과정을 지켜본 플립 브로피, 해외 판권을 처리한 이러 실버버그와 스질비아 몰나르, 모두 고맙다. 원고가 바이킹 출판사에 도착하자마자 웬디 울프가 든든한 옹호자 역을 자처했고, 편집과 관련한 많은 날카로운 제안들로 책에 큰 힘이 되었다. 원고에 대한 헌신과 빈틈없는 교열과 언제나 도움이 되는 인내심을 보여준 재닛 빌, 박식함으로 무장한 브루스 기포즈에게 고마움을 전한다. 교정자 모린 클라크와 도널드 호몰카, 그리고 지나 앤더슨은 꼼꼼함으로 나를 놀라게 했다. 스크라이브 출판사의 헨리 로젠블룸, 영국 펭귄 출판사의 헬렌 콘포드는 이상적인 협력자였다.

워싱턴 DC의 미국 국립 정신건강 연구소, 캐나다 보건복지부의 국민건강연구개발 프로그램을 포함한 수많은 기관에서 여러 해에 걸쳐 연구비와 상금을 주었고, 그 덕분에 내가 과학적 발전과 집필을 계속할 수 있었다.

가족들도 빠뜨릴 수 없다. 조수아 도이지는 연구를 도와주었다. 내가 생각하기에 그는 세상 누구보다 신경가소적 학습 프로그램을 많이 하여 그것이 무엇을 할 수 있는지 내게 몸소 보여주었다. 꼭 필요한 것은 지키면서 없어도 되는 것은 피하는 재능이 있는 브라우나 도이지는 원고 양을 줄이는 고통스러운 작업에 힘을 보탰다.

어떤 책도 무한정 쓸 수는 없다. 이 책을 완벽하게 만들려고 들인 시간이 지났다. 당연히 나의 지적 범위와 개념의 한계로 인하여 내가 알아차리지 못한 실수들과, 시인 앤드루 마블의 말처럼 "충분한 세계와 시간만 있다면" 내가 알아차렸을 수도 있는 실수들이 있을 것이다. 두 가지 실수에 대해 독자들과 위에서 언급한 모든 관련자들의 너그러운 양해를 구한다.

마지막으로 나의 아내이자 첫 독자인 캐런 립튼-도이지는 지적인 자극과 친절과 유머로 이 과정 내내 나와 함께했다. 신경가소성자들을 만나러 가는 대부분의 여행에 동행했고, 나와 함께 새로운 기법들을 훈련하고 연구를 돕고 집필에 대해 선견지명 있는 의견을 제시했으며, 온갖 방법으로 정서적인 힘이 되어 주었다. 첫 독자는 최악의 상태의 원고를 읽는다. 내가 할 수 있는 최고의 상태로 만든 이 책을 아내에게 바친다.

옮긴이의 말

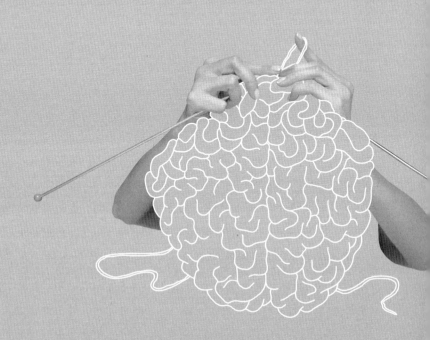

어떤 사람들은 여기 나오는 이야기들이 허무맹랑한 이야기라며 무시할 수도 있다. 시각적 상상으로 만성통증을 잠재울 수 있다. 몸을 가볍게 매만지는 것으로 동작 장애를 되돌릴 수 있다. 레이저는 망가진 연골을 다시 자라게 하고 두피에 쬐면 뇌 손상도 치료할 수 있다. 소리를 귀에 흘려 발달 장애를 치료한다. 입에 물고 있으면 뇌 손상 증상이 완화되는 장비가 있다. 마치 신문에 딸려오는 광고지 귀퉁이에 실린 수상한 의약품 광고 같다. 그런데 뇌 과학 책을 읽다 보면 뇌에 관한 한 우리의 상상을 뛰어넘는 일들을 흔하게 접한다. 그리고 이런 일들에는 과학적인 이유가 있다.

캐나다 정신과의사 노먼 도이지는 신경가소성의 가장 열렬한 옹호자로 알려져 있다. 그의 주장을 한마디로 정리하면, 인간의 뇌는 고정되어 있는 것이 아니라 생각과 활동을 통해 구조와 기능을 바꿀 수 있는 유연한 존재라는 것이다. 이 책은 그의 전작 『기적을 부르는 뇌』의 논의를 자연스럽게 이어받아 그동안 신경가소성자(뇌의 신경가소성을 입증해보인 과학자)들이 거둔 뇌 질환 치유의 성과들을 소개하고 있다.

하나하나가 기적 같은 이야기들인데, 이것이 일회성 사건이 아니라 기존의 패러다임을 흔드는 '변칙'이 되려면 꼼꼼하게 관찰하고 검증하고 과학적으로 설명할 수 있어야 한다. 이 책에서 도이지가 많은 공을 들이는 점이 바로 이것이다. 누군가 뇌 질환을 고쳤다면 어떻게 그렇게 되었는지, 같은 방법이 다른 사람에게도 통하는지, 통하지 않았다면 왜 통하지 않았는지 고민하고, 과거에 비슷한 사례가 보고된 것이 있는지 살핀다. 그리고 자신의 관찰과 설명을 우리 몸이 어떻게 작동하는지에 대한 더 큰 이해에 통합시키려고 노력한다. 꼼꼼한 관찰과 합리적 의심을 바탕으로 우리 몸의 작동에 대한 큰 그림을 쌓아가는 도이지의 솜씨야말로 이 책에서 가장 돋보이는 점이다.

책의 후반부에 가면 에너지를 사용하는 사례가 집중적으로 소개된다. 빛, 소리, 진동, 전기, 동작 등을 활용하여 뇌 자체가 가진 치유력을 자극하는 이야기들이 나온다. 여기서 우리는 치유를 넘어서는 또 다른 가능성을 볼 수 있다. 에너지를 활용하여 잘못된 몸을 바로잡을 수 있다면 애초에 몸을 올바로 사용하도록 강화하는 것도 가능하다. 뇌와 몸이 어떻게 연결되고 작동하는지, 에너지가 여기에 어떻게 영향을 미칠 수 있는지 이해하면 우리 몸을 제대로 훈련시키는 법을 배울 수 있다. 이 책을 읽어보면 운동이 왜 중요한지, 감각과 생각, 자세와 습관이 건강과 어떻게 연결되는지 깨닫게 된다.

뇌와 몸이 서로 연결되어 있다는 생각, 마음이 중요하다는 생각은 사실 우리에게 낯설지 않다. 서양 의학과 달리 동양에서는 인간의 몸과 정신을 기계적으로 이분법적으로 나눠서 보지 않는다. 실제로 여기 소개되는 사람들, 예컨대 신경가소성의 선구자들인 모세 펠덴크라이스, 윌리엄 베이츠, 알프레드 토마티스는 동양 무술과 명상, 침술에 관심이 많았다. 이 책은 동양 의학과 서양 의학이 어떤 식으로 만나고 어떻게 과학적 기반 위에 올라설 수 있는지 보여주는 책이기도 하다.

이 책으로 신경가소성에 대한 논쟁이 보다 활성화되고 이해가 확산되기를 기대한다.

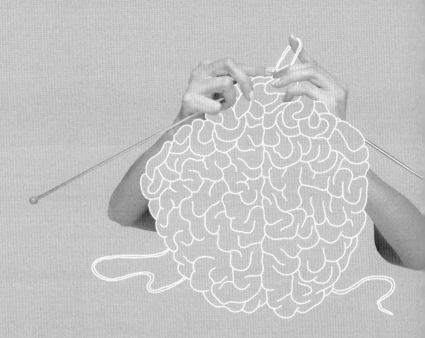

스스로 치유하는 뇌

스스로 치유하는 뇌

신경가소성 임상연구를 통해 밝혀낸 놀라운 발견과 회복 이야기

초판　1쇄 펴낸날	2018년　4월 11일
초판　8쇄 펴낸날	2022년 10월 21일
개정판 1쇄 찍은날	2023년 11월 28일
개정판 1쇄 펴낸날	2023년 12월　6일
지은이	노먼 도이지
옮긴이	장호연
펴낸이	한성봉
편집	김선형·전유경
콘텐츠제작	안상준
디자인	권선우·최세정
마케팅	박신용·오주형·박민지·이예지
경영지원	국지연·송인경
펴낸곳	히포크라테스
등록	2022년 10월 5일 제2022-000102호
주소	서울시 중구 퇴계로30길 15-8 [필동1가 26] 무석빌딩 2층
페이스북	www.facebook.com/dongasiabooks
전자우편	dongasiabook@naver.com
블로그	blog.naver.com/dongasiabook
인스타그램	www.instargram.com/dongasiabook
전화	02) 757-9724, 5
팩스	02) 757-9726

ISBN　　979-11-983566-8-0　93510

개정판 만든 사람들

총괄 진행	김선형
디자인	페이퍼컷 장상호